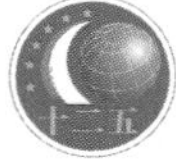

国家卫生和计划生育委员会“十二五”规划教材
全国高等医药教材建设研究会“十二五”规划教材
专科医师核心能力提升导引丛书
供临床型研究生及专科医师用

风湿内科学

Rheumatology

第 2 版

主　编　陈顺乐　邹和建

编　者（以姓氏笔画为序）

古洁若（中山大学附属第三医院）
吕良敬（上海交通大学医学院附属仁济医院）
朱　平（西京医院）
孙凌云（南京鼓楼医院）
杨程德（上海交通大学医学院附属仁济医院）
沈　南（上海交通大学医学院附属仁济医院）
邹和建（复旦大学附属华山医院）
张　晓（广东省人民医院）
张奉春（中国医学科学院北京协和医院）
陈顺乐（上海交通大学医学院附属仁济医院）
周光炎（上海交通大学医学院上海市免疫学研究所）
郑　捷（上海交通大学医学院附属瑞金医院）
孟济明（上海长海医院）
郜恒骏（同济大学附属同济医院）
姜林娣（复旦大学附属中山医院）
栗占国（北京大学人民医院）
徐沪济（上海长征医院）
黄　烽（中国人民解放军总医院）
鲍春德（上海交通大学医学院附属仁济医院）
管剑龙（复旦大学附属华东医院）

学术秘书　李　挺（上海交通大学医学院附属仁济医院）

人民卫生出版社
PEOPLE'S MEDICAL PUBLISHING HOUSE

图书在版编目(CIP)数据

风湿内科学/陈顺乐,邹和建主编. —2版. —北京:人民卫生出版社,2014
ISBN 978-7-117-19572-0

Ⅰ. ①风… Ⅱ. ①陈…②邹… Ⅲ. ①风湿性疾病—研究生—教材 Ⅳ. ①R593.21

中国版本图书馆CIP数据核字(2014)第201880号

风湿内科学

第2版

主　　编:陈顺乐　邹和建
出版发行:人民卫生出版社(中继线 010-59780011)
地　　址:北京市朝阳区潘家园南里19号
邮　　编:100021
E - mail:pmph @ pmph.com
购书热线:010-59787592　010-59787584　010-65264830
印　　刷:三河市宏达印刷有限公司
经　　销:新华书店
开　　本:850×1168　1/16　印张:15　插页:2
字　　数:454千字
版　　次:2008年12月第1版　2014年12月第2版
　　　　2014年12月第2版第1次印刷(总第2次印刷)
标准书号:ISBN 978-7-117-19572-0/R · 19573
定　　价:75.00元

参加编写人员

（以姓氏笔画为序）

古洁若（中山大学附属第三医院）
石连杰（北京大学人民医院）
吕良敬（上海交通大学医学院附属仁济医院）
朱　平（西京医院）
刘　彧（上海长征医院）
孙凌云（南京鼓楼医院）
李　锋（复旦大学附属华山医院）
李学义（西京医院）
杨程德（上海交通大学医学院附属仁济医院）
沈　南（上海交通大学医学院附属仁济医院）
邹和建（复旦大学附属华山医院）
张　晓（广东省人民医院）
张奉春（中国医学科学院北京协和医院）
陈顺乐（上海交通大学医学院附属仁济医院）
陈晓翔（上海交通大学医学院附属仁济医院）
周光炎（上海交通大学医学院上海市免疫学研究所）
郑　捷（上海交通大学医学院附属瑞金医院）
孟济明（上海长海医院）
郜恒骏（同济大学附属同济医院）
姜林娣（复旦大学附属中山医院）
栗占国（北京大学人民医院）
徐沪济（上海长征医院）
黄　烽（中国人民解放军总医院）
崔　阳（广东省人民医院）
鲍春德（上海交通大学医学院附属仁济医院）
管剑龙（复旦大学附属华东医院）
戴　青（上海交通大学医学院附属仁济医院）
戴晓敏（复旦大学附属中山医院）

主编简介

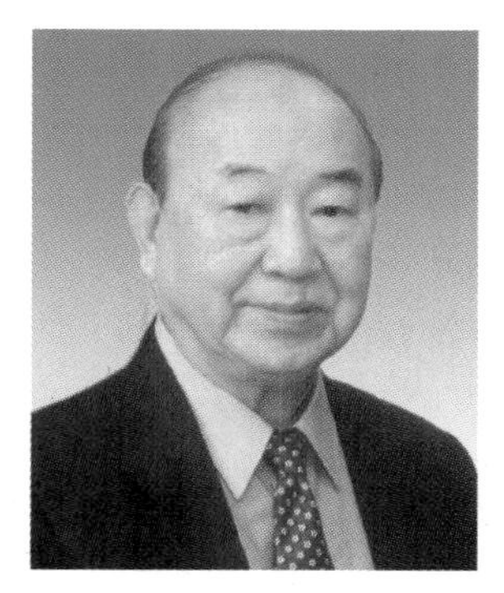

陈顺乐，上海交通大学医学院附属仁济医院风湿病学科和上海市风湿病学研究所创始人。上海交通大学医学院附属仁济医院终身教授，上海风湿病学临床医学中心主任，上海市风湿病学研究所荣誉所长，美国风湿病学院大师，国家药品临床研究基地风湿和免疫专业（上海）主任，澳大利亚风湿病学会荣誉会员以及 *LUPUS*（英国）、*Joint*、*Bone*、*Spine*（法国）、*APLAR Journal of Rheumatology*、*Clinical Rheumatology* 等英文杂志编委。曾担任亚太地区风湿病学会联盟（APLAR）主席，中华医学会风湿病学会副主任委员，上海风湿病学会主任委员，上海市医学会副会长，第八届国际红斑狼疮学术会议主席，第 11 届国际自身抗体、自身免疫学术会议（IWAA，2011）主席，美国风湿病著名杂志 *Arthritis & Rheumatism*（中文版）主编、《上海医学》杂志常务副主编等。享受国务院特殊津贴，国家卫生和计划生育委员会先进工作者，上海市劳动模范荣誉称号和上海市育才奖，2004 年荣获美国风湿病学院的大师（ACR Master）称号，成为亚洲首位该荣誉获得者。2005 年荣获中华风湿病学会"杰出贡献奖"。2008 年获得亚太风湿病学联盟（APLAR Master）大师奖和上海市十大工人发明家、上海市十大职工科技创新英才称号。

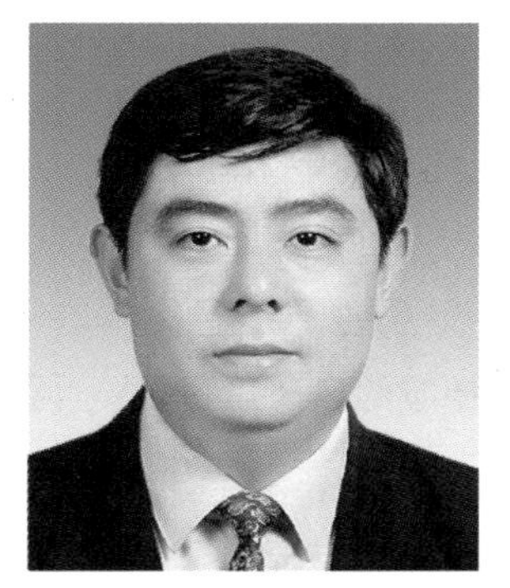

邹和建，现任复旦大学附属华山医院风湿科主任、教授，博士研究生导师。复旦大学附属华山医院党委副书记、纪委书记；华山医院伦理委员会（HIRB）主席、复旦大学风湿、免疫、过敏性疾病研究中心主任、复旦大学附属华山医院分子与转化医学研究所所长；国际硬皮病临床与研究协作网（InSCAR）副主席；国家卫生标准委员会委员、教育部临床医学专业认证工作委员会委员、中国人类遗传资源管理专家组成员、中国医药生物技术协会组织生物样本库分会常委、中华医学会风湿病学分会第七、第八届委员会副主任委员、中国医师协会风湿免疫科医师分会副会长、上海医学会风湿病学分会前任主任委员。《药物不良反应杂志》副总编辑。近 5 年承担国家自然科学基金、211 学科新增长点基金，上海市科委重大、重点项目、卫生部科研项目、973 项目子课题，上海市优秀学术带头人计划共 10 项。近 5 年来发表第一作者或通信作者研究论文 30 篇，其中 SCI 论文近 20 篇。担任 9 部学术专著的主编、副主编。曾获得宝钢优秀教师奖、上海市教学成果一等奖 1 项，上海市医学科技成果奖二等奖 1 项（第一完成人）。主要从事痛风发病机制及遗传学研究、系统性硬化（硬皮病）发病机制研究，以及调节性 T 细胞对 RA 发病的机制研究。2011 年入选上海市领军人才，上海市优秀学术带头人。

全国高等学校医学研究生规划教材
第二轮修订说明

为了推动医学研究生教育的改革与发展，加强创新人才培养，自 2001 年 8 月全国高等医药教材建设研究会和原卫生部教材办公室启动医学研究生教材的组织编写工作开始，在多次大规模的调研、论证的前提下，人民卫生出版社先后于 2002 年和 2008 年分两批完成了第一轮五十余种医学研究生规划教材的编写与出版工作。

为了进一步贯彻落实第二次全国高等医学教育改革工作会议精神，推动“5+3”为主体的临床医学教育综合改革，培养研究型、创新性、高素质的卓越医学人才，全国高等医药教材建设研究会、人民卫生出版社在全面调研、系统分析第一轮研究生教材的基础上，再次对这套教材进行了系统的规划，进一步确立了以“解决研究生科研和临床中实际遇到的问题”为立足点，以“回顾、现状、展望”为线索，以“培养和启发研究生创新思维”为中心的教材创新修订原则。

修订后的第二轮教材共包括 5 个系列：①科研公共学科系列：主要围绕研究生科研中所需要的基本理论知识，以及从最初的科研设计到最终的论文发表的各个环节可能遇到的问题展开；②常用统计软件与技术介绍了 SAS 统计软件、SPSS 统计软件、分子生物学实验技术、免疫学实验技术等常用的统计软件以及实验技术；③基础前沿与进展：主要包括了基础学科中进展相对活跃的学科；④临床基础与辅助学科：包括了临床型研究生所需要进一步加强的相关学科内容；⑤临床专业学科：通过对疾病诊疗历史变迁的点评、当前诊疗中困惑、局限与不足的剖析，以及研究热点与发展趋势探讨，启发和培养临床诊疗中的创新。从而构建了适应新时期研究型、创新性、高素质、卓越医学人才培养的教材体系。

该套教材中的科研公共学科、常用统计软件与技术学科适用于医学院校各专业的研究生及相应的科研工作者，基础前沿与进展主要适用于基础医学和临床医学的研究生及相应的科研工作者；临床基础与辅助学科和临床专业学科主要适用于临床型研究生及相应学科的专科医师。

全国高等学校第二轮医学研究生规划教材目录

1	医学哲学	主　编　柯　杨　张大庆 副主编　赵明杰　段志光　罗长坤 刘　虹
2	医学科研方法学(第2版)	主　编　刘　民 副主编　陈　峰
3	医学统计学(第4版)	主　编　孙振球　徐勇勇
4	医学实验动物学(第2版)	主　编　秦　川 副主编　谭　毅　张连峰
5	实验室生物安全(第2版)	主　审　余新炳 主　编　叶冬青
6	医学科研课题设计、申报与实施(第2版)	主　审　龚非力 主　编　李卓娅 副主编　李宗芳
7	医学信息搜集与利用(第2版)	主　编　代　涛 副主编　赵文龙　张云秋
8	医学实验技术原理与选择(第2版)	主　编　魏于全 副主编　向　荣　郭亚军　胡　汛 徐宁志
9	统计方法在医学科研中的应用	主　编　李晓松 副主编　李　康
10	医学科研论文撰写与发表(第2版)	主　编　张学军 副主编　王征爱　吴忠均
11	IBM SPSS 统计软件应用(第3版)	主　编　陈平雁　黄浙明 副主编　安胜利　欧春泉　陈莉雅
12	SAS 统计软件应用(第3版)	主　编　贺　佳 副主编　尹　平

13	医学分子生物学实验技术(第3版)	主　编	药立波		
		副主编	韩　骅	焦炳华	常智杰
14	医学免疫学实验技术(第2版)	主　编	柳忠辉	吴雄文	
		副主编	王全兴	吴玉章	储以微
15	组织病理技术(第2版)	主　编	李甘地		
16	组织和细胞培养技术(第3版)	主　审	宋今丹		
		主　编	章静波		
		副主编	张世馥	连小华	
17	组织化学与细胞化学技术(第2版)	主　编	李　和	周　莉	
		副主编	周德山	周国民	肖　岚
18	人类疾病动物模型(第2版)	主　审	施新猷		
		主　编	刘恩岐		
		副主编	李亮平	师长宏	
19	医学分子生物学(第2版)	主　审	刘德培		
		主　编	周春燕	冯作化	
		副主编	药立波	何凤田	
20	医学免疫学	主　编	曹雪涛		
		副主编	于益芝	熊思东	
21	基础与临床药理学(第2版)	主　编	杨宝峰		
		副主编	李学军	李　俊	董　志
22	医学微生物学	主　编	徐志凯	郭晓奎	
		副主编	江丽芳	龙北国	
23	病理学	主　编	来茂德		
		副主编	李一雷		
24	医学细胞生物学(第3版)	主　审	钟正明		
		主　编	杨　恬		
		副主编	易　静	陈誉华	何通川
25	分子病毒学(第3版)	主　编	黄文林		
		副主编	徐志凯	董小平	张　辉
26	医学微生态学	主　编	李兰娟		
27	临床流行病学(第4版)	主　审	李立明		
		主　编	黄悦勤		
28	循证医学	主　编	李幼平		
		副主编	杨克虎		

29	断层影像解剖学	主　编	刘树伟
		副主编	张绍祥　赵　斌
30	临床应用解剖学	主　编	王海杰
		副主编	陈　尧　杨桂姣
31	临床信息管理	主　编	崔　雷
		副主编	曹高芳　张　晓　郑西川
32	临床心理学	主　审	张亚林
		主　编	李占江
		副主编	王建平　赵旭东　张海音
33	医患沟通	主　编	周　晋
		副主编	尹　梅
34	实验诊断学	主　编	王兰兰　尚　红
		副主编	尹一兵　樊绮诗
35	核医学(第2版)	主　编	张永学
		副主编	李亚明　王　铁
36	放射诊断学	主　编	郭启勇
		副主编	王晓明　刘士远
37	超声影像学	主　审	张　运　王新房
		主　编	谢明星　唐　杰
		副主编	何怡华　田家玮　周晓东
38	呼吸病学(第2版)	主　审	钟南山
		主　编	王　辰　陈荣昌
		副主编	代华平　陈宝元
39	消化内科学(第2版)	主　审	樊代明　胡品津　刘新光
		主　编	钱家鸣
		副主编	厉有名　林菊生
40	心血管内科学(第2版)	主　编	胡大一　马长生
		副主编	雷　寒　韩雅玲　黄　峻
41	血液内科学(第2版)	主　编	黄晓军　黄　河
		副主编	邵宗鸿　胡　豫
42	肾内科学(第2版)	主　编	谌贻璞
		副主编	余学清
43	内分泌内科学(第2版)	主　编	宁　光　周智广
		副主编	王卫庆　邢小平

全国高等学校第二轮医学研究生规划教材
评审委员会名单

前　言

研究生教材《风湿内科学》(第 2 版)修订启动于 2013 年初，第 1 版出版后 5 年。时值风湿病基础研究和临床药物迅猛发展的时代，大量的信息需要更新以适应研究生学习的需要，让我们意识到这一工作的必要性和紧迫性。

古语有云“授人以鱼，不如授人以渔”。一般来说，教科书多教授已得到公认的知识体系，但在研究生教育中，则有着更高的要求。我们希望研究生不仅能掌握已有的知识体系，更重要的是理解、掌握科学研究的方法和规律。因此，在本书编撰之初，我们就力求在稿件撰写中体现这一教学目的。我们放弃了本科教材系统性、完整性、全面性的要求，同时不回避一些学术上尚有争议的内容。力图通过对疾病认识的历史沿革、诊疗体系的变迁，来体现对这些疾病科学认知的过程，揭示生命科学研究的内在规律，以启发研究生的科研思维，指导其临床实践。

通过第 1 版的实践和调研，在第 2 版中，我们更加坚定了这一编撰方法。为此，我们邀请了上海交通大学、复旦大学、中国医学科学院、北京大学、第二军医大学、第四军医大学、南京大学、同济大学、中国人民解放军总医院、广东省人民医院等知名院校的 29 位专家学者参与本书的编写，并采用交叉互审的方式来保证书稿的质量。教材的内容编排如下：第一篇为风湿病概论，从分子遗传学、免疫细胞功能等角度阐述了风湿病可能的发病机制及相应的研究方法，并进一步解读了风湿病中重要的自身抗体的临床意义，帮助研究生对风湿性疾病有一个整体的认识；第二篇至第四篇分别从累及范围等角度阐述了各个主要的风湿性疾病；第五篇着重于风湿病治疗的进展，来展现科研和临床工作是如何相互转化，并在疾病治疗体系中发挥巨大作用的。同时介绍了风湿病生物样本库和数据库的建立原则，相信对于即将进入研究生学习的同学也会有相当大的帮助。

全书内容翔实、新颖，突出风湿病学领域的新进展、新观点、新成就，注重近年风湿病治疗领域的新进展。本教材的写作风格及内容编排充分体现了当代社会医学模式的转变、系统整合和整体优化原则及生命科学信息化、网络化的特点。编者期望能在研究生科研能力和临床能力的培养过程中起到指引作用，能为研究生的自主创新提供探索、挖掘新知识的工具与技能。

本教材定位于医学精英教育，主要面向从事风湿病工作的科研型和临床型硕士生、博士生，亦可作为本科生扩充视野的主要参考书。阅读本书时需注意本书内容注重述评，含有大量作者个人的见解以及展望，很多见解完全可能最后被推倒重来；此外，本书更多的围绕临床热点问题进行内容设置，展示的是思路以及方法，更多的相关内容需要学生自主学习获取。

由于对这种全新的编写方式的认识尚有限，加之编写人员水平所限及时间仓促，错漏在所难免，恳请读者指出，以便在修订和再版时修正。

陈顺乐　邹和建

2014 年 6 月

目　　录

第一篇　风湿病——从基础到临床

第二篇　弥漫性结缔组织病

第三篇 骨与关节疾病

第四篇 软组织风湿病——风湿性多肌痛和纤维肌痛症

第五篇 风湿病治疗进展

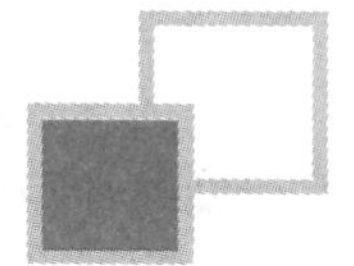

第一篇

风湿病——从基础到临床

第一章　风湿病分子遗传学的进展和应用展望

第二章　免疫失调与风湿病

第三章　风湿病自身抗体的解读

第一章 风湿病分子遗传学的进展和应用展望

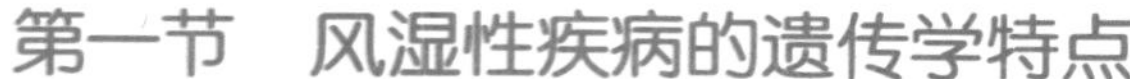

第一节 风湿性疾病的遗传学特点

风湿性疾病是一类复杂的、临床表型多样的疾病，遗传因素在疾病的发生发展中起着重要的作用。遗传学研究已被广泛应用于风湿性疾病研究。研究技术的空前发展和精细研究方法的建立为揭示遗传变异在疾病起源中的作用提供了有力的支持。随着人类基因组研究的进展，人们越来越有兴趣探索基因与疾病的关系。在简单的孟德尔遗传模式中，遗传的致病基因与患病个体的疾病表型关系一目了然。风湿性疾病属复杂的遗传性疾患，呈多基因遗传，目前还不知道特定的基因与风湿性疾病多样的临床表型的对应关系，这增加了对其进行遗传研究的难度。与其他复杂疾病如糖尿病、肥胖等相同，风湿性疾病具有以下特征：

一、低外显或不完全外显

低外显率就是说携带有某种疾病易感表型者不全部发病甚至发病率很低。多基因病的遗传复杂性与单个致病基因的低外显率有关，没有任何一个特定的基因为发病所必需或是可单独导致疾病，即使在多个位点均存在易感的等位基因型也并非一定出现疾病，每个特定的等位基因只使疾病发生的概率略有增加。

二、遗传异质性

遗传的复杂性还与遗传异质性有关，同一疾病或表型是不同基因和（或）等位基因型联合作用的结果，不同患者相同的临床表现由一组致病基因的不同组合所决定。SLE 表现型非常具有异质性。通常认为，如果多个家系呈现家族性 SLE 亚表现型，则此家庭在某些位点上更可能具有遗传均质性，这些位点与特异亚表现型和 SLE 的表达都有关系。最近，Tsao 等（289）对 159 个 SLE 受累同胞的研究，提供了 SLE 表现型存在家族性的证据，包括血小板减少、盘状红斑、神经系统疾病（癫痫和精神异常）、溶血性贫血与溶血性贫血伴发的神经系统疾病。利用家族亚表现型将家庭分层，可减少异质性，有利于促进遗传危险因素的鉴定。

三、多基因遗传

复杂的性状不管生理条件下还是在遗传性疾病中都是由多种基因所控制。其中有些基因对性状的影响大，有些影响则较小。易感等位基因可各自独立的发挥作用，还可存在上位性相互作用，最终表现为一定的临床表型，使风湿性疾病遗传性状更加复杂。单基因疾病中的机会性突变常导致相应基因的严重的功能变化或敲除，从而易于进行遗传分析；而风湿性疾病致病等位基因在一般人群中出现频率也很高，使对它的筛选分析较为困难。

风湿性疾病中，大多数情况下带有致病基因的个体并不表现出疾病状态或者会表现为不同的临床表型。SLE 患者中同卵双生子患病一致率在 24% 左右，这意味着在 4 对同卵双生子中只有 1 对会同患疾病；RA 中同卵双生子患病一致率有人报道为 30%，亦有人认为在 12%～15%。可以看到，尽管遗传背景一致，大多数情况下同卵双生子中仅只有一人患病，说明其他因素也参与疾病发生。这些因素可归结为疾病相关的环境差异及个体发育过程的差异，它们的差异性越大，疾病的遗传因素越不容易显现。

在对风湿性疾病进行遗传学研究时，应尽可能采用生活在相同地理区域并有相同生活模式的患者资料，选择更为同质性者（如大家系）进行研究，这样方能降低发现遗传风险因子的难度。

第二节 风湿性疾病的遗传学研究策略

一、连锁分析

（一）经典的连锁分析

染色体在第一次减数分裂时会发生重组，平均

23 对染色体每次减数分裂约发生 66 次重组，其中女性重组次数多于男性。遗传学中将平均发生一次重组时的染色体间距从 1 摩尔根（M），其百分之一为 1cM，相当于 100 万碱基对。当一特定的遗传标记与某基因非常靠近时，重组的概率极小，接近于 0；当两者距离很远时，重组概率接近于 0.5。通常以 θ 来表示重组的比例，当 10% 的减数分裂产物发生了重组时，θ=0.1；θ=0 时则无重组发生。

连锁分析的主要目的是明确一个特定的遗传标记与某种疾病或表型是否倾向于共同遗传。重组的概率随遗传标记与疾病基因两个位点距离的远近而变化是进行连锁分析的基础，其频率取决于两者的相对位置。如果遗传标记与疾病基因间距离很远，不存在连锁，此时 θ=0.5，则在有 4 个子代的家系中 4 个子女均出现两者同时存在的概率为 $(1/2)^4=1/16$，在有 10 个子代的家系中 10 个子女均出现两者同时存在的概率为 $(1/2)^{10}=1/1024$；对于后者来说，最好的解释是遗传标记与疾病基因非常接近，θ 近似于 0。一般将 θ=0 时两者同时出现的可能性与 θ=0.5 时的可能性之比值称为拟然比，以 Z(θ) 表示。Z(θ)=θ 为 0 时可能性 /θ 为 0.5 时可能性，其对数值即是 LOD（优势对数分数，log odd score）分值。连锁分析中 LOD 值≥3 才被认为具有统计显著性。进行连锁分析时，遗传标记与疾病基因 θ 值通常在 0～0.5，如在有 10 个子代的家系中 10 个子女中只有一个子代两者不同时出现，则应以 θ 为 0.1 时的可能性计算出最大的 LOD 值。实践中，对于 θ 值不同的大量家系资料应计算出最适合的 θ 值而得到最大 LOD 值。

经典的连锁分析方法属于参数性以模型为基础的方法，主要适用于高外显性孟德尔遗传性疾病，人们曾以该方法研究分析家族性周期性发热综合征在 12 号染色体 TNF 受体 1 基因上存在突变，但对于复杂不完全外显的 SLE、RA 等风湿性疾病来说该方法并不适宜。

（二）等位基因共享方法

经典的连锁分析方法在疾病具有高度外显性且遗传模式已知时检测效率较高，而风湿性疾病普遍的遗传学特点为低外显性且遗传模式不清，此时需采用另一类泛称为等位基因共享的连锁分析方法。这一类方法中最常用的是受累同胞对（ASP）分析，属于非参数性无模型方法。当一个家系中有两个以上一级亲属均患有同一疾病时，他们共有特定遗传标记的概率将大于偶然性，这是 ASP 方法的建立基础。疾病与特定遗传标记间无连锁存在时，对于其中一个患者的两个等位基因，同胞与其共享 0 个、1 个、2 个的概率分别为 25%、50%、25%。当存在连锁时，这种概率会出现变化，且遗传标记与疾病位点距离越近这一变化越大。通过对大量的患病同胞对进行检测，经 χ^2 检验可明确相应遗传标记是否存在等位基因共享概率增高。

ASP 分析的优点是：①只应用患病个体的资料（避免将尚未发病的个体误认为正常，对发病较晚的疾病如 RA 的研究较为有利）；②不需要了解疾病的遗传模式；③在遗传标记与疾病基因距离较远时（500 万～1000 万碱基对）仍有效力；④只需患病同胞的资料而不需父母的资料（父母不在者也可用于研究）；故而目前已广泛应用与 SLE、RA 等风湿病的研究中。但该方法亦存在对致病风险不高的基因检测效率低的缺点，为达到显著性要求，对这些基因的检测需要大量的家系。对于致病风险 λ≥4.0 的基因来说，只需要数百同胞对；λ≤2.5 时则需要上千甚至上万同胞对，而这在目前的风湿病研究中尚难达到。此外，ASP 连锁分析最多可将感兴趣区域缩窄至 500 万～1000 万碱基对，应用该方法发现的连锁只是一系列研究中的第一步，首先需进行独立验证，确有连锁时再进一步以其他方法，如统计效力更高的相关分析方法，来证实易感基因的存在。

二、相关分析

（一）病例对照研究

要明确一个等位基因是否存在致病风险，理想的方法是进行前瞻性的队列设计，其中一组为携带该等位基因的个体，另一组为不携带该等位基因但其他因素与相匹配的对照组，然后经过一定时间后观察第一组是否发病率更高。但多数情况下这一方案难以采用，只能通过回顾性病例对照方法来进行研究。当疾病在人群中发病率很低时，可用比数比（OR）作为相对危险度（RR）的近似值。比数比为 1 时说明遗传因素与疾病无关，小于 1 说明所研究的遗传因素与疾病负相关。

该方法多以散发病例作为研究对象，用于对单个基因、遗传标记的研究，其优势在于较连锁分析更易检出较弱的效应，在 $P=0.05$ 水平检测相对危险度为 2 的疾病等位基因只需 100 多个患者。当通过病例对照研究观察到正相关性时，要注意有三种可能的解释：①对照组与疾病组匹配不当导致假阳性结果；②所研究的等位基因直接参与疾病发病；③所检等位基因与疾病基因存在连锁不平衡。

第一种情况常见于两个研究组族群不完全匹配时，这时的阳性结果多与群体的差异有关，因此应选择种群相同的个体作为正常对照。在复杂的疾病中，为克服其他因素的影响，可采用正常同胞作为对照。当然多数情况下出现的是第二、第三种可能。

（二）传递不平衡检验

为控制病例对照研究中混杂的族群效应对结果的影响，相关研究中可应用以家系为基础的对照。因为患者的两个等位基因分别遗传自其父母，而父母各有一等位基因未被传给子代，由未被遗传的两个单倍型构成的基因型可作为对照。这样父母与子代遗传背景一致，族群效应得以去除。目前这类方法中最常用的是传递不平衡检验（TDT）。

TDT 是以连锁为基础的相关检验，其原理为：如果一等位基因与疾病无关，那么它由亲代传递给子代的概率应与不传递的概率相等；但当它与疾病相关时，由亲代传递给子代的概率则大于不传递的概率。通过对一定数量的患者及其杂合子父母进行等位基因型检测，TDT 能明确所检测的等位基因是否与疾病相关。实际上 TDT 检测的是与疾病易感基因非常接近、存在连锁不平衡的遗传标记，对于基因内或其附近（一般认为在 100 万碱基对内）存在高度多态性标记的特定候选基因来说，该方法是一极佳的选择。尤其对于相对危险度在 1.5～4 的易感位点，该方法较非参数连锁分析如 ASP 分析检测效率要高得多；例如在研究 1 型糖尿病胰岛素基因时，ASP 分析未显示该基因与疾病连锁而 TDT 发现关联性的存在。TDT 的出现也为更精细的确定疾病易感位点提供了重要的研究方法，选用一系列相近的标记可以定位一个含有易感基因的临界范围。

TDT 的最大优点是最大限度利用患者父母的资料，既用于检验又构成对照，消除了群体的影响；另一个优点是只要家系中有一个患者即可，而 ASP 须至少 2 名患者。其缺点是随遗传标记与疾病基因距离的增大，相关性迅速降低至 0，因而不适用于全基因扫描研究。此外，因为该方法检测亲代与患病子代间不同等位基因的不平衡传递，在父母基因型资料不全时不能用于分析；而当所研究疾病多在成年甚至老年期起病时，获得患者父母的资料很困难，这限制了其应用范围。

统计学家经过改良后提出同胞传递不平衡检验（S-TDT），不需父母的资料，而以患者与其正常同胞作比较，检测患者遗传标记等位基因频率是否与其正常同胞存在差异。若疾病与该标记不连锁，两者频率应该相同，反之则有差异。这样 TDT 的应用范围从而得以扩大，但研究显示采用父母资料时效率要略高于采用同胞作对照时。

三、动物模型

动物模型也是风湿性疾病遗传学研究中寻找致病基因的一个有效途径。研究动物模型时能对疾病进程进行监控，控制遗传因素的复杂程度并减少环境因素的影响，有利于发现疾病相关的遗传因素。一个典型的例子是，在狼疮的研究中，因与狼疮鼠模型中的阳性位点存在同源区，人 1 号染色体相应区域得到了密切关注。但是，动物与人类间存有遗传差异，并且在人类中存在的病理途径不一定也存在于动物中，从而使动物研究具有局限性。

自发性的经典狼疮动物模型共有多种：NZB×NZW/F1、NZM2410、BXSB、MRL/Lpr，它们均有典型的 SLE 免疫病理特征。多个研究小组对不同品系的狼疮鼠模型的全基因组扫描结果均发现三个不同品系的狼疮鼠 1 号染色体有一共同易感位点（sle1、Sbw1、Lbw7、Nba2 的重叠区），进一步研究证实 sle1 位点包含 sle-1a、sle-1b 和 sle-1c 三个独立位点且是鼠狼疮发病的关键性位点，因为：①它决定发病起始环节，该位点的异常可导致小鼠对核小体的“失耐受”，进而产生致病性抗染色质抗体；②它可以与其他狼疮易感位点相互作用，增强和扩大自身免疫反应；③这一区段富集许多已知的免疫调节基因。对照人与鼠染色体遗传图谱，可以发现，源于 NZM2410 鼠的 sle1，源于 NZW 鼠的 sle-1b 以及源于 NZB 鼠的 Nba2 和 Lbw7 易感位点区域与人类 1 号染色体 1q22-23 区域具有同源性。新西兰白鼠衍生的 *Sle 1c* 基因组区间含有编码补体受体 1 和 2 的 *Cr2* 基因。NZM2410/NZW *Cr2* 内的一个单核苷酸多态性，导致产生一个新的糖基化部位。这种位于 C3d 结合区域的多态性减少了配体结合和受体介导的细胞信号传导。与 NZM2410/NZW *Cr2* 等位基因相关的功能检测结果提示该基因是狼疮易感基因（301）。最近，Wu 等发现 CR1 和 CR2 内的异常可能通过 *Cr2* 内的一个特定的突变来修饰 C57BL/6 小鼠的其他 SLE 易感基因，从而导致自身抗体的产生（302）。这些有趣的研究结果提示 *Cr2* 与狼疮鼠易感有关，这也推动人们对其在人 SLE 中的潜在作用作进一步的研究。

四、新研究技术

芯片技术是 20 世纪 90 年代兴起的一项分子

生物学技术。基因芯片又称DNA芯片，指以许多特定的寡核苷酸片段或基因片段作为探针，有规律地排列固定于支持物上，与待测的样本基因以碱基配对原则进行杂交，通过激光共聚焦荧光检测系统扫描杂交芯片，再以计算机分析各点的荧光强度，获得所需信息。目前该技术也用于大规模SNP的筛选鉴定。高密度全基因组SNP（single nucleotide polymorphism，单核苷酸多态）芯片的推出，不仅使SNP的基因分型更加快捷、经济、高通量，而且使从基因组整体水平同时考察遗传学的差异或变化成为可能，被广泛应用于各个研究领域。比较基因组杂交（comparative genomic hybridization，CGH）芯片通过检测、比较样品与对照样品的基因组DNA的拷贝数量，可以直观地得到基因组DNA发生变异的位点信息及拷贝数量变化信息。目前也在一些疾病的分子遗传学研究中发挥了重要的作用。

第三节　以红斑狼疮为代表的风湿性疾病的遗传学研究进展

已有很强的依据证实遗传易感性是SLE易感的关键因素。在最近的60年里，用关联分析方法对多个基因在狼疮病易感性中的潜在作用进行评估。这些研究已证实一些危险因子，它们包括补体成分的遗传缺陷（C1q、C2和C4缺陷），MHC类等位基因（DR2和DR3），以及编码细胞表面与免疫复合物中IgG低亲和力结合的受体的等位基因（FCGR3A和FCGR3A）。最近，已有一些研究小组完成了对多患者SLE家系数据的连锁分析，这些初始的研究成果是令人鼓舞的。多个染色体区域已被证实与SLE存在显著连锁。其中，在不同独立人群中得到验证的区域包括：1q23，1q25-31，1q41-42，2q35-37，4p16-15.2，6p11-21和16q12。在这每个区域中很可能存在一个或多个SLE易感基因。

已有多个研究结果提示：在基因组1q23区域中，FCGR2A和FCGR3A的单核苷酸多态性（SNPs）与SLE易感相关。另外，其他定位候选基因（包括FCGR2B和PBX1：pre-B cell leukemia transcription factor 1）也是SLE的危险因子。1q41-42中，PARP［poly（ADP ribose）polymerase］的多态性已被证实与SLE相关。PARP的活性由DNA链的断裂诱导，而后者在DNA修复、应激反应、细胞凋亡和维持基因组的稳定中起作用。定位于2q37的候选基因PDCD1（programmed cell death 1）被证实与SLE相关。PDCD1内含子中与疾病相关的SNP位于可能的RUNX1转录因子的结合位点。在对关节炎、牛皮癣（银屑病）的研究中也发现：候选基因中位于RUNX1转录因子结合位点的起调控作用的SNP与这些疾病相关，这一点与PDCD1的情况相似。通过对上百个SLE白种人患者及其父母的研究，已将染色体中与SLE连锁的较大区域6p11-21系统缩减为0.5～1Mb长的区段，该区段中含有多个MHC2类基因（DR2、DR3和DR8疾病风险相关单倍型）。在中国人群中，发现16q12区的转录因子OAZ（OLF-1/EBF，associated zinc finger）基因的SNP与SLE相关。最近科学家们发现了与系统性红斑狼疮相关的基因——TREX1。在417名狼疮患者中就有9名患者带有TREX1基因的突变，而1712名非狼疮患者则一个都没有发现。

利用基因表达差异显示技术是寻找疾病候选基因的一个有效途径。我们应用寡核苷酸基因芯片对SLE患者的外周血单个核细胞基因表达谱进行了分析，发现SLE患者存在其独特的表达特征：一组基因（OAS1，IFIT3，IFIT1，Ly6e等）在狼疮中表达异常升高。通过生物信息学分析发现，在这些基因的启动子区域均包含有Ⅰ型IFN信号传递通路转录因子结合位点。体外刺激实验也证实，这一组异常表达的基因是受Ⅰ型干扰素（IFN-α）调节。国外三个小组在白种人群应用基因芯片分析也发现与我们相类似的结果。越来越多的证据表明Ⅰ型IFN调节通路在SLE发病中有着重要的作用。我们认为，SLE这样复杂的多基因疾病可能是由于同一代谢途径或信号传导途径上不同基因发生突变的结果，由多个微效基因的累加作用和某些环境因子（比如感染和激素等）作用所致。有研究小组通过分析干扰素通路中的关键基因的结构变异，发现Irf5、TyK2等基因某个位点的单核苷酸多态性（SNP）与SLE危险性有关联。

人类基因组遗传变异有许多形式，最近研究发现人类基因组中有许多DNA片段的拷贝数变异（copy number variants，CNV），这些片段大小在kb到Mb范围内。拷贝数变异可以通过改变基因的结构和含量来影响基因的活性，从而参与疾病的发生发展。CNV很少与SNP共同作用影响一个基因。基因拷贝数变异被认为是常见人类疾病的遗传学易感因素。最近有研究者发现FCGR3B拷贝数的变异可影响系统性红斑狼疮的易感性。

我们将近些年研究提示与狼疮发病相关的基因总结于表1-1。这些研究为我们提供了一个研究

表 1-1 SLE 相关基因

名称	基因简称	染色体位置
补体 C1q	C1q	1p36
肿瘤坏死因子受体 2	*TNFR2*	1p36
细胞受体	*TCRZ*	1q23
IgG Fc 受体Ⅲa/b	*FCGR3A/B*	1q23
IgG Fc 受体Ⅱa（CD32）	*FCGR2a*	1q24
白介素 -10	*IL10*	1q32
补体受体 1	*CR1*	1q32
聚（ADP- 核糖体）聚合酶	*PARP*	1q42
免疫球蛋白位点	*IGK*	2p12
MHC Ⅱ类基因	*DRB*，*DQA*	6p21
MHC Ⅲ类基因	*C2*，*C4*，*TNF*	6p21
白介素 -6	*IL6*	7p21-p15
T 细胞受体位点	*TCRG*	7p15-14
T 细胞受体位点	*TCRB*	7q35
甘露糖结合凝集素	*MBL*	10q11
T 细胞受体位点	*TCRA*	14q11.2
T 细胞受体位点	*TCRD*	14q11.2
Ig 重链位点（V，D，J，C）	*IGH*	14q32-33
白介素 -4 受体	*IL4R*	16p11-12
干扰素受体 1/2	*IFNAR1/2*	21q22.11
干扰素调节因子 5	*IRF5*	7q32
酪氨酸激酶 2	*Tyk2*	19p13.2
TREX1	*TREX1*	3p21.31
Ig 位点	*IGL*	22q11

SLE 复杂遗传机制重要的线索，并且为进一步的研究确定了一些新的候选易感基因。可以预期，在不久的将来，随着全基因组扫描的应用和功能基因组学研究的开展，参与疾病发生的一些功能性的遗传变异已将会被确定，这会为我们最终描绘出 SLE 易感的遗传通路铺平道路。

第四节　遗传学研究在风湿性疾病中的应用展望

近年来，随着国际人类基因组计划、单核苷酸多态性（Single nucleotide polymorphism，SNP）计划和单倍型图谱（Haplotype map，HapMap）计划等的相继实施，机体本身的遗传因素对疾病发生和发展的重要作用越来越受到人们的重视，并已成为后基因组时代基因组学研究的热点领域之一。而要从根本上解决 SLE 为代表的自身免疫病的防治，病因研究是关键，而只有明确疾病产生、发展的分子基础，进一步分离鉴定与疾病表达相关联的致病基因，不仅会有助于对疾病高危人群的早期检测，而且还为疾病的预防、药物的分子设计、特异性基因治疗奠定了基础。

（沈　南）

参考文献

1. 蒋明，David Yu，林孝义，等. 中华风湿病学. 北京：华夏出版社，2004.
2. Shen N，Tsao BP. Current advances in the human lupus genetics. Curr Rheumatol Rep，2004，6（5）：391-398.
3. Rigby RJ，Fernando MM，Vyse TJ. Mice，humans and haplotypes-the hunt for disease genes in SLE. Rheumatology（Oxford），2006，45（9）：1062-1067.
4. Burmester GR，Häupl T. Strategies using functional genomics in rheumatic diseases. Autoimmun Rev，2004，3（7-8）：541-549.
5. Kelly JA，Moser KL，Harley JB. The genetics of systemic lupus erythematosus：putting the pieces together. Genes Immun，2002，3 Suppl 1：S71-85.
6. Kyogoku C，Tsuchiya N. A compass that points to lupus：genetic studies on type I interferon pathway. Genes Immun，2007，（6）：445-455.
7. Croker JA，Kimberly RP. SLE：challenges and candidates in human disease. Trends Immunol，2005，26（11）：580-586.
8. Lee-Kirsch MA，Gong M，Chowdhury D，et al. Mutations in the gene encoding the 3’-5’ DNA exonuclease TREX1 are associated with systemic lupus erythematosus. Nat Genet，2007，39（9）：1065-1067.
9. Fanciulli M，Norsworthy PJ，Petretto E，et al. FCGR3B copy number variation is associated with susceptibility to systemic，but not organ-specific，autoimmunity. Nat Genet，2007，39（6）：721-723.
10. Yuan YJ，Luo XB，Shen N. Current advances in lupus genetic and genomic studies in Asia. Lupus，2010，19（12）：1374-1383.
11. Liu Z，Davidson A. Taming lupus-a new understanding of pathogenesis is leading to clinical advances. Nat Med，2012，18（6）：871-882.
12. Rullo OJl，Tsao BP. Recent insights into the genetic basis of systemic lupus erythematosus. Ann Rheum Dis，2013，72 Suppl 2：ii56-61.

第二章　免疫失调与风湿病

风湿病与免疫失调密切相关。本章在简述固有免疫、适应性免疫和免疫调节基本原理的基础上，介绍自身免疫性风湿病与免疫失调的关系，侧重以系统性红斑狼疮（SLE）和类风湿关节炎（RA）为例加以说明。

第一节　免疫细胞

一、免疫细胞类别

按分化途径和生物学特征，参与免疫应答的细胞分为淋巴细胞、固有类淋巴细胞和非淋巴细胞。前者介导适应性免疫应答，后两者介导固有免疫应答（图 2-1）。因而参与固有免疫的细胞种类相对较多，先作介绍。

二、参与固有免疫应答的细胞与风湿病

（一）巨噬细胞

单核巨噬细胞系统中的主要类型，通过吞噬作用和其他效应功能，杀灭和清除病原体及异物，并借助表面和胞内的模式识别受体（PRR），识别病原微生物（详见后），产生多种促炎症细胞因子及趋化因子，包括 IL-1、IL-6、TNF-α 和 IFN-γ。巨噬细胞作为抗原提呈细胞（APC）还参与适应性免疫应答，并发挥免疫调节作用。

（二）NK 细胞

占外周淋巴细胞总数的 5%～10%。人类 NK 细胞表达 CD2、CD16（FcγRⅢ）、CD56 和 CD69 等多种分化抗原和表面标志。NK 细胞分为 $CD16^+NK$ 和 $CD56^+NK$ 两种主要类型。NK 细胞对靶细胞的

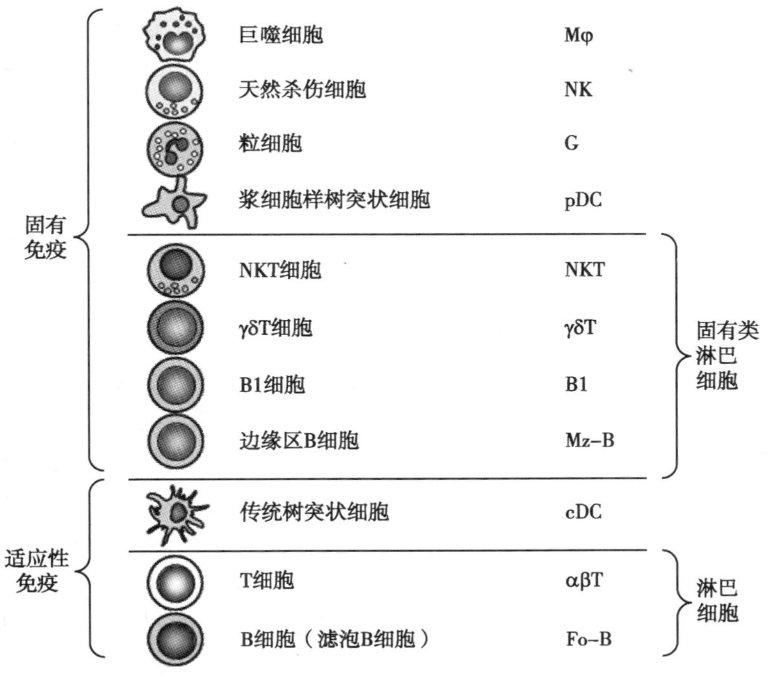

图 2-1　免疫细胞

Mφ: macrophage; NK: natural killer; G: granulocyte; pDC: plasmacytoid dendritic cell; Mz-B: marginal zone B cell; cDC: conventional dendritic cell; Fo-B: follicular B cell

杀伤活性取决于所表达的抑制性受体与激活性受体间的平衡与相互作用。在NK和Mφ作用下，大量靶细胞的死亡和破坏，有可能成为自身抗原的来源，作为损伤相关分子模式（详见后），引发炎症反应和自身免疫病。

（三）树突状细胞

根据谱系来源分两大类：一类称传统DC（conventional DC，cDC），系髓样干细胞在GM-CSF刺激下分化而来，因而又称髓样DC；第二类来源于共同淋巴样前体细胞，称浆细胞样DC（plasmacytoid DC，pDC）。cDC高表达MHC Ⅰ类分子、Ⅱ类分子以及共信号分子，能摄取、加工和提呈抗原，激活T细胞，在适应性免疫中发挥重要作用。根据分化阶段和组织分布的不同，cDC尚有朗格汉斯细胞、间质DC、并指状DC之分。人pDC可借助胞内表达的Toll样受体（TLR7、TLR9）和RIG样受体（RLR），大量产生Ⅰ型干扰素，发挥抗病毒作用，并参与启动SLE等自身免疫病中对核酸成分的病理性应答。除了cDC和pDC，在外周淋巴滤泡中还有一类称为滤泡树突状细胞（FDC）的亚型，其起源不同于前两者，亦无吞噬功能，但可借助表达补体受体和Fc受体，参与生发中心反应和B细胞的分化成熟。

在风湿病中，自身反应性T细胞的活化、自身抗体的产生和Ⅰ型干扰素基因的激活等因素至为关键，皆与三种树突状细胞（cDC、pDC、FDC）密切相关。生理条件下，DC直接参与清除凋亡细胞、提呈抗原，以及激活T细胞，其数量和功能的异常与SLE发病的关系不可低估。

（四）中性粒细胞

中性粒细胞处于机体抗感染的第一线。病原微生物入侵时，中性粒细胞最早到达炎症部位，其数量迅速增加，发挥吞噬细菌和异物的作用。除了参与炎症反应和抗感染外，该类细胞还可表达多种类型的模式识别吞噬性受体、Fc受体和补体受体。在吞噬免疫复合物和借助脱颗粒清除病原体的同时，中性粒细胞也可损伤血管和组织，是自身性炎症（autoinflammation）的积极参与者。

（五）固有类淋巴细胞

固有类淋巴细胞（innate-like lymphocyte，ILL）特指来自淋巴细胞谱系，但功能上参与固有免疫应答的一类细胞。

1. NKT细胞　介于NK细胞与T细胞的一种类型，其αβ TCR结构单一，不显示多样性，但表达CD4分子及NK细胞表面分子CD161。与传统αβ T细胞不同，NKT不识别蛋白质抗原，而是识别由CD1分子提呈的脂类抗原。NKT具有细胞毒活性，活化后可分泌穿孔素、颗粒酶等以介导对靶细胞的裂解或诱导凋亡。NKT细胞是连接固有免疫和适应性免疫的一个重要细胞组分。

有报道称，SLE患者NKT细胞的自发性凋亡增加，其细胞表面黏附分子CD226表达减少，使患者体内NKT数量减少，进而影响到调节性T细胞的功能，造成自身反应性T细胞过度增殖。表明NKT细胞可能参与SLE疾病的发生和发展。

2. γδ T细胞　大多数γδ T细胞为CD4 CD8双阴性细胞，少部分表达CD8分子。根据分布的不同，γδ T细胞分为上皮内γδ T细胞和全身性γδ T细胞。有一类γδ T细胞参与自身免疫性疾病。SLE患者外周血中，γδ T细胞数量往往增多。

3. B1细胞　属于表达CD5分子的一类B细胞，无需Th细胞的辅助而直接介导对非蛋白质抗原如脂多糖的免疫应答，产生的抗体通常为低亲和力的IgM。B1细胞在自身抗体的产生中十分活跃，有报道称，B1细胞比例增高与SLE发病有关。

4. 边缘区B细胞（Mz-B）　新近确认的一类固有类B淋巴细胞，定居于脾脏边缘区，能迅速地对血流中的病原体起反应，其表型为$IgM^+CD21^+CD35^+$。和B1细胞一样，Mz-B在LPS等刺激下，迅速增殖和分化成为抗体形成细胞，大量分泌低亲和力IgM，并在脾脏中参与捕获和浓缩抗原，借助分泌细胞因子影响T细胞和DC的功能。后面将提到，SLE中也有针对非T依赖抗原的IgM抗体应答，其中有Mz-B的参与。

第二节　固有免疫应答

固有免疫（innate immunity）是机体在种系发育和进化过程中形成的防御功能。有三个特点：①先天获得，出身后即具备；②应答范围广，不显示抗原特异性；③参与的各种受体分子直接由胚系基因编码，多样性有限。而固有免疫应答履行的防御功能，主要通过各种炎症性应答来完成。炎症性应答既能清除病原体也能对组织造成损伤，因而与自身免疫及风湿病产生的关系十分密切。

一、启动固有免疫应答的免疫原

（一）病原体相关分子模式

诱导固有免疫的病原体成分称病原体相关分子模式（pathogen-associated molecular pattern，PAMP），

主要包括两类：

(1) 以糖类和脂类为代表的细菌胞壁成分：其中具有代表性的是革兰阴性菌产生的脂多糖(LPS)、革兰阳性菌产生的脂磷壁酸(LTA)、分枝杆菌产生的糖脂和酵母菌产生的甘露糖。

(2) 病毒产物及细菌胞核成分：如非甲基化寡核苷酸CpG DNA、单链RNA、双链RNA等。

PAMP可以出现在病原体表面，或游离于免疫细胞之外，也可因受染细胞的摄入而出现在胞质溶胶，以及胞质中各种携带病原体及其分解产物的细胞器，如内体、吞噬体和吞噬溶酶体。

(二) 损伤相关分子模式

另一类诱导固有免疫应答的成分称为损伤相关分子模式(damage-associated molecular pattern, DAMP)。主要包括细胞在应激和损伤状态下释放的各种分子，如无前导序列的分泌蛋白(LSP)、高迁移率族蛋白1(HMGB1)，及多种非蛋白成分如ATP和尿酸。DAMP还包括组织损伤后由胞外基质产生的透明质素和嘌呤代谢物等。生理条件下，分泌至胞质外的各种成分，在含硫氧化酶系统的作用下处于还原状态而保持其构型，不显示免疫活性；一旦以非正常途径(如细胞发生损伤)从胞内进入胞外环境，因还原酶缺如和存在多种氧化因子(如NO)，这些成分即被迅速氧化，因变性和失活而成为DAMP，参与介导无菌性炎症。因而自身免疫病的发生往往也涉及DAMP。

二、固有免疫中识别免疫原的成分

机体中能够感知PAMP和DAMP的成分，包括循环中的模式识别分子和表达于细胞表面及细胞内的模式识别受体(pattern recognition receptor, PRR)。

(一) 模式识别分子

这些分子往往本身即具有效应功能，参与炎症反应和清除病原体。重要者有以下几种。

(1) 五聚体蛋白：通常识别PAMP中的磷酸胆碱，并可结合多种其他成分如补体C1q和胞外基质蛋白(TSG-6)。其中属于短分子家族的五聚体蛋白称急性相蛋白，以C反应蛋白(CRP)及血清淀粉样P成分(SAP)为代表，在炎症信号及IL-6的激发下由肝脏产生。长分子家族的五聚体蛋白以PTX3为代表。

(2) 胶原凝集素：主要成分为甘露糖结合凝集素(MBL)和表面活化蛋白(Spa-A/SP-D)。

(3) 脂多糖识别蛋白：包括抗菌/通透性增强蛋白(BPI)和脂多糖结合蛋白(LBP)。

(4) IgM类天然抗体：可结合PAMP上的糖类分子，启动针对病原体的快速应答。

(5) 补体：补体激活的凝集素途径以识别PAMP中的MBL和聚糖素(ficolin)而开始，活化C3转化酶后，行使补体三项功能，即炎症反应、调理作用和杀伤效应。

(二) 模式识别受体

模式识别受体是固有免疫中免疫受体的代表。受体分子由胚系基因编码，进化上十分保守，表明此类受体对生物体的生存和发展极为重要。与适应性免疫中淋巴细胞受体相比较，PRR除了全部由胚系基因编码外，还有三个特点：普遍表达；引起快速应答；具有感知各种PAMP和DAMP的能力。按其功能，PRR分两种类型：

1. 模式识别吞噬性受体　此类受体结合PAMP后，借助吞噬作用，将病原体或其成分摄入胞质溶胶囊泡中形成吞噬体或内体；通过与溶酶体融合而引进溶酶体酶，将病原体消化分解后清除。其中又包括两类，一类属C型凝集素受体(CLR)，由甘露糖受体(MR)和DC相关凝集素1(Dectin-1)组成；另一类为清道夫受体(SR)，包括SRA和SRB(CD36)。

2. 模式识别信号受体　此类受体可分别在细胞胞膜、细胞器(内体、吞噬体)膜，和胞质溶胶中感知PAMP和DAMP并与之结合，通过信号转导，使得免疫细胞中多种基因发生转录激活，产生促炎症和抗病毒的可溶性因子。

PRR主要包括三种：TLR、NLR和RLR。下面重点介绍。

三、模式识别信号受体

(一) Toll样受体

Toll样受体(Toll-like receptor, TLR)是参与抗感染的一类重要跨膜分子。胞外结构域由19～25个前后相连的片段组成亮氨酸重复序列(LRR)(图2-2左上)，是与PAMP的结合部位。TLR分子胞内段由TIR结构域(TIR: Toll/IL-1 receptor)组成，可以与胞内其他带有相同TIR结构域的分子发生相互作用，启动信号转导。

1. TLR类别　人类已发现11种TLR，因表达部位和识别的配体不同而分成两类：表达于细胞表面的TLR和表达于内体和吞噬体膜上的TLR(图2-2)。第一类TLR(TLR1、TLR2、TLR4、TLR5和TLR6)出现于巨噬细胞等固有类免疫细胞的表

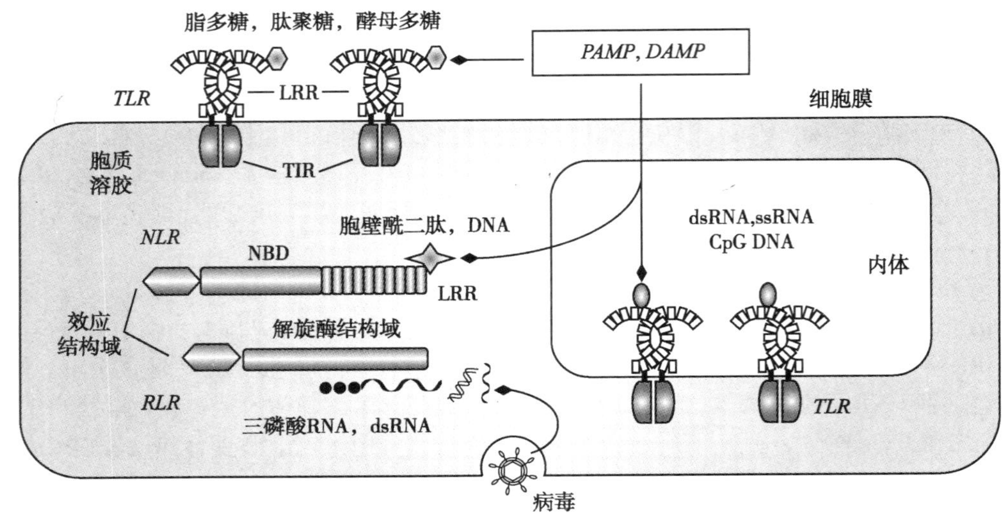

图 2-2 固有免疫应答中感知免疫原的模式识别受体 TLR、NLR 及 RLR

Toll 样受体（TLR）、NOD 样受体（NLR）与 RIG 样受体（RLR）分别在细胞膜、内体膜及胞质溶胶内感知病原体相关分子模式（PAMP）和损伤相关分子模式（DAMP）中的特定成分。
LRR：亮氨酸重复序列；TIR：Toll/IL-1 受体结构域；NBD：核苷酸结合结构域

面，往往以同源或异源二聚体形式识别细菌、分枝杆菌、酵母和真菌相关的 PAMP 成分。除了上面提到的 LPS、LTA、糖脂和甘露糖，尚有三酰脂肽、脂蛋白、酵母多糖和鞭毛素等。出现于内体 / 吞噬体膜上的一类 TLR 划归第二类，包括 TLR3、TLR7、TLR8 和 TLR9，识别的 PAMP 分子属于能够进入细胞器中的病毒和细菌胞核成分，如 CpG DNA、单链和双链 RNA。

绝大部分 SLE 患者的高滴度自身抗体，针对的是细胞核成分，这已成为 SLE 的一个重要特征。第二类 TLR 具有感知核酸的特性，如 CpG DNA 和带有核酸的自身抗原复合物等，均可以通过 TLR9 活化自身反应性 B 细胞；而 RNA 相关的核糖核蛋白（RNP）和 Sm/RNP 复合物则通过 TLR7 激活 B 细胞产生自身抗体。由此，TLR 在自身免疫病中的作用受到关注（详见后）。

2. 信号途径与促炎症因子基因的激活　结合了 PAMP 的 TLR 需通过信号转导发挥生物学功能。信号途径中首先出现的是衔接蛋白 MyD88，该蛋白可借助其 TIR 结构域，以同型互作的方式与 TLR 的 TIR 衔接，启动信号转导，并通过磷酸化作用分别活化蛋白激酶 IKK（IκB kinase）相关途径或丝裂原激活蛋白激酶（MAPK）相关途径；最后活化转录因子 NF-κB 与 AP-1。后两者进入细胞核，使多种基因，特别是促炎症细胞因子基因发生转录激活，并表达活化产物（表 2-1）。另有一种非 MyD88 依赖的 TLR 信号途径，此处不予深入。

（二）NOD 样受体

图 2-2 表明，NOD 样受体（NOD-like receptor，NLR）主要由三种功能不同的结构域组成：位于 C 端识别 PAMP/DAMP 的 LRR 结构域；位于中间的核苷酸结合结构域（NBD）；以及 N 端的效应结构

表 2-1 巨噬细胞通过 TLR 信号途径产生促炎症细胞因子

炎症因子	局部效应	全身效应
IL-1	激活血管内皮细胞，激活淋巴细胞，加速效应细胞穿越血管，引起局部组织损伤	发热，产生 IL-6
TNF-α	激活血管内皮细胞，增加血管通透性使更多的 IgG、补体和细胞进入组织，增加淋巴结引流液量	发热，动员代谢产物，引起休克
IL-6	激活淋巴细胞，增加抗体产量	发热，诱导产生急性相蛋白
IL-8	作为趋化因子将中性粒细胞、嗜碱粒细胞和 T 细胞招募至炎症部位	/
IL-12	激活 NK 细胞，诱导 CD4 T 细胞分化成 Th1	/

域。效应结构域有五种，将 NOD 样受体分为五个亚家族。其中两个亚家族 NLRC 和 NLRP 研究得比较充分。各自的代表性分子称为 Nod1 和 NLRP3，分别介导两条 NLR 相关的信号转导途径。

NLR 及其功能行使有三个特点。一是所有 NLR 分子皆处于胞质溶胶中。因而识别 PAMP 和 DAMP 之后发生的信号不是从胞外向胞内传递，也不是从内体 / 吞噬体腔内向胞质溶胶传递，而是从胞质溶胶传向胞质溶胶；二是由 NLRP 等亚家族成员介导的信号转导过程中可形成一种称为炎症小体（inflammasome）的结构，通过胱天蛋白酶（Casp1）的活化，使促炎症因子（如 IL-1β 和 IL-18）得以从其前体转化为有活性的形式；三是除了 PAMP，NLR 在感受 DAMP 方面也十分活跃，被称为 DAMP 的一类通用感受器。它可诱导产生各种无菌性炎症。NLR 参与的炎症应答与炎症性肠病，特别是节段性回肠炎（Crohn's disease）的发病有关。其中 NLRP3 炎症小体与痛风和阿尔茨海默病关系密切，而 SLE 发病也认为与 AIM2 炎症小体的参与有关（详见后）。

（三）RIG 样受体

属于视黄酸诱导基因 1（RIG-1）和黑色素瘤分化相关基因（MDAG）的编码产物，是胞质溶胶中感知病毒双链 RNA（dsRNA）的另一种受体分子，可参与识别和清除进入胞质溶胶中的病毒，称为 RIG 样受体（RIG-like receptor，RLR）。图 2-2 左下方表明，RIG-1/MDAG 分子以其解旋酶结构域识别胞质溶胶中的三磷酸 RNA 和 dsRNA，借助效应结构域（称为 CARD）启动信号转导，通过激发干扰素调节因子（IRF）促成大量分泌具有抗病毒活性的Ⅰ型干扰素（IFN-α 和 IFN-β）。由于 RLR 感知的是胞质溶胶中游离的 PAMP，其抗病毒意义及识别核酸成分的作用可能更为重要。

（四）模式识别信号受体与自身免疫病

自身免疫性疾病发生中，通过模式识别受体（PRR）感知 PAMP/DAMP 的重要性已开始受到普遍关注。因为相关信号途径不仅产生多种启动炎症反应的效应分子，而且可以激活参与炎症反应的各种免疫细胞。图 2-3 是相关机制的一个汇总。前已述及，TLR、NLR 和 RLR 分别在细胞表面、内

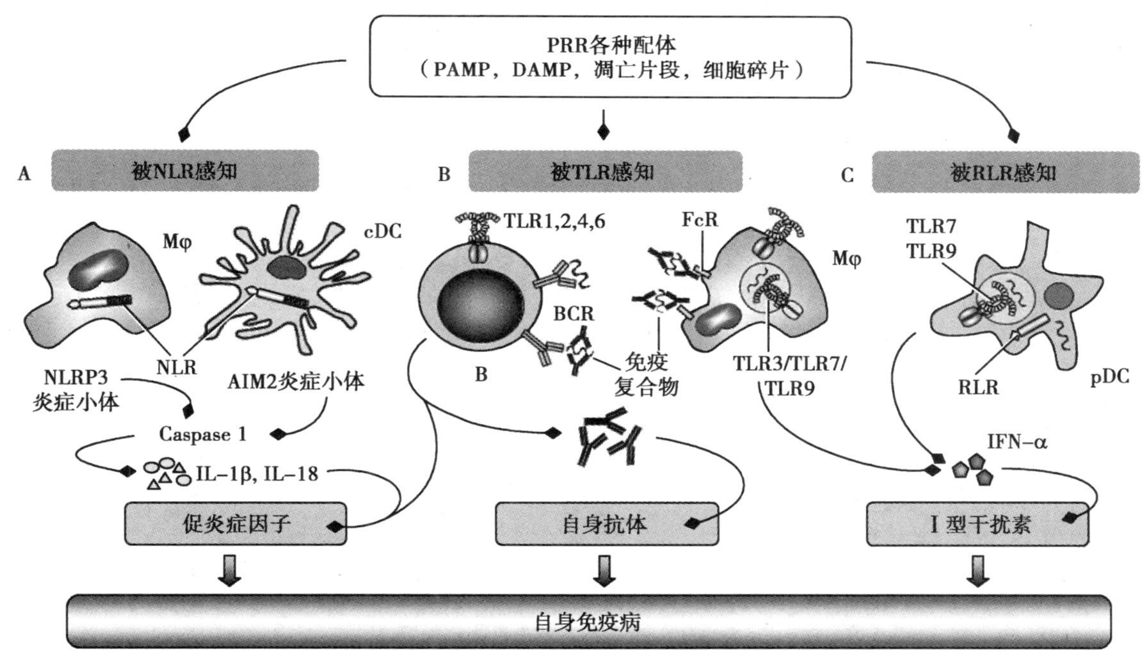

图 2-3　模式识别受体（PRR）对 PAMP/DAMP 的感知与自身免疫病

A. NLR 识别进入胞质溶胶的 PAMP/DAMP 成份，其中 NLRP3 炎症小体和 AIM2 炎症小体分别感知 DAMP 和核酸，通过 Caspase1 激活促炎症因子，启动炎症反应。B. B 细胞以 BCR 识别核酸，产生自身抗体，也通过 TLR 传递识别 PAMP 的信号，活化促炎症细胞因子基因。Mφ 以其 Fc 受体摄取带有核酸的抗原抗体复合物，以内体膜 TLR（TLR3，7，9）进行识别，并激活 IFN-α 基因。C. 进入 pDC 内体和胞质溶胶的核酸成份分别通过 TLR 和 RLR 信号途径，激活Ⅰ型干扰素基因，产生 IFN-α。B：B 细胞；M：巨噬细胞；cDC：传统树突状细胞；pDC：浆细胞样树突状细胞；Caspase：胱天蛋白酶；NLRP1：NLR 家族成员；AIM2：非黑色素瘤受体

体膜、和胞质溶胶中识别各种入侵的病原体成分和自身抗原，包括病毒与细菌胞核中的RNA/DNA及其构成的免疫复合物，所产生的可溶性因子（如促炎症因子及Ⅰ型干扰素）等均参与了自身免疫病的发生；并与Mφ、DC、浆细胞和自身反应性T细胞的充分激活相关，共同加速了自身抗体（包括抗核抗体）的产生与分泌。值得注意的是，其中的炎症小体尤为擅长识别DAMP。

四、固有免疫应答效应成分的异常与风湿病

（一）补体

1. 补体的激活与效应　自然条件下，补体成分以无活性的酶原形式存在，分解后产生有活性的大片段和小片段，这一过程称为补体激活。大片段通常停留在病原体和细胞表面，使之裂解或加速其清除；小片段介导炎症反应和实施免疫调理。

补体的激活包括紧密相随的两个阶段。前阶段涉及三条不同途径激活C3转化酶，即经典途径、凝集素途径和旁路途径；后阶段补体发挥效应功能，包括介导炎症反应、调理作用和对靶细胞的杀伤。后者也称补体介导的细胞毒性效应（CDC）。

2. 补体缺陷与SLE　补体功能缺陷或异常活化，可引起自身免疫病和组织损伤。经典途径中补体成分的缺陷与SLE的发病关系了解得比较清楚。其中C1与C4缺陷的纯合状态与SLE的相关性最强，如C1qA基因缺陷患者血清C1q水平下降，不仅表现为感染机会增加，其亚急性皮肤狼疮的发病率也显著增加。

SLE患者体内的自身抗体与自身抗原形成的免疫复合物可激活补体引起免疫损伤，而补体成分的缺陷应该减轻损伤。然而实际上，补体缺陷反而造成对SLE更加易感。这是因为，SLE自身抗原主要来自凋亡细胞，凋亡产生的自身抗原结合补体C1q、C反应蛋白及天然存在的IgM后，应迅速被吞噬细胞清除，然而，一旦C1q出现缺陷，巨噬细胞对凋亡细胞的清除能力下降，反而易于引发SLE。向患者补充C1q可逆转这一过程，证明了这一点。

3. 补体调节成分缺陷与抗补体抗体　补体活性直接受补体调节蛋白的调控。调节蛋白缺陷造成补体过度活化将加速炎症反应，引起病理损伤。如出现抗核抗体、皮损、光过敏等SLE表现，在出现膜增生型肾小球肾炎时，患者血清中存在C3肾炎因子，最终可导致SLE。

在SLE患者中，补体成分往往成为自身抗体攻击的目标。自身抗体可以针对某个单一的补体成分，也可以针对转化酶、补体调节蛋白和补体受体。抗补体自身抗体的出现常常和SLE的发病及严重程度相关。例如抗C3、C4抗体能抑制补体Ⅰ因子介导的C3裂解，由此影响到免疫复合物的清除。30%～50%的SLE患者可以检测到抗C1q自身抗体，大部分C1q自身抗体阳性的SLE患者有Ⅲ～Ⅳ期肾小球性肾炎，这些抗体包含能与肾小球上C1q中多个部位专一性结合的IgG。

（二）细胞因子

1. 特性和分类　细胞因子是多种细胞产生的小分子可溶性糖蛋白。主要特性为：①低浓度即能在局部显示生物学活性；②一种细胞因子可作用于多种细胞，而多种细胞因子也可以对同一种细胞发挥相似的生物学作用；③功能发挥以网络的形式存在，细胞因子之间的作用可以协同也可以拮抗。

结构上细胞因子分为6个家族（表2-2）。

（1）白细胞介素：包括淋巴细胞、单核细胞及其他细胞产生的细胞因子，参与细胞相互作用、免疫调节、造血以及炎症过程。

表2-2　细胞因子家族

家族	主要成员	受体
白细胞介素	IL-1、IL-2、IL-3、IL-4、IL-5、IL-6、IL-7、IL-9、IL-11、IL-12（p35） IL-15	Ⅰ型细胞因子受体家族 IL-1受体家族
集落刺激因子	G-CSF、GM-CSF、OSM、LIF、CLIF	Ⅰ型细胞因子受体家族
干扰素	IFN-α、IFN-β、IFN-γ、IL-10	干扰素受体家族
肿瘤坏死因子	TNF-α、TNF-β、LT-β、CD30L、CD40L、FasL、CD70、OX-40L、4-1BBL	肿瘤坏死因子受体家族
趋化因子家族	IL-8、MIP-1α、MIP-1β、MIP-2、PF-4、PBP、I-309/TCA-3、MCP-1、MCP-2、MCP-3、γIP-10、RANTES	七次跨膜受体家族
转化生长因子β家族	TGF-β	TGF-β受体家族

（2）集落刺激因子：如巨噬细胞集落刺激因子（M-CSF）、粒细胞 - 巨噬细胞集落刺激因子（GM-CSF）、干细胞因子（SCF）、红细胞生成素（EPO）等。

（3）干扰素：包括 IFN-α、IFN-β、IFN-ω 和 IFN-γ，分别由白细胞、成纤维细胞和活化 T 细胞产生。各种干扰素的生物学活性基本相同，具有抗病毒、抗肿瘤和免疫调节等作用。α 干扰素和 β 干扰素统称为Ⅰ型干扰素。下面将提到，Ⅰ型干扰素特别是其中的 IFN-α 在风湿病和炎症反应中十分活跃。IFN-γ 称为免疫干扰素或Ⅱ型干扰素，由活化的 T 细胞及 NK 细胞产生。

（4）肿瘤坏死因子：分为 TNF-α、TNF-β（LT-α）和 LT-β 三类。TNF-α 由单核 / 巨噬细胞产生，LT-α 又名淋巴毒素（LT），由活化 T 细胞产生，LT-β 是膜型淋巴毒素。肿瘤坏死因子除杀伤肿瘤细胞外，还可调节免疫应答，参与炎症反应。

（5）转化生长因子 β（TGF-β）：有 20 多个成员，如 TGF-β1、TGF-β2、TGF-β3，以及骨形成蛋白（BMP）等，由多种细胞分泌。

（6）趋化因子（详见后）。

2. 功能

（1）介导固有免疫：包括抗感染和参与炎症反应。其中涉及的主要细胞因子有干扰素、肿瘤坏死因子、IL-1、IL-6、IL-12、IL-17 等。

（2）介导和调节特异性免疫应答：包括参与淋巴细胞的激活和亚群分化，调节效应细胞的功能。典型例子如 IL-12 和 IL-4 参与 Th1 和 Th2 的分化，以及抗体类别转换依赖于不同细胞因子的作用。

（3）刺激造血细胞生成和分化：免疫应答和炎症反应需要白细胞不断更新。一些细胞因子对骨髓祖细胞的生长和分化有较强刺激作用。如集落刺激因子（CSF）、IL-3 和 IL-7 等。

3. 受体　细胞因子受体由两条或两条以上的跨膜分子组成。α 链具有和细胞因子结合的专一性，称为结合链：β 链（和 γ 链）负责信号传递，称为转导链。细胞因子受体的胞外区一般由三种不同类型的结构域组成。①细胞因子（Ck）型结构域：含有 Cys-x-Trp 基序和另外三个保守的半胱氨酸残基；②Ⅲ型纤连蛋白（FN Ⅲ）结构域：含有 Trp-Ser-x-Trp-Ser（WSXWS）的保守序列，是结合配体和启动信号转导的结构基础；③免疫球蛋白 C2 型样（Ig 样）结构域。

细胞因子受体与细胞因子家族相对应。如分为细胞因子受体家族（CkR-F）、干扰素受体家族（IFNR-F）、肿瘤坏死因子受体家族（TNFR-F）等。

4. Ⅰ型干扰素与 SLE　IFN-α 由单核巨噬细胞和 pDC 产生。发现给狼疮易感小鼠注射Ⅰ型干扰素诱导剂 poly-I：C 会加重肾小球肾炎等 SLE 相关症状。淋巴细胞脉络丛脑膜炎病毒（LCMV）能诱导Ⅰ型干扰素表达，感染 LCMV 的小鼠会发生自身免疫病，而抗Ⅰ型干扰素抗体，可抑制这些小鼠疾病的进展，减轻肾小球肾炎的病情。

SLE 患者血清中 IFN-α 水平通常是升高的，而并发中枢神经症状的 SLE 患者脑脊液中 IFN-α 含量也显著增加。采用基因芯片技术分析 SLE 患者细胞的基因表达谱，发现多数患者出现Ⅰ型干扰素信号通路相关基因异常，其高表达与肾脏病变、血液系统病变、中枢神经系统病变及重症狼疮有相关性。例如在 15 个上调最为明显的基因中就有 14 个是 IFN 诱导基因。提示Ⅰ型干扰素参与 SLE 的病理过程。

下面将会提到，SLE 患者血清中 DNA 成分参与形成免疫复合物，可通过 TLR9 介导的信号途径诱导分泌 IFN-α，并引起血浆 IgM 和 IgG 浓度升高，造成自身抗体和免疫复合物在肾脏的沉积，出现自身反应性 T 细胞及自身反应性 B 细胞（包括 B1 细胞）的激活。而且，SLE 患者体内高水平的 IFN-α 能诱导单核细胞向 DC 分化，包括前面提到的 cDC 和 pDC。前者摄取凋亡小体，将自身抗原包括核酸成分递呈给 CD4 T 细胞，参与启动适应性免疫应答；后者通过其 RLR 受体，进一步产生 IFN-α，形成激发 SLE 的恶性环路（详见后）。而且，IFN-α 又通过自分泌的方式促进未成熟 DC 向成熟 DC 转化，使未成熟 DC 诱导的免疫耐受不复存在，从而加剧了自身免疫病。

5. 细胞因子与 RA　参与 RA 发病的细胞因子，主要有 IL-1、IL-6、IL-12、IFN-γ 和 TNF-α 等，皆具促炎症因子活性（表 2-1）。

（1）IL-1：RA 患者血液中 IL-1 水平增高的幅度与 RA 的活动程度相关。滑膜组织中也可检测到高水平 IL-1α 和 IL-1β 的表达。动物实验中，反复给正常大鼠关节注射 IL-1，可产生慢性滑膜炎，以单核细胞浸润和纤维化为特征；若先向关节注入属于 PAMP 的肽聚糖 - 多糖复合物，然后再注入 IL-1，能显著增强炎症反应，产生关节血管翳和关节损伤。

IL-1 的病理作用与其作为炎症介质的生物学效应有关。①在 RA 病变早期 IL-1 可协助多种炎症细胞迁徙，包括中性粒细胞、血管内皮细胞、淋巴细胞、单核 / 巨噬细胞；② IL-1 能刺激成纤维细胞增殖，并诱导血小板衍生生长因子（PDGF）产生，而导致关节瘢痕纤维化；③ IL-1 促进炎症关节灶中 T、B 淋巴细胞增殖，后者释放的细胞因子，反过来又促进巨噬细胞产生更多的 IL-1。此恶性循环最终导致关节软骨和骨质的破坏。

（2）IL-6：RA 患者血清和滑膜组织中 IL-6 水平上升。IL-6 受体（包括膜型和可溶型）的表达也增高。IL-6 的作用特点是诱导 B 细胞产生抗体的力度远大于 IL-1 和 TNF-α。IL-6 还可诱导肝细胞合成急性期蛋白，增强致炎作用。

（三）趋化因子

1. 趋化因子类别 根据分子内二硫键两端半胱氨酸的分布与连接方式的不同，趋化因子分为 4 个家族：CXC、CC、C 和 CX3C。其中 C 代表半胱氨酸，X 代表其他氨基酸。

（1）CXC 亚家族：趋化中性粒细胞。主要成员有 IL-8、黑色素瘤生长活性因子（GRO/MGSA）、血小板碱性蛋白（PBP）、干扰素诱导蛋白 10（IP-10）、基质衍生因子（SDF-1）、B 细胞趋化因子（BLC-1）、血小板因子 4（PF-4）、ENA-78 等；

（2）CC 亚家族：趋化单核细胞。主要成员为巨噬细胞炎性蛋白（MIP-1α 和 MIP-1β）、T 细胞激活性低分泌因子（RANTES）、单核细胞趋化蛋白（MCP-1/MCAF）、MCP-2、MCP-3、嗜酸性粒细胞趋化因子（eotaxin），等；

（3）C 亚家族：目前发现有淋巴细胞趋化因子（lymphotactin，LTN）和 SCM-1β 两个成员；

（4）CX_3C 亚家族：只发现一个成员 Fractalkine。

趋化因子皆通过相应的受体发挥作用，而共同组成 7 次跨膜受体家族。相应地形成 4 类趋化因子受体亚家族：CXCR、CCR、CR 和 CX_3CR。

2. 趋化因子与风湿病 趋化因子参与体内各种重要的生理功能以及疾病的发生发展，包括通过趋化作用向炎症部位招募白细胞特别是吞噬细胞和淋巴细胞。因而趋化因子在炎症反应中起核心作用。然而在病理条件下，趋化因子及其受体可引起免疫细胞的过度活化和过度趋化而损伤正常组织，诱致自身免疫病包括风湿病。

（1）趋化因子介导的白细胞浸润可以引起或加重 SLE 肾脏病变：例如出现在浸润 T 细胞上的趋化因子受体 CCR1 和 CCR5 与肾脏病变的发展相平行。肾小球和肾间质中都检测到 $CCR1^+CCR5^+$T 细胞浸润，与 MIP-1α 和 RANTES 的趋化作用有关。

（2）趋化因子参与 RA 病理过程：主要的趋化因子有：①含 ELR 基序的 CXC 亚家族成员 IL-8、ENA-78、CXCL1 和 CXCL6，介导中性粒细胞进入滑膜组织，参与新生血管生成；②具有抗炎作用而不含 ELR 基序的 CXC 亚家族成员，如血小板因子（CXCL4）、IP-10、干扰素诱导单核因子（MIG，CXCL9），它们发挥抗炎和抑制新生血管生成的作用；③ CC 类趋化因子，包括 MCP-1、MIP-1α、MIP-3α 及 RANTES，这些趋化因子主要作用于单核、T、NK、嗜碱性和嗜酸性粒细胞的炎性浸润过程。

趋化因子 IL-8 在 RA 患者血浆和滑膜液中呈高表达。在动物膝关节腔内注射 IL-8 能诱导滑膜炎，其病理特征与 RA 相似，表现为中性粒细胞和单核细胞浸润，关节内新生血管生成。IP-10 和 MIG 可以趋化多种炎症细胞包括 T 细胞、单核细胞和 NK 细胞。它们在 RA 患者滑膜组织和滑膜液中表达浓度比正常对照分别高 100 倍和 50 倍。在 RA 炎症局部，IP-10 和 MIG 还能促进 NK 介导的细胞裂解和加强效应 T 细胞的应答强度，加剧 RA 的病理过程。

第三节 T、B 淋巴细胞异常与风湿病

一、T 细胞及其亚群

针对自身抗原的效应性 T 细胞和产生自身抗体的 B 细胞参与适应性免疫（adaptive immunity）应答，在风湿病发病中发挥重要作用。其中的 T 细胞，不仅直接参与对组织的损伤，也参与体液免疫，因为多数自身抗体的产生需要 T 细胞的协助。

完成分化的 T 细胞包括效应细胞、调节细胞和记忆细胞，三类细胞各自又由不同的亚群组成。T 细胞及其亚群在比例和功能上的失调与自身免疫病的发生密切相关。本节先讨论效应性 T 细胞及其亚群与风湿病的关系。

表 2-3 列举了五种重要的效应性 T 细胞亚群（effective T cell subset）。

（一）CD4 Th1 与 CD4 Th2 的分化及专一性转录因子 T-bet 与 GATA3 的激活

图 2-4 表明，初始 CD4 T 细胞向功能性亚群分化从两个方面接受信号：一是 TCR，二是细胞因子受体。

1. Th1 亚群分化 通过 IL-12 与 IL-12R 的配接活化转录因子 Stat4，后者进入细胞核，首先激活 *IFNG* 基因，所产生的 INF-γ 再与同一细胞表达的 IFN-γ 受体结合，激活另一转录因子 Stat1，并活化 Th1 亚群专一性转录因子 T-bet。T-bet 一方面加速

表 2-3 效应性 T 细胞亚群

亚群	CTL 配体	诱导的 Ck	转录因子	激活基因	主要效应分子	靶目标	应答类型
CD4 Th1	pMHC Ⅱ类*	IL-12，IFN-γ	STAT4/T-bet	IFNG	IFN-γ，TNF-α，IL-2	受感染的巨噬细胞	细胞免疫
CD4 Th2	pMHC Ⅱ类	IL-4	STAT6/GATA3	IL-4	IL-4，IL-5，IL-13	抗原特异性 B 细胞	体液免疫
CD4 Th17	pMHC Ⅱ类	IL-6，TGF-β，(IL-23)#	STAT3/RORγt	IL17	IL-17，IL-22	炎症细胞	炎症反应
CD4 Tfh	pMHC Ⅱ类	IL-21	STAT3/Bcl-6	IL21	IL-21	分化中的 B 细胞	体液免疫
CD8 CTL	pMHC Ⅰ类	IL-2	STAT5	IL-2	穿孔素，颗粒酶	感染病毒的靶细胞	特异杀伤

*pMHC：(抗原)肽 -MHC 分子复合物；#IL-23 增强 IL-17 的增殖分化

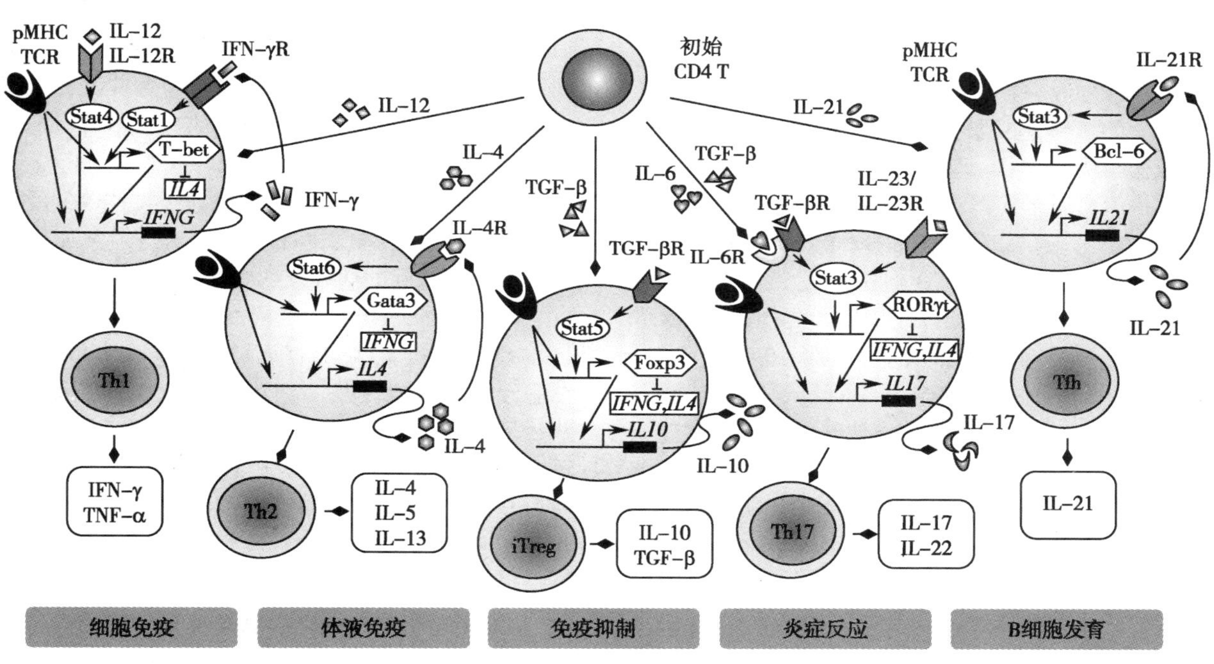

图 2-4 CD4 T 亚群的分化、特征及分化机制

初始 CD4 T 细胞向各种亚群分化，除了依赖 TCR 与配体 pMHC 的结合，须由不同的细胞因子进行激发。注意五种 CD4 T 亚群（Th1，Th2，Treg，Th17 和 Tfh）的分化依赖于 Ck 受体信号转导中不同的转录因子 Stat 家族成员，并分别启用特定的亚群专一性转录因子（T-bet，Gata3，Foxp3，RORγt 和 Bcl-6），使不同的细胞因子基因受抑或受激，促使相应 T 亚群完成分化。各亚群依据相互有别的细胞因子分泌格局，行使不同的效应功能或发挥调节作用

IFNG 的激活，另一方面抑制 *IL4* 基因活化，最终完成 Th1 亚群的分化。

2. Th2 亚群分化　IL-4 一旦出现，借助单链受体 IL-4R 及共用细胞因子受体 γ 链（γc），启用另一条信号通路活化 Stat6，后者参与激活 Th2 亚群专一性转录因子 Gata-3，使 *IL4* 基因激活，同时阻抑 *IFNG* 基因的转录，由此引起 Th2 的分化。

Th1 和 Th2 借助分泌不同的细胞因子，各自介导细胞免疫和体液免疫，参与不同疾病的免疫发病机制。可归纳为：Th1 型应答介导移植物排斥，抗肿瘤、抗病毒；Th2 型应答介导超敏反应和抗寄生虫。如果将自身免疫病也作相应的归纳，则 RA 属 Th1 型；SLE 因涉及大量自身抗体的产生，同时有 Th2 和 Th1 的参与。

（二）介导炎症反应的 CD4 Th17 和对 B 细胞分化发挥辅助作用的 Tfh

Th17 是新近确认的效应性 CD4 T 细胞亚群，通过分泌 IL-17、IL-22 等细胞因子主宰炎症反应。图 2-4 表明，初始 CD4 T 细胞向 Th17 分化除了从 TCR 获取信号，细胞因子 IL-6 和 TGF-β 发挥关键作用，IL-23 则促进该类细胞的扩增。其中参与的转录因子是 Stat3 和 RORγt，后者促进 *IL17* 基因活化而阻止 *IFNG* 和 *IL4* 基因转录，亦即在 Th17 出现的同时，CD4 T 细胞向 Th1 和 Th2 亚群的分化受到遏制。

新近有资料指出，当初认为 RA 等疾病过程中起关键作用的是 Th1 细胞，其实应该主要是 Th17 亚群，因为在临床标本中检测到发生转录激活的细胞因子，主要是 IL-17，而不是 Th1 分泌的 IFN-γ（详见后）。

无独有偶，就 Th1 和 Th17 的关系而言，参与炎症反应的 T 细胞亚群如果主要是 Th17 并非 Th1；则当初认为协助 B 细胞分化的 Th2 细胞，现在认为也是由另一个亚群承担，这就是新近确认的滤泡协助性 T 细胞（follicular helper T cell，Tfh）。在 B 细胞的分化过程中，T、B 淋巴细胞在外周免疫器官的 T 细胞区会发生相互作用：一方面，B 细胞借此获得双重信号而激活；另一方面，T 细胞（应该是 Th2 细胞）也从 B 细胞得到信号而分化成 Tfh。Tfh 表达新的趋化因子受体，使其迅速进入淋巴滤泡，即进入外周免疫器官中的 B 细胞区。而在该部位激活的 B 细胞（现倾向于称为滤泡 B 细胞简称 Fo-B，见图 2-1）、滤泡协助性 T 细胞（Tfh），加上前面提到的滤泡树突状细胞（FDC），三位一体，通过相互作用启动 B 细胞分化的一系列事件，称为生发中心反应。这些事件主要包括亲和力成熟、抗体类别转换和浆细胞的形成。

可见产生自身抗体的 B 细胞，需要从 Tfh 得到协助才能完成其分化。此类 T 细胞亚群的功能异常与自身免疫病的关系现在尚无报道，值得关注。

（三）发挥自身免疫病理效应的 CD8 CTL

CD8 CTL 是另一类重要的效应性 T 细胞，即行使杀伤作用的细胞毒性 T 淋巴细胞。其分化途径未列入图 2-3。对抗肿瘤和抗病毒，这是一群摧毁肿瘤细胞和病毒感染靶细胞的“战士”，越多越好；对自身免疫病，则可能是一类专门攻击自身组织的“作乱者”，越少越好。由于自身反应性 CTL 的分化成熟，经历了自身抗原选择和克隆扩增等过程，因而 CTL 行使功能往往显示高度自身抗原特异性，这样，就可能通过有选择的方式作克隆清除而不危及正常的免疫应答。这是当今免疫干预的一个重要而有希望的目标。

二、T 细胞与风湿病

（一）T 细胞与 SLE

SLE 的一个病理特征是 B 细胞应答亢进和产生大量针对细胞核成分的自身抗体。这一过程同时受到免疫系统中 T 细胞、B 细胞、DC 以及促炎症细胞因子和趋化因子的调节。就 T 细胞而言，上面已提到，不仅可以借助 T、B 相互作用并促使 Tfh 分化，影响 B 细胞的行为；在效应阶段，自身反应性 T 细胞更是直接参与免疫损伤的病理过程。

SLE 中功能性 T 细胞结构异常的表现之一，是不能有效地履行激活诱导的细胞死亡（AICD，详见后），造成自身反应性 T 细胞存活期延长，从而使 B 细胞和浆细胞持续产生自身抗体。这些变化与 T 细胞激活后胞质钙离子浓度超常增加、信号蛋白酪氨酸磷酸化异常及线粒体电位增高有关。除了线粒体电位变化外，SLE 患者 T 细胞线粒体数量及线粒体膜内钙离子浓度也在增加。这些异常加剧了自身反应 T 细胞的病理效应。

（二）T 细胞与 RA

RA 的关节滑液中有记忆性 $CD4^+CD45RO^+$ T 细胞浸润。构成这些 T 细胞的 TCR Vβ 基因的某些片段，往往呈现特定的取用格局，提示参与 RA 致病的 T 细胞可能是单克隆或寡克隆来源的。这些对自身抗原有高亲和力的 T 细胞克隆，可逃脱胸腺选择迁移到外周后发挥病理性效应。在 RA 滑膜组织血管周围，T 细胞通过与内皮细胞相互作用，从滑膜毛细血管后微静脉迁移至炎症部位。与中性粒细胞、巨噬细胞、DC、成纤维样滑膜细胞等共同参与了滑膜炎症和关节损伤（图 2-5）。

小鼠胶原诱导性关节炎（CIA）是 RA 研究中常用的动物模型。去除 T 细胞后小鼠不再发病，说明 CIA 疾病模型中 T 细胞起关键作用。其中，自身反应性 Th1 细胞居于核心地位，因为在 RA 炎症部位可检测到促使 Th1 分化的高水平 IL-12 以及 Th1 细胞分泌的 IFN-γ。此外，用抗体中和炎症因子 TNF-α 和 IL-1β 能明显抑制 CIA 的进展，因为两种细胞因子与 Th1 细胞分化和功能行使有关。

前面提到，对 Th17 及其细胞因子在 RA 发病中的作用有了新的认识。资料显示，RA 滑膜组织中的淋巴细胞能产生 IL-17，而且局部 IL-17 的表达水平显著高于正常对照组和骨关节炎组。IL-17

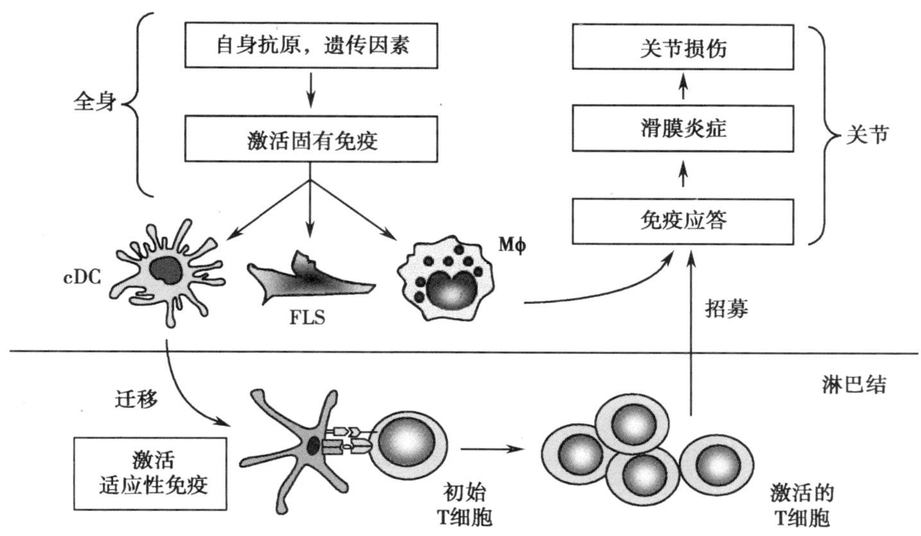

图 2-5　类风湿关节炎（RA）中免疫细胞相互作用示意图

自身抗原（左上）首先通过固有免疫应答激活传统树突状细胞（cDC）、成纤维样滑膜细胞（FLS）和巨噬细胞（Mφ）。cDC 随后迁移至淋巴结，作为抗原提呈细胞激活初始 T 细胞，启动适应性免疫应答。激活的 T 细胞被招募至关节部位，与固有免疫中已活化的各种细胞一起引起滑膜炎症，造成关节损伤

能通过其受体激活信号转导的 NF-κB 途径刺激滑膜组织中的成纤维细胞、内皮细胞、上皮细胞等分泌多种细胞因子和趋化因子，如 IL-6、IL-8、GM-CSF 和前列腺素 E_2，引起 RA 炎症反应。IL-17 还参与破坏关节软骨，因为它可刺激巨噬细胞和滑膜细胞分泌炎症介质 IL-1 和 TNF-α，诱导滑膜细胞表达破骨细胞分化因子 RANKL，增强破骨细胞生成和骨质再吸收。

在 RA 炎症性关节中，高水平的 IL-23 与相对低水平的 IL-12 往往同时出现。而 RA 滑膜组织中的某些 DC 细胞亚群能分泌 IL-23。IL-23 可促进 Th17 分泌 IL-17。这提示“IL-23—Th17—IL-17”相联系的过程在 RA 的发病机制中可能发挥更为重要的作用。

三、自身反应性 B 细胞与自身抗体

B 细胞的激活与抗体产生的格局因抗原类型不同而存在差异。就抗体产生是否依赖 T 细胞而言，抗原分为 T 依赖（TD）和非 T 依赖（TI）两类，前者主要为蛋白质抗原；后者中的典型代表为属于 PAMP 的脂多糖（LPS）和多糖抗原。前面提到，Tfh 细胞在 TD 抗原诱导 B 细胞产生抗体中发挥重要作用，这一作用是以 T、B 细胞相互作用的方式体现的。该相互作用涉及 Th2 激活后表达的 CD40L 与 B 细胞表达的 CD40 分子间的相互配接。而 Th2 的激活又依赖于 B 细胞作为 APC 为其提供第一和第二信号。已揭示 SLE 患者淋巴细胞及外周淋巴组织中 CD40L 表达增高，促使 B 细胞过度活化。应用抗 CD40L 抗体能抑制生发中心 B 细胞增殖，降低血清抗核抗体的水平，并改善 SLE 临床症状。表明阻止 T、B 细胞相互作用，确可抑制 B 细胞的分化和自身抗体的产生。

SLE 免疫病理特征之一，是大量出现高亲和力 IgG 抗双链 DNA 自身抗体。研究发现，活动性狼疮患者体内 $CD19^{low}CD27^{high}$ 浆细胞是产生自身抗体的主要类型，其扩增涉及生发中心自身反应性 B 细胞的分化及淋巴滤泡微环境中 B 细胞激活因子 BAFF 的过度表达，后者引起多种类别（IgM，IgG，IgA）抗双链 DNA 抗体含量上升，而且 SLE 患者中 BAFF 受体的表达及其与配体结合率也明显提高，皆可促进 B 细胞分泌自身抗体。

应该指出，除了 TD 抗原，TI 抗原在 SLE 发病中也十分重要。据称，位于外周淋巴器官生发中心边缘区的 B 细胞（Mz-B）有可能表达 TLR9，后者识别非甲基化 CpG DNA，直接诱导 B 细胞产生 IgM 抗体。而且，在细胞因子 IL-10 等存在的情况，还能发生有限的抗体类别转换，即分泌相应的抗 DNA IgG 自身抗体。CpG DNA 与 TLR9 的相互作用还能刺激 DC 分泌 IFN-α 和 BAFF。上面提到，BAFF 参与刺激 B 细胞分泌高亲和力自身

IgG 抗体。有报道称，SLE 患者血清中有高水平的 BAFF 和 IL-10 被检出，提示 TI 抗原应答在 SLE 病理机制中可能也发挥重要作用。

第四节 免疫调节失常与风湿病

一、调节性 T 细胞

（一）调节性 T 细胞的分类及功能

调节性 T 细胞（regulatory T cell，Treg）是维持机体内环境稳定的重要因素，直接制约自身免疫病的发生和转归，并参与调控移植、肿瘤和过敏等重大疾病。相关研究已成为临床免疫的前沿领域。Treg 主要分两类：一是自然调节性 T 细胞（nTreg），以 $CD4^{+}CD25^{+}Foxp3^{+}$nTreg 为代表，通过表达 CTLA-4 及细胞 - 细胞相互接触，发挥免疫抑制作用；第二类由特定细胞因子和抗原激发，称诱导性调节 T 细胞（iTreg），如在外周由 TGF-β 等诱导产生的 $CD4^{+}CD25^{+}Foxp3^{+}$iTreg，可借助分泌 IL-10 和 TGF-β 等发挥作用（图 2-4 中下）。外周经诱导产生的 Treg 还包括 1 型调节性 $CD4^{+}$ T 细胞（$CD4^{+}$ Tr1）、$CD4^{+}$ Th3 和 CD8 阳性的 $CD8^{+}CD28^{-}$ Treg 等。

（二）Treg 与风湿病

调节性 T 细胞数量减少或功能异常直接引发自身免疫病。例如，$CD4^{+}CD25^{+}$ nTreg 在 SLE 活动期外周血淋巴细胞中的比例明显下降；在 BWF1 和 SNF1 狼疮易感小鼠疾病进展期的数量也明显减少。此外，SLE 活动期患者 $CD8^{+}$ Treg 的数量和功能也下降。$CD8^{+}$ Treg 发挥抑制作用依赖细胞因子 IL-6 和 IFN-γ。而活动期 SLE 患者的 $CD8^{+}$ Treg 分泌 IL-6 和 IFN-γ 能力明显低于正常人。

生理条件下，各种调节性 T 细胞可通过与其他免疫细胞的相互作用和释放抑制因子保持机体内环境稳定，包括调控 B 细胞产生抗体、抑制自身抗体的分泌、减轻免疫复合物在肾脏的沉积和补体依赖的免疫损伤。SLE 中 Treg 数量的减少和功能缺陷，必然导致平衡失调。例如活动期 SLE 患者，淋巴细胞分泌 TGF-β 的水平下降明显。TGF-β 不仅介导 Tr1 和 Th3 的免疫抑制作用，还参与 $CD4^{+}CD25^{+}$ iTreg 以及 $CD8^{+}$ Treg 的分化。TGF-β 含量下降则引起免疫应答亢进。

RA 发病中 Treg 的作用也日益受到重视。发现其中 $CD4^{+}CD25^{+}$ Treg 可正常地行使对效应性 $CD4^{+}$ T 细胞增殖功能的抑制，但不能有效地阻遏这些 T 细胞和单核细胞产生 TNF-α 和 IFN-γ。还有研究发现，RA 患者中分离的效应性 T 细胞对 $CD4^{+}CD25^{+}$ Treg 的抑制作用具有抵抗性。而且 TNF-α 能够与 $CD4^{+}CD25^{+}$ Treg 表达的相应受体 TNFR-2 结合，可抑制其负向调节功能和 Foxp3 表达水平。在这个意义上，抗 TNF-α 单克隆抗体有可能用来增强调节性 T 细胞的活性并控制自身免疫病。现已应用于 RA 和炎症性肠病的临床实践。

实验动物中胶原诱导性关节炎（CIA）研究结果进一步支持 nTreg 细胞参与 RA 病理过程。首先，在用抗体去除 $CD4^{+}CD25^{+}$ Treg 的动物中，CIA 发病迅速，关节损伤更加严重。在疾病早期，过继转移 $CD4^{+}CD25^{+}$ Treg 能延缓疾病发生和减轻症状表现，但不改变整个病程；在进展期，$CD4^{+}CD25^{+}$ Treg 则没有明显的治疗作用。有可能因为局部微环境中某些高浓度的细胞因子如 TNF-α 抑制了 Treg 的活性。

（三）Treg 的治疗意义和影响因素

研究和开发 Treg 用于自身免疫病治疗，属于热点和前沿。已提出采用口服自身抗原诱导耐受，引入未成熟 DC 细胞及血管活性肠肽（VIP）等手段，在动物体内诱导 Treg 以治疗 CIA。据称结果令人鼓舞。而且如上所述，抗 TNF-α 单抗在治疗 RA 中的疗效也被证明与上调体内 $CD4^{+}CD25^{+}$ Treg 的数量和功能有关，但抗 TNF-α 单抗不能治愈 RA，一旦停药，RA 就会复发。所以，基于 Treg 的免疫治疗还有很长的路要走。

需要指出的是，Treg 本身的分化和行使功能受到多种因素的制约和影响，包括细胞因子 TGF-β 和 IFN-γ、抗原提呈细胞、CD28 和 CTLA-4 的表达、抗凋亡基因，以及前面提到的 Toll 样受体等。例如 DC 细胞表达的 TLR4 和 TLR9 一旦与相应配体结合，可抑制 Treg 的活性。研究发现，这与效应性 T 细胞对 Treg 的免疫抑制作用不再敏感有关。在 SLE 中，如果患者病毒感染持续存在，其产物可通过结合 TLR，长期抑制 Treg 的活性，将导致免疫应答亢进，加剧自身免疫病。

二、核酸代谢异常、IFN-α 与 SLE

SLE 患者往往产生多种自身抗体，其中针对核蛋白及 RNA/DNA 的抗体主导了病理性的免疫应答。抗核抗体来自何处？核酸成分如何被机体感知和识别？有关自身抗体引起一系列免疫应答的特点和机制如何？现知，模式识别受体（PRR）、浆细胞样 DC（pDC）和Ⅰ型干扰素（type Ⅰ interferon，IFN-α/IFN-β）的激活和分泌在其中起关键作用。

这实际上是对前面相关论述的一个综合性考量。

对常染色体显性遗传病冻疮样狼疮（chilblain lupus）的研究揭示，因DNA外切核酸酶TREX1或磷酸水解酶SAMHD1编码基因突变，可引起患者冷性疼痛和肢端损伤，属于慢性皮肤狼疮型的一类表现。患者亦可产生抗核抗体（ANA）。而TREX1基因突变同质体患者（称为Aicardi-Goutieres综合征），除了产生ANA，尚有其他典型的SLE症状，如关节炎、口腔溃疡、白细胞和血小板减少、补体含量下降等。由于TREX1基因编码的蛋白酶在生理条件下可降解RNA/DNA，提示相关基因缺陷引发了核酸代谢异常，使大量自身RNA/DNA在胞内积聚，出现病理性效应。上面提到，其机制是积累的核酸可作为“危险信号（danger signal）”被免疫细胞感知，并激活干扰素调节因子（IRF），引起IFN-α释放。

几乎所有细胞皆可产生IFN-α，但大多数IFN-α（80%以上）由pDC活化后分泌。前面提到，pDC带有胞内RNA/DNA感受器（sensor），可借助RIG样受体（RLR）和TLR7/TLR9识别核酸分子，启动信号转导，产生IFN-α。与此同时，自身产生或因感染而出现的外来病原体核酸成分，也可借助抗核抗体和抗原抗体复合物，通过APC表面的免疫球蛋白Fc受体，进入内体或吞噬体，被内体膜上的Toll样受体TLR3、TLR7和TLR9识别后，启动相似的信号途径，产生IFN-α（图2-6）。

进入胞质溶胶的核酸分子可以激活促炎症因子的分泌，还可以借助前面提到的AIM2炎症小体发挥作用（图2-6左侧）。AIM2分子具有识别DNA的能力，并可进一步通过衔接蛋白ASC激活胱天蛋白酶Caspase-1，使IL-1β和IL-18前体转化为有活性的形式，引发炎症反应。

前已述及，SLE患者中IFN-α基因的广泛激活在SLE发病中起关键作用，因为此类细胞因子不仅能活化T细胞（发挥效应作用）、浆细胞（促使自身抗体产生），并可激发cDC和pDC等多种树突状细胞。而因遗传因素或代谢异常而沉积的自身核酸分子，或感染外来细菌病毒而进入胞内的核酸成分亦可以成为重要的启动因素，从而把“核酸—pDC—PRR—IFN-α—病理性应答—SLE”联系起来（图2-6）。应该说，这种联系目前只是为探索作用机制的工作假说，但多少展示了核酸代谢、免疫失调与SLE等自身免疫病产生的关系。

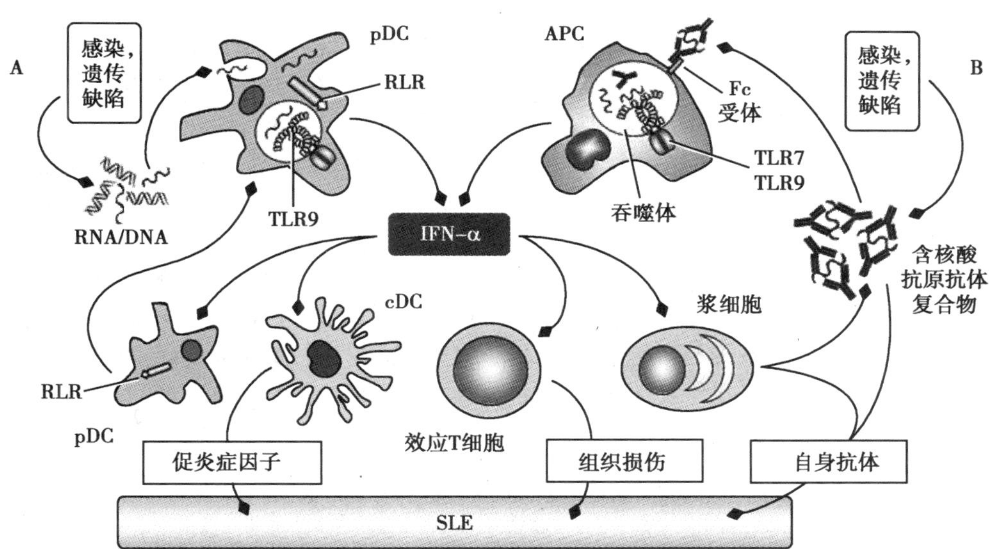

图2-6 SLE发病中起关键作用的IFN-α：产生、病理效应及其与核酸代谢异常的关系

A. 感染和基因突变等因素使大量核酸（RNA/DNA）在体内聚焦（左上），进入pDC后，或直接被RLR识别，或进入内体被TLR9等识别，启动干扰素调节因子参与的信号途径，产生Ⅰ型干扰素IFN-α。后者进一步激活pDC，并促使cDC产生促炎症因子。B. 类似的因素诱发产生带有核酸的抗原抗体复合物（右上），一方面发挥效应作用，产生自身抗体，同时被Mφ等抗原提呈细胞（APC）表达的Fc受体识别，内吞后由胞内TLR7和TLR9感知后激活IFN-α基因，加速自身反应性T效应细胞的活化，也促使浆细胞分化，进一步产生自身抗体

三、免疫细胞的抑制性受体及其调节异常

（一）抑制性受体存在的普遍性及其反馈调节

几乎所有免疫细胞皆表达功能相反的激活性受体和抑制性受体（表 2-4）。激活性受体与抗原等配体分子结合后，通过其自身或相关跨膜分子，启动抗原识别信号的转导。其中起关键作用的是与胞膜相连的蛋白酪氨酸激酶（PTK）和跨膜分子胞内段的免疫受体酪氨酸激活基序（ITAM），后者可招募胞质中游离的 PTK 和其他信号分子，通过蛋白磷酸化级联反应，传递正向活化信号。而免疫细胞抑制性受体（immunocyte inhibitory receptor，IIR）跨膜分子胞内段所携带的是免疫受体酪氨酸抑制基序（ITIM），通过招募蛋白酪氨酸磷酸酶（PTP），使已发生磷酸化的各种信号分子脱磷酸化，随之关闭激活信号通路，造成免疫细胞的激活和功能行使受挫。

重要的是，同一细胞的两类受体介导的信号转导并非同时启动。通常，活化信号的产生和发送在前（使细胞活化），抑制信号在后（使活化适可而止）。结果是，免疫细胞的激活和发挥效应功能在时空上可保持在一个适度的范围内。

（二）抑制性受体功能失常与风湿病

作为反馈调节因素，抑制性受体结构和功能异常直接制约免疫细胞的激活。前面提到，NK 细胞能否行使杀伤活性取决于抑制性受体的活化状态。现以 T、B 细胞抑制性受体与风湿病的关系作进一步的阐述。

Ⅱ型 IgG Fc 受体（FcγRII-B）是表达于 B 细胞及肥大细胞表面的一类抑制性受体，其胞内段带有 ITIM。该受体可以借助 IgG 型的抗 TCR 抗体或抗原抗体复合物与 BCR 分子交联，产生抑制性信号，从而阻遏由 BCR 启动的常规活化信号。然而，风湿病患者的 B 细胞抑制信号的转导往往有缺陷，或导致细胞钙离子浓度异常升高，或者如 SLE 患者，抑制性受体 FcγRⅡ-B 分子因出现点突变（Ile 232 Thr）而不能嵌入胞膜的脂筏结构，结果是皆难以有效地发送抑制信号，造成 B 细胞过度活化。

对 T 细胞，抑制性受体属于共信号分子 CTLA-4，其结构与传递第二信号的 CD28 分子相似，不同的是，两者胞内段分别携有 ITIM 和 ITAM。CD28 分子属于组成性表达，而 CTLA-4 分子需要在抗原诱导 24 小时后表达，称为诱导性表达。而且，两者虽结合相同的配体分子 B7.1 和 B7.2，但 CTLA-4 与之结合的亲和力远高于 CD28，结果是 CTLA-4 一旦出现，即不再有或仅有少量 B7.1/B7.2 分子被留下与 CD28 结合。此时由 CD28 启动的活化信号迅速被抑制性信号所掩盖，T 细胞激活遂告终止。

利用抑制性受体的反馈调节特性，可通过基因工程手段构建 CTLA-4 分子胞外段与免疫球蛋白 Fc 段相结合的融合蛋白。此 CTLA4-Ig 保持了与 B7 分子高亲和力结合的特性，已用于抑制 T 细胞活性，诱导免疫耐受。有报道称，实验动物中该基因工程蛋白的使用也能明显抑制自身抗体的产生和 SLE 样的病理性改变，甚至在出现明显的临床症状之后（疾病进展期），CTLA4-Ig 的应用仍可取得疗效。

四、激活诱导的细胞死亡对免疫应答的调节

细胞表面三聚体 Fas 分子一旦和配体 FasL 结合，通过死亡信号转导，将引发凋亡相关的一系列特征性变化：DNA 片段化、染色质浓缩、胞膜泡化和细胞皱缩。Fas 作为一种普遍表达的受体分子，可以出现在包括淋巴细胞在内的多种细胞表面，但 FasL 的大量表达通常只见于活化的 T 细胞（特别是活化的 CTL）和 NK 细胞。因而已激活的 CTL 往往能够有效地以凋亡途径杀伤表达 Fas 分子的靶细胞。然而，能分泌 FasL 的 CTL，对于因抗原激发而同样表达 Fas 分子的 T、B 淋巴细胞，也可以实施自我杀伤。生理条件下，这是一种活化的

表 2-4 免疫细胞的两类功能相反的受体

免疫细胞	激活性受体（带有 ITAM）	抑制性受体（带有 ITIM）
B 细胞	BCR-Igα/Igβ 复合体	FcγRⅡ-B，CD22
T 细胞	TCR-CD3 复合体；CD28	CTLA-4，PD-1，BTLA
NK 细胞	KIR-s/DAP12，CD49-NKG2C/DAP12 NKD2D/DAP10，CD16/ζ/FcεR1γ	KIR-L，CD94/NKG2A，ILT-2
肥大细胞	FcεR1	FcγRⅡ-B
γδ T 细胞	Vγ9Vδ2 TCR	CD94/NKG2A

T、B细胞被清除的自杀性程序，称为激活诱导的细胞死亡（activation-induced cell death，AICD）。显然，“被杀”的不是所有的淋巴细胞，仅仅是因抗原活化而发生克隆扩增（因而表达Fas）的那一小部分。足见AICD属于一类高度特异性的生理性反馈调节，其目标是限制抗原特异性淋巴细胞克隆的容积即属于同一克隆的淋巴细胞数量，由此降低淋巴细胞分泌的细胞因子浓度。

实验动物中发现，*Fas*或*FasL*基因发生突变后，其产物无法相互配接而不能启动死亡信号转导，AICD相关的反馈调节遂难以奏效。例如，对于不断受到自身抗原刺激的淋巴细胞克隆，反馈调节无效意味着细胞增殖失控，可形成一群数量日益增多的病理性自身反应性淋巴细胞，产生大量自身抗体，呈现SLE样的全身性反应（图2-7）。Fas和FasL的突变，已分别检出于*lpr*及*gld*小鼠。人类中相应的疾病称自身免疫性淋巴细胞增生综合征（ALPS）。ALPS患儿淋巴细胞大量扩增，淋巴结和脾脏肿大，并有溶血性贫血和中性粒细胞减少等类似SLE症状。仔细检查其Fas和FasL基因是否有突变，均获阳性结果。

（周光炎）

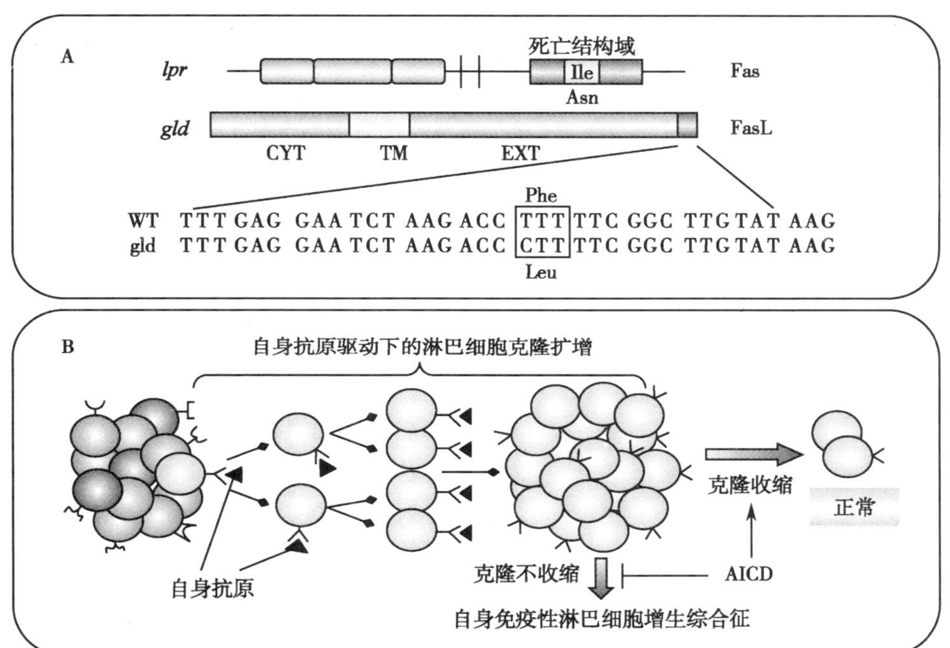

图2-7　Fas和FasL突变使AICD介导的反馈调节失效引起SLE样自身免疫病

A. 因为基因突变，lpr和gld小鼠的Fas分子死亡结构域的异亮氨酸和FasL分子C端的苯丙氨酸分别被天门冬氨酸和亮氨酸取代，造成Fas与FasL难以配接，不再出现Fas介导的死亡信号转导，因免疫负向调节失控而引发SLE样自身免疫病。B. 相似机制使识别自身抗原而反复扩增的人自身反应性淋巴细胞不能发生激活诱导的细胞死亡（AICD），难以实施细胞克隆容积的收缩，引起自身免疫性淋巴细胞增生综合征（ALPS）。表现为淋巴细胞过量扩增，淋巴结和脾脏肿大，并出现溶血性贫血和中性粒细胞减少

参 考 文 献

1. 周光炎. 免疫学原理. 第3版. 北京：科学出版社，2013.
2. Alunno A, Bartoloni E, Bistoni O, et al. Balance between regulatory T and Th17 cells in systemic lupus erythematosus: the old and the new. *Clin Develop Immunol*, 2012, doi: 10.1155/2012/823085.
3. Aringer M, Gunther C, Lee-Kirsch MA. Innate immune processes in lupus erythematosus. *Clin Immunol*, 2013, 147: 216-222.
4. Elkon KB, Santer DM. Complement, interferon and lupus. *Curr Opin Immunol*, 2012, 24: 665-70.

5. Kontaki E, Boumpas DT. Innate immunity in system lupus erythematosus: sensing endogenous nucleic acids. *J Autoimmunity*, 2010, 35: 206-211.
6. Mudd PA, Teague BN, Farris AD. Regulatory T cells and systemic lupus erythematosus. *Scand J Immunol*, 2006, 64: 211-218.
7. Rahman AH, Eisenberg RA. The role of toll-like receptors in systemic lupus erythematosus. *Springer Semin Immunopathol*, 2006, 28: 131-143.
8. Singer BD, King LS, D'Alassio FR. Regulatory T cells as immunotherapy. *Front Immunol*, 2014, Doi: 10.3389/fimmu.2014.00046.
9. Steiner G. Auto-antibodies and autoreactive T-cells in rheumatoid arthritis: pathogenic players and diagnostic tools. *Clin Rev Allergy Immunol*, 2007, 32: 23-36.

第三章 风湿病自身抗体的解读

第一节 概 述

一、自身抗体和自身免疫病

自身免疫病（autoimmune disease，AID）是指机体的自我耐受失控，自身免疫应答过高，产生直接或间接破坏自身组织的自身应答性T淋巴细胞和自身抗体，机体免疫系统攻击自身的一种或多种成分，引起相应器官组织的病变和功能障碍。AID是一组异质性疾病，以患者血清出现多种自身抗体为主要特征。自身抗体（Autoantibody）是指各种原因造成机体B淋巴细胞产生针对自身组织、细胞及其成分的抗体。自身抗体可以是生理性的，也可以是病理性的。正常人群中生理性自身抗体的存在相当普遍，其作用之一就是净化体内衰老及死亡的细胞。一般说来，病理性自身抗体滴度高，与相应抗原的亲和力强，往往造成机体的病理性损害。

按自身抗体针对的抗原分布不同，AID可分为器官特异性和非器官特异性两大类。器官特异性自身免疫病通常有明确的针对特有组织器官的特异性抗体，病变也严格局限于该器官，如桥本氏甲状腺炎、1型糖尿病、萎缩性胃炎、溃疡性结肠炎、重症肌无力、自身免疫性溶血性贫血、特发性血小板减少性紫癜等；非器官特异性自身免疫病所针对的自身抗原则为细胞核或细胞质成分，病变常累及全身各组织器官，如多种风湿性疾病，包括系统性红斑狼疮（systemic lupus erythematosus，SLE）、类风湿关节炎（rheumatoid arthritis，RA）、干燥综合征（Sjögren's syndrome，SS）、混合性结缔组织病（mixed connective tissue disease，MCTD）等，这类疾病通常没有明确的针对特有组织器官的特异性抗体。

AID患者的血中通常可检测到高滴度的自身抗体或与自身组织成分发生反应的致敏淋巴细胞，而正常人没有或极少有这类抗体，故自身抗体的检测已成为现代风湿病常规的诊断方法，协助判断患者的病情、疗效及预后，并用于各类风湿性疾病的免疫病理机制研究及流行病学调研。

现代风湿病学的建立依赖于临床免疫学、分子生物学的迅猛发展，尤其是自身抗体的研究已经成为这些学科之间的纽带。1948年，Hargraves及其同事最早在SLE患者的骨髓样本中发现狼疮细胞。1949年，Haserick也从外周血中找到了狼疮细胞。其后，Hargraves，Haserick以及Holman等又分别证实狼疮细胞的形成机制是一种血浆因子，即对抗脱氧核糖核蛋白的自身抗体，存在于外周血、骨髓、心包、胸腔和腹腔积液、疱液和脑脊液中，与受损伤或死亡的细胞核、各种器官的细胞核起作用，形成所谓“匀圆体”，在补体的作用下，被活跃的吞噬细胞（一般为中性粒细胞）所吞噬而成（图3-1/文末彩图3-1）。从此，狼疮细胞就成为SLE、药物性狼疮、SS和RA等疾病的重要诊断手段。1957年，随着间接免疫荧光法建立，自身抗体的检测变得更为敏感。此后，免疫扩散法的应用使得自身抗体的特异性成分在细胞组分中更明确，从而发现了新型的特异性抗核抗体，包括抗Smith抗体、抗核糖抗体（nRNP）、抗Ro抗体（SS-A）和La抗体（SS-B）。其后对自身抗体的研究发现，这些自身抗原在细胞繁殖过程中起重要作用，显示了其更为深入的生物学意义，如抗Sm抗体和抗nRNP抗体的靶抗

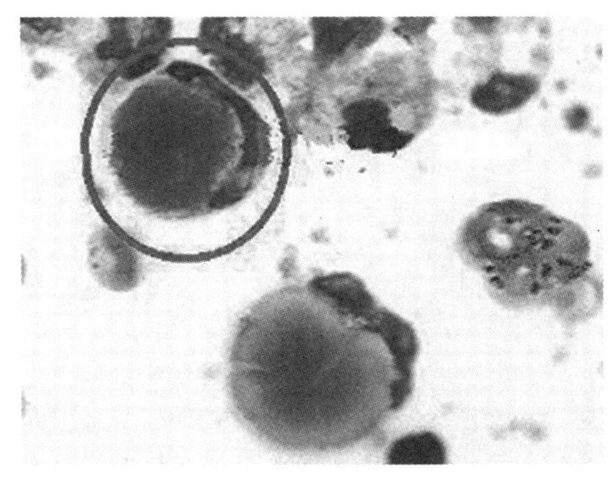

图3-1 狼疮细胞

原 snRNPs，在信使 RNA 的剪接中起重要作用。因此，自身抗体的检测不仅是 AID 的一种重要的诊断手段，而且也极大地促进了 AID 致病机制的研究。

二、检测方法

（一）免疫荧光法

间接免疫荧光法（Indirect immunofluorescence method，IIF）是目前国际上应用最广泛的抗核抗体的筛选方法，敏感性高，根据不同的荧光图谱可筛选出抗不同细胞核成分的抗体。

1. 原理 患者待测血清中存在抗细胞成分的抗体（第一抗体），可以特异地和实验基质中抗原成分结合，形成免疫复合物；先将不同稀释倍数的待测血清孵育底物细胞，然后再与荧光标记的抗人免疫球蛋白 G（第二抗体）结合，在荧光显微镜下观察相应部位出现的亮绿色荧光。

可用来测定的底物包括啮齿动物冷冻的肝或肾、人类肿瘤系 HEp-2 细胞等。

（1）鼠肝或肾切片作抗原基质：最早应用，价格便宜；不发荧光，对阴性结果的区分更可靠，可识别肝特异性抗原的抗体及抗中性粒细胞胞质抗体（ANCA）等；但为动物切片，许多抗体与之不起反应，肝细胞核较小，形态常不规则，故阳性率低，敏感度和特异性低。

（2）HEp-2 细胞（人喉癌上皮细胞）作抗原基质：目前最多应用的基质。含有人类的抗原，故更适合人的特异性抗体，阳性率可增加 10%～20%；具有更大和更明显的细胞核，易于观察和分析不同的荧光图谱；有丝分裂的比例明显增高，抗有丝分裂结构的抗体，如抗着丝点抗体。但 HEp-2 细胞常有绿色微弱荧光，ANCA 等极少数抗体不能用 HEp-2 细胞检测到，故正确检测抗核抗体应对每一份血清进行 HEp-2 细胞和肝组织切片两种基质的联合测定。

2. 荧光强度和分型 免疫荧光的检测结果包括荧光染色强度和核型。

抗核抗体的荧光图谱被检测出来的最终稀释倍数为其效价。通常效价≥1∶40，即被认为阳性。但目前有研究者认为这种检测方法存在主观性误差。目前已有一些实验室通过计算机依赖性荧光图谱定量法来标准化检测结果。世界卫生组织（WHO）和疾病控制中心（CDC）等实验室也主张应用标准化血清来鉴定抗核抗体的效价，并采用标准化单位 IU/ml。但免疫荧光的实验室标准化结果还尚未广泛制订。

核型可反映出所针对的抗原的定位，主要包括以下几类：均质型 / 弥散型、核膜型 / 周边型、颗粒型 / 斑点型、核仁型、着丝点型、胞浆型等。荧光筛选试验中表现的不同荧光核型只能提示某种抗体存在的可能，不能作为确定抗体的性质，还需要通过其他特异检测方法（如免疫扩散、免疫印迹、放免、免疫沉淀等）明确抗核抗体的特性。

3. 评价 免疫荧光方法广泛用于风湿性疾病的筛选检查，但必须通过其他特异检测方法来解释其临床意义。用来测定的底物大多是 HEp-2 细胞。尽管其组织成分具有排除血液系统、异嗜白细胞抗体或过路病毒等抗体干扰的优势，培养的细胞系因高浓度的核、细胞质抗原而使底物标准化、检测敏感性增高，但其特异性很低。实验误差的其他来源包括实验的主观自然属性、试剂和荧光显微镜的质量。故美国病理学家专业委员会和国家临床实验室检测标准委员会建议：①用于测定的血清需保存在 4℃，不超过 72 小时，或者保存在 −20℃以下的温度；②用丙酮固定的 HEp-2 细胞，因为乙醇或甲醇固定可能会清除 Ro/SS-A 抗原和其他器官细胞未发现的抗体，如抗着丝点抗体；③应用 IgG 特异性 FITC 和蛋白质比例接近 3.0 的抗 Ig FITC 结合物，抗体和蛋白质比值≥0.1，特定抗体容量为 30～60ug/ml，工作稀释倍数由已知图谱和终末点滴度的对照血清决定；④应用与 WHO 或 CDC 一致的对照血清。

（二）免疫扩散法

免疫扩散法（Immunodiffusion，ID）是一种简单、直接的技术。该方法将待测血清、可溶性核抗原在室温下放置于铺设琼脂糖凝胶的湿盒内，经 24～48 小时，自身抗体和抗原各自向对方扩散，在最恰当的比例形成抗原抗体沉淀线。

免疫双扩散法可检测出所有可溶性核抗原（extractable nuclear antigens，ENAs）的自身抗体（如 RNPs、Ro 和 La）、从 DNA 缓冲液中分离出来的染色质成分（如拓扑异构酶Ⅰ、增殖细胞核抗原和 Ku）、可溶性核仁成分（如 Pm-Scl 等）。该方法稳定，临床符合率高，不需要特殊设备或者高纯度的抗原，因此在过去的临床研究中仍获得了较为广泛的认可。但免疫双扩散法耗时较长，敏感性低，需要较大数量的 IgG 和 IgM 来形成可见的沉淀线，并且不能检测针对少量或不稳定抗原的抗体，因此其应用范围受到了限制。

（三）对流免疫电泳

对流免疫电泳（Counter immunoelectrophoresis，

CIE）是加速的免疫扩散技术，其敏感性较 ID 高 10 倍。该检测技术的原理是酸性抗原（如 DNA、RNA）在碱性溶液中带负电荷，电泳时从负极向正极移动，抗体属球蛋白，分子量大，泳动慢，电泳时从正极向负极移动，按一定顺序加入后，抗原和抗体可在比例合适处形成沉淀线。

对流免疫电泳所需抗体较少，有一定的敏感性，故作为抗核抗体检测的补充手段，应用广泛。但该方法不能测定向负极内渗的蛋白质或抗体。

（四）酶联免疫吸附试验

酶联免疫吸附试验（enzyme-linked immunosorbent assay，ELISA）用以检测抗核抗体等特异性自身抗体十分快捷、敏感。该检测技术方法和原理是待测血清与纯化的目标抗原混合、反应，与抗原结合的自身抗体可通过酶联抗人免疫球蛋白抗体来检测，并用相似酶底物的颜色来显影。

ELISA 可用于检测特异性自身抗体，特别是 Sm、U1snRNP、Ro、La、tRNA 合成酶以及拓扑异构酶Ⅰ等 ELISA 试剂盒的商业化，使得各种 ELISA 特异性鉴定实验更易操作。因此，ELISA 法已成为荧光免疫检测抗核抗体获得阳性结果后检测其特异性的常规方法。但该方法需要较高纯度的抗原，并可能获得一些假阳性的检测结果，因此有时需做进一步确诊性检测。

（五）免疫沉淀法

放射免疫沉淀法（radioimmunoprecipitation assay，RIA）是一项检测特异性自身抗体的较为敏感、特异的实验方法。待测血清与放射性同位素标记的细胞提取物混合、反应，结合的自身抗体 - 自身抗原复合物通过不可溶解的沉淀物（如蛋白质 A 结合物琼脂糖）获得，然后再经电泳、放射自显影检测放射性同位素标记的蛋白质或抗体 - 抗原复合物。

放射免疫沉淀法运用了放射性同位素标记的提取物，增加了针对较小细胞组成成分的自身抗体检测的敏感性，并可检测到同时存在的各种特异性抗体。但该方法需要放射性元素，实验步骤较为复杂，故临床应用存在一定的限制。

（六）免疫印迹法

蛋白质免疫印迹法（immunoblotting，IBT）特别适用于鉴定自身抗体识别的自身抗原成分。原理是将可溶性的纯化或天然抗原在聚丙烯酰胺凝胶电泳中按分子量大小分离，然后转印到硝酸纤维薄膜上，待测血清可与特异性抗原条带反应而使之显色。

免疫印迹法可同时检测到血清中同时存在的各种特异性抗体；但该方法敏感性较 ELISA 等其他方法为低，目前主要适用于研究，在特定情况下可用于检测或鉴定血清中的特异性抗体所对应的抗原成分。

（七）酶抑制方法

酶抑制方法（enzyme inhibition assay，EIA）特异性很高，不仅可检测血清中存在的自身抗体，还可检测自身抗体抑制天然蛋白质的功能。如肌炎中的抗合成酶抗体可抑制 tRNA 的合成酶活性，狼疮中的抗 snRNP 抗体可在体外抑制剪切。但酶抑制方法对实验技巧要求高，故仅限于进行特异性抗原生化研究的实验室。

（八）抗 DNA 抗体实验

变性的单股 DNA 的抗体结合自由嘌呤和嘧啶依赖的序列，可出现在多种疾病中，包括系统性红斑狼疮、药物诱导性狼疮、慢性活动性肝炎、感染性单核细胞增多症、类风湿关节炎等。而系统性红斑狼疮的特异性抗体针对的是天然的双链 DNA，双链 DNA 与脱氧磷酸主链相结合，或者具有少见的 Z 型左手螺旋结构。由于天然 DNA 可能会发生自然变性，因此检测特异性的抗双链 DNA 抗体必须保证 ds-DNA 底物的完整性。底物可通过 S1 核酸酶的消化，以除去过多的 ss-DNA 末端；也可经羟基磷石灰柱的层析作用，从 ds-DNA 中分离出较大的单链片段。

目前用于检测抗 ds-DNA 抗体的方法有两种：

1. **Farr 放射免疫方法** 与免疫沉淀法相类似，待测血清中的自身抗体与放射性同位素标记的 ds-DNA 结合，形成氨基硫酸盐抗体 -DNA 复合物沉淀，测定其放射活性，从而得出 DNA 结合活性。Farr 方法通常被认为是抗 ds-DNA 测定的金标准。

2. **绿蝇短膜虫免疫荧光法** 用血鞭毛虫作为底物测定抗 ds-DNA 抗体，因为这些血寄生虫的动基体内含大量的纯 ds-DNA，无其他抗原干扰；在阳性结果时，可见鞭毛一端的动基体显示清晰的荧光。因此，该试验用于测定抗 dsDNA 抗体具有特异性强和敏感性高的优点，已作为常规的检测手段（图 3-2/ 文末彩图 3-2）。

三、检测方法的选择

在多数的临床实验室，血清样本首先通过间接免疫荧光法初筛抗核抗体。阳性结果提示需做一系列的后续检测工作以明确特异性自身抗体的性质，多数情况下采用 ELISA 或者针对特异性自身

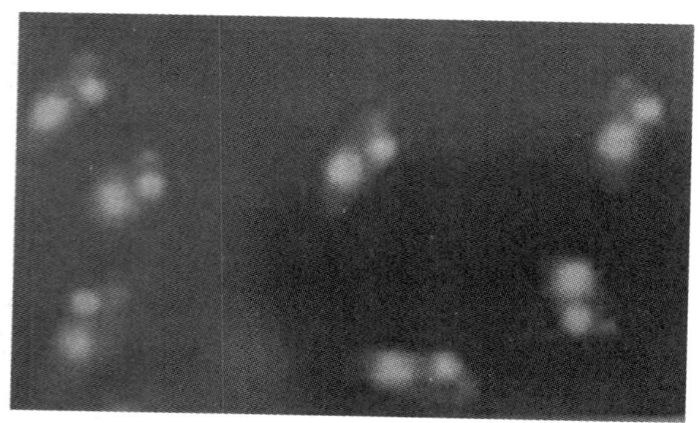

图 3-2 绿蝇短膜虫（核、动基体）为基质的间接免疫荧光法

抗体的其他特异性检测方法，例如，抗 ds-DNA，抗 Ro，抗 La，抗 RNP 和抗 Sm 等。相比较而言，阴性结果通常不需要额外的实验方法进行检测。然而，临床及实验室的研究多数采用更为精致的实验手段，例如免疫沉淀法或者免疫印迹法。此外，由于不同的实验室技术条件不同，在很大程度上，自身抗体检测方法的选择以及结果的分析需要更为详细的个体化。

第二节 常见的自身抗体及其临床意义

一、抗核抗体谱

（一）概述

抗核抗体（Antinuclear antibodies，ANAs）又称抗核酸抗原抗体，是一组将自身真核细胞核的各种成分脱氧核糖核蛋白（DNP）、DNA 及可提取的核抗原（ENA）和 RNA 等作为靶抗原的自身抗体的总称，能与所有动物的细胞核发生反应，主要存在于血清中，也可存在于胸腔积液、关节滑膜液和尿液中。

严格来说，ANA 是一类抗细胞核成分如 DNA、snRNP 等的自身免疫性抗体。但是，随着荧光 ANA 检测技术的敏感性提高和广泛应用，发现该技术检测的自身抗原不仅包括细胞核内成分，也包含细胞质的特异性物质，如组蛋白、非组蛋白、磷脂及各种蛋白酶等多种物质，故 ANA 靶抗原已不再局限于细胞核内。凡是对与核内成分相同的物质所产生的抗体均称为 ANA，这样一来，检测 ANA 的含义就可涉及细胞核外的胞质成分。高滴度的 ANA 主要出现在系统性红斑狼疮（systemic lupus erythematosus，SLE）、系统性硬化症（systemic sclerosis，SSc）和混合性结缔组织病（Mixed connective tissue disease，MCTD）。此外，中等滴度的 ANA 也出现在多发性肌炎（polymyositis，PM）、皮肌炎（dermatomyositis，DM）和干燥综合征（sjögren's syndrome，SS）等患者的血清中，其检测的抗原结构与上述疾病相似。因此，这些疾病有可能有类似的发病机制。近几年来，ANA 的检测在上述结缔组织病中的诊断和预后的评价中起到重要作用，而且也几乎成为对可疑风湿病患者的常规检查。尽管如此，ANA 也出现于一些感染性疾病、炎症性疾病、肿瘤性疾病以及一些正常人群中（表 3-1）。

表 3-1 ANA 相关疾病

条件	ANAs 阳性的患者（%）
ANA 检测有助于诊断的疾病	
系统性红斑狼疮	99～100
系统性硬化症	97
多发性肌炎 / 皮肌炎	40～80
干燥综合征	48～96
诊断时需要检测 ANA 的疾病	
药物诱导型狼疮	100
混合性结缔组织病	100
自身免疫性肝炎	100
检测 ANA 有可能辅助诊断的疾病	
幼年型类风湿关节炎	20～50
抗磷脂抗体综合征	40～50
雷诺征	20～60
ANA 检测较典型但未必有助于诊断的某些疾病	
风湿性疾病	
盘状狼疮	5～25
纤维肌痛	15～25
类风湿关节炎	30～50
自身免疫性疾病的相关患者	5～25
多发性肌炎	25
特发性血小板减少性紫癜	10～30
甲状腺疾病	30～50
硅树脂胸部植入的患者	15～25
感染性疾病	变化范围较大
恶性肿瘤	变化范围较大
正常人	
≥1∶40	20～30
≥1∶80	10～12
≥1∶160	5
≥1∶320	3

根据抗原分子的理化特性和分布部位，ANAs可分为以下类型：

1. 抗DNA抗体　抗双链DNA抗体（抗ds-DNA），抗单链DNA抗体（抗ss-DNA）；

2. 抗组蛋白抗体；

3. 抗非组蛋白抗体　抗可溶性核抗原（抗ENA抗体）、抗着丝点抗体（anticentromere antibody，ACA）；

4. 抗核仁抗体；

5. 抗其他细胞成分抗体　抗线粒体、高尔基、角蛋白、核层蛋白抗体等。

采用免疫荧光法检测ANAs时，根据荧光反应结果，ANA又可分为以下几种荧光图谱（图3-3～图3-8/文末彩图3-3～文末彩图3-8）：

1. 均质型/弥散型(D)　核质呈均匀染色，抗原成分为组蛋白、ds-DNA；

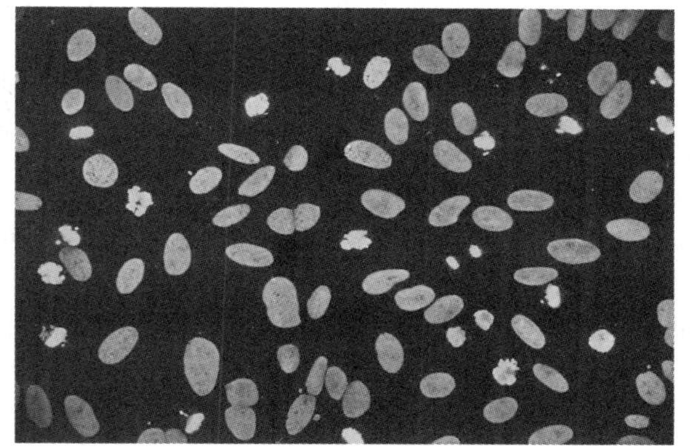

图3-3　均质型

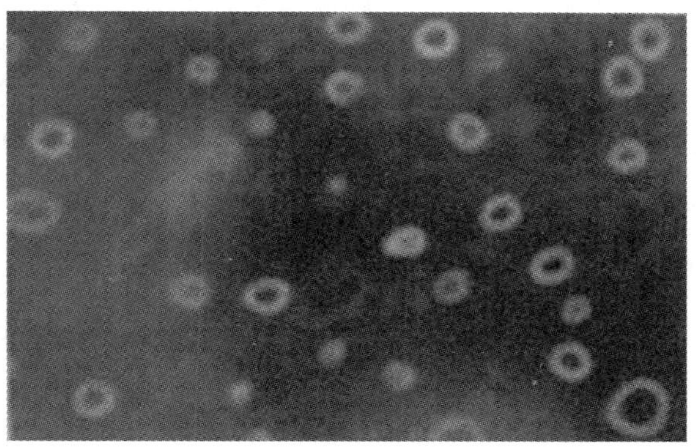

图3-4　核膜型

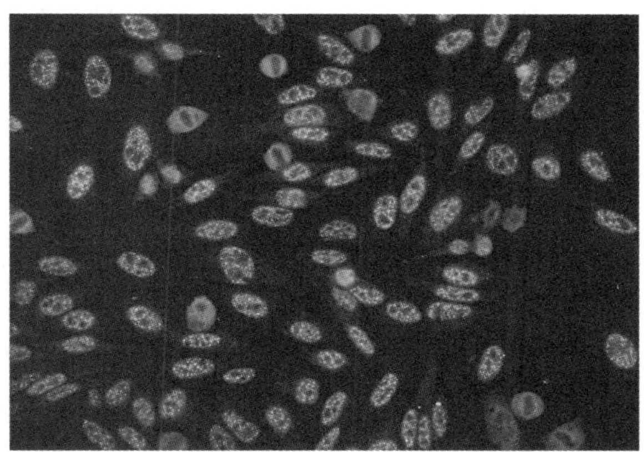

图3-5　颗粒型

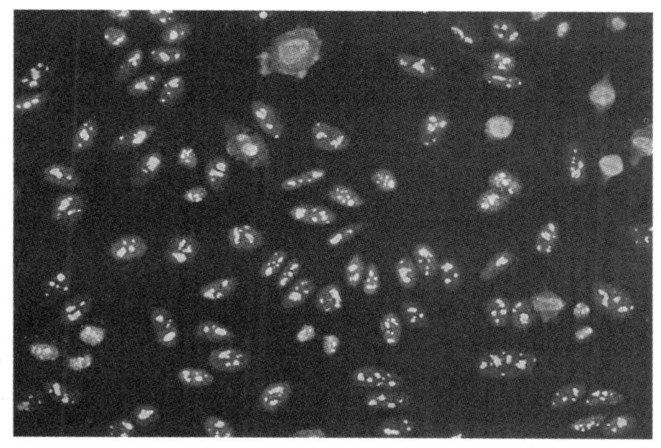

图3-6　核仁型

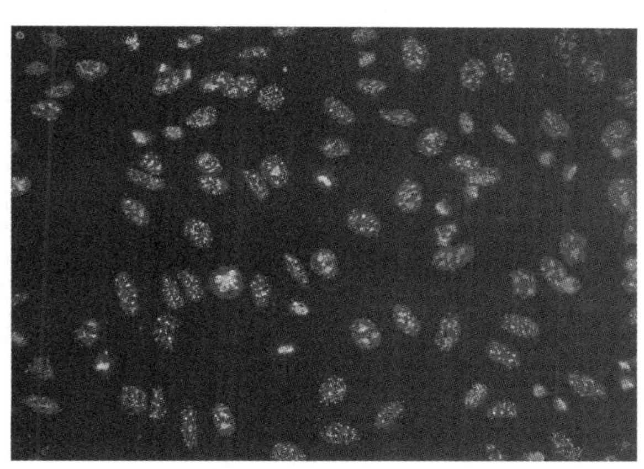

图3-7　着丝点型

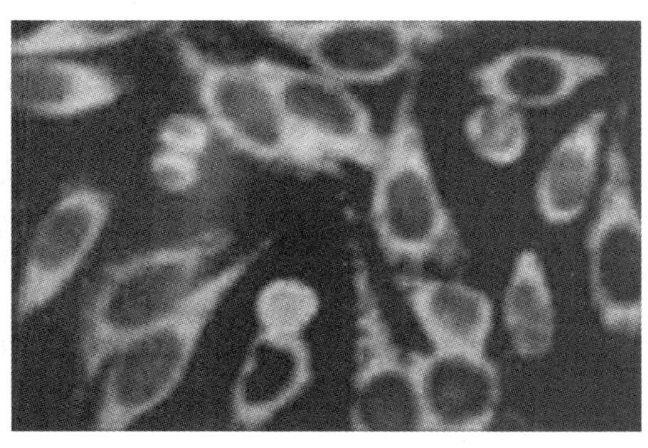

图3-8　胞浆型

2. 核膜型/周边型(P) 近核的边缘部分着染较强的荧光，抗原成分为ds-DNA、核层蛋白；

3. 颗粒型/斑点型(S) 核内散布大小不等的着染荧光的颗粒，核仁阴性，抗原成分为ENA；

4. 核仁型(N) 仅核仁着染荧光，抗原成分为原纤维蛋白(U_3-nRNP)、RNA多聚酶Ⅰ、PM-Scl、核糖体(RNP)等；

5. 着丝点型(C) 在分裂象的细胞核内，核膜消失，染色体着丝点部着染荧光，抗原成分为：着丝点蛋白；

6. 胞浆型 细胞胞质荧光染色阳性，可分为线粒体型、核糖体型等。

ANAs阳性的临床意义见表3-2。

表3-2 抗核抗体在常见疾病中的阳性率和图谱

疾病	阳性率%	荧光图谱	滴度
SLE	95～99	P, D, S, N	50%>1∶640
SS	75	D, S	低
RA	15～35	D	15%>1∶640
SSc	60～90	S, N, D, C	常较高
药物性狼疮	100	D, S	可能高
MCTD	95～99	S, D	可能高
正常人	<5	D	极少>1∶80

ANAs滴度≥1∶40为阳性，≥1∶80意义较大。ANAs阳性与病情波动无关，风湿病患者中只有少数在疾病缓解时ANA可以转变为阴性，如只有10%～20%的SLE患者ANA可以转阴；但在SLE合并肾病，出现大量蛋白尿时，ANA可随尿液丢失，而表达阴性。此外，ANAs阳性也可见于以下人群或疾病：

1. 健康人 与净化体内衰老和死亡的细胞有关，阳性率<5%，年龄越大，阳性率越高(>60岁的阳性率为20%～25%)，滴度低，多为均质型，SLE、SS、SSc患者的一级家属的阳性率达50%。

2. 肺疾病 特发性肺纤维化、原发性肺动脉高压等。

3. 肝病 自身免疫性肝炎、活动性肝炎、原发性胆汁性肝硬化、酒精性肝病等。

4. 血液病 白血病、骨髓瘤、淋巴瘤、ITP、自身免疫性溶血性贫血等。

5. 慢性感染 寄生虫(血吸虫等)、结核、麻风、沙门菌、克雷伯杆菌感染等。

6. 其他 1型糖尿病，Graves病、多发性硬化等。

(二)抗DNA抗体

抗DNA抗体可以分为两大类：①抗天然DNA(nDNA)抗体，或称抗双链DNA(ds-DNA)抗体；②抗变性DNA抗体，或称抗单链DNA(ss-DNA)抗体。抗ss-DNA抗体可见于多种疾病中，特异性较差。抗ds-DNA抗体是针对细胞核内脱氧核糖核酸的自身抗体。放免法≥20%，免疫荧光法≥1∶5为阳性。

抗ds-DNA抗体是目前公认的SLE特异性抗体，特异度达90%以上，抗ds-DNA抗体在SLE患者的阳性率为40%～90%，其中活动期为80%～90%，非活动期<30%；与狼疮性肾炎、关节炎、精神神经症状及蝶形红斑有相关性；其水平随SLE病情活动而升降，缓解期水平下降或转阴，可作为狼疮活动性指标之一，用来监测SLE病情变化和观察药物疗效。非SLE和正常人多为阴性，SS、MCTD、药物性狼疮可阳性，但阳性率<10%，效价较低，多为与SLE合并的重叠综合征。

(三)抗组蛋白抗体

抗组蛋白抗体(antihistone antibody, AHA)是以细胞核内的组蛋白为靶抗原的自身抗体。组蛋白是一种与DNA结合的碱性蛋白质，含有大量的赖氨酸及精氨酸。目前已经发现组蛋白抗原可分为5个亚单位：H1、H2A、H2B、H3、H4，常以四聚体形式存在，组成核小体，缺乏种属特异性和脏器特异性。

一般应用ELISA法检测，以吸光度值大于X±2SD为阳性。抗组蛋白抗体阳性无诊断特异性，可见于多种结缔组织病，如药物性狼疮、SLE、RA、SSc等。药物性狼疮的阳性率达95%，有症状者以IgG型为主，与抗ds-DNA相关，无症状者以IgM型为主；SLE的阳性率为35%～70%，活动期达92.2%，多伴肾炎，极少出现中枢神经系统受累；RA的阳性率为5%～77%，与病情活动有关；SSc的阳性率为5%～25%，与肺纤维化相关。不同的疾病可有不同的抗组蛋白亚单位抗体，如药物性狼疮主要为抗H_2A-H_2B复合物抗体，SLE主要为抗H_1、H_2B、H_2A-H_2B复合物抗体，SSc主要为抗H_1抗体。

(四)抗可溶性核抗原抗体

抗可溶性核抗原抗体是针对细胞内多种可提取性核抗原(extractabe nuclear antibody, ENA)的一种自身抗体。ENA是细胞质、核内许多小分子RNA和多肽组成的非组蛋白的酸性核蛋白颗粒，主要包括U_1RNP、Sm、SS-A、SS-B、Scl-70、Jo-1、r-RNP等，多从动物的胸腺中提取。先将胸腺匀浆并破碎细胞，分离出细胞核；再经盐水或磷酸盐缓冲液处理后，很容易从胞核中提取出来。ENA 不含 DNA，对核糖核酸酶敏感。近年来的研究表明，ENA 可分为十几种，现仅介绍几种主要的 ENA 及其相应抗体（表 3-3）。

表 3-3　抗 ENA 抗体在常见疾病中的阳性率（%）

疾病	抗 U_1RNP	抗 Sm	抗 SSA	抗 SSB
SLE	30～50	30	30	15
SS	15	0	50	25
RA	10	0	10	5
SSc	30	<5	5	1
药物性狼疮	<5	0	<5	0
MCTD	95	0	<5	<5
正常人	<5	0	<5	罕见

1. 抗核糖核蛋白抗体（Ribonucleoprotein，RNP）　又称抗 U_1RNP，为 70kDa、32kDa、18.5kDa 的蛋白质成分，参与细胞内 mRNA 前体的剪切过程，对核糖核酸酶和胰蛋白酶敏感，加热 56℃ 1 小时变性。

抗 U_1RNP 抗体无诊断特异性，多种结缔组织病可出现，但正常人和非结缔组织病为阴性，故可用以鉴别结缔组织病和非结缔组织病。混合性结缔组织病（MCTD）的阳性率 $>95\%$，高滴度的抗 U_1RNP 抗体是 MCTD 的重要诊断依据，其水平与疾病活动有关；SLE 的阳性率为 30%～50%，阳性者肾炎的发病率低，预后好；与雷诺氏现象、手指腊肠样肿胀、肌炎、肢端硬化密切相关。

2. 抗 Sm 抗体　抗 Sm 抗体因在患者 Smith 的血中首次发现，便以其名字的前两个字母命名。Sm 抗原为不含 DNA 的酸性核糖核蛋白，分子量为 29kDa、28kDa、17.5kDa、11kDa，对 DNase 及 RNase 均不敏感，但经碘酸盐及胰蛋白酶处理后可被水解。

抗 Sm 抗体对 SLE 诊断高度特异，特异性达 99%，是 SLE 的标志抗体；但阳性率偏低，SLE 的阳性率为 30%。抗 Sm 抗体与狼疮活动无关，常伴抗 U_1RNP 抗体出现，与血液系统受累呈负相关，可能与肾炎、中枢神经系统受累、病情活动度有关。另外，SLE 患者由活动期转为缓解期后，狼疮细胞可转阴，ANA 及抗 DNA 抗体效价可降低，但抗 Sm 抗体依然存在。因此，对早期、不典型的 SLE 或经治疗缓解后的回顾性诊断有一定意义。

3. 抗 SS-A/Ro 抗体　SS-A 为 SS 的 A 抗原，是细胞核、浆内小 RNA 和 60kDa、52kDa 的蛋白质成分，可从动物胸腺的胞质中提取。抗 52kDa 蛋白的抗体与 SS 相关，抗 60kDa 蛋白的抗体与 SLE 相关。

抗 SS-A 抗体最常见于 SS，阳性率为 40%～95%，阳性者血管炎多见。SLE 的阳性率为 20%～60%，与光过敏、皮疹、肾炎、C2 和 C4 缺乏相关，可通过胎盘，故新生儿红斑狼疮的阳性率几乎为 100%，可引起先天性新生儿心脏阻滞。RA 的阳性率为 3%～10%。

4. 抗 SS-B/La 抗体　SS-B 为 SS 的 B 抗原，是细胞核内 48kDa 的磷酸化蛋白质，为 RNA 多聚酶Ⅲ的辅助蛋白，可从动物胸腺或小鼠肝细胞胞质中提取，可被胰蛋白酶、轻度加热或改变溶液 pH 而破坏。

抗 SS-B/La 抗体常与抗 SS-A 抗体相伴出现，很少单独出现；对诊断原发性 SS 有高度特异性，SS 的阳性率为 25%，阳性者发病早、病程长、腺体病变重，多有内脏受累，与腺体外病变（紫癜样皮疹、脾大、淋巴结肿大、血管炎）相关；SLE 的阳性率为 15%，常提示继发性 SS；可见于新生儿红斑狼疮，引起皮损、先天性新生儿心脏阻滞。

5. 抗 Scl-70 抗体　抗原为 100kDa 的 DNA 拓扑异构酶 -1，参与超螺旋 DNA 的解螺旋，位于核仁和核仁组织区，常降解为 70kDa 的片段。

抗 Scl-70 抗体是 SSc 的标志性抗体，对诊断 SSc 高度特异，特异度达 100%；主要与弥漫型 SSc 相关，阳性率为 20%～40%，与弥漫性皮肤病变、肺间质纤维化、并发肿瘤、周围血管病等相关，常预后不良。CREST 综合征的阳性率为 13%，多发性肌炎 / 硬皮病重叠综合征为 12%。

6. 抗增殖细胞核抗原抗体　增殖细胞核抗原（PCNA）是一种 36kDa 的酸性核蛋白，为 DNA 多聚酶的辅助蛋白，是 DNA 复制所必需的分子，仅出现于增殖、幼稚细胞核中，如激活的 T、B 淋巴细胞、上皮细胞、未分化的精母细胞等。

抗 PCNA 抗体可见于 SLE，阳性率为 3%；而很少见于其他疾病。

（五）抗着丝点抗体

抗着丝点抗体（anticentromere antibody，ACA）是针对细胞分裂前期核内出现的染色体着丝点结构相关蛋白的自身抗体。有丝分裂早期，染色体经着丝点与微管结合而有序排列。靶抗原为紧密集合在着丝点上三种不同的 DNA 蛋白质，分子量为 17kDa、80kDa、140kDa。

抗着丝点抗体对雷诺现象高度特异，阳性者出现肺动脉高压概率增加；特发性雷诺现象而无CREST者的阳性率为25%；CREST综合征阳性率为70%～80%，表现为钙质沉着、雷诺现象、食管功能障碍、指（趾）硬化、毛细血管扩张，预后良好；SLE、RA、原发性胆汁性肝硬化等也可阳性。

（六）抗核仁抗体

抗核仁抗体是针对核仁内原纤维蛋白（U3nRNP）、RNA多聚酶Ⅰ、PM-Scl、核糖体等抗原成分等自身抗体，与SSc相关。

1. 抗原纤维蛋白抗体 原纤维蛋白是U3nRNP中34kDa的碱性蛋白，位于核仁的致密纤维成分中，是核仁snRNP及盘曲小体的重要成分，参与rRNA前体的成熟、核糖体亚单位的形成及核糖体的装配。

抗原纤维蛋白抗体，又称抗Scl-34抗体、抗U3RNP抗体，为SSc特异性抗体，多见于无关节炎症状，但有骨骼肌、小肠受累的年轻人。

2. 抗PM-Scl抗体 PM-Scl抗原位于核仁中的颗粒成分，免疫沉淀法提示至少有10种多肽组成，分子量20k～110kDa，其中75kDa、100kDa最常见。

抗PM-Scl抗体，又称抗PM-1抗体，主要见于多发性肌炎/硬皮病重叠综合征，阳性率为24%；多发性肌炎的阳性率为8%，硬皮病为2%～5%。在硬皮病患者中，抗PM-Scl抗体阳性者预后较好，10年存活率为100%，常无严重内脏受累。

3. 抗核糖体核蛋白抗体 核糖体核蛋白（rRNP）为胞质内磷酸化蛋白，分子量为38kDa、16.5kDa、15kDa。

抗rRNP抗体主要存在于SLE，阳性率为20%～30%，多出现于活动期，病情缓解、稳定2年后才转阴，与CNS受累相关。

（七）抗其他细胞成分抗体

1. 抗线粒体抗体 抗线粒体抗体（anti-mitochondrial antibody，AMA）是一组以线粒体内膜和外膜蛋白为靶抗原的自身抗体，无器官特异性和种属特异性。

AMA用免疫荧光法进行检测，用大鼠肾的冷冻切片作基质；也可用补体结合试验来检测。正常结果为阴性或效价在1∶5以下。根据AMA的靶抗原在线粒体内膜或外膜上的位置及对胰蛋白酶的敏感性和电泳特征，将其分为9种亚型（M_1～M_9），因此其抗体AMA也有9个亚型，其中M_2是原发性胆汁性肝硬化最敏感、最特异的标志抗体，阳性率为96%以上；慢性活动性肝炎、肝硬化、其他自身免疫病也可阳性，但滴度低。胆总管阻塞性肝硬化、肝外胆管阻塞、继发性胆汁性肝硬化均为阴性，故AMA可用以鉴别原发性胆汁性肝硬化和肝外胆道阻塞性肝硬化。

2. 抗肌动蛋白抗体 抗肌动蛋白抗体（anti-actin antibodies，AA），又称为抗致密纤维抗体、抗细胞骨架蛋白抗体、抗非肌肉肌球蛋白抗体、抗原肌球蛋白抗体，所针对的抗原包括肌动蛋白、非肌肉肌球蛋白的重链、原肌球蛋白。可用间接免疫荧光法检测。

抗肌动蛋白抗体见于多种肝脏疾病，如慢性活动性肝炎、肝硬化、原发性胆汁性肝硬化、Ⅰ型自身免疫性肝炎；Ⅰ型自身免疫性肝炎中主要为IgG型，阳性率为60%～90%。该抗体也可见于重症肌无力、克罗恩病、长期血液透析者。

3. 抗Jo-1抗体 抗原为50kDa的组氨酰-tRNA合成酶，催化tRNA结合组氨酸，主要存在于胞质，IBT法不能检测，可用ELISA法检测。

抗Jo-1抗体，又称为抗合成酶抗体、抗组氨酰-tRNA合成酶抗体、抗PL-1抗体，主要是IgG1型抗体。是目前公认的多发性肌炎/皮肌炎（PM/DM）的标志抗体，对诊断具有高度特异性，其他自身免疫病和正常人均为阴性；PM的阳性率为20%，DM的阳性率为10%，阳性者发病早、发展快、疗效差、容易复发，常合并肺间质病变；与抗合成酶综合征（抗Jo-1抗体综合征）有关，表现为肌炎、肺间质病变、对称性关节炎、技工手、雷诺现象、发热等症状。

4. 抗核膜抗体（anti-nuclear envelop protein antibody） 又称抗核周因子（APF），包括抗核复合物抗体、抗板层素抗体。抗核复合物抗体所针对的抗原是核孔复合物，为一组位于核孔壁的蛋白质，具有调节物质进出细胞核的功能；抗板层素抗体所针对的抗原为板层素，是一组与核膜内层构成核层的蛋白质，在核分裂时能使核膜溶解。

抗板层素抗体主要见于三种表现并存者：肝炎、血细胞减少且抗磷脂抗体阳性、皮肤白细胞破碎性血管炎或脑血管炎；也可见于少数SLE患者。抗核复合物抗体较为少见。

二、抗组织细胞抗体

（一）抗肾小球基底膜抗体

抗肾小球基底膜（glomerular basement membrane antibody，GBM）抗体是针对肾小球基底膜的自身抗体。GBM是由内、外透明层及中间致密层构成的网状结构，由Ⅳ型胶原、层粘连蛋白、纤维粘连蛋白和蛋白多糖组成。肺泡基底膜与GBM化学成分相似，两者具有交叉抗原性。

抗GBM抗体可应用免疫荧光法测定，人肾冷冻切片为底物；有三种荧光图谱：在肾小球基底膜处呈线状、颗粒状、斑点状着染。

抗GBM抗体是抗基底膜抗体型肾小球肾炎的特异性抗体，如Good-Pasture综合征、急进型肾小球肾炎、免疫复合物型肾小球肾炎等；还可见于药物性间质性肾炎。抗GBM抗体阳性的肾炎中，50%可合并肺部病变。

（二）抗胃壁细胞抗体

抗胃壁细胞抗体（anti-gastric parietal cell antibody，PCA）是器官及细胞特异性的自身抗体，其靶抗原为94kDa的ATP酶、壁细胞的质子泵和主细胞内41kDa的胃蛋白酶原。PCA可以破坏胃黏膜的壁细胞，使内因子产生障碍，有时也可发现抗内因子抗体而使其功能受阻，从而导致恶性贫血的发生。患者可无前驱症状或患有胃炎。

PCA常以间接免疫荧光法检测，用人或家兔的胃冷冻切片作抗原基质，阳性者在胃壁细胞胞质内呈细小颗粒着染。

正常成人为阴性反应，正常儿童可有2%～20%的检出率。90%的恶性贫血患者能检出抗胃壁细胞抗体，而其他各种贫血患者不能检出该抗体，故PCA有助于恶性贫血与其他巨细胞性贫血的鉴别诊断。PCA还见于胃黏膜萎缩、十二指肠溃疡、甲状腺病、1型糖尿病等；胃溃疡或胃癌等极少阳性。

（三）抗甲状腺抗体

甲状腺功能亢进、慢性甲状腺炎、甲状腺功能低下等常可测出抗甲状腺抗体，如抗甲状腺球蛋白抗体、抗甲状腺微粒体抗体、抗Ⅱ型胶原抗体、抗甲状腺细胞膜抗体、抗甲状腺刺激素受体抗体等。前两者在临床试验中应用最广，诊断价值也较大。

1. 抗甲状腺球蛋白抗体　甲状腺球蛋白（thyroglobulin，TG）是由甲状腺滤泡细胞合成的一种糖蛋白。抗TG抗体（TGA）主要是IgG，可引起慢性淋巴细胞性甲状腺炎，又称桥本（Hashimoto）甲状腺炎。检测方法多用免疫荧光技术，以人或灵长类动物的甲状腺冷冻切片作基质，阳性者可见甲状腺腺泡内呈细小波浪状着染；也可用RIA、ESISA等方法进行检查。

TGA是诊断甲状腺自身免疫性疾病的一个特异性指标。多见于甲状腺功能亢进、突眼性甲状腺肿、原发性甲状腺功能减退症、慢性淋巴细胞性甲状腺炎、桥本甲状腺炎，抗体变化对于疾病治疗转归的评价甚为重要。较少见于甲状腺肿瘤；正常人血清中很少检出甲状腺抗体，或仅有5%～10%无症状人群呈低滴度阳性；女性和年龄较大的人群检出率较高。检出该抗体可提示既往患过自身病，也可能是自身免疫病的早期指标。

2. 抗甲状腺微粒体抗体（anti-thyroid microsome antibody，TMA）　又称抗TPO抗体，是针对甲状腺微粒体的一种自身抗体，其靶抗原为84k～105kDa的甲状腺过氧化物酶（TPO）。以免疫荧光技术进行测定，人或灵长类动物的甲状腺冷冻切片上皮细胞胞质内呈斑点状着染，核阴性。

TMA多见于甲状腺功能亢进、桥本甲状腺炎，也可见于甲状腺肿瘤、单纯性甲状腺肿、亚急性甲状腺炎、SLE及正常人群。TGA和TMA联合检测可提高检出阳性率，作为临床诊断自身免疫性甲状腺炎的重要依据。

（四）抗平滑肌抗体

抗平滑肌抗体（anti smooth muscle antibody，SMA）的靶抗原为三组细胞骨架，包括微纤维（G型肌动蛋白、F型肌动蛋白）、中级纤维（波状蛋白和Desmin）和微管。主要为IgG类，也有IgM类，无器官和种属特异性。

SMA的检测用间接免疫荧光法，鼠肝、肾平滑肌均呈均质性着染。正常结果为阴性或≤1∶20。SMA主要见于自身免疫性肝炎、原发性胆汁性肝硬化、急性病毒性肝炎。G型肌动蛋白与酒精性肝硬化相关；F型肌动蛋白与自身免疫性肝炎、原发性胆汁性肝硬化相关；波状蛋白与病毒感染、系统性自身免疫病、类风湿关节炎等相关；Desmin可能与心肌炎相关，在肝病中效价低，无诊断价值。

（五）抗胰岛细胞抗体

抗胰岛细胞抗体（anti-islet cells antibody，AICA）所针对的抗原为唾液神经节苷脂、胰岛素、谷氨酸脱羧酶（GAD）、37k～40kDa的类胰酶片段、神经内分泌细胞颗粒中38kDa和52kDa的蛋白质。ICA主要为IgG，在体内可与胰岛素结合形成抗原抗体复合物，使胰岛素的活性明显降低甚至无效；从而导致胰岛素依赖性糖尿病，必须注入大量胰岛素才能有疗效。间接免疫荧光法检测阳性时，胰腺组织中α、β、δ及PP细胞的胞质内有分散的颗粒状着染。

ICA在1型糖尿病中阳性率最高，可作为1型糖尿病的早期诊断指标；高效价抗体与胰岛β细胞功能破坏有关；ICA阳性预示家族成员患病概率大。

（六）肝脏相关的自身抗体

1. 抗肝肾微粒体抗体（liver kidney microsome autoantibody，LKM） 是针对肝、肾微粒体的自身抗体，其靶抗原为微粒体内 50kDa 的蛋白质，位于肝细胞的粗、滑面内质网的细胞质侧及肾脏近曲小管。LKM 存在多种亚型。LKM-1 的靶抗原为 CYP2D6；LKM-2 的靶抗原为细胞色素 P_{450} 同工酶；LKM-3 的靶抗原为 UDP 葡萄糖醛基转移酶。免疫荧光法检测阳性时，LKM-1 在肝细胞胞质、肾近曲小管远端 1/3 段上皮细胞胞质着染；LKM-2 在门脉区肝细胞、肾近曲小管近端 1/3 段上皮细胞着染；LKM-3 在睾丸细胞胞质着染，肝、肾阴性。

LKM-1 见于自身免疫性肝炎，尤以妇女、儿童多见，或慢性丙型肝炎；LKM-2 仅见于应用替尼酸治疗的患者；LKM-3 与丁型肝炎相关。

2. 抗肝可溶性抗原抗体（anti-soluble liver antigen，SLA） 针对的抗原是一种存在于肝细胞胞质内的蛋白质——细胞角蛋白。无器官和种属特异性。

SLA 在猴肝组织上呈细颗粒到均质状着染。SLA 对自身免疫性肝炎具有重要的诊断价值。约 25% 的自身免疫性肝炎仅有该抗体阳性。

（七）抗精子抗体

正常情况下精细胞是隐蔽抗原，但当外伤、手术或感染时，精子可与免疫系统接触，诱导机体产生抗精子抗体（anti-sperm antibody，AsAb）。高滴度的抗精子抗体可使精细胞的活力下降甚至数量减少，是导致男性不育症的原因之一。女性生殖道具有酶系统，能降解进入的精子抗原，使其与免疫系统隔离；但若此种酶系统缺乏，可使精子抗原保持完整而刺激同种抗精子抗体产生。部分女性可检出抗精子抗体，可能与不孕症相关。

抗精子抗体的检测方法很多，例如精子制动试验、精子凝集试验、免疫荧光法、ELISA 法和免疫珠结合法等，结果也不一致。通常不育者血清中 ASA 检出率为 10%～30%；梗阻性无精症患者，阳性率达 60%。ASA 阳性和滴度升高是造成免疫性不孕、不育的根本原因。

（八）抗心肌抗体

抗心肌抗体的靶抗原有线粒体内膜上的腺苷酸转移蛋白、心肌肌浆蛋白、原肌球蛋白和热休克蛋白。

抗心肌抗体的检测用胎儿或大鼠心肌的冷冻切片作抗原基质，免疫荧光检测显示心肌细胞内与肌纤维方向垂直的横向 A 带、I 带着染。正常值为阴性。阳性者可见于心肌炎、心肌衰竭、风湿热。重症肌无力、心肌病、心脏术后综合征。正常人的阳性率为 0.4%。

三、其他自身抗体

（一）类风湿因子

类风湿因子（rheumatoid factor，RF）是以变性 IgG 的 Fc 端为靶抗原的自身抗体，分为 IgG、IgA、IgM、IgE 等，在淋巴结、骨髓、外周血及滑膜中的 B 淋巴细胞产生。IgG 是感染等原因诱导的免疫应答中的主干抗体，这些抗体与相应抗原结合时会发生变性；此外，在炎症等病理条件下滑漠或其他部位可能产生不正常的 IgG；这些变性 IgG 就构成自身抗原，刺激免疫系统产生各种抗 IgG 抗体。滑膜液中的 IgG 类 RF 与变性 IgG 结合而形成中等大小的免疫复合物，比血清中的 IgM 类 RF 更具有致病意义，因为这一类免疫复合物易于沉积在关节滑膜等部位，可激活补体，形成慢性渐进性免疫炎症性损伤。

测定 RF 的方法有 10 多种，其中乳胶凝集法、速率比浊法敏感性高，但不能区分 RF 亚型。ELISA 具有较高的特异性、敏感性及重复性，简便易行，而且可测定不同亚型的 RF，有较广泛的应用前景。目前常规测定的是 IgM-RF，乳胶凝集法 $>1:20$ 或速率比浊法 $\geqslant 30U/L$ 为阳性。

RA 的阳性率为 80%，RF 阳性支持早期 RA 的倾向性诊断，但 IgM-RF 对 RA 无诊断特异性。持续高滴度或其他类型 RF 阳性有诊断价值，并提示疾病活动、易发生骨侵蚀、预后不良；其中 IgG-RF 与 RA 患者的关节外症状，如类风湿结节、血管炎等相关，IgA-RF 是 RA 病情活动的指标之一。

SS 的阳性率为 50%，IgM-RF 与 SS 的腮腺肿大、口干相关。RF 阳性还可见于其他结缔组织病，如 SLE（阳性率为 30%）、SSc、MCTD、冷球蛋白血症等，以及病毒、寄生虫、细菌感染、淋巴瘤等。正常人有 1%～4% 为弱阳性，随年龄增长而阳性率增高。

（二）抗环瓜氨酸肽抗体（anti-cyclic citrullinated peptide antibodies，ACCP）

1998 年，Schellekens 及 Girbal Neuhauser 等学者根据聚角蛋白微丝蛋白（filaggrin）的 cDNA 序列合成多肽（直线性肽），证实瓜氨酸残基是 RA 的特异性抗 filaggrin 抗体识别表位的必需组成成分。通过对基因文库中各个序列号 filaggrin 氨基酸序列进行分析，分别合成含有精氨酸及以瓜氨酸代替精氨酸相同序列的肽链，并证实瓜氨酸肽

(citrullinated peptide，CP)能抑制 RA 患者的血清与 filaggrin 的反应，显示瓜氨酸是 RA 血清中抗 filaggrin 相关抗体识别的主要抗原决定簇成分。

线性 CP 易被聚苯乙烯吸收，且其构象不稳定，若作为抗原来检测，实验结果偏差大。故 2000 年，Schellekens 等将一条由 19 个氨基酸残基组成的瓜氨酸肽链中的 2 个丝氨酸替换为半胱氨酸，形成与 β 转角具有相似结构的二硫键，合成环瓜氨酸肽(cyclic citrullinated peptide，CCP)。CCP 不但具有与直链线性肽相同的抗原决定簇结构，而且更具有易与抗体结合的构象，大大提高了对抗体的亲和力，以此为抗原，用 ELISA 检测 RA 患者血清中的抗 CCP 抗体，具有很高的特异性和敏感性。

对于 RA 患者抗 CCP 抗体检测的敏感性和特异性，各家报道不一。用 ELISA 法检测，RA 患者血清中抗 CCP 抗体的阳性率为 41%～70%，特异性高达 92%～100%，且与疾病严重程度有一定的相关性。Rantapää-Dahlqvist 等研究显示，抗 CCP 抗体的敏感性和特异性分别为 70% 和 98%，与 IgM、IgG、IgA-RF 联合检测特异性可达 99%。

抗 CCP 抗体是目前所知的、最有希望广泛应用于 RA 早期诊断的一种新的自身抗体。近年来的研究已明确抗 CCP 抗体对 RA 的诊断具有较高特异性，特异性达 96%，可用于 RA 早期诊断。Nielen 等研究证实，近一半 RA 患者在发病数年前出现异常血清学改变，如果在正常人血清中检测到抗 CCP 抗体，其发展为 RA 的概率非常高。大多数研究表明，抗 CCP 抗体的出现是侵蚀性关节损害及转归不良的标志。

抗 CCP 抗体与 RF 的相关性不尽一致，但抗 CCP 抗体与 RF 联合检测可明显提高 RA 的诊断率。RF 的敏感性最高，为 75%，抗 CCP 抗体的敏感性是 68%；但抗 CCP 抗体的特异性最高，为 96%。抗 CCP 抗体与 IgM-RF 两者结合，其特异性可增加至 99.6%。

（三）抗中性粒细胞胞质抗体

抗中性粒细胞胞质抗体(antineutrophil cytoplasmic antibody，ANCA)是针对中性粒细胞和单核细胞胞质蛋白的自身抗体。当中性粒细胞受抗原刺激后，胞质中的 α- 颗粒释放蛋白酶 -3、髓过氧化物酶(MPO)物质及白细胞抗原生成，刺激机体而产生 ANCA。ANCA 是存在于血管炎患者血清中的自身抗体，是诊断血管炎的一种特异性指标。ANCA 常与疾病的活动性有关，疾病缓解期滴度下降或消失。

检测方法包括 IIF、ELISA 法等。按其荧光图谱可分为：胞浆型(c-ANCA)、核周型(p-ANCA)和非典型型(x-ANCA)。

1. c-ANCA　主要抗原为中性粒细胞嗜苯胺蓝颗粒中的丝氨酸蛋白酶，即蛋白酶 3(PR3)，故又称抗蛋白酶 3 抗体、抗 PR3 抗体。阳性时，人中性粒细胞胞质内有荧光颗粒，核阴性。

c-ANCA 是 Wegener 肉芽肿(WG)的特异性诊断抗体，特异度达 95%，阳性率为 85%，与疾病活动性相关，非活动性 WG 仍有 40% 阳性。c-ANCA 阳性还可见于坏死性血管炎、显微镜下多血管炎、结节性多动脉炎和贝赫切特综合征等。

2. p-ANCA　主要抗原为髓过氧化物酶(myeloperoxidase，MPO)、乳铁蛋白、溶菌酶、β- 葡萄糖苷酸酶、组织蛋白酶、弹性蛋白酶，故又称抗髓过氧化物酶抗体、抗 MPO 抗体。阳性时，人中性粒细胞核周出现荧光着染，核阴性。

p-ANCA 见于多种系统性血管炎，如显微镜下多血管炎、急进型肾小球肾炎、结节性多动脉炎、Churg-Strauss 综合征等，在 WG 中少见。相对而言，p-ANCA 患者的血管炎病变程度重，常有多系统损害。p-ANCA 的效价与疾病的活动性相关。p-ANCA 还可见于自身免疫性肝炎、溃疡性结肠炎、原发性胆汁性肝硬化等。

3. x-ANCA　抗原不清楚，与 p-ANCA 难区分；可见于溃疡性结肠炎、克罗恩病和原发性硬化性胆管炎。

（四）抗磷脂抗体

各种带负电荷的磷脂是细胞膜的主要构成部分。抗磷脂抗体是一组针对各种带负电荷磷脂的自身抗体，包括抗心磷脂抗体(anticardiolipin antibody，ACA)、抗磷脂酰丝氨酸、抗磷脂酰氨醇、抗磷脂酰甘油、抗磷脂酸等。其中 ACA 最为重要。ACA 是以心磷脂为靶抗原的自身抗体，能干扰磷脂依赖的凝血过程，抑制内皮细胞释放前列腺素，与凝血系统改变、血栓形成、血小板减少等密切相关。

应用 ELISA 法测定，P/N≥2.1 为阳性。ACA 见于系统性红斑狼疮、类风湿关节炎、干燥综合征等风湿性疾病、反复自然流产、抗磷脂综合征(表现为血栓形成、自发性流产、血小板减少和中枢神经系统病变)、肿瘤、感染(HIV、麻风、疟疾等)、血小板减少症、脑卒中、心肌梗死等。在风湿病中，以 IgG 型 ACA 为主，而且滴度高；在肿瘤、感染中，以 IgM 型 ACA 为主。约 70% 未经治疗的 ACA 阳性者可发生自发性流产和宫内死胎，尤其是 IgM 型 ACA 可作为自发性流产的前瞻性指标。

（五）抗乙酰胆碱受体抗体

抗乙酰胆碱受体（acetylcholine receptor，AchR）抗体可结合到横纹肌细胞的乙酰胆碱受体上，引起运动终板的破坏，使神经 - 肌肉之间的信号传导发生障碍，导致骨髓肌运动障碍，称为重症肌无力（myasthenic pseudoparalysis，MG）。疾病可发于任何年龄，最先出现的症状常是眼肌无力，进而累及其他部位，常呈进行性加重。

抗 AchR 抗体多用较敏感的方法进行检测。① ELISA 法：以 α- 银环蛇毒素包被酶标板，并与骨骼肌匀浆（含 AchR）作用，再加入待测血清和对照血清，最后加酶标抗体；试验的正常结果为阴性或≤0.03mmol/L。②放免法：将放射性同位素标记的 α- 银环蛇毒素与骨骼匀浆结合，再加入患者血清和抗人 IgG 使之沉淀，检测沉淀物的放射性。

抗 AchR 抗体的检测对 MG 具有诊断意义，且特异性和敏感性较高，大约 90% 的 MG 患者阳性；还可用来监测对该疾病免疫抑制治疗的效果。

四、自身抗体的临床解读

自身抗体是诊断 AID 的重要指标，为了充分发挥自身抗体检测结果在临床诊疗中的价值，应合理选择自身抗体检测项目。由于有些自身抗体在风湿免疫病中的敏感性高，特异性不强，仅具有筛选意义而不具有诊断价值；而有些自身抗体的敏感性低，但对某一种风湿免疫病诊断的特异性很高，相关性强，在其他风湿免疫病中的敏感性和特异性均低。因此，临床医师在选择相关检测项目时，应注意筛查实验与确诊性实验间的合理组合，特别是应根据临床症状的提示，针对性选择相关的自身抗体进行检测，切忌盲目地进行全面检测。此外，对于初诊患者，临床通过检测自身抗体来诊断某种 AID 时，往往需要同时检测几个甚至十几个自身抗体组成的疾病自身抗体谱进行筛查。对于随访的 AID 患者，应进行特定自身抗体的定量动态检测，便于为患者的病情监测和疗效评估提供可靠依据。

以检测 ANA 为例（图 3-9），间接荧光免疫法通常是初筛试验，阳性结果的患者根据其病情特点可做进一步的后续检测。如果临床病史很强烈的暗示结缔组织病，就需要更深入的检查、更为特异的针对抗原的检测，例如 Ro、Jo-1 或者磷脂等。另一方面，因为某些特异性 ANAs 拥有辅助诊断的作用，阳性的间接免疫荧光法通常就必须进行后续的

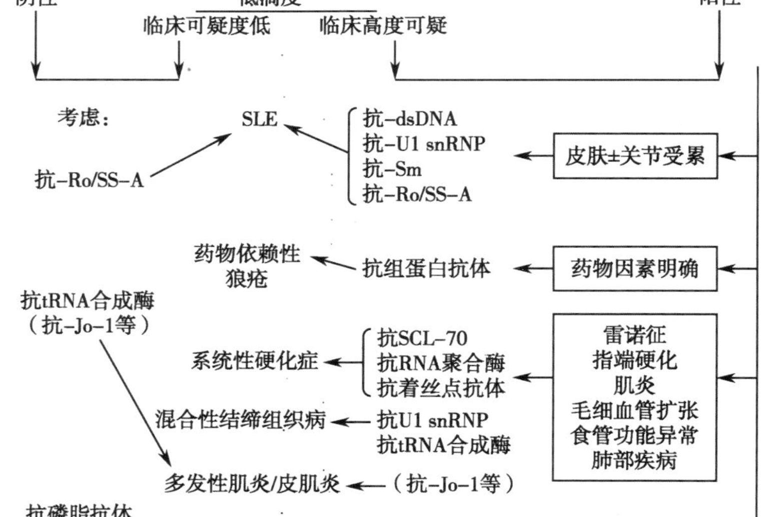

图 3-9 ANAs 在结缔组织病诊断中的规则系统

特异性实验。因此，如果怀疑是 SLE，更进一步的实验检查就必须进行针对抗 DNA 抗体、抗 Sm 抗体、抗 U1snRNP 抗体、抗 Ro 抗体。相似的，如果怀疑是 MCTD、SS、SSc 或者 PM，就必须分别检查包括特异性抗体如抗 U1 snRNP、抗 Ro 或者抗 La、抗拓扑异构酶抗体、抗着丝点抗体，或者抗核仁抗体或者抗 tRNA 合成酶抗体。在这些更为特异性的检查中获得的阳性结果也不仅仅意味着特定的疾病，但是却为诊断增加了分量，还必须连同其他较为重要的临床信息评价来综合分析，进行诊断。此外，在自身抗体的选择和应用中还应注意，对疑有器官特异性 AID 者，应同时作 ANA 和器官特异性自身抗体检测，对非器官特异性 AID 者，应作 ANA 和抗胞质抗体检测；同时，自身抗体阳性的标本，应继续作滴度或定量检测，有助于对疾病进程和疗效的观察；最后，需牢记正常人也可出现自身抗体，并随年龄增大而阳性率增高，但对自身抗体的滴度和亲和力较低。

综上所述，自身抗体包括针对细胞核、核仁和细胞质内抗原的一系列抗体。在包括 SLE、SSc、PM/DM、SS 和 MCTD 在内的疾病中，每一种抗体都与某些特定的风湿性疾病有一定相关性。但随着这些抗体的临床检验敏感性不断增加，其特异性也有一定的下降。结果，虽然根据这些自身抗体在很大程度上可以对患者进行临床评价，但对疾病的诊断中只能起辅助作用。目前，自身抗体的检测实验虽被广泛采用，但对其本质尚未得到完整的认识，希望将来的研究可以更加清楚的阐述这些实验在临床和生化之间的关联性。

（徐沪济　刘　彧）

参考文献

1. Solomon DH, Kavanaugh AJ, Schur PH, et al. Evidence-based guidelines for the use of immunologic tests: antinuclear antibody testing. Arthritis Rheum, 2002, 47(4): 434-444.
2. 胡朝军，李永哲．重视自身抗体检测质量管理和临床应用．中华检验医学杂志，2013，36(8)：673-676.
3. 唐古生，赵东宝，吴豫，等．自身抗体的特点与临床应用趋势．中华检验医学杂志，2012，35(3)：193-196.
4. 骆丹，周炳荣．系统性红斑狼疮自身抗体的临床意义．中华皮肤科杂志，2013，46(1)：3-5.
5. Doudna JA, Rath VL. Structure and function of the eukaryotic ribosome: the next frontier. Cell, 2002, 109(2): 153-156.
6. Dragon F, Gallagher JE, Compagnone-Post PA, et al. A large nuclear U3 ribonucleoprotein required for 18S ribosomal RNA biogenesis. Nature, 2002, 417(6892): 967-970.
7. Flessand KA, Landicho HR, Borden KK, et al. Performance characteristics of the Poly Titer Immunofluorescent Titration system for determination of antinuclear antibody endpoint dilution. Clin Diagn Lab Immunol, 2002, 9(2): 329-332.
8. Yamane K, Ihn H, Kubo M, et al. Antibodies to Th/To ribonucleoprotein in patients with localized scleroderma. Rheumatology, 2001, 40(6): 683-686.
9. Brouwer R, Hengstman GJ, Vree Egberts W, et al. Autoantibody profiles in the sera of European patients with myositis. Ann Rheum Dis, 2001, 60(2): 116-123.
10. Kuwana M, Okano T, Ogawa Y, et al. Autoantibodies to the amino-terminal fragment of b-fodrin expressed in glandular epithelial cells in patients with Sjögren's syndrome. J Immunol, 2001, 167(9): 5449-5456.
11. Nihtyanova SI, Denton CP. Autoantibodies as predictive tools in systemic sclerosis. Nat Rev Rheumatol, 2010, 6(2): 112-116.
12. 高春芳，房萌．自身抗体与肝病诊断的研究进展．中华肝脏病杂志，2010，18(5)：335-337.
13. Kokkonen H, Mullazehi M, Berglin E, et al. Antibodies of IgG, IgA and IgM isotypes against cyclic citrullinated peptide precede the development of rheumatoid arthritis. Arthritis Res Ther, 2011, 13(1): R13.
14. Raptopoulou A, SidiropoulosP, Katsouraki M, et al. Anti-citrulline antibodies in the diagnosis and prognosis of rheumatoidarthritis: evolving concepts. Crit Rev Clin Lab Sci, 2007, 44(4): 339-363.
15. Nielen MM, van Schaardenburg D, Reesink HW, et al. Specific autoantibodies precede the symptoms of rheumatoid arthritis: a study of serial measurements in blood donors. Arthritis Rheum, 2004, 50(2): 380-386.
16. Rantapää-Dahlqvist S, de Jong BA, Berglin E, et al. Antibodies against cyclic citrullinated peptide and IgA rheumatoid factor predict the development of

rheumatoid arthritis. Arthritis Rheum，2003，48（10）：2741-2749.

17. 白伊娜，宋宁，胡朝军，等. 类风湿关节炎相关自身抗体谱检测比对. 中华临床免疫和变态反应杂志，2013，7（1）：11-15.

18. 李婷，包军，殷健，等. 抗环瓜氨酸多肽抗体在类风湿关节炎诊断中的价值. 中华内科杂志，2011，50（2）：99-101.

第二篇

弥漫性结缔组织病

第四章　系统性红斑狼疮

第一节　系统性红斑狼疮的发病机制

SLE 的病因和发病机制尚未明确。目前研究认为，SLE 是一种多基因的遗传性疾病，结合性激素等内在因素和环境因素、药物等外在因素导致及病的发生。

一、系统性红斑狼疮的发病机制中的遗传与免疫因素

SLE 同卵双胎共患率约为 50%；在一、二级亲属发病的 SLE 患者为 5%～13%；SLE 患者的子女的发病率约 5%；提示 SLE 存在遗传的易感性。近年对人类 SLE 和狼疮鼠动物模型的全基因组扫描和易感基因定位的工作提示，SLE 的发病是多基因相互作用的结果。人类系统性红斑狼疮发病相关的易感候选的基因有补体 C1q、肿瘤坏死因子受体 2、T 细胞受体 ξ、IgG Fc 受体Ⅲb、IgG Fc 受体Ⅲa、FCGR2a、白介素 -10、补体受体 1、聚（ADP-核糖体）聚合酶、免疫球蛋白 κ、MHC Ⅱ类基因（DRB，DQA）、MHC Ⅲ类基因、甘露糖结合凝集素（MBL）、白介素 -4 受体和干扰素受体等。

除了 T/B 细胞和 Th1/Th2 偏斜等方面的免疫缺陷以外，在 SLE 的致病基因通路研究提示Ⅰ型干扰素通路在 SLE 发病中可能扮演重要角色。髓样树突样细胞（plasmacytoid dendritic cells，PDC）是产生Ⅰ型干扰素（IFN-α/β）的主要抗原递呈细胞，该细胞可被内源性（含有核抗原成分的凋亡小体，双链 DNA 的抗原抗体复合物等）、外源性（如病毒双链 RNA 等）物质所诱导活化产生 IFN-α/β。SLE 患者血清可以诱导正常的单核细胞使之分化为树突状细胞，而在血清中发挥作用的正是 IFN-α，加入抗 IFN-α 抗体可以使诱导作用消失。被诱导的树突状细胞可捕获凋亡细胞和核小体，行使抗原递呈作用，而抗 DNA/ 抗核小体的抗原抗体复合物本身又是 IFN 强有力的诱导物，从而构成了一个以抗原递呈细胞—IFN—核抗原为轴心的相互作用的反馈环路，并可能是 SLE 发病通路中重要的一环。因此，SLE 致病性的候选基因和潜在药物靶点很可能就存在于 IFN 相关通路，已成为研究的焦点。

在遗传的背景下，其免疫表型可能导致 3 个不同层次的病理状态导致致病效应（图 4-1/ 文末彩图 4-1）：①对核抗原免疫耐受的丧失，参与基因（位点）如 sle1（鼠），Sap，C1q；②免疫调节紊乱，包括调控淋巴细胞免疫应答的多种基因（位点），如 sle2，sle3（鼠），Fas，Lyn，SHP-1 等；③免疫效应阶段的终末器官损伤，主要涉及免疫复合物的形成和在特定组织的沉积，相关基因（位点）如 sle6（鼠），FcγRⅢ等。该假说较好地解释了 SLE 临床表现和免疫学表型的复杂多样性。

二、系统性红斑狼疮的发病机制中的神经内分泌因素

神经内分泌因素是导致 SLE 发生的重要因素之一。SLE 患者体内雌性激素水平增高，雄性激素降低，生育年龄女性的 SLE 发病率明显高于男性（1∶9～1∶7），也高于青春期以前的儿童和老年女性。泌乳素水平增高亦可能对 SLE 的病情有影响，妊娠后期和产后哺乳期常出现病情加重可能与体内的雌激素和泌乳素水平有关。此外，VD_3 和一些神经内分泌因素也参与致发病。

三、SLE 与环境因素相关

（一）紫外线

光敏感现象是 SLE 患者的特征之一，可以使 SLE 皮疹加重和疾病活动。紫外线可以使上皮细胞核的 DNA 解聚为胸腺嘧啶二聚体，后者具有很强的抗原性，可刺激机体的免疫系统产生自身抗体。SLE 患者对波长为 290～320nm 的紫外线 B 敏感，这种紫外线可以透过云雾层和玻璃。因此，即使夏季的阴天，SLE 患者户外活动时也需注意对紫外线的防护。

（二）药物性狼疮

一些含有芳香族胺基团或联胺基团的药物，如肼屈嗪、普鲁卡因酰胺等可诱发药物性狼疮。药物性狼疮的临床表现和部分血清学特征类似 SLE，但

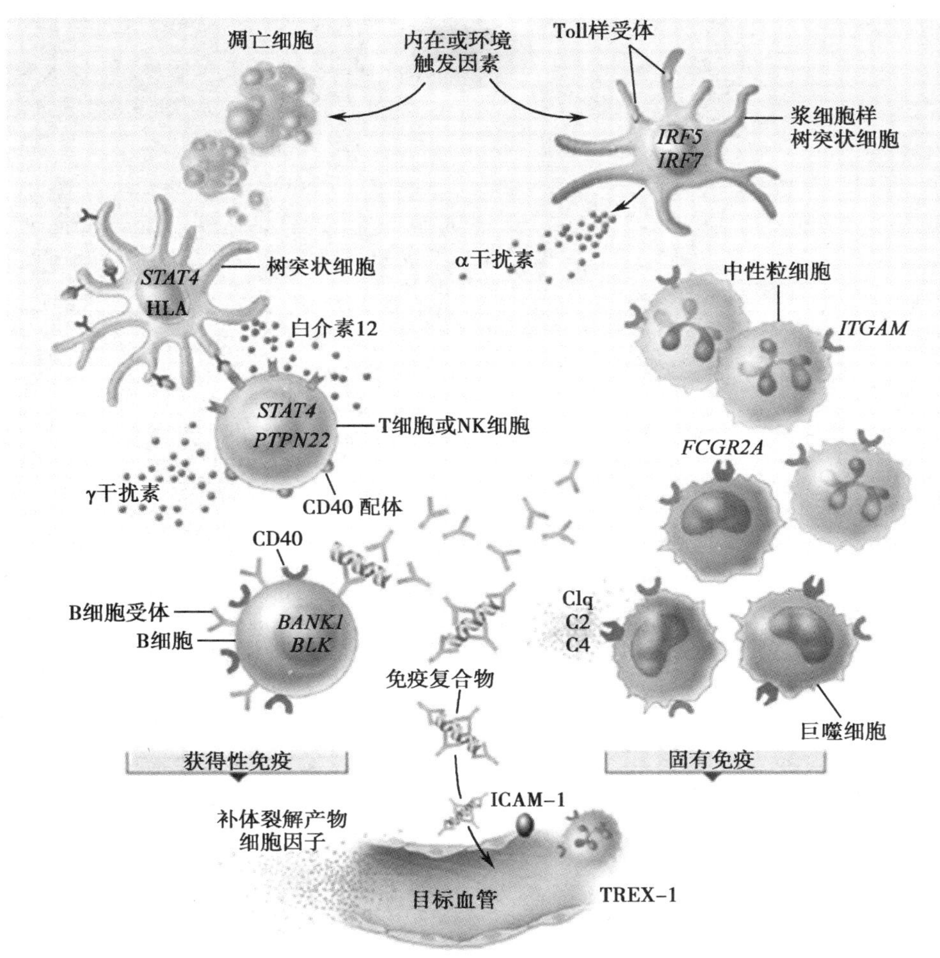

图 4-1　SLE 发病机制中的免疫通路异常

IRF5: interferon regulatory factor 5; IRF7: interferon regulatory factor 7; ITGAM: Integrin alpha M; STAT4: Signal Transducer and Activator of Transcription protein 4; HLA: human leukocyte antigen; PTPN22: Protein tyrosine phosphatase, non-receptor type 22; FCGR2A: Low affinity immunoglobulin gamma Fc region receptor Ⅱ-a; BANK1: B-cell scaffold protein with ankyrin repeats 1; BLK: B-cell lymphocyte kinase; ICAM-1: Intercellular Adhesion Molecule 1; TREX-1: Three prime repair exonuclease 1

很少内脏累及，SLE 患者应慎用这类药物。

（三）其他

许多实验室依据提示 SLE 可能与某些感染因素有关，尤其是病毒感染，并可能通过分子模拟破坏自身免疫耐受。另外，任何过敏均可能使 SLE 病情复发或加重。因此，SLE 患者必须注意避免各种过敏原，包括非计划免疫接种。

第二节　系统性红斑狼疮的发生发展规律的探索

一、SLE 分类标准的变迁

20 世纪 50 年代以前，临床医师主要将红斑狼疮作为皮肤病进行诊治，根据皮损特点将其分为局限性盘状红斑狼疮和播散性红斑狼疮两类。随着研究的深入，认识到红斑狼疮是一病谱性疾病，局限性盘状红斑狼疮（DLE）和系统性红斑狼疮（SLE）为其两极端类型，中间有亚急性皮肤型红斑狼疮和深部红斑狼疮等，有无系统性症状是影响患者预后的决定性因素。为从病谱中将 SLE 分离出来加以研究，自 1948 年以来在美国、英国和日本等国家地区已有 20 多种 SLE 诊断标准相继提出，其中被广大临床医师和研究者接受的是美国风湿病协会于 1971 年制定的 SLE 诊断标准（ARA 诊断标准），该标准包括 14 项指标：

1. 面部蝶形红斑；
2. 盘状红斑；

3. Raynaud现象；
4. 脱发；
5. 光敏感；
6. 口咽或鼻腔溃疡；
7. 非畸形性关节炎；
8. 狼疮细胞或抗非变性DNA抗体；
9. 持续性梅毒生物学假阳性反应；
10. 大量蛋白尿（每日排出大于3.5g）；
11. 管型尿（任何管型）；
12. 胸膜炎或心包炎；
13. 发作性精神病或癫痫；
14. 溶血性贫血，或血小板减少（低于$100\times10^9/L$），或白细胞减少（两次测得低于$4\times10^9/L$）。

至少有以上指标4项出现始能确定诊断。该标准存在一些不足之处，如狼疮细胞或抗非变性DNA抗体意义与其他项相同，但将其作为一项独立的指标，又如将同为狼疮性肾炎表现的蛋白尿和管型尿各作为一个诊断指标等。

为进一步提高SLE诊断标准的灵敏度和特异度，1982年美国风湿病协会Tan等就SLE标准作了大量的科学研究，将1971年的SLE ARA诊断标准修正为11项指标：

1. 颊部红斑；
2. 盘状狼疮；
3. 光敏感；
4. 口腔溃疡；
5. 关节炎；
6. 蛋白尿（>0.5g/d）或尿细胞管型；
7. 抽搐或精神病；
8. 胸膜炎或心包炎；
9. 溶血性贫血或白细胞减少或淋巴细胞减少或血小板减少；
10. 抗dsDNA抗体或抗Sm抗体或狼疮细胞或梅毒血清反应假阳性；
11. 荧光抗核抗体阳性。

符合4项或4项以上始能确诊。该标准作为SLE的主要诊断依据，至今已被广泛用于SLE临床、血清学、细胞学或病理学分类研究。

1988年Edworthy等对1982年的SLE ARA诊断标准又作了修正。他们通过重复分割（recursive partitioning）衍生出两条分类树，制定了SLE简单分类法和详细分类法：简单分类法仅需要两个变量：免疫学异常指标和颊部红斑。详细分类法在1982年ARA诊断标准基础上，引入血清低补体血征作为诊断指标之一（该指标未被包括在ARA诊断标准内）。对标化资料的分析结果表明，ARA诊断标准和简单分类法在灵敏度、特异度和准确性方面相同，分别为96%、92%和92%（表4）；随后，其他研究者应用受试者工作特性曲线（receiver operating characteristic curves）和Bayesian定律，在选择性患者群体内进行个体标化（individual criterion）相对值检验，结果也提示ARA诊断标准和简单分类法对于SLE流行病学研究在可靠性方面无明显差异。

然而，Preez-Gutthann等在198例SLE患者中，分别研究了1982年SLE ARA诊断标准以及简单分类法和详细分类法对SLE的灵敏度。结果表明ARA诊断标准与简单分类法比灵敏度明显为高，两者的灵敏度分别为93%（检出SLE患者184例）和85%（检出SLE患者168例）（$P=0.016$）。详细分类法灵敏度为94%（检出SLE患者186例）。分析结果还提示，简单分类法对黑人SLE的灵敏度明显比白人SLE低，分别检出黑人SLE患者92例（88%）和白人SLE患者113例（92%）（$P=0.038$）；黑人患者的颊部红斑检出率较低，可能是导致灵敏度差异的原因。因此，目前仍以1982年SLE ARA诊断标准作为最合理的SLE规范性分类方法。

随着临床免疫学检测水平不断提高，一些新的检测指标对SLE具有更高的特异度和灵敏度。为适应新形势的要求，最近美国风湿病大学（ACR）诊断和治疗标准委员会提议对1982年SLE ARA诊断标准的第十条标准（免疫学异常）进行改进或补充：①取消（a）项即LE细胞试验；②（d）项改为抗磷脂抗体阳性试验：a. IgG或IgM抗心磷脂抗体阳性；b. 标准方法检测狼疮抗凝因子阳性；c. 梅毒血清学试验假阳性-苍白螺旋体固定试验（treponema pallidum immobilization）或荧光螺旋体抗体吸附试验阳性持续6个月以上。

以SLE ARA诊断标准确诊的SLE患者，在病情或预后方面仍然存在明显的异质性，为此一些研究者认为应对SLE作亚型分类。Singer等在1990年ad hoc研讨会上提出了神经中枢损害性SLE亚型分类标准，共包括五个亚型：①原发性癫痫大发作；②非典型或主要（chief）反应性精神病；③横断性脊髓炎；④客体识别功能障碍或痴呆；⑤局限性癫痫。但是，有关资料表明，该亚型分类标准应用于临床研究，效果不佳。

在临床应用中，人们发现1982年和1997年SLE分类标准仍有不少不足之处。例如，包含太多的皮肤病学标准（4条，包括颊部红斑、盘状红斑、光过敏、口腔溃疡），不利于SLE和皮肤型狼疮的区分。非侵蚀性关节炎是否需要影像学定义？加入影像学定义后敏感性可由41%增加至83%。浆膜炎是否应该包括腹膜炎？24小时尿蛋白定量和管型是否能用更为方便的检测如尿蛋白/肌酐、尿沉渣替代？标准不能体现肾活检的重要性。神经系统表现仅包括精神病和癫痫，而狼疮脑病可有19种不同表现。是否应该纳入临床采用的低补体血症？不能体现抗dsDNA检测方法的差异。白细胞降低和淋巴细胞降低均无除外药物影响。因此，系统性红斑狼疮国际协作组（SLICC）在2009年ACR大会上公布了对ACR SLE分类标准的修订版。

该分类标准包括临床标准11条：

1. 急性或亚急性皮肤狼疮；
2. 慢性皮肤狼疮；
3. 口腔或鼻咽部溃疡；
4. 非瘢痕形成引起的脱发；
5. 炎性滑膜炎　医师观察到的两个或以上肿胀关节或者伴有晨僵的压痛关节；
6. 浆膜炎；
7. 肾脏　尿蛋白/肌酐异常（或24小时尿蛋白>500mg）或红细胞管型；
8. 神经系统　癫痫发作，精神异常，多发性单神经炎，脊髓炎，外周或脑神经病，脑炎（急性精神错乱状态）；
9. 溶血性贫血；
10. 白细胞减少（$<4000/mm^3$，至少1次）或淋巴细胞减少（$<1000/mm^3$至少1次）；
11. 血小板减少（$<100\,000/mm^3$，至少1次）。

免疫学标准6条：

1. ANA高于实验室正常参考值范围；
2. 抗dsDNA抗体高于实验室正常参考值范围（ELISA方法则要两次均高于实验室正常参考值范围）；
3. 抗Sm抗体；
4. 抗磷脂抗体包括狼疮抗凝物（梅毒试验假阳性）、抗心磷脂抗体（至少两次异常或中高滴度）、抗-b2 gp 1；
5. 低补体包括低C3、低C4、低CH50；
6. 直接Coombs试验阳性（非溶血性贫血状态）。

确定SLE需符合：①肾活检证实为狼疮肾炎且ANA阳性或抗dsDNA阳性；②满足4条标准，包括至少1条临床标准和至少1条免疫学标准。与11条ACR标准比较，其敏感性明显提高（94% vs. 86%），而特异性相当（92% vs. 93%），误判率显著减低（$P=0.0082$）。目前，这个标准尚需进一步接受广泛验证和评价。

迄今为止，国外制定的SLE诊断标准，均以从自身免疫性疾病病谱中将SLE分离出为主要目的，从而保证研究群体的均一性，便于病因的流行病学研究。但这些标准不利于鉴别或发现轻型SLE，也不能将一些已出现多系统损害，但未能满足诊断标准的患者列入研究范围内；因此它们对SLE发病率的描述性研究，以及预后相关的观察性研究存在明显的缺陷。一些作者提议引用模糊术语，如“可疑SLE”、“狼疮不全型”、“潜在性狼疮”，或者“未分化结缔组织病”等，用以描述具有一条或多条SLE特征，但不符合1982年SLE ARA诊断标准的患者，并将他们列入研究范围内。

各种不同标准对SLE的灵敏度和特异度不仅与制定标准时所采用的设计方案和技术条件有关，而且与患者的种族和所处的病期密切相关。为探索制定适合我国SLE临床及实验室特征并有利于早期诊断的SLE标准，20世纪80年代上海的陈顺乐等制定了国人SLE诊断标准。经组织上海市6个风湿病学专业单位合作进行试点，通过对200例SLE及140例其他风湿病患者70项各种临床表现及有关的近代免疫学检查指标的考察，运用电子计算机作逐步回归分析，并结合专家临床经验，最后制定出13项SLE诊断标准（上海标准）：

1. 蝶形红斑或盘状红斑；
2. 光敏感；
3. 口鼻腔黏膜溃疡；
4. 非畸形性关节炎或多关节痛；
5. 胸膜炎或心包炎；
6. 癫痫或精神症状；
7. 蛋白尿或管型尿或血尿；
8. 白细胞$<4\times10^9/L$（$4000/mm^3$）或血小板$<100\times10^9/L$（$100\,000/mm^3$）或溶血性贫血；
9. 免疫荧光抗核抗体（IFANA）（+）；
10. 抗双链DNA（+）或LE细胞现象；
11. 抗Sm（+）；
12. C3降低；
13. 皮肤狼疮带试验（非病损部位）（+）或肾活检（+）。

符合13项中任何4项者，可诊断为SLE。

临床验证结果表明上海标准对SLE的灵敏度达95.5%，特异度达96.7%，与ARA（1982）标准比无显著差异，进一步的研究结果提示，上海标准对早期SLE的诊断优于ARA标准，这可能与上海标准较多的引入现代免疫学检测指标如补体C3和狼疮带试验等有关。

目前，尚无任何 SLE 分类标准被正式验证为诊断标准，因此，分类标准仅仅是 SLE 诊断的重要辅助工具，应该记住分类标准不适合一些 SLE 个体的诊断，对于早期或不符合标准的 SLE 患者，我们诊断时应该强调"客观"的硬标准，如血清学标志物、皮肤、肾活检等，强调一些 SLE"相对特异性"的临床表现，如蝶形红斑、盘状红斑、光过敏、关节滑膜炎、自身免疫性三系减低等，重视自身免疫病家族史以及治疗史，必要时给予一定时间随访，然后再予诊断。

二、狼疮发病情况

（一）SLE 患病率

国外 SLE 患病率报道主要来自美国、英国、澳大利亚、瑞典、库拉索、芬兰、冰岛、日本和马来西亚等国家地区（表 4-1），各家报道结果随研究时间、地理位置以及研究对象的入选标准等不同而有较大的出入。

美国大陆报道的 SLE 患病率为 14.6/10 万～50.8/10 万。

加利福尼亚州的旧金山和明尼苏达州的 Rochester 报道的总体 SLE 患病率分别为 50.8/10 万和 40.0/10 万；但他们报道的白人 SLE 患病率较为近似，分别为 44/10 万和 40/10 万。这两个研究均以住院患者和门诊患者作为研究对象，入选诊断标准也相同；但他们的研究对象分别来自 Kaiser Foundation Health Plan 的成员和 Olmested County 的居住者，群体的种族构成比也不同，这可能是报道总体 SLE 患病率不同的原因。

表 4-1 SLE 患病率：选择性国际研究

研究者	国家	年	病例数	研究率*
Siegel 和 Lee	纽约	1965.7	79	14.6
Fessel	旧金山	1973.7	414	50.8
Michet 等	Rochester，MN	1980.1	73	40.0
Meddings and Grennan	新西兰	1980	16	15
Nived 等	瑞典	1982	61	39
Helve	芬兰	1978	1323	28
Hochberg	英国	1982	20	12**
Nakae 等	日本	1984	NS	21
Gudmundsson 和 Steinsson	冰岛	1990	86	36
Samanta 等	英国	1992	50	26
Nossent	库拉索	1992	69	48
Hopkinsson 等	英国	1993	137	25
Anstey 等	澳大利亚	1993	22	52
Johnson 等	英国	1995	242	28

*率：/10 万；男女性合并；**仅为女性男性患者；NS：未标出

Lawrence 等分析了 1985 年旧金山美国人口学资料，推算美国 SLE 患者有 13.1 万人，其中白人男性 7000 人，黑人男性 7000 人，白人女性 7.4 万人，黑人女性 4.3 万人；但该研究资料未包括西班牙人和亚洲人的调查结果，因此有作者认为该报道可能低估了美国 SLE 患病率。

Hochberg 等在 1995 年通过电话查询，共访问了年龄 18 岁以上妇女 4304 人，其中 15% 述说她们曾经被内科医师诊断为 SLE，患病率为 372/10 万（可信限为 95%（CI），208614）。这些结果虽然不能作为准确的 SLE 患病率，但提示美国 SLE 患者可能远比既往估计的要多。

Michet 等的研究还进行了可疑 SLE 流行病学调查。结果表明，在明尼苏达州的 Rochester，可疑 SLE 患病率与确诊 SLE 患病率近似，分别为 33/10 万和 40/10 万，相应的白人女性 SLE 患病率分别为 64/10 万和 54/10 万。

澳大利亚的 Anstey 等和库拉索的 Nossent 分别在 1992 年和 1993 年报道 SLE 患病率为 52/10 万和 48/ 万，处于国外报道结果的较高水平。

瑞典报道 SLE 患病率为 39/10 万，与美国的报道结果很接近，可能与两国的研究者采用相同的入选标准有关。

英国报道 SLE 患病率在 12.5/10 万～28/10 万，比其他国家报道结果相对要低。英国研究者一般都混合使用各种病史资料，包括门诊病史记录、内科医师调查记录、住院病史记录等，这可能与获得较低的 SLE 患病率有关。

新西兰报道的结果与英国 SLE 患病率近似，仅为 15/10 万。日本 Nakae 等报道的 SLE 患病率也比较低，仅为 21/10 万。

1985 年上海市陈顺乐等首先在国内选择上海市纺织系统的 10 个纺织厂职工进行普查，总人数为 32 668 人，报道 SLE 患病率为 70/10 万；由此估算我国 SLE 患者达一百万人，提示我国 SLE 患病率与美国 SLE 患病率相近似。

（二）SLE 发病率

美国大陆报道的 SLE 年发病率在 1.8/10 万～

表 4-2 美国性别 / 种族相关的 SLE 发病率*

研究	时间	WM	WF	BM	BF	总体
Siegl 和 Lee 纽约	1956～1965	0.3	2.5	1.1	8.1	2.0
Fessel 旧金山	1985～1973	ND	ND	ND	ND	7.6
Michet 等 Rochester，MN	1950～1979	0.9	2.5	ND	ND	1.8
	1970～1979	0.8	3.4	ND	ND	2.2
Hochberg Baltimore，MD	1970～1977	0.4	3.9	2.5	11.4	4.6
McCarty 等 Pittsburgh，PA	1985～1990	0.4	3.5	0.7	9.2	2.4

*发病率：10 万人年；BF 黑人女性，BM 黑人男性，WF 白人女性，WM 白人男性，ND 缺资料

7.6/10 万（表 4-2）。Fessel 等于 1974 年报道旧金山 SLE 发病率为 7.6/10 万人年，处于各报道结果的较高水平；Michet 等于 1985 年报道 Rochester 的 SLE 发病率为 1.8/10 万人年，处于各家报道结果的较低水平。值得注意的是，Kurland 等和 Michet 等的研究资料来自相同的群体和回顾性医疗记录；但这两个研究获得的 SLE 发病率却有较大的出入，其原因可能与入选标准不同有关。McCarty 等利用 Capture-recapture 分析方法，研究宾夕法尼亚 Allegheny 县 SLE 患者；结果表明，1985～1990 年期间，SLE 平均年发病率为 2.4/10 万，与巴尔的摩早期研究结果很近似。

表 4-3 SLE 发病率

作者	国家	时间	病例	率*
Nived 等	瑞典	1982	61	4.8
Jonnson 等	瑞典	1986	39	4.0
Iseki 等	日本	1984	566	3.0
Gudmundsson 和 Steinsson	冰岛	1990	76	3.3
Nossent	库拉索	1992	94	4.6
Hopkinson 等	英国	1993	23	3.7
Johnson 等	英国	1995	33	3.8

*率：/10 万，男女混合

冰岛、瑞士、英国、日本和库拉索的加勒比海岛报道的 SLE 发病率相互间较为近似，在 3.0/10 万～4.8/10 万（表 4-3）。Gudmundsson 和 Steinsson 在冰岛研究了 1975～1984 年期间发病的 SLE 患者，确诊者共 76 人，报道总体 SLE 发病率为 3.3/10 万 / 年。Nivel 等在瑞典研究了 1981～1982 年期间新发病的 SLE 患者，确诊者 15 人，总体 SLE 发病率为 4.8/10 万。在英国，Hopkinson 等和 Johnson 等分别报道了 1989 年诺丁汉和 1991 年伯明翰的 SLE 发病率，总体 SLE 发病率分别为 3.7/10 万 / 年和 3.8/10 万 / 年。在日本冲绳，Iseki 等研究 1971～1991 年期间发病的 SLE 患者，确诊者共 566 人，总体 SLE 年均发病率为 3.0/10 万。在库拉索岛，居住者主要为非洲库拉索人，1980～1989 年期间，总体 SLE 年均发病率为 4.6/10 万。

美国 Michet 等的研究同时分析了美国白人女性 SLE 时段发病趋势，结果表明，在 1950～1954 年以及 1975～1979 年期间，SLE 发病率呈上升趋势。SLE 时段发病率的上升可能与环境因素的变迁有关，有待于进一步研究。

我国在 SLE 发病率研究方面尚无确切的报道结果。

（三）种族、年龄和性别对 SLE 发病的影响

SLE 发病存在明显种族地区因素差异性，目前已基本肯定黑人 SLE 患病率和发病率明显比白人高（3～4 倍），平均发病年龄比白人轻；亚洲人 SLE 患病率和发病率是否比白人高尚有争议。SLE 以生育期女性发病占多数，男女发病之比可高达 1∶13，平均为 1∶9；在 14 岁以下和 65 岁以上年龄组，女性发病优势不明显。

在白人女性，报道 SLE 发病高峰主要在 15～54 岁年龄组；但也有以 45～64 岁、50～74 岁、50～59 岁年龄组为发病高峰的报道。在白人男性，Michet 等和 Siegeldeng 分别报道 SLE 发病高峰在 50～59 岁和 65 岁以上年龄组，白人男性 SLE 发病年龄较女性晚；随后，Hochberg 等的研究也得到同样的结论。

Fessel 等的评估结果被认为是比较合理的：美国白人女性 SLE 患病率为 71/10 万；在 15～64 岁年龄组，患病率为 100/10 万。瑞典南部白人女性 SLE 患病率为 99/10 万，与美国白人女性 SLE 患病率近似。在冰岛，白人女性年龄校正 SLE 患病率稍低，为 62/10 万。但英国白人女性 SLE 患病率则

明显低下，报道为32/10万和36/10万。

在黑人女性，纽约报道SLE发病高峰在15～44岁年龄组；匹兹堡报道在20～39岁年龄组；巴尔的摩（Baltimore）报道在25～34岁年龄组；Nossent等报道库拉索岛非洲加勒比海人SLE发病高峰在年龄较大的45～64岁年龄组。在黑人男性，Hochberg等报道SLE发病高峰在45～64岁年龄组；Nossent等报道在65岁以上年龄组。

Fessel报道美国黑人女性SLE患病率为283/10万；在15～64岁年龄组，患病率达400/10万，比白人SLE患病率高4倍。Hochberg报道黑人女性SLE发病率为11.4/10万，在25～34岁年龄组，发病率高达20/10万，比白人女性高3倍；黑人男性SLE发病率为2.5/10万，在45～64岁年龄组，发病率达5/10万。

英国伯明翰报道非洲加勒比海人的年龄校正SLE发病率为25.8/10万，比白人患者高6倍；年龄校正SLE患病率为112/10万，比白人患者高5倍；发病年龄女性平均发病年龄为34.5岁，明显比白人女性患者（平均为41岁）轻。

在亚洲人，报道SLE发病高峰主要在16～45岁年龄组。Serdula和Rhoads研究了1970～1975年期间107例住院SLE患者（在美国奥阿胡岛），报道亚洲人（中国、菲律宾和日本）SLE校正患病率为17.0/10万；1980年以后又对该地区的SLE发病情况作了调查，报道亚洲人校正SLE患病率为22.4/10万。1980年，Hart等报道旅居新西兰Auckland的波利尼西亚人SLE的年龄校正患病率为50.6/10万。在英国，居住在累斯特市的亚洲人年龄校正SLE患病率为64.0/10万（19例患者）；居住在伯明翰的亚洲人年龄校正SLE患病率和发病率分别为46.7/10和20.7/10万。以上结果均表明亚洲人SLE患病率和发病率比白人高。然而，Fessel对美国旧金山SLE患者的研究结果并不支持这一结论。1987年Nakae等也报道日本人SLE发病率不比白人高。我国报道SLE患病率在30/10万～70/10万，女性患病率为113.33/10万，与美国报道的白人女性SLE患病率近似。1986年中国台湾地区报道，在被调查的1836位居民中，仅发现1例SLE患者；在被调查的2000名女学生中，无1例SLE患者。

Anstey等研究了澳大利亚北端土著人的SLE患病率和发病率：1986～1991年期间的年均患病率为52/10万，1986～1990年期间的年均发病率为11/10万，患病率和发病率均比澳大利亚白人明显为高。

另有3位作者报道北美洲印第安人（美洲土著人）SLE患病率和发病率显著比白人高。他们研究的人群分别来自美洲印第安75个部落中的3个部落、Nootka的太平洋西北印第安人群，以及生活在阿拉西加东南部Tingit、Haida和Tsimashian的印第安人群。但是阿拉西加Inuits人的SLE患病率并不高。这些隔离人群SLE发病不受其他混杂因素的影响，主要与近亲婚配或环境因素有关，有可能为SLE危险因素的研究提供较多的信息。

三、SLE死亡率

在美国大陆，很多作者报道了SLE死亡率，他们的资料来自某些群体机构或国家人口学资料（表4-4）。

Lopez-Acuna等研究了国家统计研究中心的人口学资料，评估了1968～1978年期间盘状（DLE）和SLE死亡率：总SLE及DLE死亡人数为11 156例，其中2568（23%）例为盘状红斑狼疮，8588（77%）例为系统性红斑狼疮。死于DLE和SLE的患者，不存在组间性别、种族或地区因素显著差异。因此作者将DLE和SLE患者合并进行分析。6452名死者为白人妇女，2573名为黑人妇女，1726名为白人男性，371名为黑人男性，相应的年龄校正死亡率为6.0、17.6、1.8和3.0/（百万•年）。年龄特异

表4-4 美国性别种族特异度SLE死亡率*

研究	年	WM	WF	BM	BF
Cobb	1959～1961	1.1	4.0	1.8	10.6
Siegel和Lee	1956～1965	1.6	6.6	4.4	20.0
Kaslow和Masi	1972～1976	1.5	5.2	2.2	14.8
Gordon等	1972～1976	1.2	4.5	1.9	13.1
Lopez-Acuna等**	1968～1978	1.8	6.0	3.0	17.6

*率百万/年，**死因包括盘状狼疮和SLE

的年均死亡率呈单峰分布，黑人患者死亡率高峰在45～54岁的年龄组，白人患者死亡率高峰在65～74岁的年龄组。

Kaslow分析了1968～1976年期间SLE患者的死亡记录（资料分别来自美国的12个州），结果表明黑人SLE死亡率比白人死亡率高3倍，亚洲人SLE死亡率比白人死亡率高2倍，3个种族的SLE死亡率分别为8.4、6.8和2.8/百万。中国、日本和菲律宾的年龄和性别校正SLE死亡率分别为7.5、6.8和5.1/百万。年龄和性别校正的亚洲人SLE死亡率较美国大陆人群高，以菲律宾人SLE死亡率为最高。这一结果与Serdula等的报道一致。这种死亡率的差异是否真正由种族因素所致尚不清楚。

在美国纽约市，Siegel和Lee的研究结果提示波多黎各人的SLE发病率和死亡率均比白人高。Lopez-Acuna等分析了1970～1977年期间波多黎各人的SLE死亡率，资料由NCH提供，研究人群来自西南部西班牙人口比例最高的5个州，包括亚利桑那州、加利福尼亚州、科罗拉多州、新墨西哥州和得克萨斯州；报道死于SLE的波多黎各人共92名，女性和男性的平均年龄校正SLE死亡率分别为7.5和2.0/百万，与同时期的美国白人SLE死亡率比无显著差别。

芬兰、冰岛、英国维吾氏和库拉索岛等国家地区报道了全国性SLE死亡率。芬兰、英国维吾氏和库拉索报道的SLE死亡率分别为4.7、2.5和17.0/百万。芬兰和英国维吾氏的年龄特异度SLE死亡率与美国白人SLE死亡率很近似。英国女性年龄校正SLE死亡率比男性高4倍，也与美国报道结果近似。库拉索的年龄特异度SLE死亡率与美国黑人SLE死亡率近似，以45～64岁年龄组的死亡率最高，女性死亡率比男性高4倍。

美国和英国维吾氏的研究同时分析了SLE死亡率的时段趋势。1968～1978年期间，美国SLE患者的年龄校正死亡率呈明显下降趋势。1974～1983年期间，英国维吾氏女性SLE患者的年龄校正SLE死亡率也呈明显下降趋势；但男性的SLE死亡率未见明显下降，可能与例数太少有关。

四、SLE预后

（一）SLE患者总体生存率

Merrell等于1955年首次报道SLE患者的生存率明显低下，4年生存率仅为51%。随后许多学者对SLE患者的预后和生存情况进行了长期随访，随访期最长达40多年；结果表明，在过去的40多年里，SLE患者生存率在逐年提高。1964年Kellum等报道SLE患者10年生存率为50%；1971年Estes等报道10年生存率升至60%；1980～1990年期间报道的SLE患者5年生存率多在83%～88%，10年生存率多在74%～79%；在某些包括有较多轻型SLE患者报道中，10年生存率可达90%；1990年以后，10年生存率报道为85%～93%，20年生存率可达70%（表4-5）。

表4-5 国外SLE患者累计生存率：1954～1995年

作者	地点/年	累计生存率（%）	
		5年	10年
Merrill和Shulman	Baltimore/1954	51	—
Kellum和Christian	Cleveland/1964	70	53
Esltes和Christian	New York/1971	77	60
Feinglass等	Baltimore/1976	94	82
Hochberg等	Baltimeor/1981	97	90
Wallace等	Los Angeles/1981	88	79
Ginler等	Muticenter/1982	88	71
Rubin等	Toronto/1985	88	—
Stafford-Brady等	Tornoto/1988	84	75
Swaak等	Netherlands/1989	94	87
Jonnson等	Sweden/1989	95	—
Reveille等	Birmingham/1990	90	87
Gripenburg和Helve	Finland/1991	—	91
Pisitiner等	Los Angeles/1991	97	93
Abu-Shakra等	Tonoto/1995	93	85

国内陈盛等报道上海仁济医院50例SLE患者随访结果，5、10、15、18年生存率分别为98%、84%、76%和70%。2007年吕良敬等对该院过去20年来的狼疮性肾炎患者的肾脏存活率进行了回顾性分析，结果显示最近10年狼疮肾炎的预后显著优于过去10年。这些报道结果都表明国人SLE患者预后较既往已有明显改善。最近，基于上海仁济医院SLE数据库30年回顾的资料显示SLE的25年累积生存率已达78.4%。

（二）预后相关因素

影响SLE患者生存率的因素有多种，包括种族、性别和社会经济等；患者生存率的提高则主要与现代免疫学的迅速发展，治疗措施的改进和危象监护条件的改善等有关，使医师能够早期诊断SLE，预测病情的发展趋势，确保越来越多的患者及时得到合理的治疗。

1. 种族因素　多位作者报道，与白人患者相比，黑人 SLE 不但患病率高，而且预后也较差。一般黑人 SLE 肾脏损害多见，病情恶性度高。也有亚洲人 SLE 患者预后较白人患者差的报道。

2. 性别　男性 SLE 发病率比女性低得多，但男性 SLE 患者常发生更为严重的狼疮性肾炎（LN）。已有多位作者报道男性 SLE 患者预后比女性差。国内研究报道男性是独立影响 SLE 患者预后的恶性因素。造成这种性别上预后差异的原因尚不清楚，可能与社会因素（如心理压力）或者性别决定因素（如基因）等有关。

3. 发病年龄　多数报道发病年龄小的 SLE 患者易发生狼疮性肾炎，且较成人更易并发严重感染，故认为发病年龄小的 SLE 患者预后较差。但发病年龄并不影响 SLE 患者生存率。这可能与 SLE 患者的第二个死亡高峰有关；该死亡高峰主要由动脉粥样硬化和心肌梗死等心血管疾病所致；由于老年 SLE 患者在第二个死亡高峰占较高比例，因此统计学上显示老年患者组的生存率并不比年轻者的生存率高。近期鲍春德等报道，幼年 SLE 病情具有更好的可逆性，经治疗后预后明显改善。

4. 重要器官损害　SLE 可侵犯任何组织和器官，如侵犯肾脏、心脏和中枢神经系统（CNS）则提示预后不佳。此外，如出现实质性肺病变和严重全血细胞低下者，预后也甚差。

狼疮性肾炎（LN）：主要表现为肾炎或肾病综合征，可出现于 SLE 的任何病期，以出现于早期为最多见。Nossent 等报道 LN 主要发生于诊断 SLE 后 3 年内；在这 3 年内，每个患者都有 30% 的可能性发生 LN，3 年后发生的可能性仅为 10%，其中部分患者不管接受何种治疗，均在较短的时期内，发展至肾衰终末期，致使 SLE 患者生存率显著下降；有无 LN 的 SLE 患者 10 年生存率分别为 62% 和 93%；因此 LN 可作为判断 SLE 患者预后的重要指标之一。

狼疮性 CNS 损害：临床上主要表现为精神症状和神经症状。精神症状发生率较高，1973 年 Baket 报道 52% SLE 患者出现精神症状，表现为情绪变化和精神分裂症。神经症状表现为癫痫发作，占狼疮性 CNS 损害的 17%～59%；其他表现尚有脑神经损害、无菌性脑膜炎和脊髓炎等；SLE 患者出现脑萎缩也多见，有报道认为，SLE 患者 CNS 均受到不同程度的损害，且病情呈进行性加重，其中脑萎缩和慢性器质性脑功能不全可发生于无任何 CNS 损害表现的患者；Ginzler 等报道器质性脑症状和癫痫与 SLE 患者总体生存率下降显著相关，主要影响进入研究后的第 1 年生存率：有无 CNS 损害的 SLE 患者第 1 年生存率分别为 80% 和 90%，此后两组患者的生存率曲线趋于平行。

狼疮性心血管损害：主要表现为心包炎、心肌炎和心内膜炎，发生率约 33%，常导致心力衰竭，是 SLE 患者常见的死亡原因。

5. 病理和实验室异常指标　肾组织病理：肾组织病理型别（WHO 分型标准）与 SLE 患者生存率显著相关。Gerald 等报道Ⅱ级 A 的患者 10 年生存率达 83%，而Ⅱ级 B（仅有膜损害）、Ⅲ级、Ⅳ级和Ⅴ级患者 10 年生存率分别为 53%、34%、56% 和 45%。从镜下单项病变来看，与预后不佳相关的指标包括：间质单核细胞浸润、肾小球硬化和肾小球萎缩等；电镜下显示内皮细胞下电子致密物质沉积也提示预后较差。

血常规：贫血、淋巴细胞减少和血小板减少显著影响 SLE 患者的生存率。Ginzler 等的研究表明轻度和重度贫血对 SLE 患者预后的影响均显著。Reveille 等报道血小板减少是独立影响因素，主要影响多系统受累后 2 年内的生存率。

尿常规：蛋白尿、血尿和管型尿都与 SLE 患者生存率显著下降相关。Ginzler 等报道尿蛋白 ++ 以上的 SLE 患者 5 年生存率和 10 年生存率分别为 66% 和 56%；国内报道尿蛋白 ++ 者分别为 63% 和 52%，尿蛋白 +++ 以上者分别为 63% 和 46.5%。

肾功能：血尿素氮和血肌酐（Cr）增高是 SLE 患者早期生存率下降的重要原因。国外报道 Cr 正常（Cr<1.3mg/dl）、Cr1.3～3mg/dl 和 Cr>3mg/dl 的患者，5 年生存率分别为 83%、72%、和 28%，10 年生存率分别为 81%、63% 和 12%。国内研究报道 Cr 增高是独立影响 SLE 患者生存率的恶性因素，但与蛋白尿、血尿和管型尿合并作为一项指标引入回归模型时，失去显著性。

补体系统：75%～95% SLE 患者血清总补体值下降，补体组分中 C1、C4、C3、C2 和 C9 也显著降低。其中 C3、C4 和 CH50 降低提示 SLE 将累及肾脏，C3 降低预示肾脏的损害较严重。C3 降低在病程中出现的时间比其本身降低的绝对值更为重要，出现的时间越早，患者的预后越差。因此 C3 降低可能是早期判断 SLE 发展趋势的最重要指标。

自身抗体：自身抗体对诊断 SLE 具有重要意义。但至今为止，未见自身抗体独立影响 SLE 患者生存率的报道。有两位作者报道抗心磷脂抗体阳性与 SLE 患者生存率下降显著相关。

五、死因

SLE患者的死因主要包括感染、肾功能衰竭、心衰、消化道出血和CNS损害等。

感染在死因中常常居于首位，约占死因的33%。金色葡萄球菌是最常见的致病菌，白色念珠菌和卡氏肺囊虫则是常见的条件致病菌。感染多发生于SLE活动期，尤其是在接受大剂量皮质激素或细胞毒性药物治疗的SLE患者。

随着SLE患者生存率的提高，心血管并发症已成为SLE患者的另一重要死因。Jonnson等报道SLE患者死于冠心病的风险性增高9倍，Iseki等报道风险性增高45倍，并证实这与皮质激素的应用密切相关。因此，为了进一步提高SLE患者的生存率，对SLE患者应尽量使用剂量最小而有效的皮质激素，早期预防和治疗冠心动脉疾病，包括高胆固醇血症、肥胖症、高血压和糖尿病等。

有作者报道SLE患者的肿瘤发病率明显增高，以非霍奇金淋巴瘤为多见。来自芬兰的研究表明，SLE患者的肿瘤发生风险性增高2.6倍，非霍奇金淋巴瘤发生的风险性增高40倍。但美国宾夕法尼亚州的研究未见SLE患者肿瘤发生率明显增高。国内对566例SLE患者的回访结果，发现两名患者死于肿瘤，其中一名死于肺癌，另一名死于肝细胞癌。

世界各地均已开展SLE流行病学研究，英国联邦、瑞典和美国等国家地区的研究覆盖面较广。在美国，黑人SLE发病率和患病率以及死亡率都比白人高3倍以上；在英国，亚洲印第安人和非洲加勒比海人SLE发病率和患病率也比白人高；日本和中国报道SLE患病率与美国白人近似。遗传流行病学研究结果表明SLE是多基因遗传病，发病除与多种易感基因易感外，还与环境刺激因素、性激素异常等有关。随着医疗技术的发展，临床上已能早期诊断SLE，依据某些重要指标如LN、全血细胞降低、早期C3降低等，可判断SLE发展趋势，因此对SLE的治疗效果有了可喜进步。自20世纪50年代以来，SLE死亡率在逐年下降，生存率已大幅度升高，患者的预后明显改善；令人鼓舞的是我国SLE患者的生存率也已接近或达到先进国家水平，很多SLE患者过上了正常人的生活，能够建立新的家庭，生儿育女，同享天伦之乐。但是，SLE仍然是危害人类健康乃至威胁生命的严重性疾病；至今除发现几十种SLE易感基因外，SLE的具体遗传机制尚不清楚，也没有发现SLE发病的特异环境致病因素。现代分子生物学、遗传流行病学等学科的发展，以及多种边缘学科的结合，将帮助我们探明决定SLE发病的“主效应基因”，了解遗传基因与环境刺激因素相互作用的各种细节，阐明SLE发病机制，确保我们更合理地治疗SLE，最终根治SLE。

第三节　从致死性疾病到可治可控制的炎症性自身免疫病——狼疮治疗现状与未来

系统性红斑狼疮（SLE）曾被认为是一种急性致死性疾病，在20世纪50年代，其5年生存率仅25%，人们把SLE视为不治之症。但近50年来，随着对本病的发病机制认识的不断深化和诊治方法的不断提高，特别是免疫调节和免疫抑制疗法的发展，本病的预后有了显著的改善。Peter Schur及美国风湿病学学院（ACR）关于SLE诊治指南（1999）中已明确提出SLE是一种慢性炎症性、多脏器累及的自身免疫性疾病，有时可危及生命。结合国内近30年的临床实践，我们提出SLE的疾病模式目前已转换为可治可控制的炎症性自身免疫病。现今SLE 10年生存率已达到85%以上。这对我们治疗SLE这个顽症加强信心。

关于本病的死亡原因，Urowitz（1976）最早提出SLE死亡率呈“双峰”模式，即早期死于感染和肾炎，晚期死于心、脑血管病变。在18年随访一文中分析了SLE致死原因，感染及肾炎并列第一（各占33%）。复习近年文献报道，感染已成为SLE的主要致死原因，主要为肺。且与大量应用糖皮质激素或（及）免疫抑制剂密切相关，因此防治感染特别是肺部感染，已成为进一步提高SLE生存率的重要目标。近年来我们也报道了SLE早发冠状动脉粥样硬化的临床研究，引起人们的广泛注意。

一、SLE治疗的艺术性——效益和风险的权衡

SLE的治疗应倡导个体化治疗以及治疗效益和风险的权衡，对每一个SLE患者在决定治疗方案前一定要准确判断疾病活动性及严重性。疾病活动性是指炎症的程度。要了解疾病的活动性一定要从了解发病机制入手，这主要涉及遗传基因、T/B细胞相互作用、细胞因子和免疫复合物的沉积，并最终使黏附分子表达增高，内皮破坏引起血管炎症，导致各种器官损害。尽管狼疮的免疫发病

机制中有炎症性和非炎症性损伤两种，但对机体造成损害的，主要是炎症性损伤。当前我们所用的药物多数的作用是免疫调节和抑制炎症。在临床实践中，如何估计炎症的程度显得尤为重要。作者常结合以下几方面进行评估：①临床表现，例如关节炎、面部红斑、脱发、间质性肺炎、肾炎等均是血管炎症的表现；②实验室检查，例如补体降低、血沉（红细胞沉降率）增高、蛋白尿等；③疾病的活动性评分指数，如 SLEDAI，SLAM，ECLAM，BILAG 及 OUT 等，这些常被用于临床药物试验中疗效的监测和评估。实际上列各种疾病的活动性评分指数主要亦由临床表现和实验室检查所组成。而疾病严重性主要指器官结构和功能的损害，有关损害的的程度可由“损伤指数”SLICC 评估。

二、红斑狼疮血液系统累及的处理

SLE 引起的血液系统异常主要表现为贫血、白细胞减少及血小板减少。一般随疾病活动的控制而很快缓解。溶血性贫血往往对大剂量激素（泼尼松 1mg/d 或相当剂量）反应较好。一旦血色素升高、网织红细胞降低，激素可减量。如治疗无效，可考虑激素冲击。免疫抑制剂如硫唑嘌呤[1～2mg/（kg•d）]、环磷酰胺[2mg/（kg•d）]也有效果，但存在骨髓抑制的风险。狼疮性血小板减少性紫癜（LTP）中约有 5% 为难治性，如血小板数量能维持在 5 万 /μl 以上无生命危险可不予特殊处理；低于 5 万 /μl 伴有出血症状、或重型血小板迅速降至 2 万 /μl 以下则需积极治疗。一般给予甲泼尼松龙 1～2mg/（kg•d）治疗；对激素抵抗或依赖的患者可加用细胞毒药物，如长春新碱、环磷酰胺、硫唑嘌呤等。环孢素对部分血小板减少患者有效，3～5mg/（kg•d）起始，血小板数通常在 2～3 周增加，起效后慢慢减量至维持剂量。大剂量丙球的疗效被证明是短暂和一过性的；脾脏切除是有效的，但远期效果并不理想；Danazol 也可应用，疗效不显著。但应注意：①许多药物如异烟肼，利福平，双氯芬酸，双氢克尿噻，西咪替丁（cimetidine），柳氮磺胺吡啶（SASP），两性霉素 B 及万古霉素等；②多种病毒，如人类免疫缺陷病毒（HIV），丙种肝炎病毒（HCV）及巨细胞病毒（CMV）等皆可引起血小板减少症，故在诊断狼疮性血小板减少性紫癜时应考虑排除药物及病毒所致的可能性。血栓性血小板减少性紫癜，初期症状类似狼疮活动。治疗上，血浆置换最为重要，对激素或其他免疫抑制剂通常无反应。

三、SLE 的心脏累及

心脏累及很常见，包括瓣膜、心包膜、心肌及冠状动脉等均可累及。近年来，随着 SLE 诊治水平的提高，目前有明显临床表现的瓣膜病变者，已很少见，但超声心动图所能探及的亚临床型瓣膜病变者达 33%。这类患者通常不需要特殊治疗，如有发生菌血症的风险，则要考虑应用抗生素。超声心动图可用来监测瓣膜病变。

心包炎狼疮患者常常会有心包累及，一般症状较轻，有大量渗出、心包填塞者在狼疮较少见。可用 NSAID 治疗。如无效，可给予激素[泼尼松 0.5～1mg/（kg•d）]。偶有致命性的心脏填塞时可做心包穿刺。

心肌炎虽然不常见，但在患者表现心律失常、EKG 异常（如 ST、T 波异常）、心肌肥厚、充血性心力衰竭症状时，应该高度怀疑。急性心肌炎，应用泼尼松治疗[0.5～1mg/（kg•d）]。必要时可辅以环磷酰胺或硫唑嘌呤。

据一组 SLE 病例的长期随访证实，冠状动脉病（CAD）约占 SLE 死因的 30%，其中以冠脉粥样硬化最为常见。Manzi 等（1997）的研究表明绝经前女性 SLE 患者心梗的相对危险度是同年龄组正常女性的 52.3 倍。最近，我学科吕良敬等（2003）报道了 4 例 SLE 合并急性冠脉综合征（ACS），其中有 2 例为绝经前妇女，说明国内 SLE 患者同样存在早发冠状动脉病（CAD）。CAD 的发生可能与疾病本身免疫紊乱及长期糖皮质激素影响有关。长期泼尼松治疗史、高脂血症、高血压和糖尿病等危险因素的存在可能预示 SLE 发生 CAD 和 ACS 的高危性。Shoenfeld 等分别采用热休克蛋白、β2GPⅠ和 ox-LDL 免疫动物，发现前两者可诱发动物的早发动脉粥样硬化，从而提出“动脉粥样硬化是一种自身免疫病”的推断，这有助于诠释 SLE 患者动脉粥样硬化的高发率。

症状性冠状动脉性疾病应该像非狼疮的患者一样进行评估和处理。激素可以影响高血压和糖尿病，应尽可能减少剂量。积极治疗高血压，将舒张压降到 85mmHg 以下和抗血小板积聚（如阿司匹林）。

四、狼疮的肺部病变

狼疮较常见的肺部表现有胸膜炎、间质性肺炎及肺动脉高压等。

狼疮的胸膜炎常伴有胸腔积液，一般是少到中等量，很少出现大量胸腔积液。轻者可使用 NSAIDs，如无效可使用 10～30mg/d 剂量糖皮质激素，通常可迅速见效。

狼疮间质性肺炎可以分为急性间质性肺炎和慢性弥漫性间质性肺炎两种类型。

急性间质性肺炎起病急骤，临床表现为发热、咳嗽少痰、呼吸困难、胸膜炎、低氧血症，并常伴有肺外表现。HRCT 检查可以见到毛玻璃影及肺泡实变影，其程度与炎症反应的强弱相关，而实变影常提示更重的炎症。由于许多肺部感染的表现与急性间质性肺炎类似，有时间质性肺炎同时伴有肺部感染，因此鉴别诊断非常重要。在治疗开始时就应该以可靠的方法（必要时纤维支气管镜检查）尽可能排除包括结核、卡氏肺孢子虫和巨细胞病毒在内的各种感染。如为单纯的急性间质性肺炎，治疗可给予泼尼松 1～1.5mg/(kg•d)。若在 72 小时内无效而又找不到明显的感染依据，应考虑使用甲泼尼龙 300～500mg/d 静脉冲击治疗，必要时辅以静脉环磷酰胺。急性狼疮性间质性肺炎的死亡率很高，成功的治疗关键在于①密切观察病情，根据情况随时调整方案；②严格注意消毒隔离，预防继发性感染；③一旦发现有感染，应及时给予足量强有力的抗生素治疗。

慢性间质性肺炎的特征是活动后呼吸困难、干咳、限制性和弥散性肺通气功能障碍，部分患者是由于急性期治疗不彻底。但常常 HRCT 检查多见网状条索影、蜂窝影以及牵拉性支气管扩张，同时伴有渗出性炎症性病变。治疗的关键在于正确地评估炎症反应的性质和程度，除定期做 HRCT、肺功能外，必要时应做肺活检。

治疗：①单纯弥漫性间质纤维化病变，主要以保护残余肺功能为主；如有肺外狼疮活动表现，治疗肺外病变。②如同时伴有渗出性间质性炎症，仍应适量应用激素[如 0.5～1mg/(kg•d)]和(或)免疫抑制剂治疗渗出性病变。③如伴有感染，则应及时控制。

继发于狼疮的肺动脉高压发病率为 5%～14%，其中严重的症状型肺动脉高压虽然少见，但预后极差，所以狼疮肺动脉高压的治疗要着眼于：①对轻、中度肺动脉高压的早期发现，这方面心脏彩色多普勒超声是十分有益的检查手段；②通过心导管检查和活检鉴别肺动脉病变是活动性炎症、血栓形成（除外抗磷脂抗体综合征）还是纤维化，这对于治疗和判断预后极为重要。其治疗与原发性肺动脉高压相似，包括氧疗、抗凝和血管扩张药（如钙通道阻滞剂）。如为纤维化病变，则对各种治疗反应差。如为活动性血管炎症，则糖皮质激素[一般 1～2mg/(kg•d)]起始静脉滴注，有效者 2～3 周后见效，根据情况逐步减量维持。必要时调整剂量）和细胞毒药物（如环磷酰胺、环孢霉素）有效，部分患者的肺动脉压力可以恢复正常。难治性肺动脉高压最终会发生心功能衰竭和猝死，心肺移植曾经是唯一的选择，近年来内皮素受体拮抗剂 Bosentan（50～125mg，每日 2 次，口服）和前列环素类似药物 Treprostinil（连续皮下注射）的临床应用可能会有帮助。

肺出血是狼疮比较少见的肺部并发症。在排除感染后需积极治疗，联合使用糖皮质激素和环磷酰胺，若效果不好可考虑做血浆置换或免疫吸附治疗。

皱缩肺综合征（shrinking lung syndrome）：少数 SLE 患者发现有皱缩肺综合征，该综合征的特征是呼吸困难，持续的胸膜性胸痛发作，进行性肺容量减少，在肺 CT 上没有明显的肺间质纤维化或有意义的胸膜病变。糖皮质激素的疗效常有争议。

肺部感染虽然极少由狼疮本身所引起，但却是狼疮最常见的肺部表现。大多由于糖皮质激素和免疫抑制剂的过度使用，患者出现机会性感染（如病毒、真菌及原虫）的可能性越来越大。这方面应引起足够的重视。

五、狼疮合并妊娠

近年来不少学者的经验表明，SLE 患者在服用少量泼尼松 10mg/d 以下，并且无病情活动性表现达 12 个月以上可以考虑妊娠。对已怀孕的患者一定要在内科医师及产科医师共同关心下定期随访，严密监视。既往有狼疮性肾炎的患者在妊娠期间应特别注意疾病的复发，并与先兆子痫相鉴别。妊娠期间由于血流动力学改变，常有轻度的尿蛋白增加，不一定是狼疮肾炎活动加剧的证据。疾病尚在活动期的患者不应妊娠。有明显疾病活动的患者由于胎盘组织血管炎症，绒毛营养不良，会影响胎儿发育，造成早产、流产或死胎。故对已经妊娠而伴有明显狼疮活动的患者，建议早期终止妊娠。

用于治疗 SLE 的药物可能通过胎盘引起胎儿异常，因此要反复权衡治疗的风险和效益。由于胎盘能产生 11β 去氢酶能将母体循环中进入胎盘的泼尼松氧化成无活性的 11- 酮形式，因此母亲服用泼尼松对胎儿并无影响，故可用于妊娠时抑制 SLE 活动，但倍他米松和地塞米松能以活性形式到达胎儿，应避免使用。甲泼尼松龙静脉冲击的资料很少，对胎儿的影响还不知道。妊娠时如有疾病活动按病情需要给予泼尼松治疗（表 4-6）。环磷酰胺和甲氨蝶呤对胎儿有致畸作用，应该避免。硫唑嘌呤和环孢素 A 可以谨慎使用。抗疟药在理论上会影响胎儿，但临床上有待进一步明确。NASIDs 会影响胎儿动脉导管的闭锁，故在妊娠后期禁用。

表 4-6 SLE 患者妊娠时泼尼松应用剂量

妊娠和疾病状态	泼尼松（参考剂量）
妊娠而狼疮处于缓解期和稳定期	泼尼松 10mg/d
妊娠时发生疾病活动	增加泼尼松的剂量足以控制病情具体剂量按需要而定
分娩	分娩时，甲泼尼松龙 60mg（或氢化可的松 200mg），静注
产后	产后第 2 日，甲泼尼松龙 40mg（或氢化可的松 160mg），静滴；第 3 日恢复产前剂量，至少 10mg/d 维持 6 周

六、狼疮肾炎的治疗进展

长期以来激素一直是治疗狼疮性肾炎（LN）的主要药物，但从 1986 年美国 NIH 的 Austin 等报道的 10 年长期随访数据来看，激素对控制 LN 患者临床活动有很好的效果，但不能防止 90% 以上 LN 患者进展至肾功能衰竭，这可能是因为皮质激素能引起高血脂及高血压导致肾损伤，从而加速肾小球硬化。而应用 IVCTX 加小剂量泼尼松治疗狼疮肾炎，则 10 年后仅 10% 的患者发生肾功能衰竭，至今仍为治疗狼疮性肾炎的金标准。近年来，随着肾移植的进展和免疫抑制剂的不断发展，许多有效的免疫抑制剂如环孢素、霉酚酸酯、FK506 等从肾移植治疗中引入 SLE 的治疗，显著提高了 LN 的疗效。

LN 的治疗应结合 WHO 病理分型和临床表现的严重程度给予不同治疗。治疗的目的在于控制活动性肾炎和防止肾功能减退。2011 年美国风湿病学会（ACR）、欧洲抗风湿联盟（EULAR）及改善全球肾脏病预后组织（KDIGO）同时推出了狼疮性肾炎的治疗指南，这些指南建议在根据病理指导治疗决策时应对所有患者进行活检，并根据国际肾病学会 / 肾脏病理学学会分类系统对疾病进行分期，这为统一治疗方案提供了可能。

考虑到有数据表明羟氯喹可减少远期肾脏损害，这些指南强调了在无特殊禁忌证情况下，让所有患者接受羟氯喹治疗的重要性。除了羟氯喹，指南还建议所有蛋白尿≥0.5g/d 或蛋白 / 肌酐比率相当的患者接受血管紧张素转化酶抑制剂或血管紧张素受体阻断剂治疗。

对于 WHO 肾活检属Ⅰ型或Ⅱ型，即单纯系膜改变，包括有轻度系膜增生，一般预后较好，常于活动性 SLE 治疗控制后上述肾炎临床表现亦可被控制，很少需要特殊治疗。对蛋白尿 > 3g/d 且病理表现为轻微病变或局灶增生硬化的Ⅱ型 LN 患者，建议使用糖皮质激素或钙调神经磷酸酶抑制剂（CNI）。

对Ⅲ型特别是局灶型肾炎伴有相对弥漫的局灶增生（40%～50% 的肾小球受累）和Ⅳ型弥漫增生型肾炎，因可导致进行性肾功能衰竭，皆主张积极有力的治疗。治疗包括诱导缓解和维持治疗两阶段。初始诱导治疗疗程为 3～6 个月，若病情稳定且达到部分缓解（PR）或完全缓解（CR），则进入维持治疗；若治疗反应差，则选择其他初始诱导治疗的替代方案。维持治疗疗程为 6～24 个月，对于 CR 患者可逐渐在 1 年内减少甚至停止治疗，而 PR 患者须继续维持治疗。

初始诱导治疗推荐联合应用糖皮质激素和免疫抑制剂［如环磷酰胺（CTX）霉酚酸酯（MMF）］。对于严重增生性肾小球肾炎，考虑采用足量间断 CTX 静脉冲击治疗；欧洲低剂量 CTX 方案适用于罹患轻、中度 LN 的白人患者；MMF（2～3g/d，治疗 6 个月）在黑人和西班牙裔患者中优于环磷酰胺；对既往曾接受 CTX 治疗且累积剂量接近或超过 36g 者，考虑使用 MMF。维持治疗推荐将小剂量糖皮质激素（≤10mg/d 泼尼松或其他等量糖皮质激素）与 MMF（1～3g/d）、硫唑嘌呤［AZA，1.5～2.5mg/（kg•d）］或 CNI（当不能耐受 AZA 及 MMF 时）联合使用。维持治疗的疗程为：①在 CR 后，建议维持治疗至少持续 1 年以上，而后考虑减少免疫抑制剂剂量；②若在维持治疗减量时出现肾功能恶化和（或）蛋白尿增多，建议将免疫抑制治疗剂量增加至初始控制 LN 的剂量。

对于蛋白尿属非肾病综合征范围且肾功能稳定的单纯Ⅴ型 LN 患者，推荐使用羟氯喹、肾脏保护及控制肾外狼疮治疗。对于持续存在肾病综合征范围蛋白尿的单纯Ⅴ型 LN 患者，建议除肾脏保护治疗外，加用适量糖皮质激素及以下任意一种免疫抑制剂治疗，即 MMF、AZA、CTX 或 CNI。对于经肾活检确定为Ⅴ+Ⅲ及Ⅴ+Ⅳ型的 LN 患者，推荐治疗方案分别同Ⅲ和Ⅳ型 LN 患者。

对于 LN 复发患者，建议使用原治疗方案诱导缓解治疗。若重复使用原治疗方案将导致 CTX 过量，推荐使用不含 CTX 的初始治疗方案。若怀疑患者的肾脏病理分型发生了变化或不能确定肾脏病变的程度，可考虑重复肾活检。对于经一个疗程的初始方案治疗后血肌酐和(或)尿蛋白水平仍继续升高者，可考虑重复肾活检，以鉴别病因为活动性病变还是瘢痕等慢性病变；若为活动性 LN，换用其他初始治疗方案重新治疗。经多种常规方案治疗后仍无效的 LN 患者，可考虑使用生物制剂，尽管该类药物(利妥昔单抗)目前还未被批准用于该用途。

妊娠期不能使用 CTX、MMF、ACEI 和 ARB，可继续使用羟氯喹。使用 MMF 治疗者妊娠前要改用 AZA 治疗。妊娠期出现 LN 复发，可用糖皮质激素治疗，并根据病情严重程度决定是否加用 AZA。妊娠期加用低剂量乙酰水杨酸可减少胎儿死亡或流产。

七、狼疮的胃肠道损害

SLE 的基本病变是血管炎，故可以影响整个胃肠道，包括食管、胃、十二指肠、胰腺、腹膜和下消化道。此外，还应警惕药物引起的胃肠道并发症，尤其是 NSAIDs 和糖皮质激素。

肠系膜血管炎和梗死并非罕见。有时隐袭起病，有时呈急腹症样发作，按炎症的程度不同可以发生恶心、呕吐、腹泻、腹痛、出血和发热等表现。应及时明确诊断。如无急性穿孔，除广谱抗生素外可用泼尼松 1～2mg/(kg•d)治疗。必要时大剂量激素冲击治疗(300～500mg/d)或加用 1 次静脉环磷酰胺(600～1000mg)，以后视情况而定。如由抗磷脂综合征引起，则参阅抗磷脂综合征治疗一节。如出现肠道穿孔、坏死或内科治疗无效，则外科手术。

如发生胰腺炎并有 SLE 活动证据，除内科常规处理以外，应予泼尼松治疗[1mg/(kg•d)]，直至胰腺炎好转。

蛋白丢失性肠病也是肠道慢性血管炎的一种表现，典型患者可发生慢性腹泻，逐渐出现高度浮肿和低蛋白血症，激素治疗有良效，必要时加用免疫抑制剂。

八、神经精神狼疮

神经精神狼疮(NPL)见于 10%～80% 的 SLE 患者，过去认为是中枢神经系统的不可逆严重病变，一经明确诊断，应立即给予大剂量激素冲击治疗，现在知道这样的治疗并非必要。1999 年美国风湿学院(ACR)提出了 19 种神经精神狼疮综合征的名称和定义。

神经系统最常见的表现有脑卒中、癫痫、头痛和周围神经病。治疗方案因临床表现而异。一般可分为二大类：①血管闭塞：如果脑卒中是狼疮的唯一表现，尤其疑及有抗磷脂抗体综合征时，则应首先考虑抗凝治疗，如无出血倾向可采用华法林；②弥漫性中枢损伤：应首选免疫抑制剂，如泼尼松[1～2mg/(kg•d)]或合用环磷酰胺静脉注射。

癫痫：SLE 患者可发生各种类型的癫痫，可以是大发作，也可以是局限性发作。如无其他系统狼疮活动表现，抗癫痫药可能是最合适的选择。大发作常用苯妥英钠和巴比妥酸盐治疗。如果考虑与急性炎症反应有关的新发癫痫或者伴狼疮活动，应给予短程激素[泼尼松龙 1mg/(kg•d)分次]以防止产生永久的癫痫病灶。但应注意排除药物、外伤、感染等其他原因引起癫痫的可能性。

头痛：偏头痛和紧张性头痛常见，一般对非甾体类抗炎药或对乙酰氨基酚有效，也可使用三环类抗抑郁药，如阿米替林(amitriptyline)5～100mg/d，除非有其他中枢狼疮的表现，头痛无特殊处理。

周围神经病：可表现为多发性单周围神经病，或多发性神经炎。一般激素治疗剂量为 0.5～1mg/(kg•d)，恢复较慢。

横贯性脊髓炎：常在狼疮活动时发生，可表现为突然发生的下肢无力和(或)感觉缺失，直肠和膀胱括约肌障碍。其病理基础为脊髓血管炎。必须尽快积极治疗，可联用泼尼松 1～2mg/(kg•d)和环磷酰胺，必要时可使用静脉甲泼尼松龙冲击和血浆置换。存活患者完全恢复的很少。

精神病：SLE 活动引起的精神病对激素有效[泼尼松 1～2mg/(kg•d)]，应尽早治疗以阻止发生永久损伤，如果 2～3 周内未见改善，可加用环磷酰胺冲击治疗。同时应用抗精神病药及时控制精神症状。

认知缺陷：认知障碍是活动性中枢狼疮的另一种器质性表现。短程的激素[0.5mg/(kg•d)]可能有效，如与抗磷脂抗体相关，则予以抗凝治疗。

痴呆：痴呆是一种严重的认知障碍的表现。应与精神科医师协同治疗。

九、狼疮治疗新思路——靶向治疗

近年来，随着免疫学、细胞生物学、遗传学以及分子生物学的突飞猛进，对疾病发病机制中免疫性和炎症性的级联环节日益明确，使生物制剂(Biologic agent)的特异性、靶向性治疗风湿性疾病成为可能，并期望能获得比传统的治疗更好的疗效且副作用小。20世纪90年代第一个生物制剂TNF-α受体阻滞剂治疗类风湿关节炎取得了十分显著的效果，激励了这方面研究的迅速发展。目前在狼疮鼠模型和临床试验中，亦正在研究运用各种生物制剂靶向性治疗SLE。这些制品可特异地作用于下列免疫过程：B细胞的活化、抗ds-DNA抗体的产生T/B细胞之间的相互作用、细胞因子的激活与调节和补体的激活及沉积。

（一）靶向B细胞治疗

1. 抗CD20单抗阻断B细胞信号通路　CD20是33到37kDa非糖基化的四次跨膜磷酸化蛋白，其天然配体和生理功能不明，CD20的表达限制在B细胞，转化成为浆细胞后消失。抗CD20单抗(rituximab，利妥昔单抗)是一种人鼠嵌合抗体，可以通过以下几种机制清除B细胞：①抗体依赖的细胞介导的细胞毒作用(ADCC)；②补体介导的细胞毒；③抑制B细胞增殖和诱导B细胞凋亡。临床研究表明，利妥昔单抗对难治性SLE如中枢神经系统、肾脏、血液系统受累及血管炎有效。在2003年，Albert等应用利妥昔单抗治疗9例至少对一种免疫抑制剂耐药的活动性SLE患者，其中6例临床症状有改善，3例达到持续临床缓解，2例发生HACA。在2004年，Looney等采用利妥昔单抗治疗19例难治性SLE患者，其中16例完成全部治疗，10例疾病活动度明显改善，1例Ⅳ型狼疮肾炎患者经1年治疗后尿蛋白完全消失，两次肾活检提示肾脏病理明显改善，并且抗磷脂抗体滴度也有所下降。

2. 抗BlyS抗体抑制B细胞存活　B淋巴细胞刺激物(B lymphocyte stimulator，BlyS)，还包括BAFF、TALL-1，THANK，TNFSF13B和zTNF4，是一个285氨基酸的肿瘤坏死因子(TNF)家族，表达在B细胞上。SLE患者中，有50%高表达BlyS，在基因敲除的狼疮鼠中出现了病情的好转，过表达显著增加狼疮样表现，其人源化单克隆抗BLyS(B淋巴细胞刺激剂)抗体——贝利单抗(Benlysta)可以抑制B细胞存活，Ⅰ～Ⅲ期临床试验均已完成，参加Ⅲ期临床试验的SLE患者达1684人，结果显示，贝利单抗与目前的标准药联用之后，能够抑制病情的发展，并且还能防止疾病的突然发作。在临床研究期间，接受贝利单抗的患者比对照组报道了更多的死亡和严重感染病例。最常见的副作用包括恶心、腹泻、发烧。目前，贝利单抗正式获FDA批准，用于治疗活动期、自身抗体-阳性的红斑狼疮，贝利单抗成为56年以来首个获批的红斑狼疮新药。此外，BAFFR-Ig已经进入临床试验阶段，TACI-Ig正在进行Ⅰ期临床试验。

3. 抗CD22抗体诱导B细胞凋亡　CD22是B细胞的抑制性受体，而抗CD22抗体(epratuzumab)则不但可以抑制B细胞的功能，而且可以诱导B细胞凋亡。在一个开放的研究中，14例狼疮患者使用了抗CD22抗体治疗，疗效与B细胞清除有关，且耐受性好。

4. B细胞耐受原使B细胞失能　B细胞耐受原(LJP-394)为人工合成分子，可交联B细胞表面的抗dsDNA抗体，诱导免疫耐受。延迟肾炎的发作，降低抗dsDNA抗体的滴度，且无明显副作用。

（二）CTLA4-Ig抑制T细胞的共刺激信号

CTLA4(cytotoxic T-lymphocyte antigen-4)是表达在T细胞表面的信号分子。CTLA4-Ig(abatacept)是人IgG1的Fc段与T细胞上CTLA4分子的融合蛋白，能抑制共刺激分子CD28和B7-1/B7-2活化T细胞的第二刺激信号，从而抑制T细胞活化。主要机制是诱导IDO(indoleamine 2，3-dioxygenase)的表达，CTLA4-Ig也能改变炎症细胞的迁移。CTLA4-Ig联合使用CTX等药物可以使狼疮鼠病情缓解减少尿蛋白，延长生存期。已用于类风湿关节炎患者，长期随访显示其疗效明显高于安慰剂，治疗SLE患者的Ⅱ期临床试验正在进行中。

（三）细胞因子抗体

1. 抗IL-1治疗　抗dsDNA抗体和TNF-α都能在体内增加IL-1的表达，在狼疮性肾炎组织中可以明显检测到IL-1，狼疮鼠MRL/lpr和NZB的肾组织也过表达IL-1，小剂量的IL-1可以加速肾脏病变，在体外试验中使用重组的IL-1受体拮抗剂可以明显降低狼疮鼠MRL/lpr的B细胞分泌自身抗体，在体内却不能改善狼疮肾炎，但使用可溶性IL-1受体则显示了疗效。在对4例严重的狼疮肾炎治疗的开放研究中，anakinra(IL-1受体拮抗剂)显示了安全性，并改善关节炎，但2例在6周后疗效停止，2例在8个月后出现同样现象，继续治疗也没有观察到对狼疮肾炎的疗效。

2. 抗IL-6抗体　IL-6是强烈的致炎症因子，在SLE患者和狼疮鼠的血清中的浓度显著升高，它有广泛的生物学活性，包括促进末期B细胞分化为浆细胞、T细胞分化为效应细胞的作用，阻断IL-6可以改善狼疮鼠的症状。抗IL-6受体抗体

MRA 是人源化的单抗，在治疗类风湿关节炎的临床试验中发现 MRA 相对安全有效，有轻度而短暂的白细胞减少和腹泻。MRA 在Ⅰ期临床研究中，发现治疗中度活动的狼疮的患者是安全有效的。

3. 抗 IL-10 抗体　IL-10 在 SLE 患者中显著升高，且与疾病活动相关。动物模型显示连续给予 IL-10 可以引起狼疮肾炎的发生，而使用抗 IL-10 抗体则能阻断肾炎的发生。在一个开放的研究中，使用 IgG1 型抗 IL-10 抗体可以改善皮损、关节症状、SLEDAI 积分并减少泼尼松用量，6 个用药的患者在 6 个月以内有 5 个保持病情稳定。

4. IL-15 拮抗剂　IL-15 拮抗剂最近在其他自身免疫病中被用来治疗自身免疫性疾病，IL-15 在狼疮患者的血清中明显增加，可导致免疫异常，但在 IL15 敲除的小鼠中发现血清有显著的肾脏毒性，可能增加了使用 IL-15 拮抗剂治疗狼疮的风险。

5. 抗 IL-18 治疗　IL-18 是致炎症细胞因子，与 IL-1 相关，被 IL-1β 转化酶活化（ICE），多个研究小组都发现了 IL-18 在 SLE 患者血清中升高，且与病情活动度相关，在类风湿关节炎中，IL-18 的作用弱于 TNF。狼疮鼠（MRL/lpr）的肾组织过表达 IL-18，我们在狼疮肾炎的肾组织中也发现类似的现象，但目前 IL-18 的拮抗治疗狼疮还没有报道。

6. 干扰素拮抗剂　最近的研究发现，IFN-α 在狼疮鼠和 SLE 患者的发病中均起了重要作用，因此 IFN-α 拮抗剂也可能成为潜在的治疗靶点。IFN-α 有很多生物学活性，如增强 T 细胞的活化、分化和 IL-10 的产生，接着再活化 B 细胞并促使 B 细胞分泌抗体。尽管是潜在的靶点，由于 IFN-α 的亚型众多，因此需进一步了解 SLE 患者体内的对发病有作用的 IFN-α 亚型，以免影响抗病毒免疫反应。

7. 肿瘤坏死因子 α 抑制剂　使用肿瘤坏死因子 α 抑制剂在治疗 RA 和克罗恩病发现，患者出现了狼疮样综合征，并可以检测到抗核抗体和抗 ds-DNA 抗体，相反在治疗狼疮鼠时，却显示了治疗效果。最近在一个开放的试验中，使用英利单抗治疗 6 例难治性狼疮性肾炎并伴有关节炎的患者，发现 60% 的患者蛋白尿减少，疾病活动度降低和关节炎缓解。但在 SLE 患者中不推荐广泛使用这类药物，使用该药物同时可能增加感染机会。

（四）补体抗体

在 SLE 患者中同时存在经典途径的补体活化和替代途径的补体活化，C5 活化产生的 C5a 结合免疫细胞的 C5a 受体后有强烈的趋化炎症细胞和致炎效应，也可以形成 C5a-9 膜攻击复合体，导致细胞的损伤。在狼疮肾炎的患者和使用抗 ds-DNA 抗体诱导的狼疮肾炎的小鼠模型中，人源化的抗 C5b 抗体（eculizumab）能阻断补体的活化，并可以显著降低蛋白尿，已有的临床结果同时显示了良好的安全性和耐受性。

随着生物靶向性治疗的兴起，使 SLE 的治疗策略进入一个新时代，但有关长期安全性以及有效性的问题，尚待进一步的研究。

（陈顺乐）

参 考 文 献

1. Cohen S，Reynolds WE，Franklin EC，et al. Preliminary criteria for the classification of systemic lupus erythematosus. Bull Rheum Dis，1971，21：643-648.
2. Tan Em，Cohen AS，Fries JF，et al. Special article：the revised criteria for the classification of systemic lupus erythematosus. Arthritis Rheum，1982，25：1271-1277.
3. 陈顺乐．系统性红斑狼疮．上海：科学技术出版社，2004.
4. 陈顺乐，许以华，施守义，等．系统性红斑狼疮诊断标准的研究．中华内科杂志，1987，26（9）：533-536.
5. Lawrence RC，Hochberg MC，Kelsey JL，et al. Estimates of prevalence of selected arthritis and musculoskeletal diseases in the United States. J Rheumatol，1989，16：427-441.
6. Hochberg MC，Perlmutter DL，Medsger TA，et al. The prevalence of self-reported physician-diagnosed systemic lupus erythematosus in the United States. Lupus，1995，4：454-456.
7. 黄铭新，陈顺乐，陆广华，等．系统性红斑狼疮流行病学调查．中华内科杂志，1985，24（8）：451-453.
8. McCarty DJ，Manzi S，Medsger TA，et al. Incidence of systemic lupus erythematosus：race and gender differences. Arthritis Rheum，1995，38：1260-1270.
9. Johnson AE，Gordon C，Palmer RG，et al. The prevalence and incidence of systemic lupus erythematosus in Birmingham. England：relationship to ethnicity and country of birth. Arthritis Rheum，1995，38：551-558.
10. Kono DH，Theofilopoulos AN. The genetics of murine

systemic lupus erythematosus. //Wallace DJ, Hahn BH. Dubois'lupus erythematosus. edn 5. Baltimore: Williams & Wilkins, 1997, PP119-132.

11. Vyse T J, Kotzin B L. Genetic basis of systemic lupus erythematosus. Curr Opin Immunol, 1996, 8: 843-851.
12. Morel L, Mohan C, Yu Y, et al. Functional dissection of systemic lupus erythematosus using congenic mouse strains. J Immunol, 1997, 158: 6019-6023.
13. Tsao BP, Cantor RM, Kalunian, et al. Evidence for linkage of a candidate chromosome 1 region to human systemic lupus erythematosus. J Clin Invest, 1997, 99: 725-731.
14. Foissac A, Crouau-Roy B, Faure S, et al. Microsatellites in the HLA region: AN overview. Tissue Antgens, 1997, 49: 197-214.
15. Tsokos G C, Kovacs B, Liossis S N. Lymphocytes, cytokines, inflammation, and immune trafficking. Curr Opin Rheumatol, 1997, 9(5): 380-386.
16. Wu J, Bansal V, Redecha P, et al. A novel polymorphism of FcγⅡA, which alters function, associated with the SLE phenotype. J Invest Med, 1997, 45: 200A.
17. Lopez-Acuna D, Hochberg MC, Gittelsohn AM. Mortality from discoid and systemic lupus erythematosus in the United States, 1968-1978(abstract). Arthritis Rheum, 1982, 25(Suppl): S80.
18. Hochberg MC. Mortality from systemic lupus erythematosus in England and Wales, 1974-1983. Br J Rheumatol, 1987, 26: 437-441.
19. Lu Liang-jing, Chen Shun-le. Outcome of lupus renal disease in the past two decades: a report from China. APLAR Journal of Rheumatology, 2006, 9: 347-352.
20. Chen Sheng, Chen Shun-le. An 18-year follow-up study of a lupus cohort in Shanghai. APLAR Journal of Rheumatology, 2006, 9(4): 327-331.

第五章 皮肌炎和多发性肌炎

皮肌炎（dermatomyositis，DM）和多发性肌炎（polymyositis，PM）的临床过程类似红斑狼疮，有一临床发展演变的病谱。疾病谱的一端是原发性皮肤损害，另一端是原发性肌肉损害。约半数以上患者从皮损开始发病，1/3 左右患者从肌肉损害开始发病，经过几个月至几年的演变，发展成皮损和肌肉炎症共存时临床诊断为皮肌炎。从皮肤损害开始发病的患者，绝大部分在 2 年内，平均 2.1 个月出现肌肉症状，但临床上经常见到超过 2 年，甚至长达 17 年后才后出现肌肉症状。目前临床上把具有皮肌炎典型皮损，至少 6 个月或更长时间临床上没有肌炎的表现，称为临床无肌病性皮肌炎（clinically amyopathic dermatomyositis，CADM），大家对这一疾病命名一直存在争议。

一、皮肌炎的分类和无肌病性皮肌炎命名中的争议

虽然人们认识皮肌炎和多发性肌炎已有 100 多年，但直到 1975 年 Bohan 与 Peter 才提出较客观的分型方法，将特发性炎症性肌病（idiopathic inflammatory myopathies，IIM）分为 5 类：①原发性多发性肌炎；②原发性特发性皮肌炎；③合并肿瘤的皮肌炎或多发性肌炎；④合并血管炎的儿童皮肌炎或多发性肌炎；⑤合并其他结缔组织病的皮肌炎或多发性肌炎。但是并没有把 CADM 作为 DM 的一种亚型列在 IIM 中。Sontheimer 提出把特发性炎症性肌病（IIM）改为特发性炎症性皮肌病（idiopathic inflammatory dermatomyopathies，IIDM）并进行分类（图 5-1 和表 5-1），其中包括 CADM。在美国，CADM 的发病率是 DM 的 10%。欧洲 CADM 的发病率和美国差不多。在亚洲 CADM 的发病率高一些，是 DM 的 26.5%～40%。

1975 年 Krain 首次描述了 6 例患者初发时具有典型皮肌炎皮损而无肌炎表现，但这些患者在随访期内都出现肌病。1979 年 Pearson 首次提出了“无肌病性皮肌炎”（amyopathic dermatomyositis，ADM）这一术语，并认为是皮肌炎的一种临床亚型。1991 年 Euwer 报道了 6 例仅有皮肌炎的典型皮损而无肌肉损害并首先提出 ADM 的诊断标准为：①具有皮肌炎特征性皮损，即 Gottron 征和眼眶周围紫红斑皮损；②皮肤活检 HE 染色符合皮肌炎病理改变；③皮损出现至少 2 年，无近端肌肉肌无力、肌痛和吞咽困难症状；④血清肌酸激酶（CK）和醛缩酶至少 2 年无异常。Grau 和 Callen 等认为 Euwer 等报告的 6 例患者未作肌电图和肌肉活检，不能绝对否定无肌肉损害，因此“无肌病性皮肌炎”这一术语存在争议（表 5-2）。

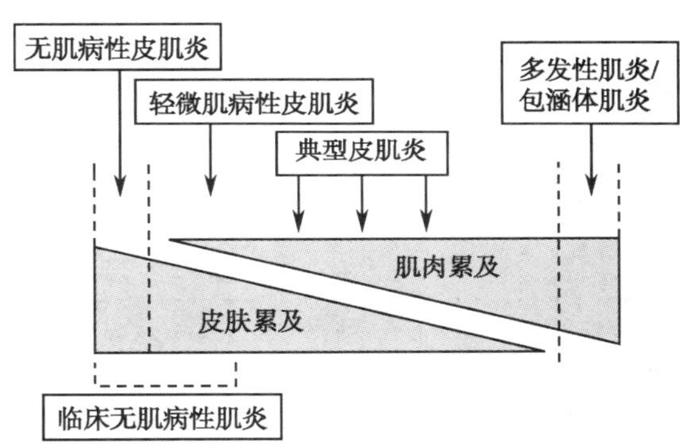

图 5-1 特发性炎症性皮肌病（IIDM）的疾病谱

1993 年 Euwer 提出 ADM 的诊断标准并不局限于那些仅有皮损而 2 年内无肌病的患者。对任何具有典型 DM 皮损的患者而肌肉损害依据模棱两可的患者都可以把 ADM 作为暂时性的诊断。因此他把 ADM 分为两类：①确诊的无肌病性皮肌炎（confirmed ADM）指 ADM 患者仅有皮肌炎的皮损至少 2 年；②暂时的无肌病性皮肌炎（provisional ADM）指那些患者有皮肌炎的典型皮损并主观感到肌痛或肌无力而无肌病的实验室检查依据，或患者有皮肌炎的非典型皮损（如轻度皮肤萎缩毛细血管扩张等皮肤异色病样改变、上臂伸侧有紫红色斑等），或患者临床上没有肌病的症状及体征而在病程中有时实验室检查提示有肌炎。这两类 ADM 的共同特点就是患者以皮损表现为主而临床相对缺乏肌病表现。

2002 年 Sontheimer 提出 CADM 的诊断标准，即患者有皮肌炎的典型皮损，6 个月或者更长时间里无明显肌炎表现，肌酶正常，肌电图和肌肉病理活检结果大致正常，包括无肌病性皮肌炎（ADM）和轻微肌病性皮肌炎（HDM）。

表 5-1 特发性炎症性皮肌病（IIDM）的分类

皮肌炎
成人皮肌炎
典型皮肌炎
典型皮肌炎合并恶性肿瘤
典型皮肌炎为重叠综合征的一种表现
临床无肌病性皮肌炎
无肌病性皮肌炎
轻微肌病性皮肌炎
儿童皮肌炎
典型皮肌炎
临床无肌病性皮肌炎
无肌病性皮肌炎
轻微肌病性皮肌炎
多发性肌炎
单发的多发性肌炎
多发性肌炎为重叠综合征的一种表现
多发性肌炎合并恶性肿瘤
包涵体肌炎

2009 年上海交通大学医学院附属瑞金医院皮肤、风湿免疫科提出“皮肌炎样皮病”（dermatomyositis-specific skin disease），认为对那些发生皮肌炎样皮肤损害而无肌炎的患者，影像学上有 / 无肌炎的亚临床改变。如果仅表现皮肌炎样皮肤损害而缺乏肌病就诊断“无肌病性皮肌炎”有失偏颇，因为这样的诊断更强调它是皮肌炎，是皮肌炎的早期表现。根据以往的经验，很多临床医师按照皮肌炎的治疗常规，给予患者泼尼松 30～60mg/d 或更高剂量的治疗，疗效不佳而患者因长期使用糖皮质激素出现诸多副作用。“皮肌炎样皮病”指具有皮肌炎的典型皮肤改变，起病 6 个月至 2 年内临床上缺乏肌炎表现，不包括那些典型 DM 患者在经过药物治疗后肌炎消失但皮炎依然存在或皮炎复发为临床主要问题的阶段。皮肌炎样皮病是一种复杂的综合征，临床上这种皮炎可以持续数年。皮肌炎样皮病可以是皮肌炎的早期改变，让人忽略的是这样的皮炎还可以合并恶性肿瘤，是副肿瘤综合征的一种表现，也可以伴有严重的肺部损害或疾病向红斑狼疮转归或者使用非甾体类抗炎药、d- 青霉胺和羟基脲后产生的 DM 样皮疹。这样的命名既体

表 5-2 几个不熟悉及非传统术语的定义

术语	定义
无肌病性皮肌炎 （amyopathic DM，ADM）	先有皮肌炎的特征性皮损，皮肤活检 HE 染色符合皮肌炎病理改变。在 6 个月甚至更长时间内未出现近端肌无力及肌酶正常。如果作进一步肌肉检查，结果仍然是正常的（如果检查结果为阳性或异常，则这类患者被称为轻微肌病皮肌炎）
典型的皮肌炎 Classic DM（CDM）	有皮肌炎的特征性皮损，近端肌无力，肌炎的客观依据
临床无肌病性皮肌炎 clinically amyopathic DM（CADM）	包括无肌病性皮肌炎和轻微肌病性皮肌炎。这样命名的目的是突出那些以皮炎为主要表现的患者
不伴有肌炎的皮肌炎 DM sine myositis	是与无肌病性皮肌炎相一致的有历史意义的术语
皮肌炎性皮炎 DM-specific skin disease（DSSD）	一种具有临床特异性的皮炎仅见于皮肌炎
皮肌炎典型皮肤损害及改变 Hallmark cutaneous lesions and changes of DM	在皮肌炎中皮损单发或合并其他症状
轻微肌病性皮肌炎 hypomyopathic DM	有皮肌炎的特征性皮损，而没有肌病的临床依据，但有肌炎的实验室、电生理学、放射学等方面的亚临床依据
皮肌炎样皮病 dermatomyositis-specific skin disease	皮肌炎样皮肤损害而无肌炎的患者，影像学上有 / 无肌炎的亚临床改变
特发性炎症性皮肌病 idiopathic inflammatory dermatomyopathies（IIDM）	是参照特发性炎症性肌病命名，对于能包含更广泛疾病的病谱定义

现了皮炎的特征，又提示这样的皮炎注意随访，这类患者可能会有肌炎表现，建议定期查肌酶，做肌电图、肌肉活检，有条件的话可定期做肌肉磁共振（MRI）能发现微小的亚临床肌炎依据。另外这类患者伴有内脏肿瘤和肺间质病变的发生率较高，有必要定期作肿瘤学检查和胸部放射学检查。

二、发病机制的研究进展

（一）遗传因素

目前DM/PM确切发病机制尚不清楚，但被认为是环境因素作用于遗传易感者而产生。研究证实HLA-DRB1*0301及与它连锁的等位基因DQA1*0501是与DM/PM关联的主要遗传易感基因。HLA-DRB1*07是PM的保护基因，同时又是DM的致病基因。某些非HLA基因在DM/PM的发病机制中也可能起到一定作用，如免疫球蛋白基因、细胞因子及其受体、T细胞受体基因。Pachman等报道在儿童皮肌炎中肿瘤坏死因子α（TNF-α）的启动子区域的TNFα-308A等位基因比正常对照更常见，携带该等位基因的患者需要更长时间免疫抑制剂的治疗，而且患者发生皮肤钙化更常见。

（二）感染

许多病原体被认为是引起DM/PM发病的主要始动者，如柯萨奇病毒、细小病毒B19和肠道病毒等。关于感染引起遗传易感者发病，目前主要存在3种理论：①触发机体产生有致病作用的自身抗体。研究发现DM/CADM患者血清中抗黑色素瘤分化相关基因5（MDA5）抗体水平与肺间质病变（ILD）的严重程度及预后高度相关，显示抗MDA5抗体在急进型ILD的发生中起重要作用。迄今为止，对于MDA5作为自身抗原在DM/CADM中的作用尚不清楚。从事MDA5抗体研究的学者都认为病毒感染是DM/CADM发生的始动因素，病毒感染促发了自身免疫反应，特别是病毒感染后可能诱发肺内炎症的“瀑布反应”，导致在原有ILD基础上急性加重。②病原微生物与宿主细胞的组成性蛋白相互作用而使后者暴露于机体的免疫系统，这种蛋白在个体生长发育中从未与机体的免疫系统接触被识别，因此被视为非己，引发自身免疫反应。③病毒通过分子模拟机制产生与宿主蛋白相似的蛋白，使得宿主清除异体蛋白的同时引起自身组织受损。研究表明，组氨酰-tRNA合成酶与EB病毒的EC-RF4蛋白具有同源性；氨基酰-tRNA合成酶与肠道病毒2的蛋白具有同源性。

（三）与肌炎发生的相关机制

DM和PM患者临床上都有肌痛、肌无力等肌炎表现，但肌炎发生有不同的发病机制。DM的靶抗原位于肌束内的毛细血管内皮细胞上，自身抗体攻击内皮细胞，激活补体C3而启动补体活化途径，最终形成膜攻击复合物（MAC）C5b-9，导致肌组织内毛细血管床破坏、减少，肌细胞缺氧而继发坏死。DM肌细胞坏死通常发生在肌束周围，束周萎缩是DM的特征性表现，而炎症浸润以血管周围或束周为主，浸润的淋巴细胞主要为B细胞和$CD4^{+}$T细胞。越来越多的研究显示这些$CD4^{+}$细胞大多数是浆细胞样树突状细胞（pDCs）。pDCs是Ⅰ型干扰素（IFN）产生的主要细胞，研究发现Ⅰ型IFN诱导基因产物黏病毒抵抗蛋白（MxA）在DM的肌组织中较PM表达明显上调，同时发现IFN诱导基因的表达与DM病情活动相关，提示IFN通路活化在DM肌组织损伤中起一定作用。PM肌细胞损伤通过自身抗原驱动T细胞介导的细胞毒作用所引起。PM肌细胞周围有大量T细胞浸润，其免疫表型主要为$CD8^{+}$T细胞。PM肌细胞膜表达主要组织相容性复合体Ⅰ（MHC-Ⅰ）类分子，$CD8^{+}$T细胞识别MHC-Ⅰ类分子介导肌细胞损伤。PM患者肌细胞表面凋亡分子Fas、FasL的表达明显上调，但肌细胞并未发生凋亡。

（四）与ILD发生的相关机制

IIDM合并ILD的发病和进展涉及多种免疫细胞、细胞因子、自身抗体及遗传背景。研究表明T细胞参与ILD的发病过程。从T细胞在ILD的组织分布来看，CD8+T细胞分布在滤泡和看似正常的肺泡壁，而$CD4^{+}$T细胞参与肺泡壁的重塑过程。ILD患者支气管肺泡灌洗液（BALF）中$CD4^{+}$/$CD8^{+}$比值降低。B细胞参与ILD发病最直接的证据来源于其分泌的各种自身抗体。近年来文献报道了多种与ILD发生相关的自身抗体，它们在ILD的发病机制中起了重要作用。比如抗氨基酰tRNA合成酶抗体、抗信号识别颗粒（SRP）抗体等。抗MDA5抗体及其靶抗原的发现是近年来DM/CADM合并ILD研究领域的重大进展，其发现提示病毒感染在DM/CADM合并急进型ILD发病机制中起重要作用。此外，B细胞活化因子（BAFF）在B细胞介导的免疫反应中占有核心地位。研究表明，DM/PM患者血清中BAFF水平显著升高，而且这种升高在合并ILD或者抗Jo-1抗体阳性患者更为显著。近年来，Ⅰ型干扰素信号通路及其诱导基因表达的改变在DM发病机制中的重要作用受到越来越多的关注。合并ILD的皮肌炎患者血清中IL-18和铁蛋白显著升高。由于血清铁蛋白和IL-18都是巨噬细胞活化的重要标记物，在被某些抗原、微生物或自身免疫的刺激下，肺泡巨噬细胞被诱导产生白三烯B_4和IL-18，从而导致ILD的发生。

（五）与肿瘤发生的相关机制

大多数恶性肿瘤与DM/CADM的诊断相距在2年内，两者同时或相继出现。大部分患者在恶性肿瘤治疗后DM/CADM病情好转。患者血清中可有针对肿瘤组织的自身抗体。肿瘤组织可能与DM患者的肌纤维、腱鞘和血管等有交叉抗原性，后者与相应的抗体发生交叉抗原/抗体反应而发病。DM/CADM患者存在免疫功能异常，如T细胞抑制功能缺陷、天然杀伤细胞活性降低、免疫监视功能下降等，体内的癌变细胞不能及时被清除，使DM/CADM患者易于发生肿瘤。比较DM/PM的发病机制后发现，疾病和伴发恶性肿瘤与细胞免疫都有密切关系。DM原发损害在毛细血管，淋巴细胞浸润在血管周围，且以B细胞为主，肌束膜和肌内膜中以T细胞尤其是$CD4^+$T细胞为主。PM无明显的毛细血管改变，血管周围细胞浸润不显著，且T细胞浸润在肌束膜和肌内膜更显著，以$CD8^+$T细胞为主。因此，DM合并肿瘤较PM多见。有研究发现，DM合并卵巢癌患者的肿瘤标本中存在大量p53蛋白阳性细胞，提示存在p53基因的种系突变，因此考虑癌基因突变可能与肿瘤发生有关。c-myc、c-myb、c-raf、n-ras等原癌基因的过度表达可见于DM。还有学者认为DM/CADM与肿瘤具有共同的环境因素，如病毒感染、化学物质和药物等。

三、临床表现

（一）皮肤表现

皮肌炎特异性皮肤表现数年可以呈连续变化。临床上，DM或者CADM皮损（表5-3）通常初发时并不是特异性的，通常被误认为脂溢性皮炎、酒渣鼻、银屑病、接触性皮炎、特应性皮炎、光敏性皮炎或红斑狼疮。眶周水肿带紫红色和毛细血管扩张，颈部和胸部V区紫红色斑，虽在皮肌炎中常见，也可见于慢性皮肤型红斑狼疮（CCLE）。

1. 特征性皮肤损害　Gottron丘疹和Gottron征是DM/CADM主要的特征性皮损。其他特征性皮损还包括眶周水肿性紫红色斑，甲周毛细血管扩张伴护皮营养不良。手背、前臂和上臂伸侧、三角肌区、肩后后部、项部、颈V形区、上胸部、头皮、额部大腿或臀侧、内踝的紫红色斑（伴发或不伴脱屑、角化过度、色素改变、毛细血管扩张），皮损处伴有不同程度的瘙痒。皮肤异色征常出现于DM/CADM患者，主要以色素沉着和色素减退同时出现，伴有毛细血管扩张，表面萎缩。钙沉着也是DM/CADM的皮损表现，儿童DM中较为多见。部分DM/CADM，特别是血清中抗Jo-1抗体阳性的患者有机械手损害。皮肤血管炎样损害主要表现为指（趾）末端出现紫红斑可伴有疼痛，也可以表现为皮肤溃疡，严重者甚至皮肤溃疡坏死结痂。以往认为皮肤血管样皮损多见于儿童DM，目前认为溃疡性Gottron皮疹是抗MDA5抗体阳性的DM/CADM患者的主要表现，并且与疾病的活动性相关。抗MDA5抗体的阳性率与皮肤溃疡的发生率相关，而且抗体水平与皮肤溃疡的严重程度（深浅和累及部位的多少）相关。

2. 非特征性皮肤损害　DM/CADM患者可以有红皮病、扁平苔藓、脂膜炎、黏蛋白沉积、毛发红糠疹等非特征性皮损。

表5-3　如果符合以下条件（两个主要标准或一个主要标准加两个次要标准）**就可以认为是DM特征性皮损**

主要标准
1. Gottron丘疹　指间关节和掌指关节背面紫红色丘疹。丘疹中央扁平。伴发角化脱屑、色素改变、毛细血管扩张或水肿
2. Gottron征　鹰嘴、髌骨、内踝表面对称性分布紫红色斑，伴有或不伴有角化脱屑、色素改变、毛细血管扩张或水肿
3. 紫红斑　眶周紫红色斑，伴眼睑及眶周组织水肿。还可以伴发其他皮肤表现如脱屑、色素改变、毛细血管扩张或水肿
次要标准
1. 甲周毛细血管扩张伴护皮营养不良
2. 手背、前臂和上臂伸侧、三角肌区、肩后后部、项部、颈V形区、上胸部、头皮、额部大腿或臀侧、内踝的紫红色斑（伴发或不伴脱屑、角化过度、色素改变、毛细血管扩张），上述每一受累部位可作为一个次要标准
3. 皮肤异色病（色素沉着和色素减退同时出现，毛细血管扩张，表面萎缩）
4. 机械手损害
5. 皮肤钙沉着
6. 皮肤溃疡
7. 瘙痒

（二）其他系统表现

1. 肌肉病变 除了CADM外，DM/PM患者临床上多表现为四肢近端肌痛、肌无力。特别是下肢肌无力可能影响到日常生活，如不能爬楼、下蹲后不能站起来，往往是起病时的初发症状。随后上肢会出现肌无力，表现为上臂不能高举过头，不能梳头。诊断上除了临床症状外，患者血清肌酶升高，肌电图异常，肌肉MRI和肌肉活检都提示肌炎改变。轻微肌病性皮肌炎（HDM）患者无显著肌痛、肌无力表现，血清肌酶正常，但是肌肉MRI提示有亚临床肌炎。也有部分以皮肤表现为主的DM患者临床上10年，甚至20年以上都不出现肌无力症状。

2. 肺部表现 ILD是最常见的肺部表现，发生率为23.1%～65%，是影响预后的重要因素，也是死亡的第一位原因。可在病程中的任何时候出现。表现为胸闷、气促、干咳，呼吸困难和发绀等。少数患者有少量胸腔积液，大量胸腔积液少见。ILD根据其发病的缓急分为“急进型”、“慢性型”和“无症状型”（仅有ILD的肺部影像学改变），病情经过不同。CADM中超过半数患者因进行性加重的呼吸衰竭而死亡，从出现呼吸系统症状到死亡的中位数存活时间仅为2个月，呈“急进型ILD”的临床模式；而DM-ILD多呈“亚急进型”的临床模式，6个月生存率为67.6%，5年生存率为54.0%。PM-ILD则为慢性经过，5年和10年生存率分别为72.4%和60.3%，中位数存活时间为10年。以往认为抗氨基酰tRNA合成酶抗体（如Jo-1抗体）与DM/PM的ILD发生关系密切，国内外还有“Jo-1抗体综合征”的报道，该类患者以慢性肺间质纤维化伴有多发性肌炎为特点。在临床实践中有一种特殊类型的DM/CADM患者，具有以下特点：①以弥漫性ILD为突出表现，进展迅速，过程凶险；对糖皮质激素及其他免疫抑制剂治疗抵抗；②肌炎轻微甚至缺如，血清肌酶多正常或仅轻度增高；③发热、眶周红斑、皮肤溃疡和坏死发生率高，但无Gottron皮疹；④抗核抗体与抗其他不同细胞核成分抗体，抗MDA5抗体可为阳性；⑤临床上肺HRCT以渗出性实变影或者蜂窝状为主要表现。

3. 关节表现 部分DM/CADM患者可出现关节痛，通常见于疾病的早期，可表现为类风湿关节炎样关节症状，但一般较轻。儿童DM关节症状相对较多见。

4. 消化道受累 DM/PM累及咽、食管上端横纹肌较常见，表现为吞咽困难，饮水发生呛咳，液体从鼻孔流出。食管下段和小肠蠕动减弱与扩张可引起反酸、食管炎、吞咽困难、上腹胀痛和吸收障碍等。

5. 心脏受累 DM/PM心脏受累的发生率为6%～75%，但有明显临床症状者较少见。最常见的表现为心律不齐和传导阻滞。较少见的严重表现是充血性心力衰竭和心包填塞。

6. 内脏肿瘤 IIDM有较高的肿瘤发生率，并将之列为“副肿瘤综合征”的一种表现，发生率从6.7%到52.8%不等。伴发肿瘤的类型多种多样，其中以实体瘤最为常见，淋巴源性及骨髓源性肿瘤也可见到。国外报道DM与卵巢癌、肺癌、胰腺癌、胃癌有较强相关性，而PM中非霍奇金淋巴瘤、肺癌和膀胱癌较多见。国内报道IIDM易伴发的肿瘤依次为鼻咽癌、肺癌、乳腺癌及胃肠道肿瘤。肿瘤可先于、同时或后于IIDM发生，但大部分病例肿瘤发生于IIDM之后。血清肌酶升高的程度与是否合并肿瘤无明显相关性。已有报道认为DM/CADM患者面、颈、躯干部位持续不退的弥漫性红斑（又称恶性红斑）与伴发恶性肿瘤相关。在DM/CADM合并肿瘤中皮疹的表现以双上眼睑紫红色水肿性红斑最多见，其次是甲周红斑及毛细血管扩张和皮肤异色症。但Gottron皮疹与恶性肿瘤的相关性报道不一。

四、实验室检查

（一）一般检查

患者可有轻度贫血，白细胞减少，红细胞沉降率（ESR）和C反应蛋白在疾病活动期可增高。血清铁蛋白水平与ILD病情活动有明显相关性。血清免疫球蛋白、免疫复合物可增高，补体C3、C4可减少。急性肌炎患者血中肌红蛋白含量增加，血清肌红蛋白含量的高低可估测疾病的急性活动程度，加重时增高，缓解时下降。当有急性广泛的肌肉损害时，患者可出现肌红蛋白尿，还可出现血尿、蛋白尿、管型尿，提示有肾脏损害。

（二）肌肉病变检查

1. 肌酶谱 DM/PM患者中血清肌酸激酶（CK）升高是活动性肌炎最敏感和最特异性的实验室指标。在肌无力症状出现前血清CK就可能已经升高。经治疗后CK恢复正常早于肌无力症状的改善。CK正常或者轻度升高的CADM/DM患者可能与ILD或者肿瘤的发生高度相关。糖皮质激素导致肌炎的患者CK一般正常。血清醛缩酶比CK的敏感性差，偶尔部分患者血清CK正常，但醛缩酶升高，特别是儿童DM患者较为常见。其他肌酶包括天冬氨酸转氨酶（AST），丙氨酸转氨酶（ALT）和乳酸脱氢酶（LDH）。DM/PM患者急性期，除了CK升高外，上述血清肌酶都会明显升高。

2. 肌电图　对于DM/PM而言是一项敏感但非特异性的指标。90%的活动性肌炎患者可出现肌电图异常，约50%的患者可表现为典型三联症改变：①时限短的小型多相运动电位；②纤颤电位，正弦波，多见于急性进展期或活动期，经过激素治疗后这种自发电位常消失；③插入性激惹和异常的高频放电，这可能为肌纤维膜的弥漫性损害所致。

3. 肌肉磁共振（MRI）　近年来，MRI被探索性用于DM/PM，甚至于CADM的诊断，因其对软组织病变分辨率高、灵敏度高，能及时发现病变，不易受其他因素的影响。与肌肉活检相比，肌肉MRI有以下特点：①检查较全面，可发现整个肌群的受累情况，而肌肉活检较为局限，仅能发现活检部位的情况。② MRI能定量，肌肉活检能定性；因此，应用MRI检查发现病变部位后再进行肌肉活检，对于诊断早期或较局限的DM/PM有绝对优势，可提高早期诊断率。③ CADM患者特别是HDM，有轻度肌无力表现，但血清肌酶正常，肌电图无异常，MRI却能发现早期的亚临床微小病灶。

4. 肌肉和皮肤活检　是DM/PM诊断和鉴别诊断的重要依据。肌炎早期示肌纤维肿胀，横纹消失、均质化，病情重时肌纤维呈空泡变性，甚至断裂呈颗粒状，并出现巨噬细胞吞噬现象，晚期肌纤维结构消失而被结缔组织增生而代替，有时见钙沉着，间质有血管扩张，内膜增厚，管腔狭窄、栓塞，血管周围有淋巴细胞和浆细胞浸润，愈后可见肌细胞再生和纤维化。约10%～15%患者肌肉活检无明显病理改变。DM和PM存在不同的免疫发病机制。PM以细胞免疫介导为主，$CD8^+$淋巴细胞和巨噬细胞在肌纤维大量浸润，导致肌细胞坏死。肌内血管结果大多数正常或病变轻微，急性病理存在广泛的肌纤维坏死伴有炎症细胞浸润（主要是$CD8^+$T淋巴细胞）和明显的肌纤维再生。亚急性和慢性病例坏死的肌纤维局限于单个肌纤维，结缔组织增生显著增多，肌纤维表面组织相容性复合体-Ⅰ(MHC-Ⅰ)类分子呈弥漫性表达，$CD8^+$T淋巴细胞能识别MHC-Ⅰ类分子，导致肌细胞坏死，病理上存在MHC-Ⅰ/$CD8^+$复合体对诊断PM非常重要。DM主要是体液免疫参与，免疫攻击的靶目标是各种类型的血管，广泛坏死性血管炎，DM的肌细胞损伤和坏死轻，很大程度上与肌纤维的血管缺血有关。DM的病理是皮肤和肌肉均呈急性炎症改变，皮肤早期各层均明显水肿，伴散在或灶性淋巴细胞（多为$CD4^+$淋巴细胞）、浆细胞浸润，真表皮交界处和真皮浅层血管周围有PAS染色阳性的纤维蛋白样物质沉着，晚期表皮萎缩胶原纤维增殖、硬化，皮肤血管壁增厚，色素增多。DM的肌肉炎症不同于PM，是B细胞和$CD4^+$T淋巴细胞浸润，浸润的炎症细胞往往聚集于肌束膜周围结缔组织和血管周围，血管内皮的增生、闭塞造成肌束的低灌注状态和束周肌纤维萎缩，是DM的特异性表现，占75%。

（三）ILD检查

1. 肺功能（PFT）　主要测定肺活量（VC）、肺总量（TLC）、残气量（RV）、最大通气量（MVV）、用力肺活量（FVC）和75%、50%、25%肺活量最大呼气流量（V_{75}、V_{50}、V_{25}），1秒钟用力呼气容积（$FEV_{1.0}$）、1秒钟用力呼气容积占用力肺活量的百分比（$FEV_{1.0}$/FVC）及一氧化碳弥散量（DLCO）。各参数均用实测值占预计值的百分比表示，实测值偏离预计值±20%为异常。根据以上测定结果判断患者有无通气功能障碍及通气功能障碍（阻塞性、限制性或混合性）。伴有ILD的IIDM患者肺功能改变主要以限制性通气功能障碍，DLCO下降为主。早期特征性改变为DLCO下降。PFT检查可作为ILD患者肺部受累的早期监测指标。

2. 肺部高分辨率CT（肺HRCT）　对ILD具有诊断价值且无创的检查方法，其检查结果与开胸肺活检的组织学基本一致，诊断特异性可达90%。需要指出的是，肺HRCT对ILD的诊断至关重要，有经验的临床医师通过肺HRCT判断ILD属于的病理类型：①非特异性间质性肺炎（NSIP）；②普通型间质性肺炎（UIP）；③机化型肺炎（OP）；④淋巴细胞性间质性肺炎（LIP）；⑤脱屑型间质性肺炎（DIP）；⑥弥漫性肺损伤（DAD）。肺HRCT可以判断ILD的预后和指导治疗。和炎症相关的HRCT表现为结节、毛玻璃和实变影。蜂窝状改变和支气管牵拉扩张属于肺纤维化表现。胸膜增厚、胸膜下线影、间隔线和支气管血管周围增厚等既非炎症又非纤维化改变。肺HRCT的变化与临床症状改善一致。急性期出现较多的磨玻璃征及小叶间隔增厚、胸腔积液是可逆的病变，积极治疗后部分可以恢复；肺实变治疗后渗出吸收残留纤维条索，病变趋于稳定；病变进展末期表现为胸膜下线、细纤维条索影及网格状、蜂窝状影是不可逆病变，治疗后上述征象无明显减少而部分增多。动态随访观察对临床评价有一定帮助。

（四）自身抗体检查

IIDM 患者中自身抗体主要分为肌炎特异性自身抗体（myositis-specific autoantibodies，MSAs）、肌炎相关性自身抗体（myositis-associated autoantibodies，MAAs）和其他特殊的自身抗体等。

1. 肌炎特异性自身抗体（MSAs） 氨基酰 tRNA 合成酶是一组特异性胞质酶，以能量依赖的方式降解氨基酸与相应的 tRNA，参与蛋白质合成。每个细胞有 20 多种不同的合成酶，每种合成酶对应一种氨基酸。针对这些合成酶的自身抗体在 IIDM 者中阳性率为 16%～26%，不仅参与 IIDM 的发病机制，而且与疾病的临床表型高度相关。目前主要有 6 种不同的 ARS 抗体包括：抗 Jo-1（组氨酰），抗 PL-7（苏氨酰），抗 PL-12（内氨酰），抗 EJ（甘氨酰），抗 OJ（异亮氨酰）和抗 KS（天冬氨酰）。除个别外，几乎每例具有上述抗体的患者都有相似的临床症状，包括肌炎、ILD、多关节痛、发热、雷诺氏现象和机械手，即所谓的“抗合成酶抗体综合征”。另外部分患者具有典型的皮肌炎皮损，如 Gottron 丘疹和双上眼睑水肿型紫红斑。尽管 ARS 抗体阳性患者临床表现类似，但是不同类型抗体的临床表现也略有区别。其中 Jo-1 抗体最常见，也是最早被确定为 IIDM 的特异性抗体，在 DM/PM 中阳性率为 15%～25%。其次 PL-7 抗体的阳性率为 6%～17%，但和 Jo-1 抗体阳性患者相比，PL-7 抗体阳性患者血清肌酶水平相对较低，肌炎表现相对较轻。PL-12 抗体在 IIDM 者中阳性率为 6%～14%，被认为仅次于 Jo-1 和 PL-7。该抗体阳性者 ILD 发生率高于 Jo-1 抗体阳性者，但与肌炎、关节痛的相关性低于 Jo-1 抗体阳性者。发热和机械手在 PL-12 抗体阳性者中较为少见。多项研究报道具有上述合成酶抗体患者 ILD 的发生率高达 95%，特别是非 Jo-1 抗体的抗合成酶抗体（如 PL-12，KS，OJ 等）者中 ILD 为最主要的临床表现。除了上述 6 种经典的 ARS 抗体外，最近还发现两类新的特异性 ARS 抗体。一种是抗苯丙氨酰 -tRNA 合成酶抗体（又称抗 Zo 抗体）。抗 Zo 抗体阳性者伴有 ILD，近端肌无力，雷诺氏现象和关节痛。其靶抗原为苯丙氨酰 -tRNA 合成酶的 α 链和 β 链。另一种是抗酪氨酰 tRNA 合成酶抗体，该抗体和相应靶抗原结合形成的免疫复合物沉积在 61～63kd。具有该抗体的患者有皮损、肌无力、ILD 和关节炎等表现。抗 Mi-2 抗体的靶抗原 Mi-2 有 α（240kDa）和 β（218kDa）两种亚型，两者有共同的解旋酶基序，具有细胞核的解旋酶活性。Targoff 等报道 PM 中 Mi-2 抗体的阳性率为 9%，而在 DM 中为 20%。故有人认为该抗体是 DM 的特异性抗体。Mi-2 抗体阳性者均有典型 DM 皮损，包括 Gottron 丘疹，眼睑水肿型红斑，颈部 V 字区红斑等，而肌炎轻微，ILD 的发生率降低，对治疗敏感。并非所有 Mi-2 抗体阳性者病情轻或治疗反应较好，也有部分该抗体阳性者病情重，治疗反应差。抗信号识别颗粒抗体（抗 SRP 抗体）在一组以肌炎主要表现的 IIDM 患者血清中存在的自身抗体。抗 SRP 抗体阳性患者常以严重肌炎急性起病，肌酶显著升高，对常规治疗抵抗，死亡率较高等。但是该抗体阳性者 ILD 的发生率较低，而早期心脏受累较多见。Hentstman 等总结了 23 例 SRP 抗体阳性者的肌肉组织病理特点，以坏死性肌纤维为主要表现而无炎症细胞浸润。因此 SRP 抗体是坏死性肌病综合征的特异性标记。在儿童 DM 和成人 DM 者中存在抗 p155/140 抗体，在 155kd 和 140kd 条带上同时出现免疫沉积。现已证实该抗体所针对的抗原为转录中介因子（transcriptional intermediary factor 1-γ，TIF1-γ），参与基因转录的核蛋白，故该抗体又称为抗 TIF1-γ 抗体。最新研究证实 TIF1-γ 参与转录生长因子（transforming growth factor，TGF-β）信号转导途径，与肿瘤发生有密切关系。目前根据临床特点认为该抗体有两种亚型，一种亚型与成人 DM 恶性肿瘤的发生高度相关，而另一种亚型与儿童 DM 皮肤溃疡、眶周水肿紫红斑的发生高度相关，而与肿瘤发生无关。

2. 肌炎相关性自身抗体（MAAs） 是一类与特发性肌病相关，但并其所特有的抗体，更常见于与特发性炎性肌病伴发的其他自身免疫病。抗 Ku 抗体在系统性硬皮病与 PM 重叠综合征中具有特异性，在其他结缔组织病中也检测到该抗体。根据其抗原由两种不同亚基组成的异二聚体蛋白，因此 Ku 抗体分为 Ku-72 和 Ku-86 两种。PM 合并系统性硬皮病为 60%，PM 为 5%～15%，SLE 合并系统性硬皮病阳性率很低。与 Ku 抗体相关的常见临床表现为雷诺氏现象，关节痛，食管反流和肌痛。抗 PM-Scl 抗体针对由 75kDa（PM-Scl 75 蛋白）和 100kDa（PM-Scl 100 蛋白）共同组成的核仁大分子复合物。在 PM 合并硬皮病患者中阳性率为 24%，硬皮病中为 2%～3%，而在 PM/DM 中为 5%～8%。该抗体与 ILD 的发生、食管受累高度相关，往往提示预后不良。另外可以合并肿瘤，并有机械手，雷诺氏现象以及关节痛等症状。

3. 其他不伴有或仅有轻度肌炎的所谓"肌炎特异性自身抗体" 是最近几年发现的抗体，与典型的 MSAs 不同，该抗体阳性患者以皮损为主要表现，缺乏肌炎。2005 年 Sato 等发现合并 ILD 的 CADM 患者血清中存在一类特殊抗体，针对相对分子量为 140kDa 的多肽，之后证实该抗体所识别的抗原为"黑色素瘤分化相关基因 5"(melanoma differentiation-associated gene 5，MDA5)，称为"抗 MDA5 抗体"，抗 MDA5 抗体阳性者急进型 ILD 发生率显著高于阴性者，该抗体不仅存在于 CADM，也存在于 DM 中。Nakashima 等报道 35% 的 DM 和 73% 的 CADM 患者血清中抗 MDA5 抗体呈阳性。其他伴有 ILD 的结缔组织病、特发性肺纤维化或正常对照组中该抗体均为阴性。抗 MDA5 抗体是 DM/CADM 患者中 ILD 特别是急进型 ILD 的标记性抗体。抗小泛素样修饰酶（SAE）抗体由 Betteridge 首次报道在 2 例 DM 中检测到针对小泛素样修饰活化酶 1(small ubiquitin-like modifier 1，SUMO-1) A 亚单位（SAE1）和 B 亚单位（SAE2）。SUMOs 参与某些蛋白的转录后修饰。该抗体阳性率为 8.4%，具有该抗体的患者有广泛的 DM 皮损，轻微 ILD。与同样以皮损为主要表现的 Mi-2 抗体阳性者相比，SAE 抗体阳性者有显著的甲周毛细血管扩张。

（五）肿瘤学筛查

DM/CADM 中恶性肿瘤的发生率较高，特别是诊断后的第一年中肿瘤标志物 CA125 和 CA199 检测呈高水平时，并发恶性肿瘤的风险非常高。国内报道易伴发的肿瘤依次为鼻咽癌、肺癌、乳腺癌及胃肠道肿瘤，因此对于 IIDM 患者需要定期做全身内脏肿瘤学检查。只有典型皮肌炎样皮炎的 CADM 患者如果暂时未发现肿瘤，也应在随访过程中注意找寻潜在的肿瘤病灶。

五、治疗现状和展望

（一）传统治疗

1. 糖皮质激素 到目前为止，糖皮质激素是治疗 DM/PM 的首选药物，但激素的用法尚无统一标准。一般起始剂量为泼尼松 1～2mg/(kg·d)(60～100mg/d)。常在用药 1～2 个月后症状开始改善，然后开始逐渐减量。激素的减量应遵循个体化原则，减药过快可能病情复发。对于严重的肌病或者急进型肺间质病变患者，泼尼松剂量可以更大些。对激素治疗无效或者抵抗的患者应加用免疫抑制剂治疗，另外还应考虑是否起始治疗时间过短或者减药太快所致，是否出现了激素性肌病。疗程须达 2 年或更长时间。

2. 免疫抑制剂 一般应用于以下几种情况：①对大剂量糖皮质激素治疗（至少 2～3 个月）无效；②患者无法耐受激素副作用如严重原发性高血压病、糖尿病、消化道出血等，或有其他禁忌证；③激素依赖型；急进型病例，伴有呼吸衰竭和（或）吞咽困难的病例；④其他器官严重受累。⑤糖皮质激素与免疫抑制剂联合应用可提高疗效、减少激素用量，及时避免不良反应。2 种或 2 种以上免疫抑制剂联合应用于难治性或者复发性 DM/PM 病例。

(1) 甲氨蝶呤（MTX）：根据多项临床研究，MTX 作为 DM/PM 治疗的重要二线药物，治疗肌炎有效性确定，在疾病早期应用能更好地改善难治性肌炎或者肌炎合并皮肤损害。MTX 与糖皮质激素合用优于激素单独治疗，安全性较硫唑嘌呤（AZA）和环孢素（CsA）好，常见副作用较轻，多数能耐受。最常见副作用为胃肠反应、肝毒性、肺损伤、骨髓抑制以及皮肤黏膜损害，其中最常见的是口腔炎。有报道 MTX 可导致急性肺泡炎，致死率较高，因此对于已合并 ILD 的 DM/PM 患者需谨慎使用。MTX 临床使用中定期监测血常规、肝肾功能、胸片和肺功能等指标。

(2) 硫唑嘌呤（AZA）：常用剂量为 2～3mg/(kg·d)，初始剂量可从 50mg/d 开始。不良反应主要有骨髓抑制、血细胞减少、肝酶增高等。用药开始时需每 1～2 周查血常规 1 次，以后每 1～3 个月查血常规和肝功能 1 次。

(3) 环孢素（CsA）：主要用于 MTX 或 AZA 治疗无效的难治性病例。CsA 起效比 AZA 快，常用的剂量为 3～5mg/(kg·d)。用药期间监测血压及肾功能，当血清肌酐增加 >30% 时应停药。

(4) 环磷酰胺（CYC）：CYC 在治疗肌炎中不如 MTX 和 AZA 常用，且单独使用对控制肌肉炎症无效，主要用于伴有 ILD 的病例。用法为每月静脉滴注 0.5～1.0g/m^2。用药期间需监测血常规、肝肾功能。

(5) 他克莫司（FK506）：剂量一般为 0.075mg/(kg·d)，分 2 次，维持血药浓度为 5～10ng/ml。已经用于伴有 ILD 和抗合成酶抗体的难治性病理。小规模研究发现抗氨基酰合成酶抗体阳性患者经其他免疫抑制剂治疗无效，给予 FK506 治疗后，所有患者肌力得到改善，CK 水平以及糖皮质激素剂量显著下降，发热、关节痛也有所好转。但其确切疗效和安全性有待于深入评估。

3. 抗疟药　对 DM/CADM 的皮肤病变有效，但对肌肉病变无明显作用。治疗剂量为羟氯喹 200～400mg/d。应注意抗疟药可诱导肌病的发生。患者出现进行性肌无力，需要与原发病相鉴别，必要时做肌肉活检进行鉴别。

4. 静脉丙种球蛋白（IVIG）　近年来 IVIG 已被广泛用于治疗 DM/PM 并且取得了良好的疗效。常用剂量 0.4g/(kg·d)，每月用 3～5 天，连续用 3～6 个月维持疗效。已有多项研究证明 IVIG 治疗能迅速降低 DM/PM 患者肌酶水平，改善肌力和维持缓解。对于复发性和难治性病例，联合应用泼尼松、免疫抑制剂和 IVIG 比只用泼尼松加免疫抑制剂治疗效果更好。临床试验观察到 IVIG 治疗后肌力改善的维持时间常为 4～8 周。有研究证明小剂量糖皮质激素可增强 IVIG 的疗效，用 IVIG 维持治疗的部分患者只需联合应用小剂量激素即可维持正常肌力。

（二）治疗新进展

1. 生物制剂

（1）TNF-α 抑制剂：包括依那西普（etanercept）、英利昔（infliximab）等。主要用于对激素和其他免疫抑制剂治疗无效的患者，但疗效存在争议。一项研究中，75% 的顽固性肌炎患者经过 TNF-α 抑制剂的治疗后肌无力得到改善。而 5 位患者经依那西普治疗后肌无力症状加重，肌酶水平升高。有研究认为此类药物有可能诱发自身免疫性疾病、甚至导致 ILD 快速进展。该类药物的副作用，尤其是诱发感染应引起重视。因此，TNF-α 抑制剂在 DM/PM 中的疗效和安全性仍需要进一步大样本的 RCT 评估。

（2）利妥昔单抗（rituximab，商品名美罗华）：一种嵌合鼠 / 人的单克隆抗体，该抗体与纵贯细胞膜的 CD20 抗原特异性结合。能清除 CD20 阳性的 B 细胞。目前该药用于治疗 DM/PM 还是受到争议。部分个例报道对于 DM 的肌炎和皮损都有一定疗效。大多数使用方法有两种。其一每周给予 1000mg 共 2 周。另一种方法每周给予 375mg 共 4 周。利妥昔单抗副作用比较少见，常见发热、寒战和恶心或者皮疹。

2. 血浆交换疗法　尝试性用于难治性病例。一项小样本研究中，难治性 DM/PM 患者经血浆交换治疗后似乎有效，但后来随机双盲试验发现无效。考虑到血浆交换疗法费用昂贵，潜在的并发症及无效性。目前不推荐用于 IIDM 患者。

3. 将来可能的治疗，主要是针对一些细胞分子的靶向药物

（1）针对协同刺激分子的靶向药物，如依法珠单抗（efalizumab）和阿法赛特（alefacept）是抗人类淋巴细胞膜蛋白 LFA-1 和 LFA-3d 药物，已经被批准用于银屑病治疗。此类药物可能有效，但可能会并发进行性多灶性白质脑病。

（2）IL-2 受体拮抗剂：赛尼哌（daclizumab）可探索其在 IIDM 方面的应用。

（3）抗 T 细胞信号传导药物：阿仑单抗（alemtuzumab）也许对 IIDM 有效。一例难治性 PM 患者经过阿仑单抗治疗后有效。

（4）抗补体蛋白 C5 单克隆抗体：艾库组单抗（eculizumab）可能用于治疗 DM 患者。

（三）特殊类型 IIDM 的治疗

1. 以皮损为主的 DM/CADM 的治疗　DM/CADM 皮损的治疗较为困难，临床上皮损与肌炎的改善并不一致或者皮损的出现早于肌炎的发生。特别是所谓的肌炎前皮肌炎（premyopathic dermatomyositis）或者皮肌炎患者经过常规治疗后，肌炎好转但皮损改善不明显或者皮损复发为主要问题（postmyopahtic dermatomyositis）。对于上述几类患者如果按皮肌炎进行系统糖皮质激素或者联合免疫抑制剂的治疗不仅对皮损无显著治疗效果，而且可能带来不必要的药物副作用。我们建议明确患者属于哪种类型的 IIDM，然后针对皮损进行治疗，并加强监测肌炎、内脏肿瘤和 ILD。

（1）注意避光、外用具有高紫外线防护指数（SPF）的避光剂：和皮肤型 LE 相似，UVA 或者 UVB 可加重部分或诱发 DM/CADM 的皮损。一项研究显示，50% 以上的 DM 患者对 UVB 的最小红斑量（MED）较正常人显著降低。因此有必要建议以皮损为主的 DM/CADM 患者注意避光，必要时外用具有高 SPF 的避光剂。

（2）外用糖皮质激素：局部外用糖皮质激素有助于控制 DM/CADM 的皮肤炎症和皮肤瘙痒。躯干和四肢建议使用强效激素，而面部使用弱效激素。长期局部外用激素会产生皮肤萎缩、毛细血管扩张、痤疮表现等。一般建议连续使用 2 周后停用 1 周。

（3）外用钙调磷酸酶抑制剂：他克莫司（普特彼）和吡美莫司（爱达宁）属于这类药物。其能抑制 T 细胞的活性，降低朗格汉斯细胞对 T 细胞的刺激活性，同时抑制炎症因子的产生和释放。临床报道治疗红斑狼疮和 DM/CADM 皮损有较好疗效，

且不会产生皮肤萎缩、毛细血管扩张等副作用。极少数患者外用他克莫司或者吡美莫司会出现皮肤灼热或者瘙痒感。该类药物远期疗效及其与恶性肿瘤是否有相关性等问题仍需进行多中心大样本随机双盲对照实验并作长期随访。

（4）羟氯喹口服：200～400mg/d，口服，因能稳定溶酶体膜、抑制白细胞趋化及抑制各种酶系而起到抗炎作用，又能抑制自然杀伤细胞的活性降低淋巴细胞增殖反应等起到免疫抑制作用。此外，羟氯喹还有光保护作用和降低胆固醇作用。近年来一些临床试验表明羟氯喹可减少糖皮质激素治疗的某些不良反应。目前羟氯喹治疗DM/CADM的疗效较为肯定。正确应用羟氯喹很少引起视网膜病变，但仍建议每6～12个月进行眼科检查。

（5）沙利度胺口服：50～300mg/d，口服，有抑制TNF-α的产生。在皮肤型LE中有一定治疗作用。生物制剂TNF-α抑制剂已经用于治疗经典的DM，并已取得较好的疗效。因此，作为TNF-α抑制剂的沙利度胺也可用于治疗以皮损为主要表现，其他治疗无效的DM/CADM。其主要副作用为嗜睡、头晕、便秘、周围神经炎。

（6）IVIG：糖皮质激素和其他免疫抑制剂治疗无效的以皮肤溃疡或者血管炎为主要表现的DM/CADM患者可考虑使用大剂量的IVIG。也有报道小剂量IVIG（0.1g/d，连续5天）对于CADM的顽固性皮损有效。

（7）恶性红斑患者应仔细检查有无肿瘤，肿瘤去除后红斑可逐渐消退。全面彻底地检查恶性肿瘤需根据：患者以往的肿瘤病史，不能解释的实验室检查异常，异常的症状和体征，常规治疗无效等。DM/CADM发病后2年内尤其是第1年内应高度警惕可能伴发的恶性肿瘤。

2. 伴有急进型ILD的治疗　IIDM患者出现急进型ILD时，具有起病急、发展迅速，病死率高的特点，是临床治疗中的一个难点。

（1）IIDM合并急进型ILD的临床特点：①患者多在40～50岁发病，以男性居多。起病后3～6个月内即出现肺部症状，80%在此后的6个月内死亡，病情非常凶险。②多见于CADM患者，部分DM，个别PM患者中而可呈现急进型ILD的疾病模式。③患者血清中与ILD发生密切相关的抗Jo-1等抗合成酶抗体往往呈阴性，而抗MDA5抗体为阳性，是合并急进型ILD的血清标记性抗体。④Gottron皮疹不显著，而以皮肤溃疡甚至坏死为主要表现。⑤血清CK不高但LDH显著升高，四肢肌力正常但有声嘶、吞咽困难等环咽肌受累。

（2）目前主要治疗方法：多数学者主张以糖皮质激素联合免疫抑制剂治疗皮肌炎合并ILD。另外研究发现，糖皮质激素联合环磷酰胺（CYC）或者联合CYC、CsA治疗急进型ILD疗效优于单用糖皮质激素。由于疾病本身以及糖皮质激素或者免疫抑制剂的应用使患者抵抗力极度减弱，处于易感状态，多数患者有咳嗽、ESR、CRP增高，常难以区分感染。对此应积极进行病原体和血清学检查加以明确。不提倡大剂量糖皮质激素冲击治疗，适度的免疫抑制治疗和加强治疗（IVIG）可以提高存活率。

（郑　捷）

参考文献

1. Tymms K, Webb J. Dermatomyositis and other connective tissue diseases: a review of 105 cases. J Rheumatol, 1985, 12: 1140.
2. Gertner E, Urowitz MB. Discordance of skin and muscle involvement in dermatomyositis. Int J Dermatol, 1985, 24: 518.
3. Krain LS. Dermatomyositis in six patients without initial muscle involvement. Arch Dermatol, 1975, 3: 241-245.
4. Bohan A, Peter JB. Polymyositis and dermatomyositis. N Engl J Med 1975, 292: 344-347.
5. Pearson CM. Polymyositis and dermatomyositis. //McCarty DJ, editor. Arthritis (and allied conditions). 9th ed. Philadelphia: Lea & Febiger, 1979, p742.
6. Euwer RL, Sontheimer RD. Amyopathic dermatomyositis. Presentation of six cases and review of the literature. J Am Acad Dermatol, 1991, 24: 959-996.
7. Grau JM, Hausmann G, Casademont J, et al. Amyopathic dermatomyositis. J Am Acad Dermatol, 1992, 26: 505.
8. Callen JP, Jorizzo JL. Amyopathic dermatomyositis. J Am Acad Dermatol, 1992, 26: 505-506.
9. Sontheimer RD. Cutaneous features of classic dermatomyositis and amyopathic dermatomysitis. Curr Opin Rheumatol, 1999, 11: 475-482.
10. Euwer RL, Sontheimer RD. Amyopathic dermatomyositis:

a review. J Invest Dermatol，1993，100：124s-127s.

11. Ang P，Sugeng MW，Chua SH. Classical and amyopathic dermatomyositis seen at the National Skin Centre of Singapore：a 3-year restrospective review of their clinical characteristics and association with malignancy. Ann Acad Med Singapore，2000，29：219-223.
12. Sontheimer RD. Would a new name hasten the acceptance of amyopathic dermatomyositis（dermatomyositis sine myositis）as a distinctive subset within the idiopathic inflammatory dermato-myopathies spectrum of clinical illness? J Am Acad Dermatol，2002，46：626-636.
13. Browson AN，Magro CM. The role of microvascular injury in the pathogenesis of cutaneous lesions of dermatomyositis. Hum Pathol，1996，27：15-19.
14. Stonecipher MR，Jorizzo JL，White WL，et al. Cutaneous changes of dermatomyositis in patients with normal muscle enzymes：dermatomyositis sine myositis? J Am Acad Dermatol，1993，28：951-956.
15. Bohan A，Peter JB，Bowman RL，et al. Computer-assisted analysis of 153 patients with polymyositis and dermatomyositis. Medicine（Baltimore），1977，56：255-286.
16. Dourmishev AL，Dourmishev LA. Dermatomyositis and drugs. Adv Exp Med Biol，1999，455：187-191.
17. Marie I，Joly P，Levesque H，et al. Pseudo-dermatomyositis as a complication of hydroxyurea therapy. Clin Exp Rheumatol，2000，18：536-537.
18. Sontheimer RD. Cutaneous features of classical dermato-myositis and amyopathic dermatomyositis. Curr Opin Rheumatol，1999，11：475-482.
19. Sontheimer RD. Dermatomyositis：an overview of recent progress with emphasis on dermatologic aspects. Dermatol Clin，2002，20：387-408.
20. Peng JC，Sheen TS，Hsu MM. Nasopharyngeal carcinoma with dermatomyositis：analysis of 12 cases. Arch Otolaryngol Head Neck Surg，1995，121：1298-1301.
21. Kagen LJ. Amyopathic dermatomyositis. Arch Dermatol，1995，131：1458-1459.
22. Finger DR，Dunn CL，Gilliland WR，et al. Amyopathic dermatomyositis associated with malignancy. Int J Dermatol，1996，35：663-664.
23. Crowson AN，Magro CM. The role of microvascular injury in the pathogenesis of cutaneous lesions of dermatomyositis. Hum Pathol，1996，27：15-19.
24. Pearson CM. Polymyositis and dermatomyositis. //McCarty DJ，editor. Arthritis（and allied conditions）. 9th ed. Philadelphia：Lea & Febiger，1979，p742.
25. Kovacs SO，Kovacs SC. Dermatomyositis. J Am Acad Dermatol.1998，39：899-922.
26. Sontheimer RD. Cutaneous features of classic dermato-myositis and amyopathic dermatomyositis. Curr Opin Rheumatol，1999，11：475-482.
27. Euwer RL，Sontheimer RD. Amyopathic dermatomyositis. Presentation of six cases and review of the literature. J Am Acad Dermatol，1991，24：959-966.
28. Grau JM，Hausmann G，Casademont J，et al. Amyopathic dermatomyositis. J Am Acad Dermatol，1992，26：505.
29. Callen JP，Jorizzo JL. Amyopathic dermatomyositis. J Am Acad Dermatol，1992，26：505-506.
30. Euwer RL，Sontheimer RD. Amyopathic dermatomyositis：a review. J Invest Dermatol，1993，100：124s-127s.
31. Dourmishev AL，Dourmishev LA. Dermatomyositis and drugs. Adv Exp Med Biol，1999，455：187-191.
32. Sontheimer RD. Dermatomyositis：an overview of recent progress with emphasis on dermatologic aspects. Dermatol Clin，2002，20：387-408.
33. Chen YJ，Wu CY，Shen JL. Predicting factors of malignancy in dermatomyositis and polymyositis：a case-control study. Br J Dermatol，2001，144：825-831.
34. Peliro TM，Miller OF，Hahn TF，et al. Juvenile dermato-myositis：a retrospective review of a 30-year experience. J Am Acad Dermatol，2001，45：28-34.
35. Ozawa Y，Kurosaka D，Yokoyama T，et al. Therapeutic efficacy of cyclosporin A in four cases of amyopathic dermatomyositis with rapidly progressive interstitial pneumonia. Ryumachi，2000，40：798-809.
36. Sontheimer RD，Targoff I，Trieu E，et al. Autoantibodies to 155KD and Se antigens in patients with clinically amyopathic dermatomyositis [abstract]. J Invest Dermatol，200，117：466.
37. Sontheimer RD. Dermatomyositis：an overview of recent progress with emphasis on dermatologic aspects. Dermatol Clin，2002，20：387-408.
38. Peng JC，sheen TS，Hsu MM. Nasopharyngeal carcinoma with dermatomyositis：analysis of 12 cases. Arch Otolaryngol Head Neck Surg，1995，121：1298-1301.
39. el-Azhary R，Pakzad SY. Amyopathic dermatomyositis：retrospective review of 37 cases. J Am Acad Dermatol，2002，46；560-565.
40. Euwer RL，Sontheimer RD. Amyopathic dermatomyositis.

Presentation of six cases and review of the literature. J Am Acad Dermatol.1991，24：959-966.

41. Marie I，Joly P，Levesque H，et al. Pseudo-dermatomyositis as a complication of hydroxyurea therapy. Clin Exp Rheumatol，2000，18：536-537.
42. Kang EH，Lee EB，Shin KC，et al. Interstitial lung disease in patients with polymyositis，dermatomyositis and amyopathic dermatomyositis. Rheumatology（Oxford），2005，44：1282-1286.
43. Sontheimer RD，Miyagawa S. Potentially fatal interstitial lung disease can occur in clinically amyopathic dermatomyositis. J Am Acad Dermatol，2003，48：797-798.
44. Marie I，Hatron PY，Hachulla E，et al. Pulmonary involvement in polymyositis and in dermatomyositis. J Rheumatol，1998，25：1336-1343.
45. Takada K，Nagasaka K，Miyasaka N. Polymyositis/dermatomyositis and interstitial lung diesease：a new therapeutic approach with T-cell-specific immunosuppressants. Autoimmunity，2005，38：383-392.
46. Airio A，Kautiainen H，Hakala M. Prognosis and mortality of polymyositis and dermatomyositis patients. Clin Rheumatol，2006，25：234-239.
47. Bendewald MJ，Wetter DA，Li X，et al. Incidence of dermatomyositis and clinically amyopathic dermatomyositis：a population-based study in Olmsted County，Minnesota. Arch Dermatol，2010，146：26-30.
48. Mileti LM，Strek ME，Niewold TB，et al. Clinical characteristics of patients with anti-Jo-1 antibodies：a single center experience. J Clin Rheumatol，2009，15：254-255.
49. Gunawardena H，Betteridge ZE，McHugh NJ. Myositis-specific autoantibodies：their clinical and pathogenic significance in disease expression. Rheumatology（Oxford），2009，48：607-612.
50. Helmers SB，Englund P，Engström M，et al. Sera from anti-Jo-1-positive patients with polymyositis and interstitial lung disease induce expression of intercellular adhesion molecule 1 in human lung endothelial cells. Arthritis Rheum，2009，60：2524-2530.
51. Sato S，Hirakata M，Kuwana M，et al. Autoantibodies to a 140-kd polypeptide，MDA5，in Japanese patients with clinically amyopathic dermatomyositis. Arthritis Rheum，2005，52：1571-1576.
52. Sato S，Hoshino K，Satoh T，et al. RNA helicase encoded by melanoma differentiation-associated gene 5 is a major autoantigen in patients with clinically amyopathic dermatomyositis：Association with rapidly progressive interstitial lung disease. Arthritis Rheum，2009，60：2193-2200.
53. Nakashima R，Imura Y，Kobayashi S，et al. The RIG-I-like receptor IFIH1/MDA5 is a dermatomyositis-specific autoantigen identified by the anti-MDA5 antibody. Rheumatology（Oxford），2009，49：433-440.
54. Bonnefoy O，Ferretti G，Calaque O，et al. Serial chest CT findings in interstitial lung disease associated with polymyositis-dermatomyositis. Eur J Radiol，2004，49：235-244.
55. Arakawa H，Yamada H，Kurihara Y，et al. Nonspecific interstitial pneumonia associated with polymyositis and dermatomyositis：serial high-resolution CT findings and functional correlation. Chest，2003，123：1096-1103.
56. Fathi M，Vikgren J，Boijsen M，et al. Interstitial lung disease in polymyositis and dermatomyositis：longitudinal evaluation by pulmonary function and radiology. Arthritis Rheum，2008，59：677-685.
57. Bohan A，Peter JB. Polymyositis and dermatomyositis. N Eng J Med，1975，292：344-347.
58. Euwer RL，Sontheimer RD. Amyopathic dermatomyositis：a review. J Invest Dermatol，2003，100：124S-127S.
59. Mukae H，Ishimoto H，Sakamoto N，et al. Clinical differences between interstitial lung disease associated with clinically amyopathic dermatomyositis and classic dermatomyositis. Chest，2009，136：1341-1347.
60. Ichikado K，Suga M，Muranaka H，et al. Prediction of prognosis for acute respiratory distress syndrome with thin-section CT：validation in 44 cases. Radiology，2006，238：321-329.
61. Ye S，Chen XX，Lu XY，et al. Adult clinically amyopathic dermatomyositis with rapid progressive interstitial lung disease：a retrospective cohort study. Clin Rheumatol，2007，26：1647-1654.
62. Raghu G，Mageto YN，Lockhart D，et al. The accuracy of the clinical diagnosis of new-onset idiopathic pulmonary fibrosis and other interstitial lung disease：A prospective study. Chest，1999，116：1168-1174.
63. Kocheril SV，Appleton BE，Somers EC，et al. Comparison of disease progression and mortality of CTD related ILD and IIP. Arthritis Rheum，2005，53：549-557.
64. Hill CL，Zhang Y，Sigurgeimson B，et al. Frequency

of cancer types in dermatomyositis and polymyositis: a population base study. Lancet, 2001, 357: 96-100.

65. Buchbinder R, Forbes A, Hall S, et al. Incidence of malignant disease in biopsy proven inflammatory myopathy. Ann Intern Med, 2001, 134: 1087-1095.
66. Lampa J, Nennesmo I, Einarsdottir H, et al. MRI guided muscle biopsy confirmed polymyositis diagnosis in a patient with interstitial lung disease. Ann Rheum Dis, 2001, 60: 423-426.
67. Bonnefoy O, Ferretti G, Calaque O, et al. Serial chest CT findings in interstitial lung disease associated with polymyositis-dermatomyositis. Eur J Radiol, 2004, 49: 235-244.
68. Braun J and Rau R. An update on methotrexate. Curr Opin Rheumatol, 2009, 21: 216-223.
69. Zieglschmid-Admas ME, Pandya AG, Cohen SB, et al. Treatment of dermatomyositis with methotrexate. J Am Acad Dermatol, 1995, 32(5Pt1): 754-757.
70. Oddis CV, Sciurba FC, Elmagd KA, et al. Tacrolimus in refractory polymyositis with interstitial lung disease. Lancet, 1999, 353: 1762-1763.
71. Roos JC, Chilvers ER, Ostor AJ. Interstitial pneumonitis and antitumor necrosis factor-alpha therapy. Rheumatol, 2007, 34: 238-239.
72. Efthimiou P, Schwartzman S, Kagen LJ. Possible role for tumor necrosis factor inhibitors in the treatment of resistant dermatomyositis and polymyositis: a retrospective study of eight patients. Ann Rheum Dis, 2006, 65: 1233-1236.
73. Iannone F, Scioscia C, Falappone PC, et al. Use of etanercept in the treatment of dermatomyositis: a case series. J Rheumatol, 2006, 33: 1802-1804.
74. Dastmalchi M, Grundtman C, Alexanderson H, et al. A high incidence of disease flares in an open pilot study of infliximab in patients with refractory inflammatory myopathies. Ann Rheum Dis, 2008, 67: 1670-1677.
75. Dalakas MC. Immunotherapy of myositis: issue, concerns and future prospects. Nat Rev Rheumatol, 2010, 6: 129-137.
76. Cao H, Parikh TN, Zheng J. Amyopathic dermatomyositis or dermatomyositis-like skin disease: retrospective review of 16 cases with amyopathic dermatomyositis. Clin Rheumatol, 2009, 28: 979-984.
77. Cao H, Pan M, Kang Y, et al. Clinically manifestations of dermatomyositis and clinically amyopathic dermatomyositis patients with positive expression of anti-melanoma differentiation-associated gene 5 antibody. Arthritis Care Res, 2012, 64: 1602-1610.
78. Chen Z, Cao M, Plana MN, et al. Utility of anti-melanoma differentiation-associated gene 5 antibody measurement in identifying patients with a high risk for developing rapidly progressive interstitial lung disease: a review of the literature and meta-analysis. Arthritis Care Res (Hoboken), 2013, 65: 1316-1324.
79. Chen F, Wang D, Shu X, et al. Anti-MDA5 antibody is associated with A/SIP and decreased T cells in peripheral blood and predicts poor prognosis of ILD in Chinese patients with dermatomyositis. Rheumatol Int, 2012, 32: 3909-3915.

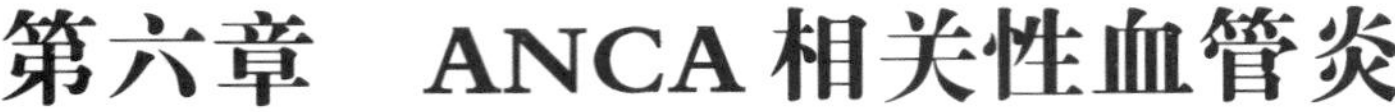

第六章 ANCA 相关性血管炎

血管炎是一组以血管的炎症与破坏为主要病理改变的疾病，其临床表现因受累血管的类型，大小，部位以及病理特点不同而不同。血管炎可以是一个单发的疾病，也可以是某一疾病的临床表现之一，如系统性红斑狼疮、类风湿关节炎、干燥综合征、肿瘤、感染等。血管炎本身可以是系统性的，引起多系统脏器的功能障碍，也可以是局限于某一器官的。鉴于血管炎的临床表现的复杂性，以及对各种血管炎病因和发病机制缺乏足够的认识，历史上有过多个分类标准。1994 年 Chapel Hill 会议根据受累血管的大小对系统性血管炎进行了命名和定义。2012 年 Chapel Hill 提出了系统性血管炎的新分类方法，不仅对部分血管炎进行了更名，还增加了多血管炎、单脏器血管炎、系统性疾病相关性血管炎和可能病因相关血管炎类别（表 6-1）。

表 6-1　2012 年 Chapel Hill 系统性血管炎分类

名称	分类
大血管炎	大动脉炎，巨细胞动脉炎
中等血管炎	结节性多动脉炎，川崎病
小血管炎	ANCA 相关性小血管炎；显微镜下多血管炎，肉芽肿性多血管炎，嗜酸细胞性肉芽性多血管炎；免疫复合物性小血管炎；抗肾小球基底膜病，冷球蛋白血症性血管炎，IgA 血管炎，低补体性荨麻疹性血管炎
多血管血管炎	白塞病，Cogan 综合征
单器官血管炎	皮肤白细胞破碎性血管炎、皮肤动脉炎，原发性中枢神经系统血管炎，孤立性主动脉炎
系统性疾病相关血管炎	狼疮性血管炎、类风湿性血管炎，结节病性血管炎
可能病因相关血管炎	丙肝病毒相关性冷球蛋白血症性血管炎、乙肝病毒相关性血管炎、梅毒相关性主动脉炎、血清病相关免疫复合物性血管炎、药物相关性免疫复合物性血管炎、药物相关 ANCA 血管炎、肿瘤相关性血管炎

抗中性粒细胞胞质抗体相关性血管炎（ANCA 相关性血管炎，ANCA associated vasculitis）是指主要累及中小血管，病理改变中免疫复合物沉积不明显，临床表现以肺、肾小球损害为主，实验室检查抗中性粒细胞胞质抗体（anti-neutrophil cytoplasmic antibodies，ANCA）阳性的一类血管炎。肉芽肿性多血管炎、嗜酸细胞性肉芽肿性多血管炎和显微镜下多血管炎是最常见的 ANCA 相关性血管炎。

一、病因与发病机制

本病病因未明，研究认为该类疾病的发生有可能是在某些遗传背景下由某些环境因素诱发的。肉芽肿性多血管炎可能和 B50、B55、HLA-DR1 以及 HLA-DQw7 等基因表达有关，具体关系仍有待进一步研究。而 ANCA 的发生与感染、药物等均有关系。目前研究认为，ANCA 可以导致中性粒细胞发生脱颗粒反应，产生大量具有致病活性的氧自由基和释放中性粒细胞颗粒中的各种蛋白酶。中性粒细胞可以被一系列促炎症因子刺激而处于半激活状态。这些因子包括 IL-1，肿瘤坏死因子 -α（TNF-α）等，中性粒细胞与肿瘤坏死因子 -α 接触后，蛋白酶 3（PR-3）与髓过氧化物（MPO）表达于细胞表面，与 ANCA 作用后中性粒细胞脱颗粒破裂。中性粒细胞吸附于内皮细胞时，导致内皮细胞受损诱发血管炎。抗内皮细胞抗体（AECA）在血管炎的发病机制中也起一定的作用。AECA 通过补体依赖的细胞毒作用和抗体介导的细胞毒作用与活化的内皮细胞互相作用，损伤血管壁而造成血管炎。除体液免疫外，T 细胞也参与血管炎的发病，分析发现肉芽肿性多血管炎患者的 T 细胞处于活化状态，呈多克隆特性。表达 CD28 的 T 细胞数量增加。此外，有一些细胞因子在肉芽肿性多血管炎中也有异常。以上都说明细胞免疫也有可能参与了肉芽肿性血管炎的发病。

嗜酸细胞性肉芽肿性多血管炎的确切病因目前尚不清楚，推测其发生与免疫异常有关，与过敏的关系尤为密切。70% 的患者有变应性鼻炎并常伴有鼻息肉，绝大部分有哮喘，外周血嗜酸性粒细胞增多以及血清IgE水平升高。

显微镜下多血管炎的病因也并不清楚，有资料表明与患者体内的免疫异常有关。细胞因子介导的黏附分子的表达和功能异常，以及白细胞和血管内皮细胞的异常激活在显微镜下多血管炎的发病中可能都起到一定作用，但具体启动因素尚不清楚。

二、病理

ANCA相关性血管炎具有非免疫复合物性小血管炎的基本病理特征。光学显微镜下可见小血管节段性纤维素样坏死，在急性期病变时常伴有中性粒细胞浸润与碎裂，而病变静止期或慢性期则可见小血管壁纤维化而引起管腔狭窄。典型的肉芽肿性多血管炎病理改变包括坏死、肉芽肿形成以及血管炎。镜下可见微小动脉、静脉血管炎，动脉壁或动脉周围，或血管（动脉或微动脉）外区有中性粒细胞浸润，在炎性血管的周围伴有细胞浸润形成的肉芽肿，最常侵犯的部位是鼻旁窦、鼻咽腔、气管黏膜、肺间质和肾小球。肉芽肿性多血管炎肺部病变的特点是坏死性肉芽肿性肺部炎症，偶尔可以是肺泡毛细血管炎。前者导致高密度的结节影，后者则引起弥漫性肺出血。肾脏病变的特点是局灶性坏死和不伴免疫球蛋白及补体沉积的新月体形成，亦称为微量免疫复合物的肾小球肾炎。

显微镜下多血管炎病理特征为小血管的节段性纤维样坏死，无坏死性肉芽肿性炎，在微动脉、毛细血管和微静脉壁上，有多核白细胞和单核细胞的浸润，可有血栓形成。病变累及肾脏、皮肤、肺和胃肠道，肾脏病理示局灶性、节段性肾小球炎，并有新月体的形成。免疫组织学检查显示很少有免疫球蛋白和补体沉积。电子显微镜检查显示无高电子密度。肺的病理改变是坏死性毛细血管炎和纤维素样坏死，部分毛细血管血栓形成，Ⅱ型上皮细胞过度增生。肌肉和腓肠神经活检可见到小到中等静脉的坏死性血管炎。

嗜酸细胞性肉芽肿性多血管炎主要累及微小动脉和静脉，冠状动脉等中等血管也可受侵犯，大血管受累者少见。病变多分布于肺、皮肤、外周神经、胃肠道、心脏以及肾脏。典型的病理改变为：①组织及血管壁大量的嗜酸性粒细胞浸润；②血管周围的肉芽肿形成；③节段性纤维素样坏死血管炎。其中嗜酸性粒细胞浸润以及坏死性血管炎缺乏特异性。

三、临床表现

（一）全身症状

可有发热、乏力、厌食、关节痛和体重减轻。

（二）上呼吸道症状

特别是肉芽肿性多血管炎。大部分患者首先出现上呼吸道症状。主诉包括流鼻涕、鼻窦炎、鼻黏膜溃疡和结痂、因耳朵感染影响听力，咳嗽、鼻出血、咯血和胸膜炎。严重者鼻中隔穿孔，鼻骨破坏，出现鞍鼻。咽鼓管的阻塞能引发中耳炎，导致听力丧失。部分患者可因声门下狭窄出现声音嘶哑以及呼吸喘鸣。

（三）下呼吸道症状

约有90%的ANCA相关性血管炎患者可有肺部受累。有50%的肉芽肿性多血管炎患者在起病时即有肺部表现，总计80%以上的患者将在整个病程中出现肺部病变。咳嗽、咯血以及胸膜炎是最常见的症状，其他还有胸闷、气短以及肺内阴影。有50%的显微镜下多血管炎患者有肺部损害发生肺泡壁毛细血管炎，12%～29%的患者有弥漫性肺泡出血。查体可见呼吸窘迫，肺部可闻及啰音。由于弥漫性的肺间质改变和炎症细胞的肺部浸润，约1/3的患者出现咳嗽、咯血、贫血，大量的肺出血导致呼吸困难、甚至死亡。部分患者可在弥漫性肺泡出血的基础上出现肺间质纤维化。嗜酸性粒细胞性肺炎是嗜酸细胞性肉芽肿性多血管炎的主要表现，可出现在病变初始或血管炎期，多数患者呈现肺内浸润性病变，胸片无特征性，可呈结节状或斑片状阴影，边缘不整齐，弥漫性分布，无特定的好发部位，很少形成空洞，易变性是其特点，阴影可迅速消失，严重者可出现慢性嗜酸性粒细胞性肺炎。此外，27%也可出现胸腔摩擦音，严重者还可有肺泡出血，并出现咯血。

（四）肾脏损害

是本病最常见的临床表现，多数患者出现蛋白尿、血尿、各种管型、水肿和肾性高血压等，部分患者出现肾功能不全，可进行性恶化致肾功能衰竭。但是极少数患者可无肾脏病变。

（五）神经系统受累

约70%的患者可以出现神经系统受累。最常见的为外周神经病变，多为供应神经的血管发生血管炎导致缺血所致。外周神经病变最为常见的是多发性单神经炎，各个神经受累的时间可不一致。

（六）肌肉关节病变

约70%的患者有关节和肌肉受累，多数患者表现为关节疼痛以及肌痛，另有10%的患者可出现关节腔内滑膜炎。

（七）皮肤表现

可出现各种皮疹，以紫癜及可触及的充血性斑丘疹多见。还可有网状青斑、皮肤溃疡、皮肤坏死、坏疽以及肢端缺血、坏死性结节、荨麻疹和血管炎相关的荨麻疹常持续24小时以上。皮肤活检常可见到典型的皮肤白细胞破碎性血管炎。

（八）消化系统

表现为消化道出血、胰腺炎以及由肠道缺血引起的腹痛，严重者可出现穿孔等，系肠胃道的小血管炎和血栓形成造成缺血所致。

四、实验室和辅助检查

（一）常规实验室检查

ANCA相关性血管炎患者在急性期常有明显的炎症反应指标异常。如血沉增快和C反应蛋白升高；白细胞、血小板升高，贫血；血清免疫球蛋白增高；类风湿因子阳性。尿沉渣可出现镜下血尿（RBC>5/高倍视野）或出现红细胞管型，后者对肾小球肾炎有诊断意义。

（二）抗中性粒细胞细胞质抗体（ANCA）

ANCA是一种以中性粒细胞和单核细胞胞质成分为靶抗原的自身抗体，根据免疫荧光染色模型分为胞浆型（c-ANCA），其靶抗原为蛋白酶-3（PR-3）；核周型（p-ANCA），其靶抗原为髓过氧化物酶（MPO）。90%以上病情活动的肉芽肿性多血管炎患者血清中出现胞浆型抗中性粒细胞细胞质抗体（c-ANCA），病情静止时约40%的患者阳性，因此c-ANCA对肉芽肿性多血管炎有诊断意义且与其活动性有关。80%的显微镜下多血管炎患者抗中性粒细胞胞质抗体（ANCA）阳性，其中约60%抗原是髓过氧化物酶阳性（MPO-ANCA），肺受累及者常有此抗体，另有约40%的患者为抗蛋白酶-3阳性（PR3-ANCA）。70%嗜酸细胞性肉芽肿性多血管炎患者可有ANCA阳性主要是MPO-ANCA（P-ANCA）。

（三）X线检查

胸部X线对肉芽肿性多血管炎的诊断是非常重要的。胸片显示双肺多发性病变，以下肺多见，病灶呈结节样、粟粒样、局灶性浸润，可有空洞形成，具迁移性，也可自行消失，这是本病的特点。出现弥漫的毛玻璃样改变，肺透亮度下降，提示肺泡出血可能。但早期诊断时肺部CT检查敏感性更高。上呼吸道X线可显示鼻旁窦黏膜增厚，甚至鼻或鼻旁窦骨质破坏。在显微镜下多血管炎患者胸部X线及肺部CT检查在早期可发现无特征性肺部浸润影或小泡状浸润影，双侧不规则的结节片状阴影，肺空洞少见，可见继发于肺泡毛细血管炎和肺出血的弥漫性肺实质浸润影。中晚期可出现肺间质纤维化。而嗜酸细胞性肉芽肿性多血管炎患者胸片无特征性，多变性肺部阴影是其特点。多数患者呈现肺内浸润性病变，可呈结节状或斑片状阴影，边缘不整齐，弥漫性分布，很少形成空洞，阴影可迅速消失。27%也可出现胸腔积液，胸腔积液常规检查可有嗜酸性粒细胞升高。偶有肺门淋巴结增大。肺出血者胸片显示大片或斑片状阴影。

（四）病理活检

上呼吸道、支气管内膜及肾脏活检是诊断肉芽肿性多血管炎的重要依据，病理显示肺及皮肤小血管的类纤维蛋白变性，血管壁有中性粒细胞浸润，局灶性坏死性血管炎，上、下呼吸道有坏死性肉芽肿形成，肾病理为局灶性、节段性、新月体性坏死性肾小球肾炎，免疫荧光检测无或很少免疫球蛋白以及补体沉积。诊断有一定困难时，可行胸腔镜或开胸活检以提供诊断依据。支气管镜检查的阳性率较低，但对排除感染有重要意义。而嗜酸细胞性肉芽肿性多血管炎患者肺活检最有意义。肺活检可见特征性的病理改变，包括小的坏死性肉芽肿以及包括小静脉和小动脉的坏死性血管炎。肉芽肿中间为嗜酸性粒细胞组成的核心，放射状地围以巨噬细胞以及上皮样巨细胞。

五、诊断

临床呈全身多系统受累表现时应高度怀疑本病的可能。组织活检如见到典型的少免疫沉积性小血管炎病变，如以小血管炎为中心的肉芽肿形成，小血管局灶节段性纤维素样坏死则可以确诊。肾活检较为安全常用，其常见的典型病理改变是肾小球毛细血管袢纤维素样坏死及新月体形成。目前尚无统一的临床诊断标准用于ANCA相关性血管炎的诊断，但美国风湿病学学院1990年已经分别制定了肉芽肿性多血管炎（表6-2）和嗜酸细胞性肉芽肿性多血管炎（表6-3）的诊断标准。

六、治疗的现状与挑战

和其他急性免疫性疾病相似，ANCA相关性血管炎的治疗可分为诱导缓解治疗和维持缓解治疗。

（一）诱导缓解治疗

国内外研究均表明糖皮质激素联合细胞毒药

表 6-2　美国风湿病学院 1990 年制定的肉芽肿性多血管炎分类标准

1. 鼻或口腔症炎	逐渐加重的痛性或无痛性口腔溃疡，脓性或血性鼻分泌物
2. 异常的胸部 X 线片	胸片显示有结节、固定位置的肺浸润或空洞存在
3. 尿沉渣异常	镜下血尿（红细胞 > 5/ 高倍视野）或尿沉渣中有红细胞管型
4. 组织活检有肉芽肿炎性改变	组织学改变显示在动脉内、血管周围、或血管外有肉芽肿炎性改变

具备上述 2 项或 2 项以上者，可诊断肉芽肿性多血管炎。

表 6-3　美国风湿病学院 1990 年制定的嗜酸细胞性肉芽肿性多血管炎分类标准

1. 哮喘	喘鸣史或呼气时有弥漫高调啰音
2. 嗜酸性粒细胞增多	白细胞计数中嗜酸性粒细胞 > 10%
3. 单发或多发神经病变	由于系统性血管炎所致单神经病变，多发单神经病变或多神经病变（即手套 / 袜套样分布）
4. 非固定性肺浸润	由于系统性血管炎所致，胸片上为迁移性或暂时性肺浸润（不包括固定浸润影）
5. 鼻窦炎	急性或慢性鼻窦疼痛或压痛史，或影像检查示鼻窦不透光
6. 血管外嗜酸性粒细胞浸润	病理示动脉、微动脉、静脉外周有嗜酸性粒细胞浸润

符合上述 4 条或 4 条以上者可诊断为嗜酸细胞性肉芽肿性多血管炎，其敏感性和特异性分别为 85% 和 99.7%。

物治疗可明显提高生存率。活动期用泼尼松 1.0～1.5mg/（kg•d），对严重病例例如中枢神经系统血管炎、呼吸道病变伴低氧血症如肺泡出血、进行性肾功能衰竭，可采用冲击疗法，甲泼尼松龙 1.0g/d，治疗 3 天。同时联合用细胞毒药物，通常给予每天口服环磷酰胺 1.5～2mg/kg，对病情平稳的患者可用 1mg/kg 维持。也可给予 CTX 1.0g 冲击治疗，每 4 周 1 次，连续 6 次。标准治疗方案（激素和环磷酰胺）可使 90% 的患者病情得到控制，其中 75% 可达到完全缓解。但仍有 10% 的患者属难治性，对标准治疗方案无效，另有一部分患者减药或停药后就出现复发，而且标准治疗方案副作用较大（如严重感染，肿瘤的发生及影响生育等），因而目前有一些新的治疗方案正在临床试验中，有望通过大规模，多中心临床研究解决这一问题。

1. 英夫利西（infliximab）　TNF 是维持 ANCA 相关性血管炎患者炎症症状的主要因素，TNF 阻断剂英夫利西是嵌合体的单克隆抗 TNF 抗体，动物研究表明 TNF-α 单抗能显著缓解血管炎鼠的炎性改变。一项 ANCA 相关性血管炎患者使用英夫利西的开放性、多中心、前瞻性、临床试验显示患者诱导缓解率 88% 并可减少激素使用剂量。然而 21% 的患者发生感染，有些很严重，而且 20% 的患者在第 1 年内发生复发。TNF-α 单抗在 ANCA 相关性血管炎患者中应用时，药物的副作用值得关注。

2. 美罗华（rituximab）　是一种抗 CD-20 的嵌合体的单克隆抗体，一开始使用于淋巴瘤患者的治疗，目前在系统性红斑狼疮和系统性血管炎患者中也有应用。一项纳入 10 例难治性 ANCA 相关性血管炎患者的研究中，用美罗华每周 375mg/m^2 治疗 4 周后，10 例患者全部缓解，6 个月内完全停用激素，随访一年仅一例复发，所有患者的 ANCA 滴度均有下降，C 反应蛋白和血沉指标也均下降。另一项研究表明，美罗华治疗 ANCA 相关性血管炎的效果与 CTX 相仿。该项试验，共随访 197 名 ANCA 相关性血管炎患者，分为美罗华组（每周 375mg/m^2，持续 4 周）和环磷酰胺组[2mg/（kg•d）]。观察发现，美罗华组共 63 名患者（占 64%）疾病缓解，环磷酰胺组共 52 名患者（占 53%）疾病缓解。在第 12 个月和 18 个月，美罗华组分别有 48% 和 39% 的患者保持完全缓解，而环磷酰胺组分别为 39% 和 33% 的患者保持完全缓解，两者在疗效上并无明显差异。另外在 101 例复发的患者中，美罗华免疫抑制作用在 6 个月和 12 个月时具有优势，而到了第 18 个月大部分美罗华组的患者又重新建立了 B 淋巴细胞的免疫活性。

3. 静脉用丙种球蛋白　丙种球蛋白通过 Fc 介导的免疫调节作用，通过 Fab 干扰抗原反应或参与抗独特型抗体交叉作用而抑制抗体形成，抑制 T 淋巴细胞增殖及减少自然杀伤细胞的活性。大剂量丙种球蛋白还具有广谱抗病毒、细菌作用。一般与激素及其他免疫抑制剂合用，剂量为 400mg/（kg•d），连用 5～7 天。

4. 免疫吸附治疗 应用特异性ANCA靶抗原结合到树脂上，用于吸附患者血清中的相应的ANCA。一项研究中纳入4例ANCA相关性血管炎患者，3例表现为ANCA-PR3升高，分别为96、88和89U/L（平均91±4.36U/L，正常参考值5U/L），在分别免疫吸附治疗5次、4次和5次后下降至16.8、21和28U/L（21.93±5.66U/L），下降显著（$P=0.006$）。1例表现为ANCA-MPO升高，免疫抑制治疗前为11U/L（正常参考值5U/L），经4次治疗后抗体水平降至正常范围（2.4U/L），下降显著。改疗法的疗效有待进一步观察。

（二）维持缓解治疗

目前最常用的维持缓解治疗是小剂量糖皮质激素联合静脉CTX（如每2～3个月1次）疗法，维持2年左右，考虑到CTX的副作用，目前正在寻找其他副作用小的免疫抑制剂。

1. 硫唑嘌呤 硫唑嘌呤为嘌呤类似药，有时可替代CTX。一般用量为1～2mg/（kg•d）。

2. 甲氨蝶呤 MTX一般用于轻、中度血管炎患者（无肺出血或肾炎患者）的维持治疗，其副作用较小，用量为10～15mg，1周一次，口服、肌注或静注疗效相同。

3. 环孢素A 近年来在血管炎的患者中也有试用的报道，但复发率较高，常用剂量为3～5mg/（kg•d）。

4. 麦考酚酸吗乙酯（MMF） MMF作为一种新型的免疫抑制剂，副作用较小，已成功应用于器官移植排异治疗中，近年也有该药用于治疗ANCA相关性血管炎的报道，虽然其耐受性好，但复发率较高，其疗效还有待进一步的研究证实。

七、预后

复发是ANCA相关性血管炎患者疗效和生存率的重要因素之一。有研究观察了最初治疗后ANCA持续存在或再次出现是复发的危险因素，因而监测血清ANCA水平有助预测疾病复发。目前治疗的目的除提高疗效外，还应兼顾安全性，减少药物毒副作用，提高患者长期生存率和生活质量。

（戴 青 鲍春德）

第七章　白　塞　病

白塞病（Behçet's disease，BD）首先由土耳其医师 Huluci Behçet 于 1937 年报道的一组以前房积脓、虹膜炎、口腔及生殖器阿弗他溃疡“三联症”为主要表现的系统性疾病，并以其姓氏 Behçet 将之命名为白塞病。然而，最早关于该病的描述要追溯至 2500 年前，希波克拉底在“Epidemion”一书中描述了一种流行于亚细亚的疾病，特点为“口腔溃疡”、“生殖器大量炎性渗出”、“眼部持续炎症……常常导致失明”以及“皮肤大疱疹性病变”等。除此之外，BD 也还可以发生肠道溃疡、肠穿孔、关节炎、心脏瓣膜病、血管病变和神经系统损害等。

第一节　口腔阿弗他溃疡为 BD 常见的早期症状

一、口腔阿弗他溃疡（oral aphthosis）为 BD 最常见的早期症状

98.1%～100% 患者出现复发性口腔溃疡。口腔溃疡为非特异性症状，其他疾病如获得性免疫缺陷综合征（AIDS）、溃疡性结肠炎、克罗恩病、系统性红斑狼疮也可以出现口腔溃疡。BD 典型的口腔溃疡通常是圆形或卵圆形疼痛性溃疡，溃疡较深、中心为白色或米黄色坏死组织覆盖，周围红晕，边界清楚，常位于唇、颊黏膜、舌、牙龈、上颚，甚至咽喉部，以致吞咽困难；溃疡常有 2 个以上同时发作，直径 1～20mm，通常在 1～2 周内自行愈合，之后可反复发作周而复始（图 7-1/ 文末彩图 7-1）。口腔溃疡因可以自愈，一般维生素、西瓜霜等效果不佳，所以常被患者忽视，自动放弃治疗。作者总结 160 例白塞病的口腔溃疡反复发作长达 6.8 年，才发生其他症状而引起重视。

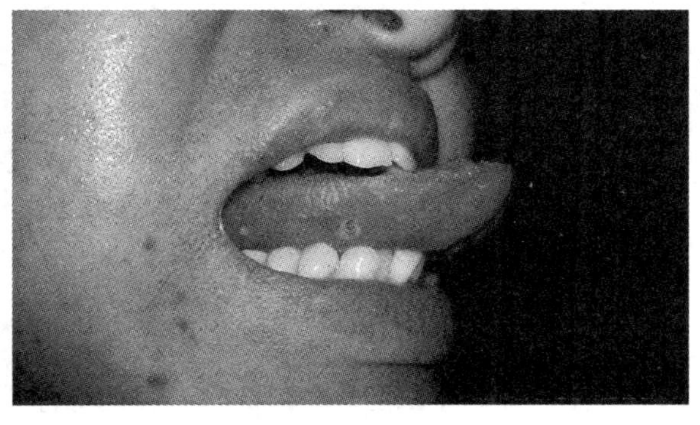

图 7-1　白塞病口腔溃疡

二、BD 易于误诊的几个症状

（一）生殖器溃疡（genital aphthosis）

发生率约为 76.9%，少于口腔溃疡。典型生殖器溃疡的特点与口腔溃疡相似，但溃疡较大、疼痛剧烈、甚至影响睡眠；溃疡愈合较慢，且复发周期较长。女性患者溃疡常 > 10mm，较深，常位于阴唇、阴道，阴阜部，少见于宫颈；男性患者溃疡常位于阴囊、阴茎、尿道口（图 7-2/ 文末彩图 7-2），常伴有多发性假性毛囊炎。而附睾肿大、压痛则提示附睾炎，是 BD 常见症状。肛门周围溃疡发生率少于口腔溃疡，其特点类似生殖器溃疡，病灶常位于肛周外部或括约肌附近。生殖器溃疡一旦发生，患者多就诊于皮肤性病科、妇科或泌尿外科，容易被误诊为性病或妇科疾病。

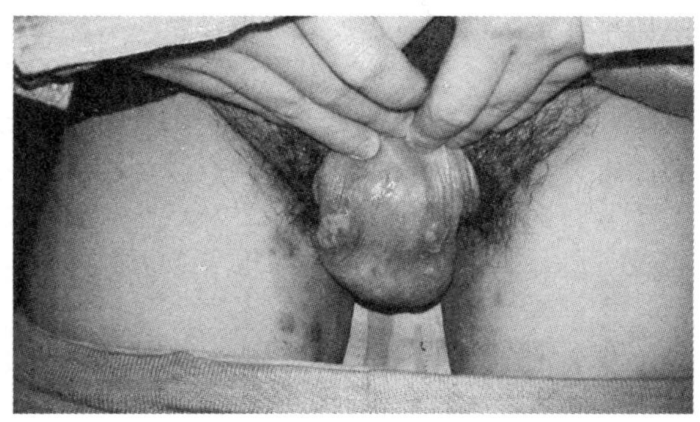

图 7-2　白塞病外阴溃疡

（二）眼部炎症

眼炎可以在起病后数月甚至数年后发生，极个别以眼部症状首发。常表现为视物模糊、视力下降、眼球充血、眼球痛、畏光、流泪、异物感、飞

蚊症和头痛等，其与口腔溃疡的关联性很容易被忽视。眼炎通常表现为慢性、复发性、进行性病程，双眼均可累及，致盲率可达25%，是本症致残的主要原因之一。眼炎愈合的过程通常较为缓慢，往往尚未完全痊愈又再次发作，导致视力严重受损以至失明。眼球各个部位均可累及。前葡萄膜炎（anterior uveitis）发生率38.8%，以前房细胞浸润或炎症为特点；后葡萄膜炎（posterior uveitis）发生率36.9%；视网膜血管炎（retinal vasculitis）发生率23.5%，以眼静脉炎、动脉炎、视网膜水肿或黄斑病变等为特征。前葡萄膜炎往往不会影响视力，而视网膜血管炎进程最为凶险，需要积极治疗。临床上应用眼底镜检查有无视网膜出血；裂隙灯检查有无角膜溃疡、虹膜睫状体炎、葡萄膜炎；眼底荧光造影检查可以发现早期视网膜血管病变。

（三）胃肠道受累

胃肠道症状发生率6.3%，任一部位消化道均可受累，但主要受累部位多在回盲部。临床症状可表现为腹痛、腹泻、便秘、便血，或溃疡穿孔引起的突发剧烈腹痛等。部分患者可以无明显临床症状，可在内镜下发现消化道溃疡。肠道BD的溃疡表现为边界清晰的圆形或类圆形溃疡，也可表现为“火山口”样周边隆起等。有研究显示，后者手术风险较大、预后较差、复发率也较高。复旦大学附属华东医院于2012年9月至2013年12月的16个月期间内，对168例白塞病进行了连续随访观察；其中148例进行了消化道内镜检查，发现52例（35.1%）存在消化道病变；其中21例为复合性上、下消化道溃疡，多位于回盲部及中部和远端食管；发生在回肠末端和盲肠的溃疡常伴有腹痛，而出现在上消化道的溃疡往往没有明显症状。胃肠道受累患者一般不发生生殖器溃疡、皮肤损害或眼部病变等其他器官损害。BD患者腹痛时应该进行结肠镜检查明确是否存在回盲部溃疡；一旦出现上消化道不适症状时，即应进行上消化道内视镜检查。切记，不应把白塞病回盲部病变误诊为阑尾炎。

（四）心血管受累

白塞病血管系统受累占18.2%，包括动脉和静脉病变。常出现下肢血栓性静脉炎及深部静脉血栓，严重者还可以并发肺栓塞，出现活动后气短、憋气，胸口疼痛甚至晕厥等症状；肺X线片可表现为单或双侧大小不一的弥漫性渗出或圆形结节状阴影；出现肺梗死时可表现为肺门周围密度增高的模糊影；高分辨CT或肺血管造影、同位素肺通气/灌注扫描等均有助于肺部病变诊断。并发腹主动脉瘤时，可引起肾动脉局部狭窄、肾缺血；偶尔亦可并发腹主动脉和脑动脉瘤破裂出血，以致危及生命。BD主动脉瓣关闭不全发生率不高，但容易误诊为风湿性心脏瓣膜病或主动脉退行性病变。白塞病大动脉或主动脉瓣外科手术后，较易出现缝合针眼炎症或无菌性化脓性炎症；主动脉瓣换瓣术后容易发生周围漏、机械瓣松动，且刀口长时不易愈合，甚至长达一个月，需要进行2～3次手术，除非首次即进行根部替换术。

总之，白塞病是一个复杂且并发症较多的炎症性疾病，因此，早期诊断，积极正确的治疗，是防止主动脉瓣关闭不全等并发症的关键，具有积极意义。

三、皮疹和关节炎有利于BD确诊

（一）皮疹

约占BD患者71.9%，表现形式多样，最典型、常见者为假性毛囊炎（pseudofolliocultis）、结节性红斑（erythema nodosum）和多形性红斑，与口腔溃疡、生殖器溃疡一样，伴随着疾病病程发作与缓解。假性毛囊炎发生率约占53.6%，以男性多见，反复出现于头面部、前胸和四肢；其基底较大，顶端脓头较小，周围有较宽的红晕，数量较多，孤立存在而不融合。尤其是天气炎热的夏季更为多见。其病理实质为小血管炎，病理形态特点为圆形红斑基础上的无菌脓疱。位于面部、躯干和背部的假性毛囊炎常被误认为寻常痤疮。BD面部中心“三角区域”内，可见多个毛囊炎样皮肤损害，形成具有较高诊断价值的特殊面容。姑且把此种面容称为“白塞病面容”（图7-3/文末彩图7-3）。

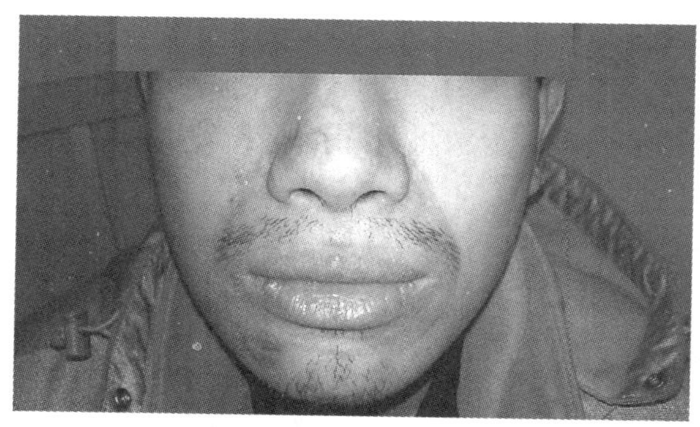

图7-3 “白塞病”面容

结节红斑见于33.6%患者，具有一定特征性。女性多见。结节性红斑多发生于下肢，呈对称性分布，大小深浅不一，有轻微疼痛和触痛，1～2周后颜色变暗，部分可逐渐消退，部分留有色素沉着，但较易复发，形成新旧结节交替互现不同形态皮损。结节性红斑和多形性红斑常促使患者就诊皮肤科或风湿科，往往使BD得到早期确诊。

（二）关节受累

关节痛比较常见。典型的关节炎为非侵蚀性、炎症性、对称性或非对称性关节炎，但中国人不多见。可以是单关节、寡关节、或慢性多关节炎。脊柱关节炎发生率1.9%，高于普通人群。常伴随疾病的活动与缓解，持续数周至数月。关节炎发生时，若伴有复发性口腔溃疡，诊断BD比较容易。目前互联网上信息丰富，患者自查怀疑BD前来就诊的越来越多，加之医师重视和经验积累，BD确诊率也会逐渐提高。

四、神经系统损害是BD严重的症状

文献报告，BD神经系统病变发生率约15.3%，其中，中枢神经系统11.5%，外周神经系统4.4%，均有较高的致残率和一定致死率。典型表现可为脑膜脑炎，也可表现为其他形式神经系统症状，如行为异常、肢体活动障碍、癫痫样发作、头痛、良性颅内高压、间脑障碍、失语、假性延髓麻痹、脑干症状等。

头颅CT/ MRI检查对脑、脑干及脊髓病变诊断有一定帮助。急性期MRI检查敏感性高达96.5%，可以发现脑干、脑室旁白质和基底节处的增高信号。而在病变进入慢性期行MRI检查时，应注意与多发性硬化相鉴别。MRI映像可作为神经BD诊断及治疗效果判断的依据之一。头颅MRA检查常可发现优势半球矢状窦和横窦脑部大血管病变，特别是脑静脉血栓形成等。

第二节 从丝绸之路（silk road）谈BD发病因素

BD是一个古老而严重的炎性疾病，仅普遍分布于沿丝绸之路的地中海东部及中东和远东地区人群中。而其他地区属罕见病。流行患病率最高的是土耳其（介于80/100 000～370/100 000）、伊朗（16.7/100 000）、沙特阿拉伯（20/100 000）、中国（14/100 000）及日本北部（30.5/100 000）。而在美国仅0.12/100 000～0.33/100 000，比北欧和西欧BD患病率减少10～100倍以上。与亚洲的土耳其人比较，在柏林生活的土耳其人BD患病率明显降低约18倍，强烈支持一个未知的环境因素诱发疾病的可能存在。虽然，BD发病机制仍不清楚，可能是某些感染因子激发了具有一定遗传背景人群，发生了免疫紊乱，导致细胞因子等炎症介质而引发了BD的病理基础——血管炎的发生。

一、潜伏性结核杆菌感染等因素

1964年我国就有BD与结核菌感染有关的病例报告。即在白塞病初发之前已患有肺结核、淋巴结核等多种结核病灶。白塞病与潜伏结核感染相关性，近期上海复旦大学附属华东医院风湿科对122例住院白塞病患者进行T-spot检测分析发现，BD患者T-spot阳性率达到25.4%明显高于健康对照组，并与黏膜溃疡严重程度相关，但并未发现活动性结核病灶。提示潜伏结核感染在BD黏膜溃疡中可能发挥重要致病作用，有待进一步研究。

BD患者血中抗单纯疱疹病毒（herpes simplex virus，HSV）抗体滴度和HSV-1的循环免疫复合物均升高；动物BD模型接种HSV-1病毒后可诱发皮肤、舌、胃肠道和生殖器溃疡、眼炎和关节炎等BD症状；BD患者$CD4^+$ T淋巴细胞与HSV-1具有同源DNA序列，提示HSV与BD发病有关。另外，BD患者皮肤和外周血单核细胞对链球菌抗原（s.sanguis antigens）产生过敏反应；这些细菌抗原具有与热休克蛋白（Heat shock protein，HSP）一致的氨基酸序列，能激活γδT细胞免疫应答，从而可能参加了BD发病。

二、MHC和相关细胞因子基因的作用

BD不是单基因疾病，没有明确的孟德尔遗传模式，但具有某些遗传疾病特征。BD有家族聚集现象，且在世界各地存在区域发病差别。与日本、中国和欧洲相比，家族性发病更多见于朝鲜、以色列、土耳其和阿拉伯等国家。研究显示，本病与HLA-B51显著相关。有独特的地理分布及家族聚集倾向，提示主要组织相容性复合体（major histocompatibility complex，MHC）等位基因HLA-B51基因参与了BD发病。

近年来发现，HLA-B和补体之间密集分布基因编码免疫相关功能蛋白质，包括肿瘤坏死因子（TNF）、人组织相容性复合体Ⅰ类相关基因A（MICA）以及IL-1家族和黏附分子1（ICAM-1）家族，在BD的发病机制中可能也起到重要作用。所以，推测BD应属于多基因关联性疾病。

（一）TNF基因

TNF编码基因位于HLA Ⅰ类的区域附近，对

其研究较为深入。1992 年首次报道，TNF 启动子区等位基因与日本人罹患 BD 相关；以后在中东 BD 患者中也有类似发现。等位基因存在于启动子区域，即 TNFB 1 和 TNFB 2。BD 患者多携带 TNFB 2 基因，患者体内能刺激单核细胞产生较多 TNF。另外，TNFB 2 与 HLA-B51 联动可增加罹患 BD 风险，并累及重要脏器。

（二）MICA 相关基因

MICA 基因与 HLA-B5 基因有关，位于 TNF 和 HLA-B 基因之间。具有 MHC class I 分子相似序列，编码多肽主要表达于胃肠道上皮细胞，可能与 BD 普遍出现口腔和消化道溃疡有关。MICA 分子由 γδ T 细胞和 NK 细胞识别，具有细胞毒作用；高表达于 BD 患者外周血中；受到 Hsp 65 刺激后 γδ T 细胞被活化，表达 CD69、CD29 并大量产生 IFNγ 和 TNF。

1997 年以来，MICA 基因与 BD 的关联先后在日本与中东有报道。部分机制为：某些 MICA 等位基因导致 MICA 功能异常，在 BD 患者上皮细胞与细胞毒性 T 细胞间作用发生异常。MICA 等位基因往往与 HLA-B51 关联而增加罹患 BD 风险。

（三）IL-1 家族基因

IL-1 家族包括 IL-1α、IL-1β 及 IL-1ra，兼有促/抗炎因子作用。活动期 BD 患者抗原递呈细胞与 TLR 配体结合后，产生大量促炎症因子如 IL-1β、IL-23、TNFα。进而促使 $CD4^+$ T 细胞分化为 Th17 细胞。BD 患者携带 IL-1 异常基因可能导致 IL-1 失衡与功能异常。

（四）ICAM 基因

细胞黏附分子是一组表达于活化血管内皮细胞上的受体，与白细胞上的配体结合，使白细胞穿过血管壁进入组织。BD 炎症性异常者外周血中可以检测到可溶性 ICAM（sICAM-1），并由血管内皮细胞释放进入外周血。ICAM-1 基因位于 19 号染色体，至少有 2 个等位基因变异，其编码结构的差异，影响 ICAM 与白细胞的结合。ICAM 等位基因与炎症性疾病如炎症性肠病、多发性硬化、肾移植失败及 BD 等均有关联。ICAM 的发现证实 BD 是一种多基因疾病。

三、白细胞介素（Interleukin，IL）17 细胞及其相关细胞因子的促炎作用

细胞因子、黏附分子、热休克蛋白、粒细胞、巨噬细胞等活性改变，以及其他自身免疫因素均参与 BD 发病。但 Th17 细胞及其相关细胞因子在 BD 发病中的致病作用越来越引起重视。自 2005 年发现产生 IL17 的 Th17 细胞以来，作为辅助性 T 细胞的新亚群而受到了广泛的关注。文献报道活动性 BD 患者 Th17/Th1 细胞比例明显高于健康对照组，特别在毛囊炎或葡萄膜炎 BD 患者中，这种升高更为显著。Th17 细胞相关细胞因子有 IL-17、IL-23、IL21、IL-6/TGF-β 等。上述细胞因子直接或间接影响 Th17 细胞的分化发育和分泌功能，从而在 BD 中发挥重要作用。IL-23 与 Th17 细胞表面 IL-23 受体（IL-23 receptor，IL-23R）作用后诱导 IL-22 表达。中国 BD 人群研究发现，外周血及泪液中 IL-17A、IL-23 的 mRNA 水平和蛋白水平不仅在外周血中明显升高，在 BD 活动性葡萄膜炎患者的泪液中也明显升高，且与 BD 活动性相关。中国学者于 1992 年首次报道神经 BD（neuro-Behçet's disease，NBD）患者脑脊液中检测到 IL-6 明显升高，且与疾病转归相关。通过 NBD 患者外周血、脑脊液及脑部血管组织等研究发现，IL-21 能够显著抑制 Treg 并促进 Th17 细胞分化；同时发现患者脑脊液中 IL-21 和 IL-17 分泌增加。Th17 细胞的致病机制有待进一步研究证实。

第三节 BD 基本病理表现：系统性血管炎

BD 患者活检组织血管周围可见大量淋巴、单核细胞浸润；渗出性病变表现为管腔充血、管壁水肿，内皮细胞肿胀，纤维蛋白沉积；增生性病变表现为内皮细胞和外膜细胞增生、管壁增厚、甚至出现坏死性肉芽肿。免疫荧光镜下可见免疫球蛋白和补体沉积。但对皮损部位标本进行病理学分析显示，病变早期即可出现中性粒细胞浸润，内皮细胞肿胀，纤维蛋白坏死等。真皮毛细血管或小静脉壁镜检发现，中性粒细胞浸润、核尘和红细胞外渗，可伴或不伴纤维素样坏死。大量中性粒细胞浸润见于所有系统中的早期病灶。早期病变为中性粒细胞血管反应或典型的白细胞破碎性血管炎。表现为皮肤黏膜炎、皮肤针刺反应（轻微的外伤引发的快速皮肤炎症反应）、结节性红斑和眼部病变等。

滑膜关节活检显示，存在中性粒细胞增多反应，偶尔可见浆细胞和淋巴细胞；免疫荧光显微镜检查可见沿滑膜的 IgG 沉积。BD 患者的滑液分析显示，白细胞计数在 300～36 200/mm^3 之间，以中性粒细胞为主；葡萄糖水平正常。此外，在患者血清中的细胞因子如 TNF-α、IL-1β 和 IL-8 水平升

高。活化中性粒细胞产生的髓过氧化物酶水平也升高。中性粒细胞过度活化反映了遗传因素的影响，亦或外部环境因素刺激所致仍需进一步研究。

第四节 BD临床诊断与鉴别诊断

由于BD患者血液化验尚无特异性指标，外周血白细胞、血小板升高、ESR增快、血清淀粉样蛋白A、CRP升高等均提示BD的活动性；IgA增高和血尿可能与BD肾脏病变、眼炎、消化道病变相关。亦非BD特异性改变。所以，目前BD诊断仍依靠对临床特征进行综合分析。由于符合诊断标准的典型临床症状通常并非同时出现，对诊断造成了一定困难。研究显示，从BD的“复发性口腔溃疡”直至出现其他系统受累症状是一个漫长的过程，有些病例可能延后6～7年才被确诊。

一、1990年国际BD研究小组制定的诊断标准

该标准应用较为广泛，敏感性为85%，特异性为96%（表7-1）。

表7-1 1990年国际研究小组制定的白塞病诊断标准

复发性口腔溃疡： 由医师或患者观察到的小阿弗他溃疡、大阿弗他溃疡或疱疹样溃疡，每12月至少复发3次。加下列两项：
复发性生殖器溃疡 由医师或患者观察到的阿弗他溃疡或溃疡瘢痕
眼部病变： 前葡萄膜炎、后葡萄膜炎或裂隙灯检查发现玻璃体内细胞 或者由眼科医师观察到视网膜血管炎
皮肤病变： 由医师或患者观察到结节红斑、假性毛囊炎或脓疱疹 或由医师观察到的在未使用皮质激素治疗的青春期后患者身上的痤疮样结节
针刺反应阳性： 由医师在24～48小时候判读结果

二、2013年国际BD研究小组重新修订了诊断标准：

该标准基于27个国家2556例BD患者与1163例健康对照研究，提高了诊断的敏感性，新标准的敏感性为94.8%，特异性90.5%。其中针刺试验为备选项，可增加诊断敏感性至98.5%，而特异性略有下降（表7-2）。

表7-2 2013年白塞病国际诊断标准

症状/体征	计分
眼部病变	2
生殖器溃疡	2
口腔溃疡	2
皮肤病灶	1
神经系统表现	1
血管表现	1
针刺试验阳性*	1*

*针刺试验为备选条件。总计分≥4可以诊断BD

针刺反应试验（pathergy test）需用20号无菌针头在前臂屈面中部斜行刺入约0.5cm，并沿纵向稍作捻转后退出。24～48小时后局部出现直径>2mm毛囊炎样小红点或脓疱疹样改变者为阳性。此试验特异性较高且与疾病活动性相关。因敏感性相对较低且增加感染的风险，加之针头刺痛难以忍受，目前已很少行此项检查。而临床采血化验时静脉穿刺或皮肤创伤后出现的类似皮损仍具有同等价值。

初次病情评估应请眼科会诊，以确定有无隐匿性眼部病变。对出现关节疼痛、关节炎、胃肠道症状或神经系统异常的患者应进行必要的影像学或内镜检查，并请相应专科医师会诊。皮肤脓疱病变、结节红斑样病变和坏疽性脓皮病样病变需行活检或分泌物培养等以辅助临床诊断。

三、加强对BD的认识，提高早期诊断水平

由于BD并不常见，临床医师需要注意积累诊疗经验，从“复发性口腔溃疡”直至出现其他典型系统受累症状需要较长时间；以某一系统症状为突出表现者易误诊为其他系统疾病。例如，以复发性口腔溃疡为主要表现者，应注意与梅毒的无痛性、大片浅表溃疡，义齿相邻黏膜的创伤性溃疡相鉴别；红斑狼疮的疱疹多为无痛性、浅表溃疡；恶性肿瘤溃疡表面多有污秽覆盖、边缘突起等；以关节症状为主要表现者，应注意与类风湿关节炎、赖特（Reiter Syndrome）综合征、银屑病关节炎和强直性脊柱炎相鉴别；皮肤损害应与多形红斑、结节红斑、寻常性痤疮相鉴别；胃肠道受累应与阑尾炎、炎性肠病相鉴别；神经BD应注意排除脑脊髓膜炎、脑脊髓肿瘤、多发性硬化、精神病等。

第五节　BD个体化治疗选择

目前尚无公认的有效根治BD的办法。BD对一些药物治疗有效，但停药后多易复发。当前治疗目的仅在于控制现有症状，预防和治疗组织、脏器损害，减缓疾病的进程，提高生活质量等。须依据系统受累情况选择个体化治疗方案。

一、皮肤黏膜病变的治疗

口腔、生殖器溃疡可使用超强效皮质类固醇局部治疗。也可以联合应用他克莫司。其他对症治疗方法包括局部应用麻醉剂减轻溃疡疼痛；巨大溃疡应使用抗生素、抗真菌药物等以治疗溃疡合并感染。

非甾体类消炎药对结节红斑治疗有效。口服小剂量激素对部分严重结节红斑亦有治疗效果。

秋水仙碱0.5～1mg/d常被用于控制皮肤黏膜损害和关节疼痛，主要不良反应为胃肠道反应，如恶心、呕吐和腹泻等。

二、中重度皮肤黏膜病变的治疗

沙利度胺可以调控TNF-α和其他细胞因子，是控制中重度皮肤黏膜损害的有效药物。其不良反应主要有致畸作用，育龄期妇女应采取避孕措施。部分患者服用后可有周围神经损害出现口角麻木、四肢麻木，故应每月随访进行神经系统评估，监测外周神经系统病变。起始剂量50～75mg/d，将给药时间改为晚饭后能明显减少白天嗜睡症状。生物制剂、硫唑嘌呤也可应用于难治性皮肤黏膜损害。

三、系统性病变的治疗

对于有系统性损害的患者如眼炎、中枢神经系统、心血管系统和胃肠道病变，有较高致残和致死风险的需使用免疫抑制剂。皮质激素联合免疫抑制剂如硫唑嘌呤、环孢素、环磷酰胺或吗替麦考酚酯等。依据病情和疗效反应适当调整剂量和用法，或参考其他自身免疫疾病的用法。

吗替麦考酚酯（mycophenolate mofetil，MMF）的活性成分为霉酚酸（MPA），为2型肌苷酸二钠脱氢酶选择性抑制剂，可干预鸟嘌呤核苷酸的从头合成途径；调节T和B淋巴细胞活性，抑制TNF-α和中性粒细胞趋化，影响血管内皮细胞等。研究发现MMF对顽固性BD皮肤黏膜损害、葡萄膜炎、胃肠道病变及中枢神经系统损害有一定效果。

四、眼部损害的治疗

眼后葡萄膜炎常需口服或静脉使用激素和硫唑嘌呤。局部和全身应用激素能迅速控制炎症，但可能引起继发性白内障、青光眼等不良事件。随机对照研究显示，硫唑嘌呤2.5mg/（kg•d）能有效减少前房积脓（hypopyon），降低葡萄膜炎发作频率，稳定视力，减少眼部疾病的进展。通过7年随访证实硫唑嘌呤能有效控制眼部炎症。

难治性眼炎：包括视力明显下降和（或）视网膜病变（视网膜血管炎或黄斑病变）。建议在硫唑嘌呤和激素基础上联合应用环孢素或英夫利西单抗（infliximab）或干扰素-α。

五、胃肠道受累的治疗

目前尚无循证医学推荐的治疗方案。专家推荐的一线治疗药物为：柳氮磺吡啶、糖皮质激素、硫唑嘌呤、TNF-α拮抗剂或沙利度胺等。除非出现消化道大出血或穿孔等急症，一般应慎重考虑手术治疗。

六、关节受累的治疗

有两项RCT研究结果显示，秋水仙碱1～2mg/d对BD引起的非侵蚀性关节炎有效。IFN-α、硫唑嘌呤和TNF-α拮抗剂可以试用于病程较长的难治性或有致残可能的BD病变。

七、神经系统受累的治疗

BD中枢神经系统受累尚无对照研究资料。治疗脑实质受累药物包括：激素、IFN-α、硫唑嘌呤、环磷酰胺、甲氨蝶呤和TNF-α拮抗剂等。对于静脉窦血栓推荐皮质类固醇治疗。大剂量糖皮质激素冲击治疗，通常以甲泼尼龙1g/d冲击3～7次，以后口服激素逐步减量维持至少2～3个月。短期应用激素可用于治疗静脉窦血栓形成导致的颅内压增高及头痛；免疫抑制剂可能预防BD的复发和进展。2项小样本开放性单中心研究显示，单用甲氨蝶呤或硫唑嘌呤2.5mg/（kg•d）亦有效，在更严重情况可首选环磷酰胺每月冲击一次治疗；IFN-α和TNF-α拮抗剂对难治性病例有一定的疗效。3项对照研究显示，环孢素A亦有效，但具有潜在的神经毒性。一般环孢素A不作为中枢受累BD患者的首选药物。

八、血管受累的治疗

至今尚无确凿有效的治疗BD大血管炎的治

疗方法。对于急性下肢深静脉血栓推荐使用激素及免疫抑制剂。例如，硫唑嘌呤，环磷酰胺或环孢素 A 等；对于肺和外周动脉瘤推荐使应用环磷酰胺和激素；导致静脉血栓形成的主要病理基础为血管壁炎症，免疫抑制剂能减轻炎症反应。研究发现应用硫唑嘌呤的患者较少发生静脉血栓。通常硫唑嘌呤最大剂量为 2.5mg/(kg·d)。CTX 冲击治疗用于上腔静脉血栓或巴德 - 吉亚利综合征。一项开放性研究显示，环孢素对静脉血栓治疗有效。

周围动脉瘤有较高破裂风险，需要手术介入，同时应合并免疫抑制剂治疗。肺动脉瘤治疗手术死亡风险较高，通常需要辅以免疫抑制剂治疗。大剂量激素联合 CTX 冲击 / 月（至少 2 年）治疗后以硫唑嘌呤维持治疗，能改善患者预后。尚无对照资料或非对照资料提示使用抗凝疗法、抗血小板或抗纤溶药治疗 BD 深静脉血栓形成；也无动脉血栓进行抗凝治疗有效的报道。

九、生物制剂

IFN-α 抑制剂主要治疗眼部病变。有一项研究显示 92% 有效。依那西普（etanercept）25mg，每周 2 次，对皮肤黏膜损害有效，而对眼部损害可能无效。英夫利西对眼部、脑部、消化道病变均有效。但报道仅限于小规模病例研究。短期疗效较为肯定，观察长期疗效和安全性的大样本研究正在进行中。

十、妊娠和围手术期处理

BD 患者必须在病情稳定 1 年以上，或仅使用小剂量泼尼松 7.5～10mg/d，且停用免疫抑制剂 3～6 个月以上情况下，方可考虑妊娠。心脏瓣膜病置换术围手术期可使用氢化可的松 50mg，每 8 小时一次，可于进食后给予泼尼松 10～15mg，1 天一次，口服，否则会出现刀口长期不愈，或形成瓣膜周围漏。重症肠 BD 并发肠穿孔时可行手术治疗，但肠 BD 术后复发率高达 50%。复发与手术方式及原发部位无关，故选择手术治疗应慎重抉择。肠穿孔手术后在合理抗生素治疗下需加用氢化可的松 50mg，每 8 小时一次，持续 1 周，否则 BD 容易反跳，出现刀口长期不愈合或肠瘘形成。

第六节 预 后

BD 的主要危害性是出现多组织和多器官损害。眼部损害常出现在失治或误治及病变严重时，易导致失明。其他系统损害如心血管、胃肠、神经、泌尿以及生殖系统；血管损害如形成动脉栓塞，动脉瘤、静脉栓塞和静脉曲张等；亦可因动脉瘤破裂造成大出血而危及生命。神经系统损害，如延髓性麻痹、反复发作性截瘫、四肢截瘫以及器质性精神错乱等。出现中枢神经损害如延髓性麻痹等可危及生命，且多留有后遗症。严重的消化道溃疡可并发肠穿孔及腹膜炎。肺部损害可因肺小动脉瘤破裂或肺栓塞、血栓形成造成咯血等，也是较为严重的并发症。因此，一旦有上述迹象时，应尽早诊治。为防止失治误治最好及早到正规医院风湿免疫专科医师诊断和治疗。

（管剑龙）

参考文献

1. Pineton de Chambrun M, Wechsler B, et al. New insights into the pathogenesis of Behçet's disease. Autoimmun Rev, 2012, 11(10): 687-698.
2. Ni Mhuircheartaigh O, Hunt C, Huang J, et al. Diagnostic dilemma in CNS Behçet's disease. BMJ Case Rep, 2012.
3. Verity DH, Wallace GR, Vaughan RW, et al. Behçet's disease: from Hippocrates to the third millennium. Br J Ophthalmol, 2003, 87(9): 1175-1183.
4. Memetoglu ME, Kalkan A. Behçet's disease with aneurysm of internal iliac artery and percutaneous treatment. Interact Cardiovasc Thorac Surg, 2012, 14(3): 372-373. doi: 10.1093/icvts/ivr041. Epub 2011 Dec 6.
5. Hamuryudan V, Hatemi G, Tascilar K, et al. Prognosis of Behçet's syndrome among men with mucocutaneous involvement at disease onset: long-term outcome of patients enrolled in a controlled trial. Rheumatology (Oxford), 2010, 49(1): 173-177.
6. Cheon JH, Han DS, Park JY, et al. Development, validation, and responsiveness of a novel disease activity index for intestinal Behçet's disease. Inflamm Bowel Dis, 2011, 17(2): 605-613.
7. Chung MJ, Cheon JH, Kim SU, et al. Response rates to medical treatments and long-term clinical outcomes of nonsurgical patients with intestinal Behçet disease. J

Clin Gastroenterol, 2010, 44(6): e116-122.

8. Dalvi SR, Yildirim R, Yazici Y. Behçet's Syndrome. Drugs, 2012, 72(17): 2223-2241.

9. Pipitone N, Olivieri I, Cantini F, et al. New approaches in the treatment of Adamantiades-Behçet's disease. Curr Opin Rheumatol, 2006, 18(1): 3-9.

10. [No authors listed] Criteria for diagnosis of Behçet's disease. International Study Group for Behçet's Disease. Lancet, 1990, 335(8697): 1078-1080.

11. Davatchi F, Assaad-Khalil S, Calamia KT, et al. The International Criteria for Behçet's Disease(ICBD): a collaborative study of 27 countries on the sensitivity and specificity of the new criteria. J Eur Acad Dermatol Venereol, 2013 Feb 26. doi: 10.1111/jdv.12107. [Epub ahead of print]

12. Kim J, Park JA, Lee EY, et al. Imbalance of Th17 to Th1 cells in Behcet's disease. Clin Exp Rheumatol, 2010, 28(4 Suppl 60): S16-19.

13. Shim J, Byun HO, Lee YD, et al. Interleukin-6 small interfering RNA improved the herpes simplex virus-induced systemic inflammation in vivo Behcet's disease-like mouse model. Gene Ther, 2009, 16(3): 415-425.

14. Geri G, Terrier B, Rosenzwajg M, et al. Critical role of IL-21 in modulating TH17 and regulatory T cells in Behcet disease. J Allergy Clin Immun, 2011, 128(3): 655-664.

15. Behçet H. Über rezidivierende, aphtöse, durch ein Virus verursachte Geschwüre am Mund, am Auge und an den Genitalien. Dermatologische Wochenschrift, Hamburg, 1937, 105(36): 1152-1163.

16. Verity D H, Wallace G R, Vaughan R W. Behçet's disease: from Hippocrates to the third millennium. Ncbi.nlm.nih.gov.Retrieved, 2014.

17. S Kim, S Kang and Y J Roh. A case of anterior ischemic optic neuropathy associated with Behcet's disease. Eye (2011)25, 395-396.

18. Hatemi G, Seyahi E, Fresko I, et al. Behçet's syndrome: a critical digest of the recent literature. Clin Exp Rheumatol, 2012, 30(3 Suppl 72): S80-89.

19. Shutty B, Garg KJ, Swender D, et al. Optimal use of ivig in a patient with Behçet syndrome and common variable immunodeficiency. Ann. Allergy Asthma Immunol, 2012, 109(1): 84.

20. Hatemi G, Seyahi E, Fresko I. Behçet's syndrome: a critical digest of the 2012-2013 literature. Clin Exp Rheumatol, 2013, 31(3 Suppl 77): 108-117.

第八章　系统性硬化症

系统性硬化症（systemic sclerosis，SSc）是一种原因不明的，以局限性或弥漫性皮肤增厚和纤维化为特征的结缔组织病。除皮肤受累外，还可影响内脏器官（肺、心、消化道和肾脏等）。本病女性多见，发病率约为男性的4倍，儿童相对少见。本病的严重程度和病情进展情况差异较大，从仅有局部皮肤受累（通常只限于手指和面部）到病情进展较快，且往往伴有致命的内脏损害的弥漫性皮肤增厚（弥漫性硬皮病）。前者进展缓慢，在内脏典型病变充分显露之前可经过数十年之久，被称为局限性硬皮病。此外还有重叠综合征（如重叠SLE、皮肌炎等）和未分化结缔组织病（UCTD）等。

第一节　系统性硬化症名称演变及对疾病的认识过程

早期，当发现有皮肤变硬时，用希腊文“skleros（硬化）”和“derma（皮肤）”来描述就是“硬皮”。1752年，这一临床异常现象被认为是一种皮肤病，称为“硬皮病”。此后人们逐渐认识到，该病不仅累及皮肤，也可引起多个内脏器官的损害。1945年，Goetz将同时具有多脏器损害的类型命名为进行性系统性硬化症，如今已经统一命名为“系统性硬化症（systemic sclerosis，SSc）”、“系统性硬皮病（systemic scleroderma）”或“进行性系统性硬化症（progressive systemic sclerosis，PSS）”。从疾病的名称演变可以看到：对本病的认识从局部皮肤扩展到全身各个系统，从单一皮肤深入到各个内脏器官。目前临床上把SSc分为弥漫型系统性硬化（diffused sclerosis）、局限型系统性硬化（limited sclerosis）、无皮肤硬化的系统性硬化（sine sclerosis）、重叠综合征（overlap syndrome）和未分化结缔组织病（undifferentiated connective tissue disease）五种类型。

SSc是一组异质性疾病，局限型系统性硬化主要表现为皮肤损害，内脏器官常不受累，或者内脏损害较轻，出现时间较晚，位于病谱较轻的一端；弥漫型系统性硬化，位于病谱的另一端，内脏受累较重，且出现较早；无皮肤硬化的系统性硬化主要表现为类似弥漫型系统性硬化的内脏损害和相应的免疫学异常，但是皮肤硬化不明显，位于病谱的中间。重叠综合征则是SSc重叠于其他自身免疫性疾病的“复合状态”；未分化结缔组织病则具备一些SSc的临床和免疫学指标，但是并不完全符合SSc或者其他结缔组织病的分类标准，处于“未确定”状态，其转归可以变成典型的SSc或其他某种类型的结缔组织病，或者保持“未确定”状态，或者好转。既往将局限型SSc中有钙质沉着、雷诺现象、食管功能障碍、指端硬化和毛细血管扩张五联症的称为CREST综合征；认为这是局限型SSc的一种特殊类型。近年来，发现CREST综合征同样可以出现在弥漫型SSc的患者中，因此已经逐渐弃用CREST综合征这一名称。

第二节　系统性硬化症的临床表现以及疾病的发生、发展过程

一、早期症状

SSc最多见的初期表现是雷诺现象（Raynaud's phenomenon）和隐袭性肢端和面部肿胀，并有手指皮肤逐渐增厚。约70%的病例首发症状为雷诺现象，雷诺现象可先于SSc的其他症状1～2年或与其他症状同时出现。多关节病同样也是突出的早期症状。胃肠道功能紊乱（胃烧灼感和吞咽困难）或呼吸系统症状等，偶尔也是本病的首发表现。患者起病初可有不规则发热、胃纳减退、体重下降等。

二、皮肤病变

几乎所有病例皮肤硬化都从手开始，手指、手背发亮、紧绷，手指褶皱消失，汗毛稀疏，继而面部、颈部受累。患者前胸上部和肩部有紧绷的感觉，颈前可出现横向厚条纹，让患者仰头时，患者会感到颈部皮肤紧绷，其他疾病很少有此种现象。

面部皮肤受累可表现为面具样面容，口周出现放射性沟纹，口唇变薄，鼻端变尖。受累皮肤可有色素沉着或色素脱失，呈“胡椒粉样”色素分布。

皮肤病变可局限在手指和面部，或向心性扩展，累及上臂、肩、前胸、背、腹和腿，部分可在几个月内累及全身皮肤，有的在数年内逐渐进展，有些呈间歇性进展，通常皮肤受累范围和严重程度在3年内达高峰。

临床上皮肤病变可分为水肿期、硬化期和萎缩期。水肿期皮肤呈非可凹性肿胀，触之有坚韧的感觉；硬化期皮肤有蜡样光泽，紧贴于皮下组织，不易捏起；萎缩期浅表真皮变薄变脆，表皮松弛。

三、骨和关节病变

多关节痛和肌肉疼痛常为早期症状，也可出现明显的关节炎。约近30%的患者可出现侵蚀性关节病。由于皮肤增厚且与关节紧贴，致使关节挛缩和功能受限。由于腱鞘纤维化，当受累关节主动或被动运动时，特别在腕、踝、膝等处，可觉察到皮革样摩擦感。长期慢性指（趾）缺血，可发生指端骨溶解。X线表现关节间隙狭窄和关节面骨硬化。由于肠道吸收不良、废用及血流灌注减少，常有骨质疏松。

四、其他系统受累

随着病情的进展，其他系统如消化系统、肺、心脏、肾脏等逐渐受累。病情的进展主要是由于肺、心脏、肾脏病变不能控制，病情恶化。死亡原因主要由肺纤维化、肺动脉高压、心肌纤维化、肾脏血管病变引起的肾功能衰竭所致。

（一）消化系统病变

消化道受累为SSc常见表现，仅次于皮肤受累和雷诺现象。消化道的任何部位均可受累，其中食管受累最为常见（90%），肛门直肠次之（50%～70%），小肠和结肠较少（40%和10%～50%）。

（二）肺部病变

在SSc中肺脏受累普遍存在。初期最常见的症状为运动时气短，活动耐受力减低；后期出现干咳。随病程延长，肺部受累机会增多，且一旦累及，呈进行性发展，对治疗反应不佳。肺间质纤维化和肺动脉血管病变常同时存在，但往往是其中一个病理过程占主导地位。在弥漫型系统性硬化伴抗Scl-70阳性的患者中，肺间质纤维化的发生常较重；肺间质纤维化常以嗜酸性肺泡炎为先导，在肺泡炎期，高分辨CT可显示肺部呈毛玻璃样改变，支气管肺泡灌洗液中细胞增多。X线示肺间质纹理增粗，严重时呈网状结节样改变，在基底部尤为明显。肺功能检查提示限制性通气障碍，肺活量减低，肺顺应性降低，气体弥散量减低。体检可闻及双肺细小爆裂音，尤以肺底部为甚。

SSc伴发的肺动脉高压（PAH）的治疗较为棘手，它是由于肺间质与支气管周围长期纤维化或肺间小动脉内膜增生导致。肺动脉高压常进展缓慢，除非到后期出现严重的不可逆病变，一般临床不易察觉。无创性的超声心动图检查可发现早期肺动脉高压。尸解显示约29%～47%患者有中小肺动脉内膜增生和中膜黏液瘤样变化；右心导管检查发现33%的SSc患者有肺动脉高压。

（三）心脏病变

病理检查80%患者有片状心肌纤维化。可有充血性心力衰竭的临床表现，出现气短、胸闷、心悸、水肿。临床检查可有室性奔马律，窦性心动过速，偶可闻及心包摩擦音。超声心动图显示约半数病例有心包肥厚或积液，但临床心肌炎和心包填塞不多见。

（四）肾脏病变

SSc肾脏病变临床表现不一，部分患者有多年皮肤及其他内脏受累而无肾脏损害。SSc患者出现肾损害症状提示预后不良，Cannon等报道SSc伴有肾损害者10年内的病死率为60%，不伴有肾损害者10年内的病死率仅为10%。有些患者在病程中出现肾危象，即突然发生严重高血压，急进性肾功能衰竭，如不及时处理，常于数周内死于心力衰竭及尿毒症。虽然肾危象初期可无症状，但大部分患者感疲乏加重，出现气促、严重头痛、视力模糊、抽搐、神志不清等症状。实验室检查发现肌酐正常或增高、蛋白尿和（或）镜下血尿，可有微血管溶血性贫血和血小板减少。肾危象的预测因素有：① SSc病史；②病程小于4年；③疾病进展快；④抗RNA多聚酶Ⅲ抗体阳性；⑤服用大量激素或小剂量环孢素；⑥血清肾素水平突然升高。

第三节　SSc诊断要点

一、实验室检查

（一）常规检查

常无特殊异常。血沉可正常或轻度增快。贫血可由消化道溃疡、吸收不良、肾脏受累所致，一般较少见。可有轻度血清白蛋白降低，球蛋白增高。

（二）免疫学检查

提示血清 ANA 阳性率达 90% 以上，核型为斑点型和核仁型。HEP-2 作为底物的间接免疫荧光检查可见抗着丝点抗体阳性，具有较高的特异性。着丝点阳性的患者往往倾向于有皮肤毛细血管扩张和皮下钙质沉积。在 ENA 抗体谱中，20%～40%SSc 患者血清抗 Scl-70 抗体阳性，约 30% 病例 RF 阳性，约 50% 病例有低滴度的冷球蛋白血症。

（三）病理学检查

皮肤病理的水肿期见真皮间质水肿，真皮上层小血管周围轻度淋巴细胞浸润；硬化期见真皮及皮下组织胶原纤维增生、纤维化，胶原肿胀、透明样变和均质化，基质增加，血管内膜增生，血管壁水肿、增厚，管腔狭窄；萎缩期见表皮及附属器官萎缩，真皮深层及皮下组织钙盐沉积。内脏损害如肺脏、肾脏、食管主要表现为间质纤维化，血管内皮细胞肿胀，内膜增生，管腔狭窄，中层黏液样变，纤维素样坏死，致使内脏灌注受损。

（四）甲褶毛细血管镜检查

甲褶微循环显微镜可观测到 SSc 患者特征性的微循环结构异常，即毛细血管袢的动脉支和静脉支粗糙扩张，毛细血管袢顶部增宽，血流缓慢，血细胞淤积，部分区域毛细血管袢环消失。快速进展型的 SSc 主要表现为微循环毛细血管床结构紊乱、破坏，毛细血管袢环丢失、减少；而缓慢进展型的 SSc 表现为毛细血管环微动脉、微静脉血管明显扩张迂曲，有少量的毛细血管袢环丢失。

（五）影像学检查

X 线可发现皮下钙化，末端指骨吸收溶解变细、甚至消失，关节间隙狭窄和关节面骨硬化。食管钡餐可发现食管运动异常；X 线、CT 检查可见肺间质纤维化样改变，肺间质纹理增加、线性密度增高影、蜂窝肺样改变，肺动脉段膨出，主要累及肺部下 2/3。高分辨 CT 可用于分辨肺纤维化和间质性炎症。

（六）其他检查

肺功能检测是临床诊断和连续功能评价的主要手段。肺功能表现为肺活量下降和肺顺应性降低；气体交换障碍表现为弥散率降低和活动后氧分压降低；肌电图显示多相电位增加，波幅和时限降低；超声心动图和动态心电图显示约半数病例有心包肥厚或积液、心律失常和传导阻滞。

二、分类标准

长期以来，SSc 的诊断主要依据 1980 年美国风湿病学会（ACR）分类标准，但该标准对早期的 SSc 和局限型 SSc 缺乏敏感性，在疾病的临床分类中存在一定的不足。2013 年 ACR 和欧洲抗风湿联盟（EULAR）联合发布了最新的 SSc 分类标准。

新标准包括 1 个充分条件，2 个排他性标准，和 7 个通过合并分值进行 SSc 分类的指标。其中“双手的手指皮肤增厚并延伸到邻近的掌指关节”是 SSc 分类的充分条件（权重 9 分）；2 个排他性标准包括有皮肤增厚但是没有手指皮肤累及的患者，以及临床表现能够用于硬皮病有类似表现的其他疾病解释的患者（如肾硬化性纤维化，硬斑病，嗜酸性粒细胞筋膜炎，糖尿病相关的硬肿病，移植物抗宿主反应，糖尿病性手关节病变等）；7 个可合并分值的项目包括：①手指皮肤增厚：a. 手指肿胀（权重 2 分）；b. 指端硬化（离掌指关节较远但离指间关节较近）（权重 4 分）；②指尖病变：a. 指尖溃疡（权重 2 分）；b. 指尖点状瘢痕（权重 3 分）；③毛细血管扩张（权重 2 分）；④甲壁毛细血管异常（权重 2 分）；⑤肺动脉高压和（或）间质性肺疾病：a. 肺动脉高压（权重 2 分）；b. 间质性肺疾病（权重 2 分）；⑥雷诺现象（权重 3 分）；⑦ SSc 相关的自身抗体：a. 抗着丝点抗体（权重 3 分）；b. 抗拓扑异构酶 I 抗体（权重 3 分）；c. 抗 RNA 聚合酶Ⅲ（权重 3 分）。总分值由每一个项目中的最高权重（分值）相加而成，评分系统最高分值为 19 分，总分≥9 分的患者可被分类为 SSc。

2013 年 ACR/EULAR 分类标准的敏感性达到 0.95（1980 年 ACR 标准为 0.8），特异性达到 0.93（1980 年 ACR 标准为 0.77），与以往硬皮病分类标准相比较，在整体性和对早期 SSc 分类的灵敏性和特异性上都有明显的提高。

同时，2013 年 ACR/EULAR 分类标准在内容上具有更好的包容性，它不仅包含了 SSc 疾病的 3 个典型临床表现：皮肤和（或）内脏器官纤维化，出现明确的自身抗体，血管病变；也涵盖了 1980 年 ACR 标准的 4 个典型临床特征（近端掌指关节皮肤硬化，指端硬化，指端的凹陷瘢痕，和双肺基底部的纤维化）。此外，2013 年的分类标准中还包含了特异性血清抗体（抗拓扑异构酶Ⅰ抗体（抗 Scl-70），抗着丝点抗体，和抗 RNA 聚合酶Ⅲ），明确了甲壁毛细血管在 SSc 诊断中的价值，并进一步提出肺动脉高压的诊断需要通过右心导管检查来加以确定。在 2013 年新标准中，所有的分类项目都与临床实践紧密结合，并在临床实践中反复验证，具有广泛的临床指导意义。

三、鉴别诊断

本病早期的关节疼痛和肿胀应与类风湿关节炎早期相鉴别；指（趾）端出现的皮肤硬化和萎缩应与糖尿病性肢端硬化、淀粉样变、蕈样真菌病、震动病、慢性反射性交感萎缩、慢性萎缩性肢端皮炎、糖尿病引起硬手综合征等疾病鉴别；全身躯体硬化但手指和双手未受累的应与成人硬肿病、新生儿硬化病、黏液性水肿、嗜酸性筋膜炎、嗜酸性粒细胞增多——肌痛综合征、卟啉病、移植物抗宿主病、类癌综合征等疾病相鉴别。

第四节 SSc病因及发病机制研究进展

一、病因学研究

目前SSc的病因尚不明确，可能是在一定遗传背景基础上，由慢性感染和（或）环境因素所诱发的。

（一）遗传因素

研究表明HLA-A1、HLA-B8、HLA-DR3单体型或DR3/DR52与疾病相关；C4AQ0和DQA2与疾病有很强的关联性；部分患者有家族史；同卵双胞胎中该病的共患率为5.9%，是机会概率的300倍，均提示本病的发生与遗传因素有关。

（二）感染因素

不少患者发病前有咽峡炎、扁桃体炎、肺炎等。近年来有人提出布氏疏螺旋体感染、巨细胞病毒隐性感染和细小病毒B19感染与本病发病相关。

（三）血管病变

小动脉和微血管系统的病变是SSc发病的始动因素之一，血管异常的临床表现在本病病程中多见。血管内皮损伤影响至血管内膜层时，血管平滑肌细胞或血液循环中的单核细胞被激活并分化成肌纤维母细胞，引起内膜增生、血管腔变窄及血流减少。

（四）环境因素

SSc在煤矿和金矿工人中高发，提示矽尘可能是诱发因素。暴露于氯乙烯、甲苯、甲醛、博来霉素、污染的种子油、左旋色氨酸、二氧化硅、生物源性氨基酸的人群患此病相对危险性增高；此外，吸烟、饮酒和饲养宠物可增加患SSc的危险性。

（五）免疫因素

在患者体内可检测出抗核抗体（ANA）、抗着丝点抗体（ACA）、抗拓扑异构酶Ⅰ（Scl-70）抗体、抗DNA抗体、抗内皮细胞抗体（AECA）以及抗Ⅰ、Ⅳ型胶原抗体等多种自身抗体。患者体液免疫和细胞免疫异常，患者循环免疫复合物（CIC）阳性率明显增高，转化生长因子-β（TGF-β）明显增加，黏附分子和整合素的表达也增加。

二、发病机制研究

SSc的特征是胶原过度产生和细胞外基质蛋白在皮肤和内脏器官的沉积。发病机制主要包括免疫异常、血管内皮细胞激活和损伤及成纤维细胞活化导致胶原过度产生。

（一）免疫异常

1. 免疫细胞和黏附分子 T淋巴细胞是病变处血管周围的主要浸润细胞。在病变过程中，$CD4^+$T细胞在皮肤中的浸润比$CD8^+$T细胞多。皮肤中的肥大细胞脱颗粒，肺泡中噬中性粒细胞的浸润和嗜酸性、嗜碱性粒细胞数量的增加都促进了免疫系统的活化。患者淋巴细胞、血管内皮细胞和成纤维细胞上黏附分子和整合素表达增加，皮肤内皮细胞白细胞黏附分子-1（ELAM-1）表达增加，增强了T细胞归巢到皮肤组织。皮肤和血管周围淋巴细胞β1和β2整合素及淋巴细胞功能抗原（LFA）表达的增加及相互作用，介导了T细胞与成纤维细胞的结合，并使细胞间黏附分子-1（ICAM-1）表达增加。

2. 自身抗体 患者血清中可检测出多种自身抗体，如ANA、ACA、AECA、Scl-70抗体、抗ss-DNA抗体及抗Ⅰ、Ⅳ型胶原抗体等，自身抗原-抗体的反应更倾向于一个抗原趋化过程。患者血清中的抗体能结合在内皮细胞和成纤维细胞上，促进抗体依赖的细胞毒反应。血清补体水平正常，CIC增加，但很少沉积于组织内。

3. 细胞因子 多种细胞因子在硬皮病的病程中形成复杂的调节网络，关键的细胞因子常随病程的变化而变化，如干扰素-α（TNF-α）、白介素-1（IL-1α、IL-1β）、白介素-2、白介素-4、白介素-6、白介素-8、白介素-10（IL-2、IL-4、IL-6、IL-8、IL-10）等。疾病早期，TGF-β及前α1胶原的mRNA在皮肤浸润处均增加，TGF-β刺激纤维变性和血管增生。同时，巨噬细胞和成纤维细胞分泌的纤连蛋白在病变部位增多，它也是成纤维细胞的趋化因子和促有丝分裂原。

（二）血管内皮细胞损伤

血管内皮被认为是SSc中细胞介导免疫反应的靶细胞。血管内皮细胞受损导致前列环素产生减少，而前列环素是重要的血管扩张剂和血小板聚集抑制物；血小板与受损内皮细胞结合，活化并释放强力血管收缩物质血栓素，血栓素是平滑肌细胞和成纤维细胞的趋化因子和促有丝分裂原；活化的血小板也释放 TGF-β 刺激成纤维细胞合成胶原。患者血清中的溶酶体蛋白粒酶（granzyme）-1 和白三烯 β4 等对内皮细胞有非特异性细胞毒作用，能改变或损伤小血管功能。内皮素 -1 是内皮细胞在受冷刺激后释放的血管收缩因子，能刺激成纤维细胞和平滑肌细胞。内皮素 -1 的血管收缩作用可导致缺氧性内皮损伤，再灌注导致氧化自由基的释放，进一步造成组织损伤。

（三）成纤维细胞的异常

成纤维细胞的异常一方面由于细胞因子刺激后导致细胞外基质增加；TGF-β 在介导 SSc 的纤维化中起着重要的作用，它能刺激成纤维细胞增殖，合成细胞外基质蛋白和分泌促纤维化的细胞因子——结缔组织生长因子（connective tissue growth factor，CTGF），而 CTGF 进一步刺激成纤维细胞增殖和细胞外基质蛋白的合成。IL-1、IL-2、IL-4、IL-8、TNF-α 和血小板衍生因子（PDGF）等细胞因子也能穿透受损的内皮细胞，导致外膜和血管周围纤维化。另一方面，成纤维细胞本身的多克隆也会造成细胞外基质的过量合成；SSc 患者皮肤的成纤维细胞与一种先天性高度表达基质基因的成纤维细胞亚群形态相似，其产生的胶原量是同一组织其他细胞的 2～3 倍，患者的成纤维细胞似乎处于一种永久激活状态，在受自分泌和旁分泌的 TGF-β 和 CTGF 的影响下，成纤维细胞克隆产生的胶原产量远远多于正常人。

（四）微嵌合状态

最新研究表明微嵌合状态可能参与 SSc 的发病机制。SSc 和同种异体骨髓抑制后的移植物抗宿主病（graft-versus-host disease，GVHD）的临床表现非常相似。此外，SSc 多见于女性，妊娠时发生双向细胞转移，故育龄期女性的发病率增加与此有关。输血、孪生体细胞或母体子宫细胞种植可把非宿主细胞转移到体内，故未育女性和男性患者也可发生微嵌合现象，但微嵌合状态参与发病的机制尚不清楚。

综上，SSc 的发病机制涉及多方面如血管内皮细胞、免疫细胞和成纤维细胞等的异常反应。许多数据都支持如下假说：自身免疫或炎症反应和血管损伤的相互作用，引起成纤维细胞异常增生，胶原过度产生和沉积，进而引起免疫反应级联放大，形成恶性循环。这一过程有着直接或间接的遗传易感性和环境因素的影响。所有这些因素决定该病的复杂性，因此发病机制研究有助于新的靶点生物治疗药物的研发。

第五节 SSc 治疗的探索和发展

SSc 病理生理过程可能涉及多重分子途径紊乱，包括细胞和体液免疫异常及炎症、微血管系统改变、胶原的过度产生和沉积进而出现进行性皮肤和内脏纤维化。本病目前尚无特效药物。皮肤受累范围和病变程度为诊断和评估预后的重要依据，而重要脏器累及的广泛性和严重程度决定它的预后。早期治疗的目的在于阻止新的皮肤和脏器受累，而晚期治疗的目的在于改善已有的症状。目前的治疗除了传统的糖皮质激素、免疫抑制剂的治疗外，更注重对血管靶点、抗纤维化靶点及个体化的治疗，系统性硬化症预后得到极大的改观。

一、系统性硬化症糖皮质激素治疗的现状

糖皮质激素治疗的否定之否定　20 世纪 60～70 年代，曾使用大剂量糖皮质激素治疗 SSc，由于糖皮质激素副作用，反而使患者的病死率增高。20 世纪 80～90 年代，糖皮质激素治疗 SSc 的作用又被基本否定，使用糖皮质激素变得非常谨慎，使 SSc 系统性症状以及疾病活动性不能得到良好的控制，患者的预后仍然未得到明显的改善。目前，由于循证医学的发展，临床病例的大量积累，糖皮质激素使用重新得到肯定，而且逐渐趋于理性化，表现在治疗剂量和疗程的个体化和量化。

实验研究发现，糖皮质激素对体外培养的 SSc 患者的皮肤成纤维细胞Ⅰ型和Ⅲ型原胶原 mRNA 的产生具有显著抑制作用。在临床使用中也提示中、小剂量的糖皮质激素对水肿期皮损有效，对早期患者的关节痛和肌痛以及痛性腱鞘炎也有效。在 SSc 合并间质性肺炎、心包积液、心肌损害的患者中，使用糖皮质激素有利于器官损伤的改善。对于糖皮质激素是否有助于其他内脏器官损害治疗，是否能延缓疾病的发展和病程，仍存在意见上分歧。有研究提示：对于 SSc 出现肾脏累及时，尤其是对晚期、有氮质血症患者，糖皮质激素能促进肾血管闭塞性改变，故禁用。

糖皮质激素的使用剂量为每天 0.5mg/kg（体重），连用数周，逐渐减量至 10～15mg/d 维持。

二、抗纤维化治疗

皮肤组织及内脏器官的过度纤维化是 SSc 的基本病理改变，因此抗纤维化治疗在 SSc 的治疗中占有重要地位。遗憾的是：迄今为止尚无一种药物被证实对防治纤维化有肯定的疗效。TGF-β 在 SSc 的纤维化发病机制中有重要作用，但 TGF-β 拮抗剂对 SSc 纤维化是否有效尚有待进一步的研究。

（一）SSc 相关皮肤受累的治疗

甲氨蝶呤被推荐用于改善早期弥散型 SSc 的皮肤硬化，但对其他脏器受累无效，剂量为每周 10～15mg；以往认为 D- 青霉胺和秋水仙碱在 SSc 中有一定的治疗作用，但国外近年的研究提示，该两种药物对皮肤硬化的治疗并没无疗效。其他药物如环孢素、他克莫司、松弛素等对皮肤硬化有一定的改善作用。

（二）SSc 间质性肺炎和肺纤维化的治疗

环磷酰胺被推荐用于治疗 SSc 的间质性肺炎，环磷酰胺冲击治疗对控制活动性肺泡炎有效。近期非对照性试验结果显示抗胸腺细胞抗体和霉酚酸酯对早期弥漫性病变包括间质性肺病有一定疗效。此外，乙酰半胱氨酸对肺间质病变可能有一定的辅助治疗作用。

三、SSc 血管病变的治疗

血管病变是 SSc 的基本病理生理改变之一，当影响到肢端血管时，可以出现雷诺症，影响肺血管时出现肺动脉高压，影响到肾血管时则导致肾脏损害，甚至肾危象的发生。针对不同的血管受累部位，目前的治疗方法如下：

（一）指（趾）端血管病变（雷诺现象和指端溃疡）的治疗

对于雷诺症患者，应该注意患肢的保暖，避免吸烟等导致血管收缩的因素。对于出现肢端溃疡的患者，要加强护理，局部理疗、伤口治疗，配合内科用药，必要时行外科手术治疗。常用的治疗药物为：

1. 钙离子通道拮抗剂（calcium channel blockers，CCB）及血管紧张素转化酶抑制剂（angiotensin converting enzyme inhibitors，ACEI） CCB 如硝苯地平、ACEI 如依那普利等曾被证实在减轻雷诺症状、增加心肌灌注方面效果显著，但目前尚无临床研究表明这两类药物对于治疗及预防 SSc 肢端溃疡方面有利。

2. 伊洛前列素 是一种人工合成的前列环素类似物。具有以下药理学作用：抑制血小板聚集、血小板黏附及其释放反应；扩张小动脉与小静脉；增加毛细血管密度以及降低微循环中存在的炎症介质如 5- 羟色胺或组胺所导致的血管通透性增加；促进内源性纤溶活性。伊洛前列素及同类药物可用于严重的 SSc 雷诺现象治疗。一项随机双盲临床试验指出静脉使用伊洛前列素可降低患者雷诺现象的发作频率和严重性、促进肢端溃疡的愈合及预防新发溃疡的形成。但口服伊洛前列素目前尚无充分证据表明对治疗指端溃疡有效。另一种前列环素衍生物口服制剂为贝前列素钠，国外一项临床研究表明贝前列素钠可以预防 SSc 新发溃疡的产生，但仍需大样本临床试验证实。

3. 内皮受体拮抗剂 内皮素是一种作用强烈的血管收缩剂，并且能刺激平滑肌细胞增殖及纤维化。波生坦是口服制剂的内皮受体拮抗剂。国外两项大规模随机安慰剂对照研究发现波生坦可以预防 SSc 肢端溃疡的新生，但对于肢端溃疡的疗效与安慰剂组无统计学差异。其他内皮受体拮抗剂如艾利生坦，目前主要应用于肺动脉高压的治疗，目前尚无充分证据证实其治疗 SSc 肢端溃疡有效。

4. 磷酸二酯酶 5 抑制剂 磷酸二酯酶 5 抑制剂通过提高内源性 NO 水平而导致血管舒张，其主要代表药物为西地那非、他达那非。已有研究表明西地那非能减轻 SSc 患者雷诺现象、促进肢端溃疡的愈合。他达那非能同样能减轻 SSc 患者雷诺现象、促进肢端溃疡愈合，但两者均缺乏大样本随机双盲安慰剂对照试验证实其疗效。

5. 其他药物 局部使用维生素 E 可加速 SSc 患者肢端溃疡愈合时间；口服阿托伐他汀可以预防新发溃疡的产生，但目前仍缺乏大样本的临床研究。至于使用阿司匹林、双嘧达莫、低分子肝素、哌唑嗪、5- 羟色胺受体抑制剂、乙酰半胱氨酸、利妥昔单抗、英夫利西单抗等，目前尚无充分证据对 SSc 肢端溃疡治疗有效。

（二）SSc 相关肺动脉高压（PAH）的治疗

SSc 合并 PAH 的患者出现对低氧血症患者应积极给予氧疗；对于合并右心功能不全的 PAH 患者，初始治疗应给予利尿剂，但 PAH 患者常有低钾倾向，应密切监测血钾；PAH 导致的充血性心衰和右心室扩张合并快速房颤的患者可用地高辛进行治疗。目前针对血管病变的治疗药物如下：

1. 传统的血管扩张剂 - 钙通道阻滞剂（CCB） 只对右心导管血流动力学测试中急性血管扩张试

验阳性的患者有效，事实上，超过 90% 的 SSc-PAH 患者急性血管扩张试验阴性，因此 CCB 通常不适用于 SSc-PAH。

2. 抗凝治疗 可提高特发性 PAH 的存活时间，但在 SSc-PAH 中所起的作用尚不明确，对于高凝的患者可给予抗凝治疗，但应警惕出血的风险。

3. 激素、免疫抑制剂 小剂量激素和免疫抑制剂对 PAH 的控制有一定帮助。

4. 靶向治疗药物 前列环素类似物、内皮素受体拮抗剂及磷酸二酯酶 5 抑制剂在 SSc-PAH 的现代治疗中已经占据了主导地位。早期静脉给予伊洛前列素可提高 SSc-PAH 患者的运动能力，并改善其血流动力学指标；对于 NYHA 心功能Ⅳ级以及口服药物无效的心功能Ⅲ级患者，吸入或静脉给予伊洛前列素仍然是非常有价值的治疗方法。临床试验证明内皮素受体拮抗剂（如波生坦、安倍生坦）具有提高 SSc-PAH 患者 6MWD 和生存率的趋势，其安全性良好，人体对其耐受性亦较好，可用作 NYHA 心功能Ⅱ或Ⅲ级患者口服药的首选药物。西地那非经过 12 周的治疗也可提高 SSc-PAH 的 6 分钟步行距离（6MWD）、血流动力学指标及心功能分级，但长期治疗对 SSc-PAH 生存率的影响还有待进一步研究。对于部分严重的、难治性患者可能从上述药物的联合治疗中获益。

随着对 PAH 发病机制认识的逐渐深入，一些新的药物与治疗策略的出现将可能使 SSc-PAH 的预后得到进一步改观，如新型内皮素受体拮抗剂(macitentan)、可溶性鸟苷酸环化酶激动剂(riociguat)、血管活性肠肽、Rho 激酶抑制剂、5- 羟色胺受体抑制剂、酪氨酸激酶抑制剂等。值得一提的是，其中新型内皮素受体拮抗剂可以显著延缓（包括 SSc 在内的）PAH 进展，提高生存率；而可溶性鸟苷酸环化酶激动剂三期临床试验证实其不仅可改善 PAH 患者 6MWD、血流动力学指标和心功能分级，而且也可延缓临床恶化。2013 年 10 月份上述两种药物均被美国 FDA 批准用于治疗肺动脉高压，为今后的临床提供了更多选择，也为 SSc-PAH 患者带来了新的希望。

（三）SSc 相关肾危象的治疗

肾危象是 SSc 的重症，主要使用血管紧张素转化酶抑制剂（angiotension converting enzyme inhibitors，ACEI）类药物控制高血压。即使肾功能不全的透析患者，也可使用 ACEI 类药物。糖皮质激素与 SSc 肾危象风险相关，所以使用糖皮质激素患者应密切监测血压和肾功能。

四、其他受累脏器的治疗

SSc 消化道受累出现的胃食管反流性疾病，食管溃疡和狭窄常用质子泵抑制剂治疗；胃和小肠动力失调所致的吞咽困难、胃食管反流性疾病、饱腹感、胃胀气和假性梗阻等，可用促动力药多潘立酮和胃复安（甲氧氯普胺）治疗；小肠细菌过度生长旺盛导致的胃胀气、肠吸收不良和腹泻，抗生素交替使用可能对患者有益，但需要经常变化抗生素种类，以避免耐药。

五、中药治疗

SSc 属于中医“脾肾阳虚”、“寒热错杂”。根据不同的个体辨证论治，具有一定的疗效。

六、其他治疗方法的再评估与展望

（一）免疫抑制剂

该病的早期，患者有较突出的细胞和体液免疫异常，免疫抑制剂的使用有其理论意义。但一项对照研究显示，苯丁酸氮芥的疗效与安慰剂相似。一项长达 23 个月的对硫唑嘌呤的研究，也未得出该药有效的结论。一项 6 个月的对 5- 氟尿嘧啶的研究，也未证实该药有效。环孢素的队列研究提示，该药对减轻皮损有效，虽然该药用量过大，引起肾脏中毒等副作用的概率较大。所以，免疫抑制剂疗效受到质疑，尚需要进一步循证医学的证据。

（二）静脉注射丙种球蛋白（IVIG）

用大剂量 IVIG 治疗几种免疫相关疾病，无论对改善症状抑或降低自身抗体效价均取得其他治疗手段所难以达到的治疗效果。IVIG 治疗风湿病具有显著的疗效：对于危重患者，IVIG 可以起到救急作用，赢得抢救时机；对于常规治疗无效的顽固难治性患者，IVIG 有出人意料的显著疗效；对于由于严重并发症或者药物不良反应，常规治疗不能耐受的患者，IVIG 则能很快控制病情，减少激素用量。同时应用激素、抗组胺药物或非甾类抗炎药可减轻副作用。

（三）血浆交换治疗

血浆交换（plasma exchange，PE）是应用血细胞分离机，将分离出的血浆弃去，将其余成分回输，并补充等量的置换液（新鲜血浆或白蛋白及生理盐水）。每次置换血浆量为 1～1.5L 或人体血浆总量的 60%，即置换量 = 体重 × 0.07 ×（1 − HCT）× 0.6；每周 1～2 次，持续 1～3 周。PE 可清除体内可溶性免疫复合物、抗基底膜抗体及其他免疫活性物质，清除炎性介质，改变抗原抗体之间的比例，改善细胞免疫功能及内皮细胞功能，封闭单核巨噬细胞系统，补充机体所需物质。患者经 PE 治疗后，可迅速缓解症状，改善各项化验指标，减轻组织损伤，缩短病程，减少激素用量，尤其对重症 SSc 有良好的治疗作用。PE 的治疗效果可持续 4 个月至 1 年。但其属中短期治疗措施，不宜长期使用。为避免由于免疫球蛋白及某些抗体迅速降低而导致机体代偿性合成增加，采用 PE 治疗时必须同时应用糖皮质激素及免疫抑制剂，以增加缓解率，减少复发。

（四）维 A 酸类药物治疗

在实验研究中，此类药物能明显抑制成纤维细胞的分化、增殖和胶原纤维的合成，抑制结缔组织生长因子的表达，临床曾有个案报道治疗有效，但疗效还有待进一步确认。

（五）光疗法和光化学疗法

此疗法近年来在临床治疗中具有一定的疗效，患者的临床表现和病理均有改善，但对治疗剂量选择尚不一致，且具体的作用机制和副作用仍不明确，有待进一步的研究。

（六）生物制剂

近年来国外采用抗转移生长因子 β1（TGFβ1）治疗系统性硬化症所致的肺动脉高压已取得一定疗效。IFN-γ 可激活巨噬细胞并有效的抑制胶原合成。可使肺功能和静止、运动状态下动脉血氧分压都增加，但尚无大样本的对照研究。85% 的患者用后有流感样症状、发热、寒战、头痛、肌痛、关节痛或乏力感，但使用 9～12 周后能自行耐受。白细胞减少和肝酶升高也可发生。近来，在动物实验中发现 IL-6 在 SSc 发展过程中起到一定的促进作用，随着 IL-6 拮抗剂的问世，探索 IL-6 拮抗剂对于 SSc 的治疗作用具有重要的临床意义。

（七）人造血干细胞移植

多项研究已经证实，人造血干细胞移植可以使传统免疫抑制治疗无效的患者病情得以缓解。我国也在 SLE 患者中开展了自体造血干细胞移植治疗，大多数患者都能获得较长期缓解。但移植后复发是自体干细胞移植的突出问题，其远期疗效尚待长期随访后确定。经 $CD34^{+}$ 分选的外周造血干细胞移植治疗在国内外均已用于临床。

（邹和建　李　锋）

参考文献

1. Denton CP, Howell K, Stratton RJ, et al. Long -term low molecular weight heparin therapy for severe Raynaud's phenomena pilot study. Clin Exp Rheumatol, 2000, 18(4): 499-502.
2. Griffiths B, Miles S, Moss H, et al. Systemic sclerosis and interstitial lung disease: a pilot study using pulse intravenous methylprednisolone and cyclophosphamide to assess the effect on high resolution computed tomography scan and lung function. J Rheumatol, 2002, 29(11): 2371-2378.
3. Michelakis E, Tymchak W, Lien D, et al. Oral sildenafil is an effective and specific pulmonary vasodilator in patients with pulmonary arterial hypertension: comparison with inhaled nitric oxide. Circulation, 2002, 105: 2398-2403.
4. Hummers LK, Wigley FM. Management of Raynaud's phenomenon and digital ischemic lesions in scleroderma. Rheum Dis Clin North Am, 2003, 29(2): 293-313.
5. White B. Interstitial lung disease in scleroderma. Rheum Dis Clin North Am, 2003, 29(2): 371-390.
6. Sitbon O, Badesch DB, Channick RN, et al. Effect of the dual endothelin receptor antagonist bosentan in patients with pulmonary arterial hypertension: a 1-year follow-up study. Chest, 2003, 124: 247-254.
7. Dheda K, Lalloo UG, Cassim B, et al. Experience with azathioprine in systemic sclerosis associated with interstitial lung disease. Clin Rheumatol, 2004, 23(4): 306-309.
8. Korn JH, Mayes M, Matucci Cerinic M, et al. Digital ulcers in systemic sclerosis: prevention by treatment with bosentan, an oral endothelin receptor antagonist. Arthritis Rheum, 2004, 50(12): 3985-3993.
9. Zandman-Goddard G, et al. New therapeutic strategies for systemic sclerosis–a critical analysis of the literature. Clin Dev Immunol, 2005, 12(3): 165-173.
10. Fries R, Shariat K, von Wilmowsky H, et al. Sildenafil in the treatment of Raynaud's phenomenon resistant to vasodilatory therapy. Circulation, 2005, 112(19): 2980-2985.
11. Bogoch ER, Gross DK. Surgery of the hand in patients

with systemic sclerosis：outcomes and considerations. J Rheumatol，2005，32(4)：642-648.

12. Jain M，Varga J. Bosentan for the treatment of systemic sclerosis-associated pulmonary arterial hypertension，pulmonary fibrosis and digital ulcers. Expert opinion on pharmacotherapy，2006，7(11)：1487-1501.
13. Chung L. Therapeutic options for digital ulcers in patients with systemic sclerosis. J Dtsch Dermatol Ges，2007，5(6)：460-465.
14. Abou-Raya A，Abou-Raya S，Helmii M. Statins：potentially useful in therapy of systemic sclerosis-related Raynaud's phenomenon and digital ulcers. J Rheumatol，2008，35：1801-1808.
15. Lafyatis R，Kissin E，York M，et al. B cell depletion with rituximab in patients with diffuse cutaneous systemic sclerosis. Arthritis Rheum，2009，60：578-583.
16. Fiori G，Galluccio F，Braschi F，et al. Vitamin E gel reduces time of healing of digital ulcers in systemic sclerosis. Clin Exp Rheumatol，2009，27：51-54.
17. Denton CP，Engelhart M，Tvede N，et al. An open-label pilot study of infliximab therapy in diffuse cutaneous systemic sclerosis. Ann Rheum Dis，2009，68：1433-1439.
18. Steen V，Denton CP，Pope JE，et al. Digital ulcers：overt vascular disease in systemic sclerosis. Rheumatology (Oxford)，2009，48(3)：19-24.
19. Shenoy PD，Kumar S，Jha LK，et al. Efficacy of tadalafil in secondary Raynaud's phenomenon resistant to vasodilator therapy：a double-blind randomized cross-over trial. Rheumatology(Oxford)，2010，49(12)：2420-2428.
20. 楚海燕，吴文育，屠文震，等. 硬皮病及其在不同人群中遗传因素的差异. 复旦学报(医学版)，2011，38(2)：141-148.
21. 徐雪，朱小霞，薛愉，等. 系统性硬化病患者甲襞毛细血管的特点及其与其他结缔组织病的比较. 中华风湿病学杂志，2012，16(8)：512-517.
22. Wang J，Assassi S，Guo G，et al，Clinical and Serological Features of Systemic Sclerosis in a Chinese Cohort. Clin Rheumatol，2013，32(5)：617-621.
23. Theresa T，Jenny S，Joseph S. Meta-analysis of healing and prevention of digital ulcers in systemic sclerosis. Arthritis Care Res(Hoboken)，2013，65(9)：1460-1471.
24. van den Hoogen F，Khanna D，Johnson SR，et al. 2013 classification criteria for systemic sclerosis：an American college of rheumatology/European league against rheumatism collaborative initiative. Ann Rheum Dis，2013，72(11)：1747-1755. doi：10.1136/annrheumdis-2013-204424.
25. Yi L，Wang JC，Guo XJ，et al. STAT4 Is a Genetic Risk Factor for Systemic Sclerosis in Chinese population. Int J Immunopath Ph，2013，26(2)：473-478.

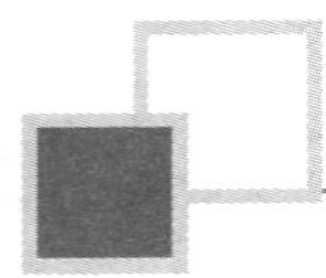

第九章　干燥综合征

干燥综合征（Sjögren's syndrome，SS）是一个以外分泌腺高度淋巴细胞浸润为特征的自身免疫性疾病。其免疫性炎症反应主要表现在外分泌腺体的上皮细胞，又称为自身免疫性外分泌腺体上皮细胞炎或自身免疫性外分泌病。除累及泪腺、唾液腺等外分泌腺外，尚可累及肾、肝、肺等内脏器官及血管、关节、皮肤等，其血清中则有多种自身抗体和高免疫球蛋白血症。本病分为原发性和继发性两类，前者指不具有另一诊断明确的结缔组织病；后者指合并另一诊断明确的结缔组织病，如系统性红斑狼疮、类风湿关节炎等。

原发性干燥综合征（primary Sjögren's syndrome，pSS）属全球性疾病，在我国根据不同诊断标准所作的流行病学调查显示，我国人群的患病率按圣迭戈标准为 0.29%，按哥本哈根标准为 0.77%，是仅次于类风湿关节炎的第二常见的结缔组织病。本病女性多见，男女比为 1∶20～1∶9，发病年龄多在 40～50 岁，也见于儿童。

第一节　从诊断分类标准的变迁看干燥综合征

一、干燥综合征的发展史

早在 1888 年 Hadden 首先描述了 1 例同时有唾液和泪液缺乏的患者，1892 年 Mikulicz 报道 1 例双侧腮腺及泪腺肿大的患者，腮腺活检显示大量淋巴细胞浸润，称为 Mickulicz 综合征。1933 年瑞典眼科医师 Henrick Sjögren 首次详细描述了 19 例伴有口干燥症的干燥性角结膜炎患者的组织学检查结果，提出了本病是一个系统性疾病，但当时未受到应有的重视，其后以 Sjögren 综合征命名。1953 年 Morgan 认为 Mikulicz 综合征与 Sjögren 综合征的组织病理学改变是一致的。20 世纪 50 年代后美国对 pSS 的研究开始增多，对本病的认识也逐渐深化。1965 年 Block 等通过对 62 例患者的分析首先提出了 pSS 这一概念，对其临床、病理作了较全面概述，并提出它与淋巴瘤有一定联系。至 20 世纪 70 年代自身抗体中抗 SSA（RO）抗体和抗 SSB（La）抗体被证明与本病密切相关后，进一步奠定了本病是自身免疫病的基础。1980 年 Talal 提出自身免疫外分泌腺病这一名词，从概念上表达 Sjögren 综合征的含义。1995 年，Moutsopouios 根据临床及免疫病理学研究进展，建议命名本病为自身免疫性上皮炎。随着历史的发展，这些命名逐渐统一，目前国际上通用的命名为 Sjögren's syndrome，国内译为干燥综合征。1997 年国际 SS 会议提出“干燥轮”的概念，就是强调 pSS 的变化是全身性的，是以外分泌腺为中心，可以影响到全身各个系统。

二、干燥综合征的诊断分类标准

1965 年 Bloch 等总结 62 例 SS 后提出了诊断标准，以后各国风湿病学家先后推出各自的诊断标准，如 1976 年哥本哈根标准，1977 年日本标准，1986 年希腊标准，1986 年 Fox 标准，1993 年欧洲标准，2002 年修订的欧美合议标准以及目前正在研究中的标准。各个标准都包括口、眼干的客观检查，即测眼干燥的 Schirmer 试验、角膜染色试验、泪膜破碎时间，口干燥的唾液流率的测定、腮腺造影、唾液功能同位素检测、唇腺活检，但由于各标准制定年代不一，因此内容有相当大的差异。20 世纪 80 年代以后由于抗核抗体谱在临床的广泛应用，在 1986 年 Fox 标准开始把抗 SSA、抗 SSB 抗体、ANA、类风湿因子（RF）作为本病的一项诊断指标，至 1993 年欧洲标准中则从中选出其中特异性较强的抗 SSA、抗 SSB 抗体作为诊断指标。唇腺的病理活检因其重要性和患者接受能力的提高于 1986 年以后列为主要诊断项目之一。我国自 20 世纪 80 年代初开始 SS 的研究，起步阶段参照哥本哈根标准，以后也采用过圣迭戈标准。国内也曾有作者提出自己几经修改的分类标准，如 1996 年董怡标准。目前国际上 SS 的多个分类标准由于制定的年代不一，内容有相当的差异，至今尚无统一的金标准。下面是几个在国内外曾经被采用比较广泛的分类标准。

（一）干燥综合征的哥本哈根（Copenhagen）分类标准（表 9-1）

表 9-1 干燥综合征哥本哈根分类标准（1976～1977 年）

一、干燥性角结膜炎：下述 3 项中至少 2 项阳性
（一）Schirmer 试验
（二）泪膜干裂时间
（三）孟加拉红角膜染色：用 Van Bijsterveld 半定量计分法
二、口干燥症：下述 3 项中至少 2 项阳性
（一）非刺激性唾液流量
（二）腮腺造影异常
（三）唇黏膜活检

按上述标准凡具备干燥性角结膜炎及口干燥症者可诊为 SS

1976 年哥本哈根标准诊断 SS 主要依靠口眼干燥的症状和客观的检查，未涉及自身抗体。该标准判断有无客观的口干，要求在 3 项检查中必须至少 2 项不正常（3 项中包括唇黏膜活检，如另 2 项含唾液流量不正常即可不行活检）；同样判断眼干也要求 3 项检查中至少 2 项不正常。由于正常人唾液流量差异很大，并且每个中心需定出其正常值，故其特异性差。

（二）干燥综合征圣迭戈（San Diego）诊断标准（表 9-2）

表 9-2 干燥综合征圣迭戈诊断标准（1986 年）

一、原发性干燥综合征
（一）眼干症状及客观体征
1. Schirmer 试验＜8mm 滤纸湿 /5min，加
2. 孟加拉红角结膜染色示有干燥性角结膜炎
（二）口干症状及客观体征
1. 腮腺唾液流量减低（用 Lashley 杯或其他方法），加
2. 唇黏膜活检异常（4 个小叶平均计算，淋巴细胞浸润灶≥2。一个灶等于≥50 个淋巴细胞的聚集
（三）系统性自身免疫病证据
1. 类风湿因子≥1∶320，或
2. 抗核抗体≥1∶320，或
3. 存在抗 SSA（Ro）或抗 SSB（La）抗体
二、继发性干燥综合征
具备如上述的干燥综合征特征，并有足够的证据诊断并有类风湿关节炎或系统性红斑狼疮或多发性肌炎或硬皮病或胆汁性肝硬化
三、除外
结节病，已存在的淋巴瘤、获得性免疫缺陷病及其他已知原因引起角膜干燥或唾液腺肿大

1986 年 Fox 等提出圣迭戈分类标准，着重强调了本病的自身免疫性质，要求诊断必须具备与自身免疫关联的某些血清学指标及组织病理学结果。除 2 项眼科检查异常及唾液流量减低外，必须包括唇黏膜活检异常（且定为 4 个腺小叶平均灶数为 2 个），且必须 RF≥1∶320 或 ANA≥1∶320 或抗 SSA 或抗 SSB 抗体阳性，可以看出人们已经越来越注意到 SS 的自身免疫特性。Fox 把有上述口干、眼干及自身抗体但未行唇黏膜活检者，定为 SS 的临床诊断标准（即很可能是 SS）。将只有口眼干燥检查阳性而无自身抗体者（唇黏膜未活检或做后不支持）称为“干燥症状复合体（Sicca symptom complex）”，而不诊为 SS。

（三）干燥综合征的欧洲联盟标准（表 9-3）

表 9-3 干燥综合征的欧洲联盟标准（1993 年）

原发性干燥综合征：具备以下至少 4 项
（一）眼症状（至少一项存在）
1. 每天持续性、不适地眼干，已超过 3 个月
2. 反复地有沙进入眼中摩擦的感觉
3. 需用眼泪代用品超过 1 日 3 次
（二）口腔症状（至少一项存在）
1. 每天感觉口干、至少已 3 个月
2. 反复唾液腺肿大
3. 进干食物时需喝液体帮助送下
（三）眼干燥客观证据（至少一项存在）
1. Schirmer 试验
2. 孟加拉红角膜染色
3. 泪腺活检示淋巴细胞浸润灶分≥1
（四）唾液腺被累及的证据（至少一项存在）
1. 唾液腺扫描
2. 腮腺造影
3. 非刺激性唾液流量≤1.5ml/15min
（五）实验室异常（至少一项异常）
1. 抗 SSA 或抗 SSB 抗体
2. 抗核抗体
3. IgM 类风湿因子（抗 IgG Fc）

SS 的欧洲联盟标准于 1993 年最初报道，其后验证的报道于 1996 年发表，欧洲标准从圣迭戈标准中选出其中特异性较强的抗 SSA、抗 SSB 作为诊断指标。该分类标准的特点是首次将患者主诉症状纳入标准中，另一特点是它既不要求血清学条件，也不要求组织病理学条件。以欧洲标准对照圣迭戈标准，后者特异性虽达 100%，但敏感性只 31.4%，符合欧洲诊断标准的患者仅有 15% 符合圣迭戈诊断标准，相对于圣迭戈标准而言，欧洲联盟标准较宽。

（四）干燥综合征的董怡标准（表 9-4）

表 9-4 干燥综合征的董怡标准（1996 年）

一、原发性干燥综合征
主要指标：
抗 SSA 或 SSB 抗体阳性
次要指标：
1. 眼干和（或）口干（持续 3 个月以上）
2. 腮腺肿大（反复或持续性）
3. 猖獗齿
4. Schirmer 试验≤5 毫米 /5min 或角膜荧光染色阳性
5. 自然唾液流率≤0.03ml/min 或腮腺造影异常
6. 唇腺活检异常
7. 肾小管酸中毒
8. 高球蛋白血症或高球蛋白血症性紫癜
9. 类风湿因子阳性或抗核抗体阳性
二、除外
其他结缔组织病、淋巴瘤、艾滋病、淀粉样变和移植物抗宿主反应

诊断 pSS 患者需符合标准中的 1 项主要指标及至少 3 项次要指标，或符合标准中的至少 5 项次要指标。

1996 年董怡等结合我国 SS 患者的特点和基层医院的实际情况，制定了针对国人的 SS 分类标准。该标准把特异性较强的抗 SSA 和抗 SSB 抗体列为主要指标，由于唇腺活检在较基层医院条件下很难进行而且容易遭到患者的拒绝，因此选为次要指标。另外，由于我国 SS 患者的系统性受损较西方文献报道多且重，将特异性较强的肾小管酸中毒和高球蛋白血症性紫癜列为诊断指标。

（五）2002 年干燥综合征国际分类（诊断）标准（表 9-5）

目前应用最广的是 2002 年修订的 SS 国际分类标准，是在原欧洲取得资料基础上重新分析合议的结果。该标准仍保留患者主诉症状，相对于圣迭戈标准，不再要求唇活检及血清学检查两项皆须阳性，肯定的 SS 诊断必须具备自身免疫表现即唇黏膜局灶性涎腺炎及抗 SSA 和（或）抗 SSB 抗体阳性两者至少必具其一。欧洲多中心的研究表明该标准的敏感性为 89.5%，特异性为 95.2%；北京协和医院对该标准在中国 SS 患者中的验证表明其诊断的敏感性为 88.3%，特异性为 97.8%，结果令人满意。2002 标准在我国进行的 SS 患者临床试验中，抗 SSA 抗体的敏感性 79.7%、特异性 91.4%，唇腺活检病理的敏感性 74.6%，特异性 82.7%；抗 SSA 抗体（+）而唇腺病理（-）者仅出现在 0.5% 的非 SS 的对照组，而抗 SSA 抗体（-）唇腺病理（+）者出现在 1.6% 的非 SS 组。提示 2002 标准中这两项关键项目中第Ⅵ项较第Ⅳ项敏感性和特异性均更高，且有简易可行的优点。因此，根据 2002 年 SS 分类标准，在日常医疗工作中对有涎腺和泪腺功能低下者可以进行血清抗 SSA/SSB 抗体检测，阳性者可确诊为 pSS，阴性者必须在有条件的医疗机构进行唇腺活检并作病理检测。如果血清和唇腺病理均（-）者不能诊断 SS。

表 9-5 2002 年干燥综合征国际分类（诊断）标准

Ⅰ 口腔症状：3 项中有 1 项或 1 项以上
1. 每日自感口干持续 3 个月以上；
2. 成年后腮腺反复或持续肿大；
3. 吞咽干性食物时需要水帮助
Ⅱ 眼部症状：3 项中有 1 项或 1 项以上
1. 每日感到不能忍受的眼干持续 3 个月以上；
2. 有反复的沙子进眼或砂磨感觉；
3. 每日需用人工泪液 3 次或 3 次以上
Ⅲ 眼部体征：下述检查任 1 项或 1 项以上阳性
1. Schirmer 试验（+）（≤5mm/5min）
2. 角膜染色（+）（≥4 van Bijsterveld 计分法）
Ⅳ 组织学检查：下唇腺病理活检示淋巴细胞灶≥1（指 4mm^2 组织内至少有 50 个淋巴细胞聚集于唇腺间质者为 1 个灶）
Ⅴ 涎腺受损：下述检查任 1 项或 1 项以上阳性：
1. 唾液流率（+）（≥1.5ml/15min）
2. 腮腺造影（+）
3. 涎腺同位素检查（+）
Ⅵ 自身抗体：抗 SSA 或抗 SSB（+）（双扩散法）
1. 原发性干燥综合征：无任何潜在疾病的情况下，符合下述任 1 条则可诊断：
①符合上述 4 条或 4 条以上，但必须含有条目Ⅳ（组织学检查）和（或）条目Ⅵ（自身抗体）；
②条目Ⅲ、Ⅳ、Ⅴ、Ⅵ 4 条中任 3 条阳性
2. 继发性干燥综合征：患者有潜在的疾病（如任一结缔组织病），而符合Ⅰ和Ⅱ中任 1 条，同时符合Ⅲ、Ⅳ、Ⅴ中任 2 条
3. 必须除外：颈头面部放疗史，丙型肝炎病毒感染，艾滋病（AIDS），淋巴瘤，结节病，移植物抗宿主（GVH）病，抗乙酰胆碱药的应用（如阿托品、莨菪碱、溴丙胺太林、颠茄等）

三、干燥综合征的免疫异常

SS 是一个自身免疫性疾病，它的病因和发病机制尚未完全清楚。它是在遗传、病毒感染和性激素异常等多种因素共同作用下，导致机体细胞免疫和体液免疫的异常反应，在T辅助细胞的作用下，B淋巴细胞功能异常，产生多种自身抗体、多克隆的免疫球蛋白以及免疫复合物，通过各种细胞因子和炎症介质造成组织损伤，致使唾液腺和泪腺等组织发生炎症和破坏性病变。外分泌腺淋巴细胞浸润是SS免疫异常的重要表现，在疾病的初期，主要为唾液腺的T淋巴细胞浸润。大多数SS患者血中免疫球蛋白增加，出现多种自身抗体，其中有的是器官特异性如对唾液腺上皮细胞的抗体，有的是非器官特异性如抗核抗体、类风湿因子、抗SSA、抗SSB抗体等。

（一）细胞免疫

SS的细胞免疫异常多出现在受累的外分泌腺体的局部组织。以唇小涎腺为例，在活检的组织间质中可见到大量淋巴细胞的浸润，大部分为活化的$CD4^+$的辅助T细胞，B淋巴细胞约占20%，单核/巨噬细胞和自然杀伤细胞很少见，所以现临床上以下唇活检组织中所见到的淋巴细胞浸润程度来作为诊断SS的指标之一。许多研究材料表明，SS中B淋巴细胞的活性增强和T淋巴细胞缺陷有关。SS患者的唾液腺中，浸润的淋巴细胞大多为具有记忆表型的$CD4^+$T细胞。北京协和医院对15例pSS，7例继发性SS和4例正常人唇腺中浸润的淋巴细胞进行了分类观察，发现SS患者淋巴细胞浸润以T细胞为主，而在T细胞中又以$CD4^+$T细胞占多数，$CD4^+$/$CD8^+$的比例明显高于对照组，并与疾病的严重程度有关。由于$CD4^+$T细胞增多，导致B淋巴细胞功能亢进，产生大量自身抗体。大量淋巴细胞浸润使组织结构破坏，腺体功能丧失。

70%～80%的SS患者外周血的淋巴细胞总数及T淋巴细胞$CD4^+$和$CD8^+$亚群的数目、比值是正常的，但它们的功能可能存在着异常。有人报道$CD8^+$中有抑制功能的T细胞数目减少，因此造成B细胞大量增殖。$CD5^+$B标记的淋巴细胞在SS中增高达30%～40%（正常人仅为15%～25%），这种细胞属分化不良或不完全成熟的细胞，它们自发分泌IgM-RF和抗单链DNA抗体。因此SS周围血中的T、B淋巴细胞存在着明显的分化、成熟及功能异常。

（二）体液免疫

SS患者的突出表现是高球蛋白血症和多种自身抗体，反映其B淋巴细胞功能高度亢进和T淋巴细胞抑制功能的低下。

1. 自身抗体　抗SSA和抗SSB抗体与本病密切相关，在本病的阳性率分别为70%和50%。虽然抗SSA和抗SSB的抗体并非是pSS中的特有抗体，但其在pSS中阳性率高于其他结缔组织病。应用免疫印迹法可以看到与抗SSA抗体相作用的SSA抗原可以分为60kDa和52kDa两种。在SS中出现的大部分为抗52KD抗体，而在SLE中出现的为抗60kDa抗体。除抗SSA和抗SSB抗体外，SS中存在其他自身抗体。ANA和RF各见于约半数的SS，但作为诊断用则特异性不强，故目前已逐渐不把它们作为诊断标准。抗μ1-RNP、抗dsDNA、抗组蛋白、抗心磷脂、抗线粒体抗体均可在少数的SS出现。

2. 高球蛋白血症　出现在90%以上的患者，呈多克隆性，明显高于其他结缔组织病，60%的IgG可达30g/l以上，个别达50g/l。高球蛋白血症促使血沉增快，血清絮状及浊度试验阳性，个别患者出现巨球蛋白血症。25%的SS出现冷球蛋白血症。多为混合型。这代表其循环免疫复合物的增多。

3. 细胞因子　在SS患者组织中检测出多种细胞因子，这些细胞因子参与了SS的发病和疾病的进展。如有报道SS患者血清中IFN-γ、IL-10水平升高，唇腺和唾液腺组织中的IFN-γ、IL-10、IL-2、IL-6、IL-1和TNF-α等细胞因子的表达也明显升高。经研究表明，IFN-γ可能通过上调上皮细胞人类白细胞抗原和黏附分子的表达而加速免疫反应和组织中淋巴细胞的聚集。IL-2、IL-6和IL-10在唇腺中可刺激T细胞和B细胞活化、增殖并产生免疫球蛋白和自身抗体，也可能参与SS患者B细胞肿瘤的发生。

SS周围血淋巴细胞分泌的细胞因子（IL-1β、IL-6、TNF-α、IFN-γ）和血清内各个细胞因子水平均无明显异常。另有学者报道了血清中IL-2和TNF-α的水平下降。唇腺上皮细胞及单个核细胞内有IL-1β、IL-6、TNF-α、IFN-γ的mRNA表达，提示细胞因子参与了SS局部唇腺炎的发病过程。

（三）唇腺活检的意义

SS在各器官的共同病理是淋巴细胞和浆细胞的浸润，从而影响各受累器官的功能。唇腺、泪腺、唾液腺、胰腺、肾间质、肺间质、消化道黏膜、肝内胆管等均可出现淋巴细胞浸润，进而导致器官功能受损，其中泪腺、唾液腺受累最多见。唇腺活检进行病理检查观察小涎腺间质淋巴细胞的浸润程度可以反映本病的免疫反应性，是诊断SS较特异的检查。

唇腺的病理活检因其重要性和患者接受能力的提高，于1986年后列为主要诊断项目之一。Daniels

等研究发现原发性 SS 患者唇腺中都有 1 个以上的灶性淋巴细胞浸润，继发性 SS 患者唇腺中 86% 出现灶性淋巴细胞浸润，而单纯口、眼干和其他结缔组织病者的唇腺标本中均未出现灶性淋巴细胞浸润。故认为灶性淋巴细胞浸润与 SS 高度相关。以唇小涎腺组织中的淋巴细胞灶数来代表 SS 涎腺的病变是 Chisholm 等 1970 年研究得出的结果，他确立了在 $4mm^2$ 面积的唇腺组织内如聚集有至少 50 个淋巴细胞[和(或)浆细胞]则可定为一个淋巴细胞灶并列为 Chisholm Ⅲ级，有一个以上的淋巴细胞灶数则列为 Chisholm Ⅳ级。2002 SS 国际分类标准中第Ⅳ项是唇腺活检，唇腺淋巴细胞灶数为Ⅲ或Ⅳ级则该项为阳性，该项被视为诊断 SS 的关键项目之一[另一个关键项目为血清抗 SSA 和(或) SSB 抗体]。淋巴细胞灶以外的病理改变如腺体的萎缩、导管的扩张、其他炎症细胞的浸润均属非特异性改变，不能作为诊断 SS 的依据。

一些研究发现 SS 唇腺浸润的细胞主要为 $CD4^+$ T 淋巴细胞，有时可以用于与其他一些疾病唇腺组织出现的淋巴细胞浸润的鉴别。有人发现在结节病、移植物抗宿主病(GVH)、艾滋病(AIDS)、慢性丙型肝炎病毒(HCV)感染和淋巴瘤的唇腺组织也可以出现淋巴细胞甚至淋巴细胞灶，而这些病除淋巴细胞浸润外还各有其特征性的病理。结节病的特点是灶性非干酪样肉芽肿，内含上皮样巨噬细胞，周围以 $CD8^+$ 淋巴细胞浸润为主，另有单核细胞和成纤维细胞。GVH 病的特征是涎腺导管上皮细胞有节段性坏死。AIDS 浸润涎腺的则为 $CD8^+$ 淋巴细胞。近年来不少学者认为慢性 HCV 感染不仅在临床可以出现类似 SS 的表现，同时有 47%～57% 的患者出现与 SS 相同的小涎腺Ⅲ级和Ⅳ级病理改变，且其淋巴细胞亚型亦与 SS 相似。HCV 感染与 SS 的相关性目前尚在探索中，有待更多的研究来确定。SS 与非霍奇金淋巴瘤(NHL)相当密切。SS 的 B 淋巴细胞由良性转为恶性最早可能出现在涎腺组织，而有些淋巴瘤，尤其是胃肠道黏膜相关淋巴组织(MALT)淋巴瘤易于侵犯腮腺、下颌下腺即小涎腺，表现为淋巴细胞浸润，在做涎腺病理观察时进行淋巴细胞良恶性鉴别有助于除外淋巴瘤。这些疾病与 SS 在唇腺上的类似表现及其他免疫学的相关变化提示 SS 与它们可能有相关性，这些还有待深入研究。需要注意的是，腺泡的萎缩、导管扩张、脂肪组织增加、间质纤维化或淋巴细胞浸润为人唇腺的增龄性改变，以致在高龄患者中活检常常取不到腺体的现象时有发生。也有学者发现，非自身免疫病中 < 60 岁的尸体解剖唇腺有淋巴细胞浸润，但无浸润灶形成，而 > 60 岁的唇腺中 40% 出现灶性淋巴细胞浸润，提示唇腺的增龄改变与 SS 的病理表现有相似之处。唇腺的这些发现都说明免疫在 SS 发病机制中起重要作用。

第二节 干燥综合征治疗的展望

对 SS 的理想治疗不但要缓解患者口、眼干燥的症状，更重要的是终止或抑制患者体内发生的异常免疫反应，保护患者脏器功能，并减少淋巴瘤的发生。由于医学研究的限制，目前对 SS 的治疗主要还是缓解患者症状，阻止疾病的发展和延长患者的生存期，还没有可以根治疾病的治疗方法。近年来生物制剂，如抗 CD20 抗体，开始被用于 SS 的治疗，初步的治疗结果令人鼓舞。随着对 SS 发病机制研究的深入和生物学技术的发展，将有更多的新的治疗方法进入临床，并有望在 SS 的治疗效果上取得进步。

一、干燥综合征治疗的发展

外分泌腺受损造成的口干和眼干症状是 SS 的突出表现，治疗上包括 3 个层次：①唾液和泪液的替代治疗以改善症状；②增强 SS 外分泌腺的残余功能，刺激唾液和泪液分泌；③系统用药改变 SS 免疫病理过程，最终保护患者外分泌腺体和脏器功能。对药物疗效的判定不但需要能够改善患者症状，还需要有外分泌腺功能改善的客观指标。在 20 世纪 70 年代末，首先有关于溴己新(bromhexine)改善口干、眼干症状的报道。但是后来的研究没有证实溴己新可以增加 SS 患者的唾液流率，因此溴己新没有在临床上得到广泛的应用。20 世纪 90 年代末，胆碱能受体激动剂治疗 SS 口眼干燥取得肯定疗效，已被美国食品药品监督管理局(FDA)批准用于 SS 的治疗，使刺激外分泌腺分泌成为一种可靠的治疗 SS 的手段。

关于针对 SS 免疫病理过程的治疗，20 世纪 80 年代末有报道羟氯喹可降低 SS 免疫球蛋白水平，改善 SS 症状。但大多数治疗 RA 有效的慢作用药物不能改变 SS 的免疫病理过程，不能恢复和改善 SS 外分泌腺体功能，在 SS 的治疗中没有取得肯定疗效。近几年来，有报道抗 B 细胞的生物制剂治疗 SS，可改善 SS 外分泌腺功能，减轻 SS 外分泌腺炎症反应。虽然新的治疗方法需要长时间的临床观察和大规模的临床试验才能对其效果做出肯定的判断，但是我们有理由相信在不远的将来，针对SS发病过程的新的生物制剂和（或）免疫治疗有可能通过改变SS免疫病理过程，成为治疗SS的有效药物和（或）方法。

二、干燥综合征治疗现状

（一）对症治疗

由于SS外分泌腺功能受损，患者唾液和泪液分泌减少造成口、眼干燥的症状，并出现猖獗龋、角膜损伤等并发症。使用唾液和泪液的替代物，可以缓解症状并减少口、眼并发症的发生。同时也应嘱咐患者注意口、眼卫生，保持环境的湿润。

人工泪液，有多种非处方制剂，黏度不同，有的含有透明质酸。应鼓励患者根据自己的情况使用，最大限度地缓解症状。另外在夜间患者还可以使用含甲基纤维素的润滑眼膏，以保护角、结膜。

人工唾液，也有多种制剂，含羧甲基纤维素、黏液素（mucin）、聚丙烯酸（polyacrylic acid）、黄胶原（xanthan）或亚麻仁聚多糖（linseed polysacchride）等成分。人工唾液作用时间短，口感较差，没有人工泪液那样应用广泛。长效口腔滋润胶是胶状物，作用时间较长，一般在夜间使用。另外患者还可以使用含氟的漱口液漱口，以减少龋齿的发生。

（二）改善外分泌腺体功能的治疗

当使用唾液或泪液替代治疗效果不满意时，可使用毒蕈碱胆碱能受体（muscarinic receptors）激动剂，刺激外分泌腺分泌。目前常用的药物有皮罗卡品和西维美林。

皮罗卡品（毛果芸香碱，pilocarpine）是乙酰胆碱类似物，可刺激胆碱能受体，对M3受体作用较强。皮罗卡品5mg，每日3次（每日剂量10～20mg）可以增加唾液流率。不良反应包括出汗、频繁排尿、肠激惹。对消化道溃疡、哮喘和闭角性青光眼的患者禁用。但在临床使用的剂量范围内，患者的不良反应并不多，耐受性良好。

西维美林更特异地作用于外分泌腺体中的M3受体，而对心血管系统中的M2受体亲和力较低，半衰期为5小时，也长于皮罗卡品（1小时）。西维美林20～30mg，每天3次，治疗SS的口、眼干燥症效果良好，不良反应与皮罗卡品相似。

（三）免疫抑制和免疫调节治疗

1. 羟氯喹 羟氯喹200～400mg/d[（6～7mg/（kg•d）]，可以降低SS患者IgG水平，降低ANA和RF滴度，在一些研究中也可以改善唾液腺功能。有研究表明，羟氯喹可以抑制SS唾液腺中的胆碱酯酶活性，相对地增强外分泌腺体中乙酰胆碱的活性，这可能是羟氯喹改善SS外分泌功能的机制之一。羟氯喹对SS的长期疗效还需要更多的临床研究。根据目前的临床资料，当患者除口眼干的症状外，还出现关节肌肉疼痛、乏力以及低热等全身症状时，羟氯喹是一个合理的治疗选择。

2. 局部用环孢素 0.05%～0.40%环孢素乳化剂滴眼可以改善患者眼干症状，并增加患者泪液分泌。这类药物在美国和日本使用较广泛，在欧洲和我国尚未得到应用。

3. 局部和全身用干扰素α 有文献报道小剂量干扰素-α 150U口腔含服，每日3次，治疗24周后与对照组相比治疗组患者唾液流率明显增加，口干和眼干的症状均有缓解，而没有出现明显不良反应。另外有文献报道在SS合并神经病变的患者中使用静脉IFN-α 3 000 000U，每周3次，不但患者的神经病变改善，而且口眼干的症状改善，自身抗体滴度下降，唇腺病理改变减轻。考虑到IFNα的不良反应包括出现狼疮样症状，而且在SS炎症反应局部也有IFNα的异常表达，大剂量全身用药使用IFNα治疗SS需要更多的安全性资料，而小剂量局部经口黏膜使用IFNα值得进一步研究。

4. 其他免疫抑制剂和免疫调节剂 对于有重要脏器受累的患者，应使用糖皮质激素和免疫抑制剂治疗。糖皮质激素剂量应根据病情轻重决定。常用的免疫抑制剂包括甲氨蝶呤2～3mg/（kg•w），硫唑嘌呤1～2mg/（kg•d），环孢素2.5～5mg/（kg•d），环磷酰胺50～150mg/d或0.5～1g/（m^2•4w）。对于出现神经系统受累或血小板减少的患者可用人静脉用免疫球蛋白（IVIG）0.4g/（kg•d），连用3～5天，需要时可以重复使用。另外对出现肾小管酸中毒的患者还要予以补钾和纠酸治疗；而对于合并原发性胆汁性肝硬化的患者应使用熊去氧胆酸治疗。

（四）生物制剂

在SS唇腺中有干扰素α（TNFα）的异常表达，而且在动物模型中抑制TNFα可以减少唾液腺中淋巴细胞的浸润，因此有文献报道使用抗TNFα单克隆抗体治疗SS并发现TNFα拮抗剂可以缓解SS患者症状，提高唾液流率，但这一结果没有被进一步的临床研究证实。目前没有足够的证据表明TNFα拮抗剂是治疗SS的有效药物，而取得比较一致结果的治疗SS的生物制剂是清除B细胞的单克隆抗体。

虽然在SS外分泌腺体中主要为CD4阳性T细胞，一般认为异常的Th1免疫反应参与了SS的发病，但是自身反应性B细胞的异常激活也是SS发病的重要因素之一。这是因为SS患者：①出现抗SSA等多种自身抗体，其中一些自身抗体具有致病性；②大多数患者有高免疫球蛋白血症；③在外分泌腺体中也有B细胞浸润，同时在炎症反应局部有自身抗体的产生。目前有越来越多的临床试验表明，使用抗CD20和抗CD22抗体进行B细胞清除治疗可以改善SS病情。

抗CD20单克隆抗体最早被用于B细胞淋巴瘤的治疗，后在自身免疫病治疗中也取得了一定的疗效，如自身免疫性血小板减少性紫癜、系统性红斑狼疮、类风湿关节炎、溶血性贫血和混合性冷球蛋白血症。使用利妥昔375mg/m^2，每周1次，12周后患者主观症状显著缓解，唾液腺有残余功能的患者唾液流率也有明显增加。SS患者使用利妥昔发生血清病样不良反应的概率较高，同时使用较大剂量的糖皮质激素有可能减少这种不良反应的发生。在治疗结束6～9个月后B细胞计数回升至正常水平。确定利妥昔治疗SS的最佳方案还需要大量的临床研究。

人源化抗CD22单克隆抗体360mg/m^2，每2周一次，共4次，治疗有活动病变的pSS，患者疲乏和干燥的症状明显缓解，提示抗CD22也有可能成为治疗SS的有效药物。

三、干燥综合征治疗的展望

（一）新的生物制剂和免疫治疗

1. 干扰素诱导蛋白10拮抗剂　SS患者外分泌腺体中有大量激活的CD4$^+$T淋巴细胞灶性浸润。淋巴细胞从血液循环向炎症反应局部游走是一个多步骤调节过程，趋化因子在其中发挥重要作用。干扰素诱导蛋白10（interferon-inducible protein 10，IP-10）可较特异地对激活的T细胞产生趋化作用，而其受体CXCR3主要在Th1细胞表达。在SS患者唇腺中IP-10的mRNA和蛋白水平均异常增加，且表达水平与唇腺中淋巴细胞浸润程度正相关。氨基端截短的IP-10（IP-10-AT）可以有效地拮抗全长IP-10对淋巴细胞的趋化作用，在SS动物模型MRL/lpr小鼠体内持续表达IP-10-AT可以明显抑制小鼠唾液腺中的炎症反应，并抑制IFNγ在唾液腺中的表达。因此无论是通过基因治疗的方法或直接输注IP-10拮抗分子，或使用IP-10中和抗体均有可能成为治疗SS的有效手段。

2. B细胞刺激因子拮抗剂　B细胞刺激因子（B-cell activating factor，BAFF；B-lymphocyte stimulator，BLyS）在B细胞的增殖、成熟过程中起重要作用，同时也是淋巴瘤细胞的生长因子。在自身免疫病如系统性红斑狼疮、SS和类风湿关节炎患者中BAFF表达水平增高，与B细胞的异常激活和自身抗体产生有关。BAFF转基因小鼠出现SS样表现，提示BAFF在SS发病中起关键作用。此外，SS患者的BAFF水平在几种自身免疫病中也是最高的，因此BAFF拮抗剂可能对SS有治疗作用。使用可溶性BAFF受体拮抗BAFF治疗多发硬化的动物模型，可明显抑制中枢神经系统的炎症反应，降低自身抗体水平，使Th1细胞因子水平下降。我们相信，在不久的将来就会有关于BAFF.S治疗SS的报道。

3. 抗CD4抗体　由于在SS外分泌腺体中主要为CD4阳性T细胞浸润，炎症反应局部有异常的IFNγ、IL2及IL12等细胞因子分泌，一般认为SS是Th1介导的自身免疫病。SS小鼠模型中在发病前使用抗CD4单克隆抗体滴眼使泪腺中淋巴细胞的浸润减少，抑制了T细胞的激活。而短时间全身使用抗CD4抗体在发病后也可抑制SS小鼠模型中唾液腺的炎症反应。抗CD4抗体是有前途的治疗SS的生物制剂。

4. 口服免疫耐受　口服抗原使抗原通过黏膜组织与免疫系统接触往往诱导免疫耐受，使免疫系统对相应抗原不产生免疫反应。而对自身抗原的免疫耐受被破坏是自身免疫病产生自身抗体的机制之一。通过口服自身抗原重新诱导机体对自身抗原的免疫耐受有可能成为自身免疫病的免疫治疗方法之一。抗60 000d SSA/Ro抗体是SS的特异性自身抗体，与一些临床症状相关，可能具有致病性。有学者给在SS小鼠模型中给小鼠口服60 000d SSA/Ro蛋白或60 000d SSA/Ro上的一段多肽，两者均使小鼠产生的抗60 000d SSA/Ro自身抗体滴度下降，阻止在抗原决定簇扩展（epitope spreading）的发生，而且使唾液腺中的淋巴细胞浸润明显减少。使用不同的抗原或多个抗原联合使用有可能提高疗效，口服免疫耐受对SS进行治疗值得进一步研究。

（二）基因治疗

唾液腺是一个进行基因治疗的理想器官，原因包括可用类似于腮腺造影的无创方法使载体接触唾液腺上皮细胞、唾液腺生理情况下在外分泌和内分泌途径均分泌大量蛋白、唾液腺带有包膜，表达载体不易扩散，必要时可将转基因腺体切除。在动物实验中有较多通过基因治疗的方法修复唾液腺功能或表达免疫调节分子抑制异常的免疫反应来治疗 SS 的研究。基因治疗已在先天性免疫缺陷等疾病中得到应用，虽然它在 SS 治疗中的应用还有很长的路要走，但这还是一个值得注意的研究方向。

1. 水通道蛋白 5　在外分泌腺体的分泌过程中水通道蛋白（aquaporin）发挥了重要作用。在唾液腺和泪腺中主要分布着水通道蛋白 5（AQP5），TNFα 等炎症细胞因子可以抑制 AQP5 在腺上皮细胞中的表达，AQP5 的功能障碍是 SS 唾液和泪液分泌不足的机制之一。活检表明大多数 SS 患者的唾液腺仍有相当部分保持了完整结构，还没有被浸润的淋巴细胞破坏，因此恢复 AQP5 在外分泌腺中的功能有可能有效缓解 SS 症状。有文献报道使用腺病毒载体在经过放射线照射的大鼠唾液腺中表达 AQP1，可以增加受损唾液腺的分泌。因此采用基因治疗方法在 SS 唾液腺中表达 AQP5 可能成为 SS 治疗方法之一，值得进一步临床和基础研究。

2. IL10　在 SS 炎症反应局部有 IL-10 的异常增高，并和疾病的严重程度相关。目前并不清楚这种升高是疾病活动的原因还是结果，而且因为 IL-10 具有广泛的抑制炎症反应的作用，有学者试验在炎症反应局部表达 IL10 对 SS 动物模型的治疗作用。在 SS NOD 小鼠模型中使用腺病毒相关病毒载体在唾液腺中表达 IL-10 可以使小鼠唾液流率增加，外分泌腺体中淋巴细胞浸润较少。NOD 小鼠也是 1 型糖尿病的动物模型，有趣的是唾液腺局部表达 IL10 使小鼠的血糖水平下降，血胰岛素水平增加。另外，在兔 SS 模型中使用腺病毒载体在泪腺中表达 IL-10 使泪液分泌增加，泪腺中 CD4 阳性细胞减少。

3. 血管活性肠肽（vasoactive intestinal peptide，VIP）　含 28 个氨基酸的短肽，具有免疫节作用，可以抑制炎症反应，在类风湿关节炎和眼色素膜炎的动物模型中取得了一定治疗效果。有学者使用腺病毒相关病毒在 SS 小鼠模型的唾液腺中表达 VIP，发现与对照组相比，表达 VIP 的小鼠唾液流率增加，唾液腺中炎症细胞因子和趋化因子表达下降，但淋巴细胞浸润的程度没有减轻。使用基因治疗的方法在 SS 外分泌腺体中表达免疫调节分子无疑是针对 SS 免疫病理过程进行特异性治疗的有效手段。

目前对 SS 的治疗还只能缓解患者症状，还没有可以肯定改变 SS 病程的治疗方法用于临床。对利妥昔等生物制剂能否最终改变 SS 病程，消除 SS 外分泌腺体中的异常免疫反应，还需要更长时间，更多样本的观察。即使利妥昔被证实是可以通过抑制 SS 免疫病理过程而改善 SS 病程的治疗，它的昂贵价格也会限制其应用。因此，根据 SS 发病机制有针对性地采用新的生物制剂、免疫治疗以及基因治疗，将为 SS 的治疗带来希望。

（张奉春）

参考文献

1. Ruddy S. Kelley's Textbook of Rheumatology. 7th ed. Philadelphia：WB Saunders Company，2005.
2. 蒋明. 中华风湿病学. 北京：华夏出版社，2004.
3. Primary Sjögren's syndrome：new clinical and therapeutic concepts. Ann Rheum DIs，2005，64：347-354.
4. Cummins M J. Treatment of primary Sjögren's syndrome with low-dose human interferon alfa administered by the oromucosal route：combined phase Ⅲ results. Arthritis Rheum，2003，49：585-593.
5. Pilocarpine tablets for the treatment of dry mouth and dry eye symptoms in patient with Sjögren's syndrome：a randomized，placebo-controlled，fixed-dose，multicenter trial. Arch Intern Med，1999，159：174-181.
6. A double-blind，randomized，placebo-controlled study of cevimeline in Sjögren's syndrome patients with xerostomia and keratoconjunctivitis sicca. Arhritis Rheum，2002，46：748-754.
7. Dawson，L.J.，et al.，Hydroxychloroquine therapy in patients with primary Sjögren's syndrome may improve salivary gland hypofunction by inhibition of glandular cholinesterase. Rheumatology（Oxford），2005，44：449-455.
8. The management of Sjögren's syndrome. Nature Clinical Practice Rheumatology，2006，2：252-261.
9. Interferon alfa treatment for Sjögren's syndrome associated neuropathy. Ann Rheum DIs，2005，76：576-578.
10. A review and update of Sjögren's syndrome：manifestations，diagnosis and treatment. Am J Manag Care，2001，7：433-443.
11. Rituximab treatment in patients with primary Sjögren's

syndrome. Arthritis Rheum，2005，52：2740-2750.

12. Epratuzumab（humanised anti-CD22 antibody）in primary Sjögren's syndrome：an open-label phase I/II study. Arthritis Research Therapy，2006，8：R129（doi：10.1186/ar2018）.
13. Antagonist of interferon-inducible protein 10/CXCL10 ameliorates the progression of autoimmune sialadenitis in MLR/lpr mice. Arthritis Rheum，2006，54：1174-1183.
14. Association of BAFF/BLyS overexpression and altered B cell differentiation with Sjögren's syndrome. J Clin Invest，2002，109：59-68.
15. Huntington N D. A BAFF antagonist suppresses experimental autoimmune encephalomyelitis by targeting cell-mediated and humoral immune responses. Int Immunol，2006，18：1473-1485.
16. Hayashi Y. Effective treatment of a mouse model of Sjögren's syndrome with eyedrop administration of anti-CD4 monoclonal antibody. Arthritis Rheum，2004，50：2903-2910.
17. Induction of oral tolerance in experimental Sjögren's syndrome autoimmunity. Scand J Immunol，2005，61：418-425.
18. Salivary glands：novel target sites for gene therapeutics. Trends in Molecular Medicine，2004，10：585-590.

第十章　抗磷脂综合征的认识历程

第一节　疾病的发现和认识历程

最早描述抗磷脂综合征（antiphospholipid syndrome，APS）的相关文献源于法国的记载，描述了一些法国宫廷的贵族女性有面部红斑、流产和死胎的现象，当时的医学解释这些患者可能是梅毒。

从1952年起，临床医生发现系统性红斑狼疮等自身免疫性疾病患者的血清可以表现为“梅毒血清反应生物学假阳性”（biological false positive serological test for syphilis，BFP-STS），即梅毒血清反应阳性，但确证实验为阴性。以后Conley等发现了循环抗凝物质（circulating anticoagulant），即患者的血清在体外可以延缓凝血过程。临床上发现BFP-STS或LA阳性的患者常有血栓性疾病或反复流产的症状。这种患者体内的易形成血栓的现象和体外延缓凝血的过程似乎有矛盾，从某种意义上讲，“狼疮抗凝物”是个错误的或矛盾的命名，因为抗磷脂抗体（antiphospholipid antibody，aPL）在体内是诱发或促进血栓的形成，在体外由于其结合磷脂的特性而抑制凝血酶原激活复合物的形成，而造成一种实验假象。由于习惯的原因一直沿用至今。由于缺少更特异、敏感的检测aPL的方法，使APS的研究一度进展缓慢。

1983～1985年Graham Hughes等报道了许多BFP-STS或LA阳性患者常有巴德-吉亚利综合征、脑卒中、血小板减少症、网状青斑、肺动脉高压、反复流产、心瓣膜损伤、艾迪生病、腿部溃疡以及多种其他动静脉血栓的症状，并进一步建立以心磷脂为包被抗原的ELISA法来检测aPL，从而真正开创了APS研究的时代。历史文献上也曾一度称APS为抗心磷脂抗体综合征（anticardiolipin syndrome），经过一段时间对此病的再认识，Hughes于1987年在临床上统一命名为“抗磷脂综合征”。1996年Gharavi及Wilson提出将APS更名为Hughes综合征，现在这一命名未得到公认。

第二节　从诊断标准的变迁看对疾病的认识历程

APS的诊断至今仍依靠临床和实验室指标的综合判断。在1999年日本Sapporo召开的国际抗磷脂综合征专题研讨会提出APS的国际分类标准之前，文献上和临床上较常使用的分类标准是1988年Asherson提出的及1989年Alarcon-Segovia提出的分类诊断标准。

一、1988年Asherson分类标准

1988年Asherson提出的分类标准中（表10-1），临床表现包括：静脉血栓、动脉血栓、血小板减少和习惯性流产。

表10-1　原发性抗磷脂综合征的分类标准（Asherson）

临床表现
静脉血栓
动脉血栓
血小板减少
习惯性流产
实验室检查
IgG类aCL阳性（中/高水平）
IgM类aCL阳性（中/高水平）
狼疮抗凝因子阳性
诊断条件
1. 至少各有一项临床表现及实验室依据
2. aPL阳性2次，间隔>3个月
3. 随访5年以排除其继发于SLE或其他疾病

二、1989年Alarcon-Segovia分类标准

在1989年Alarcon-Segovia提出的分类诊断标准（表10-2）中的临床表现除上述表现以外，还包括下肢溃疡、网状青斑和溶血性贫血。

表 10-2 Alarcon-Segovia 提出的 APS 的分类标准

确诊：满足

1. 有 2 个或 2 个以上下列的临床表现：
   反复自发性流产
   静脉血栓
   动脉血栓
   下肢溃疡
   网状青斑
   溶血性贫血
   血小板减少症
2. 高水平的 aPL（IgG 或 IgM 类 > 5SD*）

可能的诊断：1 个临床表现加上高水平的 aPL 或 2 个、2 个以上的临床表现加低水平的 aPL（IgG 或 IgM 类 aCL：2-5SD）

三、1999 年 Sapporo 国际分类标准

经过 10 年的临床的研究，1999 年 Sapporo 标准（表 10-3）中的临床表现仅保留了动静脉血栓和反复流产，并对流产和死胎的表现进行了明确的定义，未选用血小板减少、下肢溃疡、网状青斑和溶血性贫血作为分类标准的内容。其原因是这些表现虽然可能与抗磷脂抗体相关，但临床上，特别是对于继发于系统性红斑狼疮的患者非常难以判断其血小板减少的原因就是由 aPL 引起，因为血小板减少的原因很多，包括感染、药物、骨髓生成异常、外周的破坏（多种原因）等。同样对于下肢溃疡、网状青斑和溶血性贫血也是存在疾病特异性较差的问题。

表 10-3 APS 的国际分类标准（1999 年 Sapporo）

临床标准

血管栓塞

1）任何组织或器官的动、静脉和小血管血栓≥1 次

2）由影像 / 多普勒 / 组织病理证实的血栓形成（浅表 V 血栓除外）

3）组织病理证实，血栓形成的血管无明显的炎症改变

异常妊娠

1）≥1 次无法解释的形态学正常（B 超 / 胎儿直接检验）的胎儿在妊娠≥10 周以后死亡

2）≤34 周由于严重的先兆子痫 / 胎盘功能不全而发生≥1 次的早产（胎儿形态正常）

3）≥3 次不能解释的连续的自发流产，而非母亲的解剖结构或激素异常以及父母的染色体的原因

实验室检查

1. IgG-aCL/IgM-aCL（中、高水平）≥2 次，时间间隔≥6 周；Beta2-GP1 依赖的 aCL 阳性
2. LA 阳性　狼疮抗凝物（LA）阳性≥2 次，时间间隔≥6 周

确诊条件

病程中至少有一个临床表现及一个实验室阳性指标

四、2006 年悉尼国际 APS 会议修订的分类标准

2006 年悉尼国际抗磷脂综合征国际会议推荐的 APS 分类标准（表 10-4）为了提高其特异性，把血栓和病态妊娠的临床表现进行了定义：血管栓塞需影像学的依据，如为小血管的栓塞，组织学还必须证实血管壁附有血栓，但没有显著炎症反应；对于病态妊娠有了明确的定义，同时要排除母亲解剖、激素异常及双亲染色体异常。另外，为了给今后 APS 的研究奠定基础，该标准建议应当标明患者是否合并遗传性或获得性引起血栓的因素，并按照血栓发生的原因进行分层诊断。因考虑到一些临床表现虽然不是 APS 特异的，但这些表现也与 APS 相关，所以，2006 年悉尼的国际 APS 会议上建议，尽管没被列入分类标准，有以下情况应考虑 APS 可能：①心脏瓣膜病；②网状青斑；③血小板减少；④肾脏病；⑤神经精神症状；⑥ IgA aCL、IgA 抗 β2-GPⅠ抗体阳性；⑦针对其他磷脂如磷脂酰丝氨酸的抗体等。

因抗心磷脂抗体的检出率在正常人有 5%～12%，在 SLE 患者可达 40%，在制定抗心磷脂抗体检测方法和结果标准化的基础上，新的分类标准中把抗心磷脂抗体检测结果定义为大于 40GPL 或 40MPL 时才能达到标准，提高了 APS 诊断的特异性。

自 1990 年研究发现与血栓或病态妊娠相关的抗磷脂抗体主要针对的抗原是 β2GPⅠ。在大量临床观察研究中发现，存在一些患者有反复的动静血栓或病态妊娠的表现但仅有抗 β2GPⅠ抗体阳性（aCL 和 LA 均阴性）的情况，所以把抗 β2GPⅠ抗体的检测作为一项实验室指标纳入新的分类标准中，从而提高了实验室检测指标的敏感性。

随着抗磷脂抗体研究的深入，发现患者的血中存在一些针对凝血因子或凝血抑制因子的抗体，这些抗体在体内外可以促进血栓的形成或诱发动物的流产。目前，这些针对凝血相关因子的抗体也归于抗磷脂抗体的概念，即抗磷脂抗体不是一种抗体，而是针对磷脂和凝血相关因子抗体的一组抗体或谱系。但目前的分类标准中的实验室检测指标仍未包含这些抗体的检查。所以，对临床上有反复

表 10-4　抗磷脂抗体综合征（APS）的修订的分类标准（2006）

诊断 APS 必须具备下列至少一项临床标准和一项实验室标准[1]。
临床标准
一、血管栓塞[2]
任何器官或组织发生一次以上[3]的动脉，静脉或小血管血栓[4]，血栓必须被客观的影像学或组织学证实。组织学还必须证实血管壁附有血栓，但没有显著炎症反应
二、病态妊娠
1. 发生一次以上的在 10 周或 10 周以上不可解释的形态学正常的死胎，正常形态学的依据必须被超声或被直接检查所证实
2. 在妊娠 34 周之前因严重的子痫或先兆子痫或严重的胎盘功能不全[5]所致一次以上的形态学正常的新生儿早产
3. 在妊娠 10 周以前发生 3 次以上的不可解释的自发性流产，必须排除母亲解剖、激素异常及双亲染色体异常
实验室标准[6]
一、血浆中出现 LA，至少发现 2 次，每次间隔至少 12 周
二、用标准 ELISA 在血清中检测到中 / 高滴度的 IgG/IgM 类 aCL 抗体（IgG 型 aCL＞40GPL；IgM 型 aCL＞40MPL；或 99 的百分位数）；至少 2 次，间隔至少 12 周
三、用标准 ELISA 在血清中检测到 IgG/IgM 型抗 β2GPⅠ抗体，至少 2 次，间隔至少 12 周（滴度＞99 的百分位数）。

注：[1]APS 的诊断应避免临床表现和 aPL 阳性之间的间隔小于 12 周或大于 5 年。[2]当共存遗传性或获得性引起血栓的因素时也能诊断 APS，但应注明（a）存在；（b）不存在其他引起血栓的因素。危险因素包括：年龄（男性＞55 岁，女性＞65 岁）；存在已知的心血管危险因素（如高血压、糖尿病、LDL 升高、HDL 降低、胆固醇降低、吸烟、心血管病早发的家族史、体重指数≥30kg/m²、微量白蛋白尿、GFR＜60ml/min）、遗传性血栓倾向、口服避孕药、肾病、恶性肿瘤、卧床和外科手术。因此，符合 APS 分类标准的患者应该按照血栓发生的原因分层。[3]过去发生的血栓可以认为是一项临床标准，但血栓必须是经过确切的诊断方法证实的，而且没有其他导致血栓的病因。[4]浅表静脉血栓不包括在临床标准中。[5]通常可普遍接受的胎盘功能不全包括以下四个方面：①异常或不稳定的胎儿监护试验，如非应激试验阴性提示有胎儿低氧血症；②异常的多普勒流量速度波形分析提示胎儿低氧血症，如脐动脉舒张末期无血流状态；③羊水过少，如：羊水指数≤5cm；④出生体重在同胎龄儿平均体重的第 10 个百分位数以下。[6]强烈推荐研究者对 APS 患者进行分型：Ⅰ，1 项以上（任意组合）实验室指标阳性；Ⅱa，仅 LA 阳性；Ⅱb，仅 aCL 阳性；Ⅱc，仅抗 β2GPⅠ抗体阳性

血栓或病态妊娠的临床表现、但无符合诊断标准上的实验室检测阳性结果的患者——即“血清学阴性的 APS”的研究是今后 APS 研究的重点之一，或 APS 的概念需进一步的扩展之处。

有关原发和继发 APS 概念的问题，悉尼标准建议不用原发和继发 APS 这一概念，其理由是在 APS 相关的临床表现上这两组患者无差异，大部分所谓的继发 APS 患者是继发于 SLE 或狼疮样疾病（lupus like disease）。渐多的研究表明 APS 可能是和 SLE 是同一疾病的不同阶段或过程，或者是两种疾病共存的现象。有关此概念仍有待进一步的研究和讨论。

五、病理生理

APS 血栓的形成是一个复杂的过程，除了具有 APL 以外，会需要一些导致血栓的因素：如高凝、创伤、高血脂、吸烟、避孕药服用，如是 SLE 患者可能会伴有疾病的高度活动。这些抗体抑制了抗凝过程、或是使凝血过程持续。

APS 的典型病理过程是血栓，且血栓形成无明显淋巴细胞浸润，已发现补体过度活化是引起血栓主要机制。最早在 1980 年就有报道发现流产的 APS 人的胎盘有大量的补体沉积，可以通过 C5 受体（C5R）旁路和 C5-9 膜攻击复合物诱导流产。活化的补体 C3b、C5a 可以启动致炎的放大环路，导致组织损伤和死胎。实验证实一种能阻止 C3 和 C4 活化的内源性补体调节蛋白 Crry 缺陷的小鼠由于不能抑制补体活化而导致流产和死胎显著增加，而使用 Crry-Ig 融合蛋白能抑制抗磷脂抗体介导的流产。

新近的研究发现中性粒细胞释放的 DNA 和蛋白质一起形成细胞外陷阱（neutrophil extracellular traps，NETs），可以活化内皮细胞，从而促进内皮细胞表达组织因子过表达，启动外源性凝集通路。此外，4 型肽酰基精氨酸脱亚胺酶（peptidylarginine deiminase 4，PAD4）可以使 DNA 去沉淀，可以调控血栓的病理生理过程，但这些复杂的机制仍需要深入研究。

第三节　抗磷脂抗体研究的过去和未来

抗磷脂抗体的研究始于循环抗凝物质或狼疮抗凝因子（LA），这种利用 aPL 在体外可以延缓凝血过程的特性来测定抗磷脂抗体的方法一直沿用

至今。1952年发现"梅毒血清反应生物学假阳性(SFP-STS)的患者患有系统性红斑狼疮(SLE)或其他结缔组织疾病的概率较高(5%～19%)。1983年建立以心磷脂为包被抗原的ELISA法来检测APL。从而真正开创了APS研究的时代。

一、梅毒血清试验

梅毒假阳性试验(BFP-STS)和性病实验室研究试验(venereal disease research laboratory test, VDRL test)在狼疮或其他结缔组织病中的阳性率为5%～19%。用心磷脂、磷脂酰胆碱和胆固醇混合作为抗原称为VDRL抗原，仅提高了与梅毒血清的结合，却降低了与自身免疫病的aPL的结合，因此，发现BFP-STS和VDRL试验的阳性率和抗体滴度与梅毒有关，而与自身免疫病及抗磷脂抗体综合征无明显相关性。该实验方法已被其他检测aPL的实验方法所替代。

二、狼疮抗凝物质

狼疮抗凝物质(LA)是一种IgG或IgM类的免疫球蛋白，在体外干扰并延长了各种磷脂依赖的凝血试验，该方法一直沿用至今。LA试验并不测定抗体的滴度而仅是功能检测，且受抗凝治疗的影响。LA是异质性的，可能包括抗凝血酶原抗体、抗β2GPⅠ抗体、抗Ⅴ因子抗体、抗Ⅹ因子抗体等。较普遍应用的LA筛选试验有部分凝血活酶时间(activated partial thromboplastin time, APTT)、白陶土凝集时间(kaolinclotial time, KCT)和蛇毒凝集时间(russell viper venom time, RVVT)。

三、抗心磷脂抗体

抗心磷脂抗体(aCL)的检测方法是用心磷脂作为实验系统的一种抗原，国际标准化抗磷脂抗体专题讨论会上统一了ELISA法检测程序，此方法可对IgG、IgA、IgM三类aCL进行定量或半定量检测，较LA试验更敏感。关于实验结果的表达1989年第二届国际aPL标准化讨论会提出用GPL(即IgG-aPL)、MPL(IgM-aCL)定量单位，以此可提高各实验室检测的一致性和重复性。

四、抗β2GPⅠ抗体

抗β2GPⅠ抗体的发现应该是aPL研究的一个里程碑，回顾其研究过程对我们今后的研究工作应该有所启迪。1990年澳大利亚学者Mecneil发现了一个有趣的实验现象，他首先用亲和层析柱纯化出抗磷脂抗体阳性血清的IgG，在不含小牛血清的缓冲液的反应体系中，这种纯化的IgG不能结合到包被在ELISA反应板上的心磷脂；另外，用离子交换层析化的抗磷脂抗体不能吸附于磷脂亲和层析柱，而加入正常人血清或牛血清后，抗体即可吸附于反应板或亲和层析柱上，继而证明血中起这种作用的物质是β2糖蛋白Ⅰ(β2-glycoprotein Ⅰ, β2 GPⅠ)。根据这一现象提出了辅因子(cofactor)的概念。β2GPⅠ是一种血浆蛋白，血中浓度为200μg/ml，存在于乳糜颗粒、极低密度脂蛋白、高密度脂蛋白，所以又称为载脂蛋白H(apolipoprotein H)。分子量约50kDa，由纯化的β2GPⅠ作蛋白质的氨基酸序列分析及通过筛选基因文库所得到核苷酸序列后推测的氨基酸序列的结果表明：β2GPⅠ是由326个氨基酸构成的单一多肽链，为高度糖基化的糖蛋白，糖的含量约占分子量的18%。置于pH 7.4的磷酸缓冲液中，其二级结构40%为β片层、30%β转角、30%无规则卷曲。除去大部分糖后，其一级结构不受影响，但二级结构中的β转角比例增加，而无规则卷曲比例减少。β2GPⅠ有5个功能区，每个功能区约由60个氨基酸组成，含有4个半胱氨酸(Cys)构成的高度保守短共有重复序列(short consensus repeat, SCR)，在Cys1～3及Cys2～4之间有二硫键相连。这种结构上的短共有重复序列(SCR)常见于补体调控蛋白(complement control protein, CCP)，所以β2GPⅠ属于补体调控蛋白超基因家族(CCP superfamily)的成员，或为短共有重复序列超基因家族(SCR superfamily)的成员。

对于β2GPⅠ在抗磷脂抗体检测中所起的作用，许多研究结果不甚一致：有的实验室提出抗磷脂抗体的检测必须有β2GPⅠ的参与，有的实验室则得出相反的结论。为进一步证实β2GPⅠ的作用及剖析这种相互矛盾的实验结果，Hunt等设计了一系列实验。首先根据各个实验室所报道的纯化β2GPⅠ的方法，纯化了得出阳性实验结论的β2GPⅠ以及得出阴性结论的β2GPⅠ(为了区别以β2GPⅠ^{com}表示)。这两种β2GPⅠ均能与兔抗β2GPⅠ抗体反应，但只有同位素标记的β2GPⅠ可与反应板上的磷脂结合，而同位素标记的β2GPⅠ^{com}则失去了与反应板上的磷脂结合的能力。用β2GPⅠ或β2GPⅠ^{com}直接包被反应板后，与纯化的抗磷脂抗体阳性血清反应(纯化抗体是为了避免血清中的β2GPⅠ对实验的干扰)，β2GPⅠ可以被直接识别，而β2GPⅠ^{com}则不能被抗磷脂抗体所识别。用色谱聚焦(chromatomfocusing)及氨基酸序列分析揭示，

β2GPⅠ[com] 在 Lys317～Lys318 间的肽腱在纯化过程中断裂，从而失去了其抗原性或辅因子活性。此实验结果从分子生物学角度解释了有些实验结论为阴性的原因，进一步证实了 β2GPⅠ是抗磷脂抗体检测时所必需的，亦提示 β2GPⅠ可能是抗磷脂抗体识别的真实抗原。

β2GPⅠ与磷脂结合后可被抗磷脂抗体识别，或直接包被于经 X 线或 γ 射线处理后的聚苯乙烯反应板（其表面发生氧化，β2GPⅠ与之结合后可能发生了构象的变化）时亦可被抗磷脂抗体直接识别，而 β2GPⅠ不能有效地与包被于反应板上的纯化抗磷脂抗体结合，亦不能吸附于抗磷脂抗体亲和层析柱。因此，β2GPⅠ可能是抗磷脂抗体的真实抗原，但其必须与磷脂类带阴性电荷的物质结合后，构象发生变化而暴露出新的抗原表位才能被抗磷脂抗体所识别。临床研究揭示感染所引起的抗磷脂抗体直接针对的抗原是磷脂，而不需 β2GPⅠ的参与，β2GPⅠ反而能抑制其与磷脂的结合。而自身免疫病患者血中的抗体检测则必须有 β2GPⅠ的存在，β2GPⅠ与磷脂结合后暴露出的表面可能是抗磷脂抗体所针对的真实抗原，而不是磷脂，这就是这两种抗磷脂抗体的本质区别。从而提出了蛋白质 - 磷脂 -aPL 三分子复合物致病机制的学说。

今后，用 β2GPⅠ直接包被 X 线或 γ 射线处理过的反应板来检测抗磷脂抗体（或称为抗 β2GPⅠ抗体），可以排除直接针对磷脂的抗磷脂抗体的干扰，从而为临床提供更加可靠的实验诊断依据。

五、凝血相关因子抗体

以上的研究结果或学说仍不能圆满解释抗磷脂抗体是如何诱发血栓的。LA 的实验是在体外延缓凝血的过程，与体内的血栓形成的临床现象相背离；抗心磷脂抗体和抗 β2GPⅠ抗体的三分子复合物致病机制的学说亦很难令人满意。其根本的原因是没有解释清楚抗磷脂抗体是如何影响凝血过程的。凝血是一系列血浆凝血因子相继酶解激活的过程，最终的结果是生成凝血酶，形成纤维蛋白凝块。在这个过程中，受到组织因子途径抑制物（TFPI）、抗凝血酶Ⅲ和蛋白 C 系统的负反馈调节。纤维蛋白溶解系统的最终效应分子为纤溶酶，其可以溶解沉积的血纤维蛋白，对保持血管的通畅和防止血栓的形成起着重要的作用。最终是否形成血栓取决于凝血激活过程和纤维蛋白溶解系统的动态平衡的结果。近年来，国内外许多实验室围绕抗磷脂抗体识别凝血过程的相关分子和受体等进行了大量的体内外的研究。

我们用人单克隆抗磷脂抗体的体外研究发现（Dr.Chen 的实验室，UCLA），某些人单克隆抗磷脂抗体可以与凝血酶结合，减少抗凝血酶Ⅲ对凝血酶的灭活，从而抑制抗凝血酶Ⅲ的负反馈调节。另外，人单克隆抗磷脂抗体（CL15）可以与蛋白 C 结合并抑制蛋白 C/ 蛋白 S 的负反馈调节功能。通过以上两种机制，抗磷脂抗体可以促进血栓的形成。近期，我们研究发现所有可与凝血酶 / 凝血酶原结合的人单克隆抗心磷脂抗体都识别纤溶酶，体外功能试验亦表明，人单克隆抗磷脂抗体（CL15）可以体外抑制纤溶酶对纤维蛋白的降解作用，即其可抑制纤溶酶的活性，从而有利于血栓的形成。

另外，针对其他凝血相关分子如 AnnexinⅡ、AnnexinⅤ和凝血因子Ⅹa 的抗体也被发现可能与抗磷脂综合征患者的血栓形成相关。

六、其他

由于存在复杂免疫学机制，抗磷脂抗体如何形成的仍然是个谜，也是导致抗磷脂综合征研究固步不前的原因之一。抗磷脂抗体设计复杂的表位识别、表位扩散和 B 细胞受体取用的突变，可能经典和非经典的 MHC 分子均参与了自身免疫学过程，如何解开这个谜是我们努力的方向。

第四节　展　　望

从 APS 研究的历程上可以看出人们对该疾病的理解，从当初观察到自身免疫性疾病患者血栓和病态妊娠的发生率明显增高起步，到发现 aCL 和 LA 在这组患者中的阳性率的增高，从而把该疾病命名为 APS，但目前仍不能确切的解释 aCL 引起血栓的机制。临床上可以看到一些患者有反复的动静脉的血栓，aCL 和 LA 均阴性，但可以检测到针对其他凝血相关因子的抗体，且现有的研究表明这些抗体在体内外可以促进血栓的形成，这些临床现象表明，现有的分类标准存在从疾病定义源头的缺陷，即因分类标准的问题导致这些患者诊断上的困难。所以，对这些不能符合诊断标准的“血清阴性的 APS”的研究可能是未来几年该领域的研究重点。

（杨程德　陈晓翔）

第十一章　成人斯蒂尔病

成人斯蒂尔病（adult onset Still's disease，AOSD），是一种少见的、原因不明的炎症性疾病，在美国发病率为 1/100 000，好发于 16～35 岁。AOSD 以长期间歇性发热、一过性多形性皮疹、关节炎或关节痛、咽痛、肝脾及淋巴结肿大等为主要临床表现，并伴有外周血白细胞总数及粒细胞增高、肝功能受损等系统受累，临床表现非特异并且存在异质性，易造成临床误诊和漏诊。

第一节　AOSD 的演变及认识过程

一、AOSD 名称演变

1897 年，George Still 对 22 例具有发热、一过性皮疹以及关节炎的儿童进行了描述和总结，后人因此将该病命名为斯蒂尔病（Still's disease），也称全身型幼年特发性关节炎（systemic juvenile idiopathic arthritis，sJIA）。由于该病伴有发热、周围血白细胞总数及粒细胞增多、肝功能受损等系统受累的表现，临床酷似败血症或感染，与变态反应相关而非病原体直接导致，因此又称为“变应性亚败血症综合征（allergic subsepticemia syndrome）”。由于 Wissler 和 Fanconi 在研究斯蒂尔病病因和病机方面所获得的重要发现，故本病还被称为“Wissler-Fanconi syndrome”。

1971 年，Eric Bywaters 首次报道了 14 例成人患者，具有和儿童斯蒂尔病（junior onset Still's disease，JOSD）相似的临床表现，“成人斯蒂尔病（adult onset Still's disease，AOSD）”的名称便由此形成。1973 年，“变应性亚败血症综合征”被正式命名为“AOSD”，并沿用至今。长期以来，AOSD 被视为是类风湿关节炎的一种亚型，在各类教科书以及专业教材中均隶属于类风湿关节炎疾病。近年来，随着对 AOSD 发病机制的研究，对临床病案的追踪和临床谱的全面剖析，以及两者完全不同的治疗策略与预后，认为 AOSD 是独立于类风湿关节炎的一种疾病，在《实用内科学》（第 13 版）中作为独立疾病进行了阐述。

二、AOSD 和 JOSD 的比较

最早对于 AOSD 与 JOSD 区别的认识，是单纯从年龄上进行划分，即 JOSD 主要发生在 16 岁以下的儿童，而 AOSD 主要发生于 16～35 岁的成人，其中女性较多见。尽管两者有相似之处，但关于 AOSD 是否与 JOSD 为同一疾病，抑或是 JOSD 的一个临床阶段，以及两者的临床表现、长期预后是否相同，都引起各国学者的思考与研究。北印度的学者比较了 31 例 AOSD 和 23 例 JOSD 的临床特点，发现除了肩关节和跟骨关节炎在 AOSD 患者中多见并且成人患者中缓解时间（time to remission，TTR）较短外，没有发现两者在临床表现、病程、结果及预后方面有明显的差异。同样的，来自法国、日本的研究也未发现 AOSD 和 JOSD 在临床表现方面存在显著差异。

然而，随着世界各国越来越多地报道 AOSD 相关病例，学者们逐渐将 AOSD 视为一种独立的疾病。2006 年，有学者指出了 AOSD 和 JOSD 患者在临床表现和实验室检查方面的不同点，例如，尽管 AOSD 和 JOSD 患者在关节预后方面没有明显区别，但 3 名继发淀粉样变的患者都来自成人组；发热、皮疹、咽痛、肌痛、体重下降等症状在成人中发病率较高；关节受累的形式在两组患者中也不相同，JOSD 分为全身型、多关节型以及少关节型，严重的关节畸形与功能受限见于 JOSD，而中国人 AOSD 关节受累常见于膝、腕、肘、肩以及踝关节，可分为单循环、多循环以及关节畸形。JOSD 全身型患者临床表现凶险，可出现噬血细胞综合征，而 AOSD 则表现为肝功能受损、肝脾或淋巴结肿大等，有时与血液系统肿瘤相似，多数患者肝功能受损轻微，可于治疗后恢复，少数患者出现肝功能衰竭。除临床特点外，一些实验室检查指标的异常在 AOSD 更易出现，如血清铁蛋白增高的比例在 AOSD 中较明显。在治疗方面，尽管两者均采用糖皮质激素治疗，但是中国人的治疗显示，AOSD 使用糖皮质激素 3 天有效者提示预后较好。

因此，现在多数学者认为 AOSD 是一种不同于 JOSD 的疾病，随着研究的深入，有更多的临床特点、实验室检查指标等将两者区别开来。

第二节 AOSD 病因及发病机制进展

（一）遗传因素

许多研究表明遗传因素与该病密切相关，一些人类白细胞抗原（human leukocyte antigen，HLA）的存在与该病的发生相关，如 HLA-B17、B18、B25、DR2 阳性可增加该病的发生风险。也有报道认为 HLA-B14、DR27、Bw35、Cw4、DR4 及 Dw4 可能与疾病发生相关。有学者在 AOSD 患者中发现 MEFV 基因突变增加，认为该基因的多态性也可能与 AOSD 的发病相关，并增加疾病的易感性。

（二）感染因素

Wissler（1943 年）认为该病是细菌感染与变态反应的综合表现，Fanconi（1946 年）从患者感染的牙槽中取标本培养得到链球菌并做自身菌苗注射后而获痊愈，故认为细菌在发病原理上有一定意义。而病原体方面，除了链球菌和葡萄球菌之外，另有人推测与支原体、EB 病毒、乙肝病毒、风疹病毒、副流感病毒、人类疱疹病毒、埃可病毒及柯萨奇病毒等感染有关。

（三）自身免疫因素

某些患者的发病与预防接种、花粉、尘埃或食物过敏有关，临床表现多侵犯关节和浆膜组织并呈急性炎症反应，具有全身受累的表现及免疫异常，抗生素无效而肾上腺糖皮质激素有效，因此认为 AOSD 是一种感染性变态反应，感染在急性期起一定作用，变态反应在整个过程中均发挥重要作用。

既往研究发现，AOSD 患者血清白细胞介素（interleukin，IL）-18、IL-6、IL-8、可溶性 IL-2 受体、干扰素（interferon，IFN）-γ、肿瘤坏死因子（tumor necrosis factor，TNF）-α 等的水平明显高于健康对照组，参与了巨噬细胞的活化。这些细胞因子水平的高低，与疾病临床表现的不同、病程的不同之间存在相关性，这也从病理生理方面提示了 AOSD 患者存在异质性。例如，血清 IL-6 高水平可能发生皮疹，IL-8 高水平与持续性关节炎相关，而 IL-18 水平升高则与肝功能受损存在关联。除了血清检测外，在 AOSD 患者的皮疹、滑膜等组织进行活检后发现，IL-6、IL-8、IL-18 等 mRNA 表达水平亦明显升高。另外，有学者发现 AOSD 活动期患者 NK 细胞的比例及其细胞毒功能，均明显低于非活动期患者以及健康人群，并且随着病情改善而升高。

近年来，有学者就 AOSD 患者 IL-18 启动子多态性的基因型进行分析，发现单核苷酸多态性（single-nucleotide polymorphism，SNP）-607/AA 基因型患者的 IL-18 水平明显低于 CA 基因型以及 CC 基因型，并且携带 SNP-607/AA 基因型的 AOSD 患者较多发生单循环病程、较少发生慢性致残性关节炎，其预后相对另外两种基因型而言为最佳。因此，携带 SNP-607/AA 基因型可能对于中国 AOSD 患病人群来说，具有遗传学方面的保护作用。

第三节 AOSD 临床表现及特异性指标

一、常见的症状及体征

（一）发热

既往的研究提示 AOSD 患者中 84.7%～100% 出现发热，且大多体温≥39℃，可呈弛张热型，伴畏寒、寒战、乏力等全身症状，热退后活动自如。

（二）皮疹

约有 51.8%～87.1% 的患者可出现皮疹，常为一过性且与发热相伴随，热退后消失，可呈红斑样或橙红色斑丘疹，亦可出现多形性皮疹。

（三）关节炎或关节痛

其发生率约为 64.1%～100%，可为多关节或单关节炎，与发热有一定相关，发热时加重、热退后缓解。

（四）肌痛

约 56.2%～83.9% 患者有肌肉疼痛主诉，常常不伴有肌酶升高、肌电图改变。

（五）肝脾和（或）淋巴结肿大

约 7%～91.9% 患者可出现，淋巴结活检多为反应性增生或慢性非特异性炎症。

（六）心肺

心肺系统的受累，远不如皮肤关节常见，主要累及浆膜（心包炎、胸膜炎）、肺实质（机化性肺炎、浸润性肺部疾病、肺泡损伤、淀粉样变）、呼吸肌等。

（七）相关并发症

包括暴发性肝功能衰竭、心包填塞、弥散性血管内凝血、成人呼吸窘迫综合征或噬血细胞综合征等。

二、实验室检查

AOSD 患者完善实验室检查，常常出现血白细胞计数增高，甚至出现类白血病反应，核左移，轻中度贫血，而骨髓常提示感染等骨髓象。同时可伴有血沉明显增快、C 反应蛋白增高，血清抗核抗体、类风湿因子为阴性。患者亦可出现高丙球蛋白血症。高热后完善血细菌培养为阴性。

三、AOSD 特异性指标

（一）铁蛋白

有研究表明，血清铁蛋白水平在 AOSD 患者中明显增高，并且 5 倍于正常高值，其对于 AOSD 诊断的敏感度 100%、特异度 60%，对疾病诊断有重要的提示作用。同时，一些研究认为铁蛋白水平的增高与 AOSD 的活动有关，因此，将铁蛋白水平作为评价疾病活动的标准之一。当然，在 AOSD 缓解期血清铁蛋白水平可恢复正常，因此正常的铁蛋白水平并不能作为排除该病的指标。

（二）糖基化铁蛋白

与其他炎症性疾病相比较，大部分炎症性疾病患者处于缓解期时，糖基化铁蛋白都处于正常水平。然而有研究表明，AOSD 患者体内糖基化铁蛋白处于低水平，不论疾病处于活动期或缓解期，即使在缓解期铁蛋白恢复正常水平时，糖基化铁蛋白仍处于低水平。这是因为细胞内非糖基化铁蛋白释放，或者是铁蛋白快速合成超过了糖基化能力的缘故。因此，铁蛋白水平的增高可以作为 AOSD 活动期标志，低水平的糖基化铁蛋白可作为 AOSD 整个病程的指标，即使在疾病缓解期。Fautrel 将低水平糖基化铁蛋白纳入主要诊断标准，使得诊断特异度达到 98%，有助于不典型病例的诊断。

（三）新指标

AOSD 目前仍然缺乏特异性的血清学指标，各国学者们仍然在不断进行寻找与比较：① S100A8/A9：研究发现 AOSD 患者的血清 S100A8/A9 水平，比类风湿关节炎以及健康人群均明显升高，与白细胞数、血沉、C 反应蛋白、铁蛋白、疾病评分等指标具有良好的相关性，并且随着疾病活动度的下降而下降；② IL-18：患者血清 IL-18 的水平，与铁蛋白、疾病评分相关联，因此也被认为是 AOSD 疾病活动度的生物学标志之一，其数值大于 366.1pg/ml 可以兼顾最佳的敏感度与特异度；③最新的研究发现，二氢嘧啶酶相关蛋白（DRP-4）的自身抗体，可以提示 AOSD 发生；④富亮氨酸 α2 糖蛋白：不仅有助诊断疾病，而且可以监测活动度。

（四）新技术

日本学者将 PET/CT 用于 AOSD 患者的诊疗，发现该检查有助于提示疾病的诊断，但在病情监测、随访中的价值仍有待进一步探究。

第四节　AOSD 的临床诊断以及诊断效率

一、诊断标准

AOSD 是一种排他性诊断，即临床表现符合并排除一些具有相似表现的其他疾病，如恶性肿瘤、感染、药物过敏及其他自身免疫性疾病。由于该病的多变性及医师对疾病的认识不足，早期患者易被误诊，一些被误诊为感染性疾病，如链球菌性扁桃体炎、咽炎、感染性心内膜炎、败血症、急性细菌性脑膜炎，一些被误诊为非感染性疾病，如风湿热、血清阴性类风湿关节炎及多发性肌炎等。

目前较常用的诊断标准有 4 种，分别是 Yamaguchi、Cush、Calabro 以及 ARA 标准，其中最为常用的是 Yamaguchi 标准（表 11-1）和 Cush 标准（表 11-2）。

表 11-1　Yamaguchi 标准

主要标准
1. 关节痛 > 2 周
2. 持续或间断发热 > 39℃并≥1 周
3. 典型皮疹：持续性皮疹不是该病的特征
4. 白细胞 > 10×10^9/L，中性粒细胞 > 80%
次要标准
1. 咽痛
2. 淋巴结肿大和（或）脾大
3. 肝功能异常
4. 类风湿因子和抗核抗体阴性
排除标准
1. 感染性疾病
2. 恶性肿瘤
3. 风湿性疾病
判断
否定排除标准后符合 5 条标准，其中至少 2 条主要标准时可诊断为 AOSD

二、与肿瘤的鉴别

在临床中，及早的鉴别 AOSD 与肿瘤，显得非常重要与迫切。但是事实上，由于有些肿瘤非常隐匿或者缺乏临床表现，使得 AOSD 与 AOSD 样表现的肿瘤不易区分；即使是临床表现非常典型的

表 11-2　Cush 标准

主要标准（每项 2 分）
1. 每日发热 >39℃
2. 一过性皮疹
3. 白细胞 >12×10⁹/L+ESR>40mm/h
4. 类风湿因子和抗核抗体阴性
5. 腕骨关节僵硬
次要标准（每项 1 分）
1. 发病年龄 <35 岁
2. 关节炎
3. 前驱咽痛
4. 网状内皮系统或肝功能异常
5. 浆膜炎
6. 颈部或跗骨关节僵硬
判断
可能的 AOSD：总分 10 分，并观察 12 周
确诊的 AOSD：总分 10 分，并观察 6 个月

AOSD，也需要进行肿瘤的筛查与鉴别。近期的一篇系统综述，回顾了自 1980 年以来先后报道的 27 个具有 AOSD 样临床表现但最终确诊为肿瘤的病例报道，其中 61% 为实体肿瘤（主要是乳腺癌和肺癌），39% 为血液系统肿瘤（主要为淋巴瘤）。

也有在 AOSD 随访的过程中发生肿瘤的病例报道。AOSD 常可以先于肿瘤发生，两者之间平均间隔 8 个月。当患者发病年龄大于 40 岁，临床表现、血清学指标、免疫指标等不典型，或者对于非甾体解热镇痛类药物以及糖皮质激素治疗效果不佳时，需要警惕 AOSD 样表现的肿瘤的可能。

三、临床诊断及其诊断效率

AOSD 的临床表现多样、复杂，同时缺乏特异性的生物学指标，故其实际临床诊断时存在一定的困难。复旦大学附属中山医院风湿免疫科，对于各项临床症状、体征以及实验室检查在诊断中的效率及价值进行了探究。该院选取自 2003 年 1 月至 2009 年 12 月期间的 210 例发热待查的患者，进行了回顾性研究。其中 70 例为 AOSD，140 例为非 AOSD。

在这 70 例 AOSD 患者中，男女比例 26∶34，平均（36.1±14.5）岁，最常见的症状和（或）体征为发热（100%），其中体温≥39℃占 94.29%，其次为关节痛（80.00%）、咽痛（72.86%）、淋巴结肿大（71.43%）、皮肤红斑（75.71%）以及肌痛（41.43%），与既往研究结果一致。另外在实验室检查方面，中性粒细胞≥75%（84.29%）、血清铁蛋白≥2 倍正常上限（90.00%）、ANA 阴性（85.29%）以及 RF 阴性（84.38%）。

该研究同时发现，体温≥39℃、关节痛、中性粒细胞≥75%、血清铁蛋白≥2 倍正常上限、ANA 阴性以及 RF 阴性，均具有较高的敏感度（sensitivity，Se≥80%），而皮疹、咽痛、白细胞≥15 000/mm³、中性粒细胞≥85%，则具有较高的特异度（specificity，Sp≥80%）。其中，皮疹、关节痛、咽痛，被认为兼具较好的敏感度和特异度（Se>70%，Sp>70%），且阳性似然比（positive likelihood ratio，PLR）为 3.29～4.86，因此这三项症状均提示 AOSD 诊断。

发热，是 AOSD 中最重要的表现之一，其阴性预测值（negative predictive value，NPV）为 92.86%、阴性似然比（negative likelihood ratio，NLR）为 0.15，提示若患者无发热则发生 AOSD 的可能性不大。然而，发热亦常见于感染、肿瘤等疾病，因此，对于发热患者仍需考虑其他临床表现。一过性红斑的特异度 98.57%、PLR 24.97，但敏感度 35.71%，因此不能独立诊断疾病。咽痛，其 PLR 仅次于一过性红斑，但仅被 Yamaguchi 以及 ARA 诊断标准纳入作为次要条目，在诊断中需鉴别甲状腺疾病、上呼吸道疾病所致咽痛可能。白细胞增多和（或）中性粒细胞增多，被纳入各诊断标准之中，但是具体的界定值仍存在争议；当白细胞大于 10 000/mm³ 且中性粒细胞大于 80% 时，其敏感度 >70%、特异度 >70%、PLR 2.7，并且 NLR 0.40。血清铁蛋白作为 AOSD 诊断及活动度检测的重要指标，其界定值亦未统一，有研究发现铁蛋白 >5 倍正常上限可使特异度达到 73.02%、PLR 达 3.04，明显高于铁蛋白 >2 倍正常上限的特异度 50.79%、PLR 1.83，而其敏感度并无显著改变。ANA 阴性以及 RF 阴性，敏感度分别达到 84.38% 与 94.29%，但特异度均较低，分别为 30.00% 与 37.14%，这提示仅仅考虑这两项可能会导致误诊，而更多地作为与其他自身免疫疾病的鉴别点。

系列试验提示，症状体征或实验室检查的联合，将大大提高诊断效率。当患者存在皮疹、咽痛、关节痛、白细胞≥10 000/mm³ 或者中性粒细胞≥80% 中的一种情况时，若患者同时伴有高热（T≥39℃），则其诊断 AOSD 的特异度将明显提高，由 37.14%～85.00% 升高至 76.43%～95.71%，PLR 也由 1.50～4.86 提高至 3.21～12.99。若患者存在皮疹并合并白细胞≥10 000/mm³、关节痛、咽痛或者中性粒细胞≥80%，其 PLR 则均大于 6。若患者同时存在其中的 3 项，则其 PLR 大于 10.00，具体皮疹/咽痛/白细胞≥10 000/mm³(PLR: 28.97),高热(T≥39℃)/关节痛/咽痛(24.03),咽痛/关节痛/白细胞≥10 000/mm³(20.03)。

目前的研究,仍较缺乏中国患者的资料。复旦大学附属中山医院风湿免疫科,对中国AOSD患者进行了Yamaguchi、Calabro、Cush以及ARA诊断标准的比较。结果提示,ARA诊断标准的特异度最高(99.29%)并且准确度83.33%,Yamaguchi诊断标准的敏感度最高(78.57%)并且准确率87.14%。对于中国AOSD患者,Yamaguchi诊断标准的准确性更好。

第五节 AOSD治疗方案与选择

从AOSD的发病机制来看,病原体可能启动了疾病,但后续主要是存在持续性的免疫以及炎症反应。临床上主要采用糖皮质激素与非甾体类抗炎药的联合治疗策略,有难治性的个案病例尝试了生物制剂的治疗。目前AOSD的治疗,主要包括以下:

(一)非甾体类抗炎药(non-steroid anti-inflammatory drugs, NSAIDs)

作为本病治疗的基础用药,国外的资料提示大部分患者使用NSAIDs即可缓解病情,但是中国患者治疗的结果却发现,仅仅3%~7%的轻型患者单用NSAIDs有效。其中的差异,仍有待进一步探究。

(二)糖皮质激素

在中国AOSD患者,约93.0%~97.1%单用NSAIDs效果不佳而需要使用糖皮质激素,其剂量为泼尼松1mg/(kg•d),待症状改善后予以逐渐减量,总疗程不宜超过6个月。减量过程中可加用非甾体类药物巩固疗效,并减少糖皮质激素的用量。

(三)改变病情抗风湿药(disease modifying anti-rheumatic drugs, DMARDs)以及细胞毒药物

对于以关节炎表现为主、合并内脏损害,以及病情长期控制不佳、糖皮质激素疗效不好的患者,应尽早使用DMARDs,以控制病情。同时,加用DMARD可以增强疗效,并减少糖皮质激素用量和副作用。国内研究提示,约44%的患者需要在糖皮质激素的基础上联合一种DMARD,13%需要联合两种,具体包括甲氨蝶呤、柳氮磺胺吡啶、雷公藤多苷、环磷酰胺、环孢素、硫唑嘌呤等。

(四)生物制剂

1. 肿瘤坏死因子(tumor necrosis factor, TNF)阻滞剂　包括依那西普(etanercept)、英夫利昔单抗(infliximab)和阿达木单抗(adalimumab),在使用大剂量糖皮质激素及甲氨蝶呤无效时可以明显缓解病情,不仅显著改善全身及关节症状,而且降低血沉、C反应蛋白、铁蛋白等生化指标。其中,依那西普也有成功用于治疗AOSD合并心肌炎、心衰、心脏和肾脏淀粉样变的病例报道。但要注意两种药物的不良反应,包括针刺部位反应、皮疹、不明原因的疾病反跳、感染、肝炎暴发等。

2. IL-1受体拮抗剂　阿那白滞素(anakinra),为重组、非糖基化的人IL-1受体拮抗剂,通过阻断关键的促炎症因子IL-1,从而诱导缓解、预防复燃,尤其对于难治性AOSD有着很好的疗效。一项回顾性研究发现,对于非甾体解热镇痛药、糖皮质激素、DMARDs效果不佳,甚至对于依那西普、英夫利昔单抗、阿达木单抗、美罗华等效果不佳的难治性AOSD,单用阿那白滞素或者联合DMARDs,能够在数小时至数天内缓解病情,并且在平均随访23个月后,仍然有57%的患者达到完全缓解、29%部分缓解。

3. IL-6受体拮抗剂(托珠单抗)　目前已有多项病例报道托珠单抗用于难治性AOSD,能够有效地控制发热、皮疹、关节疼痛等临床症状。随访数据提示,托珠单抗具有快速的治疗反应、良好的安全性,以及持续的临床缓解,因此为临床难治性AOSD提供了一种新的治疗选择。已有病例报道,对于TNF-α拮抗剂、阿那白滞素等初选生物制剂效果不佳者,更换为托珠单抗后病情得到缓解。

4. 其他　CD20单克隆抗体(美罗华)、抗IL-26单克隆抗体、IL21阻滞剂,也有应用于难治性AOSD的报道。其中,IL-21阻滞剂被认为是一种可能的新治疗药物,其与糖皮质激素和(或)MTX联用时可缓解难治性AOSD的病情。

生物制剂,被认为是对于糖皮质激素、DMARDs效果不佳的难治性AOSD带来了新的治疗选择,但仍需要注意药物选择的种类与时机、感染等不良事件的预防与处理等。目前的数据,均是来源于观察性研究、病例系列报道或者单个病例报道,仍然需要更大样本、更长随访的前瞻性研究来评价其疗效与安全性。

(五)其他

对于严重的成人蒂尔病的患者可使用大剂量免疫球蛋白静脉注射治疗(200~400mg/(kg•d)连续3~5天,必要时4周重复),也可联合中医中药协同诊治。

(姜林娣　戴晓敏)

参考文献

1. Kim HA, An JM, Nam JY, et al. Serum S100A8/A9, but not follistatin-like protein 1 and interleukin 18, may be a useful biomarker of disease activity in Adult-onset Still's Disease. Rheumatol, 2012, 39(7): 1399-1406.
2. Jiang LD, Wang Z, Dai XM, et al. Evaluation of clinical measures and different criteria for diagnosis of Adult-onset Still's Disease in a Chinese population. J Rheumatol, 2011, 38(4): 741-746.
3. Chen DY, Chen YM, Chen HH, et al. Functional association of interleukin 18 gene-607(C/A) promoter polymorphisms with disease course in Chinese patients with Adult-onset Still's Disease. J Rheumatol, 2009, 36(10): 2284-2289.
4. Park JH, Kim HS, Lee JS, et al. Natural killer cell cytolytic function in Korean patients with Adult-onset Still's Disease. J Rheumatol, 2012, 39(10): 2000-2007.
5. Liozon E, Ly KH, Vidal-Cathala E, et al. Adult-onset Still's disease as a manifestation of malignancy: Report of a patient with melanoma and literature review. REVUE DE MEDECINE INTERNE, 2014, 35(1): 60-64.
6. Cipriani P, Ruscitti P, Carubbi F. Tocilizumab for the treatment of adult-onset Still's disease: results from a case series. Clinical Rheumatology, 2014, 33(1): 49-55.
7. Giampietro C, Ridene M, Lequerre T, et al. Anakinra in adult-onset Still's disease: Long-term treatment in patients resistant to conventional therapy. Arthritis care & Research, 2013, 65(5): 822-826.

第三篇

骨与关节疾病

第十二章　类风湿关节炎

类风湿关节炎（RA）是一种以慢性破坏性关节炎为主要表现的自身免疫病。遗传、环境因素，以及T细胞、B细胞亚群等免疫异常在本病的发生中发挥了重要作用。近年来，在RA的诊断方法和治疗上均有不少进展。但是，RA的完全缓解率较低，误诊和误治现象仍不少见。因此，RA的早期诊断和规范化治疗应引起临床关注。

第一节　RA的发病机制及研究进展

长期以来，人们对RA的发病机制已进行了大量深入的研究。已经证明，遗传易感性、感染、环境因素、免疫异常及性激素等与RA的发病密切相关。近年来，基因、蛋白及细胞技术的发展为RA机制的研究提供了条件。

一、遗传因素

对同卵双胞胎的调查发现，RA的遗传率高达53%～65%。RA的遗传性危险因素包括主要组织相容性抗原复合体（MHC）基因和非MHC。在总的RA遗传易感性中，18%～37%是由MHC所致，在携带重要风险等位基因的个体中，MHC可使疾病易感性升高到4～6倍。其中与RA相关的HLA DR4分子属于MHCⅡ类分子，分别由DRB1*0401和DRB1*0404等位基因编码。大量的研究显示，RA的发病与HLA-DRB1基因型（如*0401，*0404，*0405，*0101，*1001等）密切相关，这些RA易感的HLA-DRB1亚型在其β链70～74位均具有QK/RRAA的“共同表位”。而且这些基因型与RA的预后及抗环状瓜氨酸肽（CCP）抗体的产生有关。此外，人们已发现多种与RA易感性有关且比较公认的基因有PADI4、PTPN22、CⅡTA、LCE、MINCLE、LILR及STAT1等。

在RA的发病机制中，表观遗传学也发挥了重要的作用，其是遗传学的一门分支学科。表观遗传变异指在不改变DNA序列的前提下，基因功能发生了可遗传的变化，通常包括DNA甲基化、组蛋白修饰及RNA干扰等。目前研究发现RA患者存在表观遗传变异，其调控着RA基因的表达，并先于临床RA的发生或增加罹患RA的易感性。

二、环境因素

遗传因素不能完全解释RA的发病率，因此，一直以来人们怀疑外界环境因素在RA病因中起到一定作用，特别是微生物可能与RA的发病相关。研究显示，RA患者外周血淋巴细胞中EB病毒的负载量高于健康人，而血清中抗EB病毒抗体的水平也较健康人为高。同时，在RA患者中存在EB病毒特异的抑制性T细胞功能缺陷。进一步研究表明，EB病毒糖蛋白gp110序列与RA易感性HLA-DRB1（如*0401，*0404，*0101）亚型具有一段共同的五氨基酸序列——QK/RAA，称为“共同表位”。可能正是这种“共同表位”的存在，导致本来针对EB病毒的免疫应答作用于人体自身而引发RA（即分子模拟）。此外，模糊识别机制在RA发病中扮演重要角色，目前发现多种RA相关抗原如CⅡ等均可通过抗原模糊识别机制与不同的RA相关HLA-DRB1结合形成二聚体，并被TCR识别，从而诱导T细胞激活和其下游的自身免疫反应。其他微生物感染，如细小病毒19、肠道P.copri菌及口腔牙龈卟啉单胞菌等也可能参与了RA的发病。

三、免疫异常

RA发病机制复杂，多种机制在炎症关节内同时存在，其中抗原依赖性T淋巴细胞的活化可能是最早发生的改变。临床上用CTLA-4（cytotoxic T lymphocyte antigen-4）治疗RA取得了较好的疗效，其作用机制是通过竞争结合CD28分子抑制T细胞活化的第二信号：CD28——B7-1/B7-2共刺激信号，从而阻断T细胞活化，进一步验证了T细胞活化在RA发病中的作用。

T细胞异常在RA的发生发展中扮演着尤为重要的角色，包括Th1、Th2、Th17、Treg和滤泡性辅助性T细胞（Tfh）。研究发现IL-17分泌性Treg、

Tfh 前体细胞亚群均在 RA 的发病中发挥了重要作用。

多数 RA 患者体内有大量自身抗体产生，如类风湿因子（RF）、抗 CCP 抗体、抗 p68 抗体、抗瓜氨酸化Ⅱ型胶原（Cit-bCⅡ）抗体及抗瓜氨酸化纤维蛋白原（Cit-Fib）抗体等，且抗体滴度的高低在临床上常作为判定患者疾病预后的指标之一，而产生这些抗体的细胞正是 B 淋巴细胞，说明 B 细胞在 RA 发病机制中起到非常重要的作用。B 细胞被区分为不同的亚群，除了经典的 B1 和 B2 细胞外，目前将 B2 细胞分为 B10 细胞、记忆 B 细胞、天然免疫样 B 细胞（innate-like B cells）等亚群。B10 细胞是一群能产生 IL-10 并具有免疫负调节功能的 B 细胞亚群，近期研究发现 RA 中该亚群存在异常。

四、其他

RA 患者滑液中除 T、B 淋巴细胞外，还存在大量巨噬细胞，而且临床也证实患者应用生物制剂治疗后关节滑液中巨噬细胞向滑膜的迁移减少，表明巨噬细胞是导致 RA 患者滑膜炎发生的主要参与者。

滑膜细胞是 RA 复杂的细胞网络中一个活跃的主动参与者。滑膜细胞出现凋亡减少，过度分泌金属蛋白酶，侵蚀软骨和软骨下骨，造成整个关节结构的破坏。

此外，最近研究发现缺氧诱导因子（HIF-1α）在 RA 发病中起着加剧和促进关节破坏的作用，病变的关节局部因为滑膜的大量增殖而处于缺氧状态，该状态下会进一步加剧滑膜细胞产生大量的致炎症因子，进而形成正反馈环路，加剧 RA 患者的关节破坏。

第二节　RA 诊断标准的演变

类风湿关节炎的诊断在 20 世纪 50 年代之前主要根据患者的临床表现和临床医生的经验。RA 的第一个诊断标准，于 1958 年由美国风湿病学会（ACR）发表，在之后的临床应用过程中，该标准被不断修订完善。其中 1987 年 ACR 修订的 RA 分类标准被沿用多年，在临床诊断及研究中发挥了重要作用。但是，由于制定该标准时入选的患者病程较长，故将其用于早期 RA 的分类诊断时往往导致漏诊。

1987 年 ACR 修订的 RA 分类标准：①晨僵每天持续至少 1 小时，病程至少 6 周；②有 3 个或 3 个以上的关节肿，至少 6 周；③腕、掌指、近端指间关节肿至少 6 周；④对称性关节肿至少 6 周；⑤有皮下结节；⑥手部 X 线改变；⑦血清类风湿因子升高。符合以上 7 项中的 4 项或 4 项以上者可分类为 RA。该分类标准的敏感性为 91%～94%，特异性为 89%。

对于该分类标准的临床应用，有几点应予以注意：①标准中前四项均要求病程≥6 周，由此可能造成早期 RA 患者的漏诊。②第二项中的 14 个关节区不是指 14 个关节。例如一侧的全部掌指关节受累只能计为一个关节区，否则会导致过度诊断。③血清学指标中仅列类风湿因子阳性是局限于当时缺乏对其他自身抗体的研究。事实上，抗 CCP 抗体、抗 MCV 抗体、抗 p68 抗体、抗 Cit-bCⅡ抗体及抗 Cit-Fib 抗体与 RF 相比，具有类似或更好的参考价值。④第七项 X 线改变中将关节及其周围骨质疏松作为放射学改变的条件之一过于宽松。

在临床上，典型的 RA 诊断已经不是临床医生的难题，而真正的挑战是如何对早期 RA 做出正确及时的诊断。因此，2010 年 ACR 和欧洲抗风湿病联盟（EULAR）制定了新的 RA 分类标准（表 12-1）：

表 12-1　2009 年 ACR/EULAR 提出的 RA 分类标准

受累关节：	（0～5 分）
1 个中大的关节	0
2～10 个中大关节	1
1～3 个小关节	2
4～10 个小关节	3
大于 10 个关节，至少 1 个为小关节	5
血清学：	（0～3 分）
RF 和 CCP 抗体均阴性	0
RF 或 CCP 抗体至少 1 项低滴度阳性 RF 或	1
CCP 抗体至少 1 项高滴度阳性	3
滑膜炎持续时间：	（0～1 分）
小于 6 周	0
大于或等于 6 周	1
急性期反应物：	（0～1 分）
CRP 或 ESR 均正常	0
CRP 或 ESR 升高	1

上述 4 项中累计评分 6 分或以上可以诊断为 RA。备注：新诊断标准中名词的定义：①受累关节数：指评价时压痛和肿胀的关节数，但不包括远端指间关节、第一腕掌关节、第一跖趾关节；②关节大小的定义：中大关节是指肩、肘、髋、膝和踝关节；小关节指掌指关节、近端指间关节、第一指间关节、跖趾关节 2～5 和腕关节；③滴度的定义：低滴度是指高于正常上限，但不超过正常上限的 3 倍；高滴度是指高于正常上限的 3 倍或以上

新分类标准有利于 RA 的早期诊断，但该分类标准推出时并未给出其在 RA 诊断中的敏感性和特异性，而且由于其比以往标准更为“宽松”，导致其发生过度诊断的机会增加，其假阳性率达 18%。研究证明，该 ACR/EULAR 分类标准的敏感性高于 1987 年分类标准，但是诊断的特异性却明显下降，为了建立适合于临床应用的早期 RA 分类标准，一项国内多中心大样本研究推出并验证早期 RA（E-RA）的分类标准，该标准的敏感性和特异性综合评分高于 1987 年 ACR 标准和 2010 年 ACR/EULAR 标准，且简便适用（表 12-2）。

表 12-2 早期 RA 分类标准

1. 晨僵时间≥30min
2. 多关节炎（14 个关节区中至少 3 个以上的部位关节炎）
3. 手关节炎（腕或掌指或近端指间关节至少 1 处关节炎）
4. 抗 CCP 抗体阳性
5. RF 阳性

具备 3 条或 3 条以上可分类为 RA

对于 1987 年 ACR 分类标准的主要变化是：将晨僵时间≥60 分钟改为≥30 分钟，剔除类风湿结节，取消关节症状持续 6 周以上的限制，增加了抗 CCP 抗体这一条件。由于炎性指标 ESR 及 CRP 在多种风湿性疾病中均有升高，对于 RA 诊断缺乏特异性，故与 2010 年分类标准不同，未将其纳入新的分类标准中。此外，关节对称性受累并非 RA 特有的临床特征，典型的关节影像学改变虽然对 RA 诊断的特异性较高，但在早期关节炎特别是在病程≤3 个月的极早期关节炎，该标准仍具有较高的敏感性（83.1%）和特异性（84.5%），而 2010 年 ACR/EULAR 分类标准的特异性和敏感性分别为 78% 和 62%。

第三节 RA 的治疗原则

目前，RA 治疗应强调规范化和个体化的治疗原则，以在最短的时间内达到疾病缓解或低疾病活动度。

对于 RA 患者应尽早开始 DMARDs 治疗；活动性 RA 初次治疗应包含甲氨蝶呤，若对甲氨蝶呤有禁忌或不能耐受，可考虑甲氨蝶呤、来氟米特、柳氮磺吡啶、羟氯喹、艾拉莫德、硫唑嘌呤和环孢素等。临床研究表明，早期正确应用 DMARDs 可使大多数患者的病情缓解，部分患者甚至可以达到停药缓解。

RA 的治疗目标应该是疾病缓解或低疾病活动度，因为低疾病活动度与中、高疾病活动度相比，前者可以明显延缓 RA 关节的功能及结构的破坏。为达到治疗目标，应当密切检测 RA 疾病活动度（1～3 个月 1 次），如 3 个月病情未改善，或者 6 个月病情无缓解，应当调整用药方案。

临床上，有些轻症 RA 患者经一种 DMARDs 治疗可能使病情缓解。但是，其中不少患者可在病情缓解数月甚至数年后出现反复。因此，在注意避免药物不良反应的前提下，必须给予 RA 患者以足量、足疗程的 DMARDs。

RA 患者对药物的反应、耐受性、年龄及伴随疾病等不尽相同，此外，患者的病情轻重不一，所以临床上应尽可能为患者选择治疗效果理想且耐受性好的个体化治疗方案。RA 治疗方案的个体化对患者的长期缓解及减少不良反应十分重要。因此，单纯强调疗效、忽视药物不良反应或担心出现不良反应而不给予规范治疗的倾向均不可取。较重的 RA 或有预后不良因素的患者应给予 DMARDs 联合治疗。

除上述传统 DMARDs 用于 RA 治疗外，糖皮质激素和生物制剂也是 RA 治疗的常用选择药物。糖皮质激素用于 RA 治疗一直存在争议，但对于重症或合并血管炎的 RA 可考虑应用；生物制剂作为一个全新的治疗策略用于治疗 RA 已取得了巨大成功。如果 RA 存在不良预后因素，可用生物制剂，包括当一种生物制剂治疗失败后，可换用其他类别的生物制剂。糖皮质激素可以用于治疗 RA，但要尽可能低剂量、短疗程，并在 6 个月内减停。对于持续缓解的 RA 患者，应由医生与患者商议，可考虑依次减停联合应用的药物：首先减停激素；若患者仍持续缓解，可以进一步考虑减停生物制剂；对于持续获得长期缓解的患者，可谨慎减停 DMARDs 的剂量。

RA 治疗还包括局部外用药物、康复治疗以及外科手术，这些辅助治疗在 RA 治疗中的重要作用已得到肯定。

第四节 治疗药物和方法

RA 的治疗药物包括 NSAIDs、DMARDs、生物制剂以及糖皮质激素等药物，并经历了一个漫长的认识和发展的过程。近年来，国内外进行了大量关于 RA 治疗药物的疗效以及安全性的研究，并将新型免疫抑制剂以及生物制剂用于 RA 的治疗，取得了很好的疗效。现将 RA 治疗相关药物介绍如下。

一、非甾体类抗炎药（NSAIDs）——控制症状的主要药物

NSAIDs 是 RA 治疗中最常用的症状缓解药物，其通过抑制环氧化物酶（COX）活性，减少前列腺素合成而具有抗炎、止痛、消肿等作用。目前，临床上应用的 NSAIDs 的种类及数量迅速增多，包括塞来西布、艾瑞昔布、双氯芬酸、美洛昔康等，但不同种类不同剂型间的药理机制有所不同，故临床上治疗 RA 时，应注意根据每一种 NSAIDs 的特点并结合患者的个体差异进行用药，达到个体化用药原则。此外，关于 NSAIDs 值得强调的是：①当患者的病情改善时应将药物减量至停药，做到短疗程，小剂量；② NSAIDs 可以缓解症状，但并不能控制病情；③不主张两种 NSAIDs 同时服用。

二、改变病情抗风湿药（DMARDs）——RA 治疗的根本

DMARDs 类药物通常起效较慢，但对于控制病情，减缓关节破坏具有重要意义，尽早给予 DARMDs 可明显改善 RA 的远期预后。常用的 DMARDs 主要有以下几种：

（一）甲氨蝶呤（MTX）

目前仍最常被选用作为 RA 的治疗药物。MTX 对大部分 RA 患者有效，可以延缓或阻止关节的侵蚀性破坏。在传统 DMARDs 联合应用治疗 RA 时，MTX 应作为联合药物中的基础用药。中华医学会风湿病学分会修订的 RA 治疗指南中 MTX 推荐剂量 7.5～20mg/ 周。MTX 主要不良反应为胃肠道反应、肝功异常及骨髓抑制等，合用叶酸可减少其不良反应的发生。

（二）柳氮磺吡啶（SSZ）

SSZ 治疗 RA 疗效肯定且耐受性较好，可减缓关节破坏发生，是 RA 治疗联合用药常选用的药物之一。体外研究证实 SSZ 可以抑制 T 细胞的增殖、NK 细胞和 B 细胞的活化，最终减少免疫球蛋白的合成和类风湿因子的产生。其有效剂量为 2～3g/d，可从 250～500mg/d 开始逐渐增加剂量。部分患者可出现胃肠不适、转氨酶增高等不良反应，偶有血象异常。

（三）来氟米特（LEF）

是一种新型免疫抑制剂，抑制二氢乳清酸脱氢酶的活性而抑制嘧啶合成，及淋巴细胞的增殖。来氟米特单独应用的疗效与 MTX 相似，可以延缓关节侵蚀性破坏，一般为 10～20mg/d。少数患者可出现消化道反应、皮疹、转氨酶升高和白细胞下降等不良反应。

（四）羟氯喹（HCQ）

该药通过抑制 IL-1，IL-6 和 IFN-γ 的产生，缓解 RA 的关节疼痛和肿胀，并抑制病情进展的作用，且耐受性好，适合用于早期以及轻型患者，也是 RA 治疗的最佳选择药物之一。常用剂量为 0.4g/d，对于服用抗疟药的患者应每年行眼科检查，如果出现异常应及时停药。

（五）艾拉莫德（Iguratimod）

其作用机制主要有抑制免疫球蛋白的生成，抑制 IL-1，IL-6、IL-8、TNF-α、IFN-γ 和 MCP-1 的生成，同时艾拉莫德还具有与选择性环氧酶 -2（COX-2）相似的抗炎作用。常用量 25～50mg/d，该药主要不良反应为胃肠道不适、白细胞减少和转氨酶升高。

（六）环孢素（Cyclosporine）

与其他免疫抑制剂相比，环孢素的主要优点是较少的骨髓抑制作用，效果肯定，是难治性类风湿关节炎的联合用药之一。常用量为 2～3mg/（kg•d），主要不良反应有高血压、肝肾毒性、胃肠道反应等。

（七）其他

如硫唑嘌呤、金制剂、D- 青霉胺、环磷酰胺、他克莫司（FK506）、植物药等免疫抑制剂也可用于 RA 的治疗，但必须在风湿免疫专科医师指导下使用。

三、肾上腺糖皮质激素

短期小剂量激素（7.5～10mg 泼尼松或等效的其他激素）口服或局部激素注射可用于治疗 NSAIDs 无效的重症 RA 或合并血管炎的 RA 患者。长期应用激素会引起骨质疏松等副作用，在 RA 治疗中激素可以小剂量应用但不应超过 3～6 个月。

四、新型治疗药物

近年来，出现了一些治疗 RA 的新型药物，主要包括生物制剂和口服的小分子药物。如 TNF-α 抑制剂、CD20 单抗、IL-6 拮抗剂、IL-1 拮抗剂、CTLA-4。TNF-α 抑制剂包括英夫利昔单抗、依那西普、阿达木单抗，其可减少血循环中致炎性细胞因子及急性时相蛋白的浓度，与传统 DMARDs 合用有协同作用，对大多数 RA 患者有效且耐受性良好。此外，小分子靶向药物的出现使得 RA

的治疗上具有了更多的选择，包括JAK抑制剂(tofacitinib)、Syk抑制剂(fostamatinib)、MAPKs抑制剂、Btk抑制剂、CII多肽、siRNA药物及T细胞疫苗等已进入临床研究阶段，其中JAK抑制剂作为第一个用于治疗RA的激酶抑制剂已用于临床。

随着RA发病机制的深入研究，RA治疗的新型药物不断出现，更多的RA患者将从中获益。

(栗占国 石连杰)

参考文献

1. Flores-Borja F, A Bosma, D Ng, et al. CD19^{+}CD24^{hi} CD38^{hi} B cells maintain regulatory T cells while limiting TH1 and TH17 differentiation. Sci Transl Med, 2013, 5 (173): 173.
2. Pratesi F, C Tommasi, C Anzilotti, et al. Deiminated Epstein-Barr virus nuclear antigen 1 is a target of anti-citrullinated protein antibodies in rheumatoid arthritis. Arthritis Rheum, 2006, 54(3): 733-741.
3. Hu F, R Mu, J Zhu, et al. Hypoxia and hypoxia-inducible factor-1alpha provoke toll-like receptor signalling-induced inflammation in rheumatoid arthritis. Ann Rheum Dis doi: 10.1136/annrheumdis-2012-202444, 2013 May 3 [Epub ahead of print].
4. 栗占国，张奉春，鲍春德. 类风湿关节炎. 北京：人民卫生出版社，2009.
5. Sellam J, S Rouanet, H Hendel-Chavez, et al. Blood memory B cells are disturbed and predict the response to rituximab in patients with rheumatoid arthritis. Arthritis Rheum, 2011, 63(12): 3692-3701.
6. Arnett F C, S M Edworthy, D A Bloch, et al. The American Rheumatism Association 1987 revised criteria for the classification of rheumatoid arthritis. Arthritis Rheum, 1988, 31(3): 315-324.
7. Aletaha D, T Neogi, A J Silman, et al. 2010 Rheumatoid arthritis classification criteria: an American College of Rheumatology/European League Against Rheumatism collaborative initiative. Arthritis Rheum, 2010, 62(9): 2569-2581.
8. McInnes I B, G Schett. The pathogenesis of rheumatoid arthritis. N Engl J Med, 2011, 365(23): 2205-2219.
9. 赵金霞，苏茵，刘湘源. 早期类风湿关节炎分类标准及其诊断意义探讨. 中华风湿病学杂志，2012，16(10)：651-656.
10. 栗占国. 重视类风湿关节炎的规范化治疗. 中华风湿病学杂志，2003，7：459-461.
11. 栗占国. 规范化治疗——风湿病领域永恒的话题. 中华风湿病学杂志，2007，11：321-323.
12. Chakravarty S D, PI Poulikakos, L B Ivashkiv, et al. Kinase inhibitors: A new tool for the treatment of rheumatoid arthritis. Clin Immunol, 2013, 148(1): 66-78.
13. Du F, L J Lu, Q Fu, et al. T-614, a novel immunomodulator, attenuates joint inflammation and articular damage in collagen-induced arthritis. Arthritis Res Ther, 2008, 10(6): R136.
14. Zhao J, Y Zhao, J He, et al. Prevalence and significance of anti-peptidylarginine deiminase 4 antibodies in rheumatoid arthritis. J Rheumatol, 2008, 35(6): 969-974.
15. 栗占国. 抗原模糊识别——类风湿关节炎发病机制的新认识. 现代免疫学，2004，24(4)：265-267.
16. Fanlei Hu, LianJie Shi, Rong Mu, et al. Hypoxia-inducible factor-1α and interleukin 33 form a regulatory circuit to perpetuate the inflammation in rheumatoid arthritis. PLoS One, 2013.
17. Lu X, J Guo, X Zhou, et al. Deletion of LCE3C_LCE3B is associated with rheumatoid arthritis and systemic lupus erythematosus in the Chinese Han population. Ann Rheum Dis, 2011, 70(9): 1648-1651.
18. 中华医学会风湿病学分会. 类风湿关节炎诊断及治疗指南. 中华风湿病学杂志，2010，14(4)：265-270.

第十三章　脊柱关节病

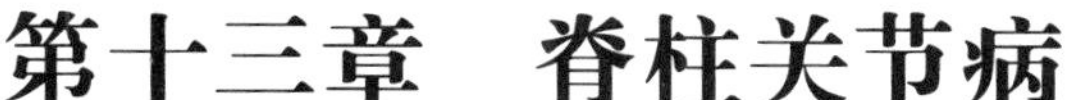

第一节　强直性脊柱炎

一、强直性脊柱炎：从发病机制到临床

尽管从出土古埃及（公元前3500年前）木乃伊中已发现存在类似强直性脊柱炎（ankylosing spondylitis，AS）的疾病，甚至有文献推测古埃及法老Rameses二世和他的儿子可能是已知最早的患AS人类与家族，但人类对AS认识依然非常肤浅，医学教科书对AS的描述包括类风湿关节炎（RA）中枢型、类风湿脊柱炎和中轴类风湿等。直到20世纪70年代发现人白细胞相关抗原HLA-B27（以下简称B27）与AS关联后才有所改观。此后近40年对AS认识出现重大转折，这些转折都是由于对发病机制研究而引发的，结果使AS由一种“恶性、不可治疗”的致残性疾病成为一种较为良性和可治性疾病。以下简要介绍有关AS的基础研究进展及其引发的临床变革。

（一）B27分子与AS关联的发现导致AS与RA的分离，并引发了对AS遗传内因的广泛研究

虽然早在1957年就发现一些男性关节炎与脊柱炎患者有家族聚集发病倾向，但直到1973年发现B27分子与AS的密切关联后，才逐渐证实各种族、人群AS的发病率与其B27阳性率平行，如Haida印第安人高达10%成年男性有骶髂关节炎X线改变，而日本人AS发病率极低。B27具有血清特异性，它包括至少30个不同的同种异型基因型（亚型），分别命名为B*2701到B*2730，这些亚型具有不同种族及人种流行情况，各亚型之间的差别仅是1个或数个氨基酸的不同。随后还发现，AS与RA在性别、发病年龄、遗传背景、家族聚集倾向、病理学、关节炎累及部位与特征等方面均存在明显差异。最后才确证AS是独立于RA的另一种疾病。普通人群B27阳性率约为6%～8%（微量淋巴细胞毒法），而AS患者阳性率在90%以上。多数研究表明，AS患者男性较女性多数倍；发病年龄多在15～30岁，30岁以后及8岁以前发病者少见。最近在广东地区按照国际标准所做的流行病学调查表明，AS患病率为0.38%，同时还发现脊柱关节病（SpA）患病率约为0.996%，分类未定脊柱关节炎（uSpA）患病率为0.617%，而类风湿关节炎患病率仅为0.218%。

HLA-B位点是人类基因位点中最具多态性的。目前在蛋白水平已发现约400个HLA-B等位基因。过去20年关于B27亚型与AS的相关性研究发现，最常见的几种亚型均与AS密切相关，如B*2705（白种人与美洲印第安人）、B*2704（亚洲人）和B*2702（地中海地区人种）。但30种亚型中B*2706和B*2709似乎与AS的发病缺乏相关性，其中B*2706主要见于东南亚人群，而B*2709主要见于意大利撒丁岛人。然而近年研究结果发现，越来越多的AS患者亚型为B*2706和B*2709。最近完成的北美AS家系全基因组连锁扫描结果再次证实了HLA-B与AS的强相关性。然而，令人吃惊的是，AS与HLA-DRB1间的相关性比HLA-B更强。

近年的研究表明，B27阳性者在一生中发生SpA的概率不到5%，但如果其亲属患AS，那么其患AS的概率则大大增加。说明B27以外的基因也参与了发病。家系研究发现，B27在AS相关遗传因素中的作用仅占16%～50%；其他主要组织相容性复合体（MHC）基因可能也参与了AS的发病，如HLA-B60使AS的患病风险增加3倍（无论B27状态）；某些Ⅱ类分子如HLA-DR8、低分子量蛋白小体（LMP）基因等亦可能参与了AS发病。最近还有研究提示，在MHC-Ⅲ类区域、距B27基因不远的TNF基因与AS发病有关。家系研究证实，MHC基因仅仅是AS发病相关危险因素之一。位于染色体22q的细胞色素P450 2D6基因可能与德国和英国AS患者相关，还可能参与某些药物的代谢。

（二）肠道与泌尿生殖道细菌感染与AS的关联引发了对AS环境诱因（外因）的深入研究

自从发现B27分子与AS相关以来，人类对

AS 发病遗传因素的认识有了很大进步，但对环境因素还缺乏了解。尽管不断有学者试图解释为何仅 2%～10% 的 B27 阳性者患 AS。随后 20 年间的研究发现，多数 AS 患者有肠道或泌尿生殖道细菌感染的病史或现在症。先后报道的有：肺炎克雷伯菌、沙门菌、志贺菌、耶尔森菌、弯曲菌以及衣原体和支原体等与 AS 关联。国内也有报道。AS 患者患前列腺炎的年龄明显提前和概率增加、且与包皮过长 / 包茎或不洁性生活有关的泌尿道感染概率也明显增加。1987 年澳大利亚 Ebringer 根据自己的研究结果推测 B27 分子因与细菌抗原片段存在分子水平的模拟而参与 AS 的发病，这在当时是唯一将遗传因素（内因）与环境因素（外因）结合而提出的大胆假说，并在学术界引起了极大的反响。随后研究发现，约 60% 以上 AS 患者出现肠道亚临床炎症改变，而且血清 IgA 抗体水平明显升高，IgA 血清浓度与 C 反应蛋白水平密切相关。

芬兰和美国科学家研究发现，泌尿生殖系与肠道细菌诱发的 AS 有所不同，通过 PCR 方法可以在前者诱发患者关节滑液细胞（主要是单核细胞与巨噬细胞）中发现活细菌的 DNA，而后者则不然。这些病原体不仅是活的而且还有代谢活性，可以上调细菌热休克蛋白 60，下调 omp1 基因。B27 分子可能是通过延长这些致病微生物在细胞内的存活时间、逃避免疫监视而参与 AS 的发病。

研究还发现，AS 与溃疡性结肠炎及克罗恩病等慢性炎性肠病有关，因为炎性肠病患者常可发生 AS，而 50% 以上的原发性 AS 患者存在与克罗恩病有类似的组织学改变；针对肠道微生物（特别是肺炎克雷伯菌）蛋白的抗体常常见于 AS 患者，而经柳氮磺吡啶（SSZ）治疗后抗体水平明显下降；患者服 SSZ 后肠道中梭状芽胞菌、非芽胞厌氧菌及需氧肠杆菌均减少，但减少的程度似乎与疾病的活动性无关。推测肠道慢性炎症使肠黏膜对肠道细菌的通透性增加。最近一个研究结果支持这一假说，即 AS 患者及其一级亲属的小肠黏膜通透性增加，与用非甾体抗炎药无关。尽管目前对 SSZ 治疗 AS 的机制尚不明了，但这些研究结果可能是导致临床上将原先治疗溃疡性结肠炎的药物 SSZ 用于治疗 AS 的主要原因，并取得了一定的临床效果。

（三）动物模型（尤其是 B27 转基因大鼠）的建立引发对 AS 发病机制中遗传与环境因素的新认识

20 世纪 90 年代初建立了 B27 和人 β_2 微球蛋白转基因大鼠模型，是人类认识 AS 的又一次重大飞跃。该动物模型出现了自发性多系统炎性病变，具有许多 AS 的典型特征，如外周与中轴关节强直性病变，脊柱纤维环有单个核细胞浸润，纤维环在椎体终板附着点处有炎细胞浸润，皮肤与指甲可见类似银屑病的组织学破坏等。对转基因大鼠的免疫学研究发现，诱导该病的关键因素并非靶器官的上皮细胞，而是骨髓来源的细胞（如巨噬细胞或树突枝状细胞）高水平的表达 B27。同时，$CD4^+$ 主要效应性 T 淋巴细胞对诱导该病也是必需的。然而，也有人认为是外周血中 T 细胞与 B27 抗原呈递细胞的相互作用导致大鼠发生了 AS 样病变。最令科学家兴奋的发现是，在无菌环境下生长的 B27 转基因鼠不会发生肠病及关节炎，只有当转基因鼠暴露于具有足够正常菌群的环境时，才会出现炎性肠病或关节炎。甲硝唑治疗可以阻止暴露于普通菌群的 B27 转基因鼠发生肠炎。这一现象有力地证实了遗传因素与环境因素紧密结合，共同参与 AS 发病机制的假说。

尽管多年来对雄性激素及其受体与 AS 的相关性开展了许多研究，但未得出一致的结论。Taurog 等最近报道 B27 转基因大鼠阉割后并未患 SpA，而行假阉割术的 B27 转基因大鼠仍患 SpA。再次将大家的注意力吸引到 AS 与雄激素相关性上来。进一步研究结果虽有待证实与分析，但这一发现无疑对 AS 以男性占主体、好发于雄激素水平较高的青年人具有重要意义。

近年来出现来自软骨蛋白聚糖（proteoglycan）诱导的小鼠模型，是一个新的研究亮点。实验小鼠经蛋白聚糖免疫后发生了多关节炎和脊柱炎，尤其是其最初炎症与骨重塑可见于骶髂关节，并呈上行性累及脊柱椎间盘。而单个核细胞浸润可导致血管翳形成，随后可见骶髂关节软骨增生与强直及椎体边缘骨赘形成与椎体强直。由于眼与主动脉均富含蛋白聚糖，最新发病机制假说认为，B27 介导了机体对蛋白聚糖免疫反应后，T 细胞归巢至关节腔及关节外组织，引起关节软骨、眼及主动脉自身免疫炎症反应而导致了 AS 发病。

新近生物学研究发现，B27 除对经典抗原识别外，还具有许多特殊的、可能参与 SpA 发病机制的功能。已知与内质网的应激反应（stress response）可以影响免疫系统所谓“未折叠蛋白应答”（unfolded protein response，UPR）和内质网相关的蛋白降解（endoplasmatic reticulum-associated protein degradation，ERAD）导致内质网中未折叠或错误折叠的蛋白质聚集而诱发。已经在人和大鼠细胞中观察到 B27 蛋白的折叠错误。但目前还不清楚这一现象如何参与 SpA 的发病。与 B27 折叠不良相关的 UPR 激活已在 10 周龄 B27/ 人 β_2 微球蛋白（hb2m）炎性疾病转基因大鼠骨髓巨噬细胞中发现。微阵列基因分析发现，不仅证实了 UPR 表达谱，而且还发现了干扰素应答的标记（interferon - response signature），但未见于对照组发病前和野生型大鼠模型。γ- 干扰素体外作用于 B27/hb2m 转基因鼠骨髓巨噬细胞可以使 MHC Ⅰ类分子和 UPR 相关的基因表达上调。该模型的另一个早期特征是结肠炎，而 B27/hb2m 转基因鼠结肠组织也证实了 γ- 干扰素和 UPR 的表达。上述这些现象不仅强烈支持 B27 折叠不良参与了 SpA 发病机制，也提示天然免疫反应也存在于整个 AS 发病过程中，尤其是在干扰素信号通路中的作用。

由于肠道菌群的构成以及局部诱发免疫应答在结肠炎和 SpA 的发病机制中均起重要作用，长链菊粉（inulin）和寡果糖（oligofructose）混合物口服疗法可使转基因大鼠模型结肠炎的严重程度明显减轻。这种疗法是以营养物质促进机体益生菌生长，并继之引起乳酸杆菌和双歧杆菌（bifidobacteria）数量增多，还引起盲肠 IL-1 浓度下降、转化生长因子（TGF）-β 浓度增加。结肠炎的改善与类似的关节炎改善相关。用活菌促生（probiotic）疗法，最近已在人类炎性肠病的治疗取得成功，也值得用于 SpA 探索性治疗。

（四）抗肿瘤坏死因子（TNF-α）在 AS 炎症反应中的关键作用引发 AS 治疗的进步

由于历史的原因，在 AS 的治疗上，国内外基本都是将治疗 RA 的药物照搬过来。遗憾的是，随机对照研究发现，尽管甲氨蝶呤（MTX）、SSZ 和来氟米特对 RA 的关节炎症非常有效，但对 AS 的脊柱与骶髂关节病变基本无效。早期 AS 患者磁共振（MRI）及病变组织免疫组织学研究发现，软骨与骨交界区有大量分泌 TNF-α 的 T 细胞和巨噬细胞浸润和 TNF-α 及 TGF-β mRNA 而非 IL-1 表达水平升高。说明 TNF-α 参与了 AS 的发病机制。Braun 等介绍了为期 12 周的多中心双盲安慰剂对照研究结果，发现 53% 的 AS 患者在 3 次抗 TNF-α 单克隆抗体英夫利西单抗（infliximab）治疗后，病情活动性改善在 50% 以上，而安慰剂组仅为 9%。治疗组关节功能和生活质量改善也明显优于安慰剂组。患者对英夫利西单抗的耐受性较好，但有 3 例患者因播散性结核、过敏性肉芽肿和轻度白细胞减少而停药。

随后，国际多中心临床研究均加强了对结核感染的筛选和排除，不良反应（尤其是感染）的发生率明显下降。并证实该药对克罗恩病、溃疡性结肠炎和银屑病关节炎也非常有效。法国的研究还发现，英夫利西单抗治疗 6 个月后其腰椎骨密度增加了 3%，而股骨颈骨密度增加了 2%。德国 Braun 等报道，接受英夫利西单抗治疗的 AS 患者 6 个月后 MRI 可见脊柱活动性炎症病变明显改善，甚至消失，而安慰剂组炎症病变则持续进展。

随后发表的文献认为可溶性 TNF-α 受体融合蛋白依那西普（etanercept）和完全人化抗 TNF-α 单克隆抗体阿达木单抗（adalimumab）均可明显改善 AS 患者的疼痛与关节功能，而且可以在治疗 2～4 周后明显改善骶髂关节或脊柱 MRI 可见的病变，还可能明显降低疾病的致残率，甚至有学者认为可延缓或阻止疾病的进展，这是 MTX、来氟米特、抗疟药、金制剂等常规病情缓解药所不能比拟的。这些优点使这 3 种药物已通过被美国 FDA 和欧盟批准用于治疗 AS 了，并迅速进入医疗保险报销的范围。这些研究结果表明：抗 TNF-α 治疗已被认为是 AS 治疗史上重要里程碑，它的意义在于对 AS 这样一种受环境因素影响的多基因病，阻断众多炎症因子中的一个因子就可以明显控制疾病进展，并改善生活质量。

（五）纤维化与骨化的延缓与抑制成为今后 AS 靶向治疗的方向

AS 病变最主要的特征是关节与肌腱附着点的炎症及骨化。过去 10 多年里，随着 MRI 成像技术的发展和对疾病早期组织病理学的观察研究，发现软骨下骨骨髓吸收或破坏是特征性骶髂关节及肌腱端组织纤维化的重要组成部分；骨的转运加快及过量重吸收，导致了过早发生的骨质疏松与关节间强直并存；在 B27 转基因鼠的骶髂关节中存在骨转运、软骨下骨的插入和肉芽组织浸润等现象。新近的研究表明，破骨细胞在关节炎骨质破坏的病理机制中起着重要作用。目前有关研究多集中在与关节炎症、骨质破坏有关的 RANKL 依赖的破骨细胞活性的调节方面，并且已确定存在某些新的途径，把炎症关节的骨质破坏和某些炎症介质联系在一起。RANKL 及其信号转换受体（RANK）是骨质重塑过程中的关键性调节因子，在破骨细胞激活和分化过程中必不可少，具有刺激破骨细胞前体细胞分化成破骨细胞、增强破骨细胞活力并延长其生存时间的能力。而护骨素（OPG）是天然产生的 RANKL 诱骗受体，可抑制 RANKL 的生物学活性。RANKL 和 OPG 的比例，决定了破骨细胞介导的骨质破坏的发生、过程和程度。

最近研究发现，受累关节局部 TNF-α 表达水平升高。TNF-α 能够促使黏附分子表达，激活淋巴细胞及产生促炎症因子，通过刺激破骨细胞、基质细胞促进破骨细胞生成，还可以刺激 T 淋巴细胞产生 RANKL 和巨噬细胞集落刺激因子（M-CSF）。英夫利西单抗可以完全阻断 TNF-α 诱导的破骨细胞分化作用。在对 RA 的临床研究中，使用英夫利西单抗或依那西普抑制 TNF-α 可以防止破骨细胞和炎症细胞的激活，从而显著减轻滑膜炎及关节破坏的进展，使患者的临床症状获得实质性改善。

对 AS 患者骶髂关节滑膜活检组织进行病理研究发现，有大量 TGF-β 表达于新骨形成部位附近。TGF-β 似乎是刺激纤维化与强直的最重要的细胞因子之一，可以改变关节发生强直的易感性。掌握这些激活 T 细胞的细胞因子是由哪些解剖学部位的哪些细胞产生的，以及激活的 T 细胞与 TGF-β 生成之间的相互关系有助于了解 AS 强直性病变发生的机制。AS 治疗的远期目标是预防脊柱与关节活动功能的永久性丧失，目前尚无确凿证据证明应用抗炎药或抗 TNF 制剂可以达到这一效果。

（六）小结

总之，AS 的特征是 B27 分子介导的某种因素导致有骨形成能力的组织发生了自身免疫反应，成年男性的负重关节对这种因素尤为敏感。AS 的炎症与强直性病变应成为临床医师与基础研究人员的研究重点，防止或逆转骨质丢失的治疗方案应有针对性地抑制炎症，直接抑制破骨细胞介导的骨质吸收，或刺激成骨细胞形成新骨，从而改善炎性关节疾病患者由炎症诱导的骨质丢失。

大量有关 AS 发病机制的研究推动了对其诊断和治疗的发展，虽然目前还缺乏公认的实验动物模型，而且需要进一步明确 B27 分子在发病中的作用，但 B27 与 SpA 之间的密切相关必然在某种程度上与其主要功能有关，最可能的致病机制包括：B27 分子重链在内质网合成后折叠的速率比其他分子低、在细胞表面表达不需 TAPASIN、而能以游离重链（即不与 b2m 结合）方式表达，再通过二硫键形成重链二聚体在细胞表面表达，并存在多肽结合槽可以结合多种构象的多肽。对 B27 分子作用的研究应包括 B27 分子如何导致微生物诱发的急性非对称性外周关节炎和反应性关节炎的关节外表现，及其如何引起 AS 其他病变的隐袭起病、进行性中枢骨骼病变等。同时，还要回答为何在某些无 B27 的个体也会出现同样或类似的临床表现。如何解决这些问题，将成为该领域研究的主要方向。还有学者在关节炎动物模型的关节腔或肌肉中注入可溶性 TNF-α 受体和免疫球蛋白 Fc 段融合基因或腺病毒相关病毒载体，以抑制炎症局部的炎性细胞浸润、血管翳形成、软骨与骨组织破坏、循环 TNF-α 水平明显降低等。这些结果为今后开展局部给药、基因治疗提供了理论基础，同时也弥补了目前全身应用 TNF-α 融合蛋白潜在的致感染和诱发瘤的危险。

（黄　烽）

参考文献

1. 黄烽. 强直性脊柱炎. 北京：人民卫生出版社，2011.
2. 张胜利，黄烽. 细节决定强直性脊柱炎的治疗成败. 中华医学杂志，2013，93（13）：961-963.
3. Russell AS. Spondyloarthropathies：History//Hochberg Mc，Silman A，SmolenJS，et al. Rheumatology. 3rd ed. Mosby：Spain，2003，1145-1148.
4. Joel D. Taurog JD. The mystery of HLA-B27：if it isn't one thing，it's another. Arthritis Rheum，2007，56（8）：2478-2481.
5. Hill Gaston H. Mechanisms of disease：the immunopathogenesis of spondyloarthropathies. Nat Clin Pract Rheumatol L，2006，2（7）：383-392.
6. Hammer RE，Maika SD，Richardson JA，et al. Spontaneous inflammatory disease in transgenic rats expressing HLA-B27 and human beta 2m：an animal model of HLA-B27-associated human disorders. Cell，1990，63：1099-1112.
7. Bardos T，Szabo Z，Czipri M，et al. A longitudinal study on an autoimmune murine model of ankylosing spondylitis. Ann Rheum Dis，2005，64：981-987.
8. Lories R. Animal models of spondyloarthritis. Curr Opin Rheumatol，2006，18：342-346.
9. Turner MJ，Sowders DP，DeLay ML，et al. HLA-B27 misfolding in transgenic rats is associated with activation of the unfolded protein response. J Immunol，2005，175：2438-2448.

10. Tran TM，Dorris ML，Satumtira N，et al. Additional Human β2-microglobulin curbs HLA-B27 misfolding and promotes arthritis and spondylitis without colitis in male HLA-B27-transgenic rats. Arthritis Rheum，2006，54(4)：1317-1327.

11. Saito H，Kojima T，Takahashi M，et al. A tumor necrosis factor receptor loop peptide mimic inhibits bone destruction to the same extent as anti-tumor necrosis factor monoclonal antibody in murine collagen-induced arthritis. Arthritis Rheum，2007，56(4)：1164-1174.

12. Turner MJ，DeLay ML，Bai S，et al. HLA-B27 up-regulation causes accumulation of misfolded heavy chains and correlates with the magnitude of the unfolded protein response in transgenic rats implications for the pathogenesis of spondylarthritis-like disease. Arthritis Rheum，2007，56(1)：215-223.

13. Hoentjen F，Welling GW，Harmsen HJ，et al. Reduction of colitis by prebiotics in HLA-B27 transgenic rats is associated with microflora changes and immunomodulation. Inflamm Bowel Dis，2005，11：977-985.

14. Zou JX，Rudwaleit M，Thiel A et al. Down-regulation of the non-specific and antigen-specific T cell cytokine response in ankylosing spondylitis after treatment with Infliximab. Arthritis Rheum，2001，44(9s)：S236.

15. Braun J，Brandt J，Listing J et al. Treatment of active ankylosing spondylitis with infliximab：a randomized controlled multicentre trial. Lancet，2002，359：1187-1194.

16. Braun J，Landewe R，Hermann KA，et al. Major reduction in spinal inflammation in patients with ankylosing spondylitis after treatment with infliximab：Results of a multicenter，randomized，double-blind，placebo-controlled magnetic resonance imaging study. Arthritis Rheum，2006，54(5)：1646-1652.

17. Gorman J，Sack K，Davis J. Treatment of ankylosing spondylitis by inhibition of tumor necrosis factor α. N Engl J Med，2002，346(18)：1349-1356.

18. Davis J，Huang F，Maksymowych WP. New therapies for ankylosing spondylitis：etanercept，thalidomide and pamidronate. Rheum Dis Clin North Am，2003，29(3)：501-517.

19. van der Heijde D，Kivitz A，Schiff MH，et al. Efficacy and safety of adalimumab in patients with ankylosing spondylitis：results of a multicenter，randomized，double-blind，placebo-controlled trial. Arthritis Rheum，2006，54(7)：2136-2146.

20. 黄烽．应重视强直性脊柱炎患者强直性病变的研究（专论）．中华风湿病学杂志，2001，5(4)：211.

21. 赵伟，黄烽．细胞核因子 κ-B 受体活化因子配基在强直性脊柱炎的表达及意义．解放军医学杂志，2004，29(6)：482-485.

22. 赵绵松，黄烽，赵伟，等．强直性脊柱炎早期滑膜组织骨化相关因子机制探讨．中华风湿病学杂志，2006，10(3)：158-161.

23. 赵伟，黄烽．细胞核因子 κB 受体活化因子配基在强直性脊柱炎的表达及意义．解放军医学杂志，2004，29(6)：482-485.

24. Chan J，Villarreal G，Jin W，et al. Intra-articular gene transfer of TNFR：Fc suppresses experimental arthritis with reduced systemic distribution of the gene product. Mol Ther，2002，6(6)：727-732.

25. Robbins PD，Evans CH，Chernajovsky Y. Gene therapy for arthritis. Gene Ther，2003，10(3)：902-907.

二、放射学阴性中轴型脊柱关节炎的提出与诊断演变

新近国内外文献出现了一个新概念，即放射学阴性中轴型脊柱关节炎（non-radiographic axial spondyloarthritis，nraSpA）。这一概念的提出是为了更加细分脊柱关节炎患者的群体，以更好地随访具有潜在进展性的患者，并为今后在发现患者出现X线可见的骶髂关节结构变化之前分类识别中轴型 SpA 患者提供依据。如果在这个阶段对某些患者进行治疗干预，有可能改善患者的预后与生活质量。但这一新名词的出现给脊柱关节炎这一组疾病的命名带来了一些认识上的混乱，甚至有人认为临床上有可能出现漏诊或出现另一极端——过度诊断！进一步明确该定义并了解治疗的目标人群至关重要。以下详细介绍该疾病命名的由来、潜在的临床意义以及临床实践中的主要疑问与解惑。

（一）中轴型脊柱关节炎名称的由来

20 世纪 30 年代就已经发现，强直性脊柱炎（AS）通常始于骶髂关节，而 X 线骶髂关节炎是 AS 诊断的一个最重要指标，也是 1984 年发表的修订纽约评价标准中最关键的指标。尽管 20 世纪 70 年代发现了 AS 与 HLA-B27 的密切相关性，但只要没有 X 线骶髂关节炎表现，不管有没有脊柱强直和外周关节炎的表现，就不能成立 AS 诊断。虽然目前学术界公认 AS 这一概念已经不合时宜，因

为X线只能识别晚期骶髂关节炎，X线技术检测的是炎症导致的结构损伤而非炎症本身。显然，纽约标准并未涵盖早期炎症疾病的情况。因此，欧洲学术界在20世纪70～80年代就出现了脊柱关节病（spondyloarthropathies，SpA）和血清阴性SpA等名词，以示与RA不同、并具有AS的部分特征、但又未能满足1984年AS纽约标准的患者，并尝试探索建立新的诊断指标和早期诊断标准的可能性，并在之后成立了欧洲脊柱关节病学习小组（ESSG）。1990年发表的法国Amor标准和1991年发表的ESSG标准就是这个时代的产物。

在过去近20年内，研究人员对具有放射学阴性中轴型SpA的患者进行了许多研究。报道文献均使用ESSG标准进行临床的早期诊断和治疗研究。2003年，在欧洲AS专家的倡议下，以ESSG成员为基础，邀请全球各国AS专家正式成立了脊柱关节病国际工作组（assessment of ankylosing spondylitis International working group，ASAS），在2004年6月的欧洲抗风湿联盟（EULAR）年会期间举行了首届ASAS研讨会，以开展国际临床协作研究和筛选临床评价方法和工具。在2005年的EULAR年会上，ASAS英文名称正式修改为脊柱关节炎国际协作组（assessment of spondyloarthritis international society，ASAS），并首次推出了脊柱关节炎（spondyloarthritis，SpA）这一新名词，以强调该组疾病的炎症特征和主要病变部位。

ASAS成立后，推出一系列AS临床评价的指标和工具外，最重要的工作之一就是组织会员国进行多中心早期诊断标准研究，分别于2009年公布了ASAS推荐的中轴型SpA分类标准，2010年发表了外周型SpA分类标准。试图以SpA或非SpA专家意见为黄金评价标准。建立这些新标准的主要目的是为了引进磁共振成像（MRI）的评估，以改进目前可用标准的敏感性和特异性（如ESSG或Amor标准）。新的ASAS标准具有82.9%的敏感性和84%的特异性，相对于ESSG标准的70.7%和63.5%以及Amor标准的69.4%和78.4%。另外，与ESSG和Amor标准相比，这些标准可以更明确区分中轴型和外周型SpA。

（二）放射学阴性中轴型脊柱关节炎名称的提出及其临床意义

中轴型SpA既涵盖了有X线骶髂关节炎、满足修订的纽约标准的患者，也包括了仅有MRI急性骶髂关节炎，但没有X线骶髂关节炎、不能满足修订的纽约标准的患者诊断。这样从2012年开始，有学者就提出了放射学中轴型SpA（即有X线骶髂关节炎、满足修订的纽约标准的中轴型SpA患者），以区别于放射学阴性中轴型SpA（即没有X线骶髂关节炎、不能满足修订的纽约标准的中轴型SpA患者），这一概念提出的目的是为了细化脊柱关节炎患者，区分具有同质的疾病群，有利于将来的病因和遗传研究。不过大家更关心的是放射学阴性中轴型SpA是否就是早期AS？在大家诊断的脊柱关节炎中，放射学阴性中轴型SpA的比例占多少？

有数据显示，在新诊断的中轴型SpA患者中，放射学阴性中轴型SpA患者的比例预计在23%～80%，这取决于症状持续时间、选择标准和其他参数，如MRI的可用性和阅片技术水平的高低。已经有一些研究显示，在出现症状仅2～3年后，20%～30%患者中可能会出现X线骶髂关节炎。

在一个项目是抗肿瘤坏死因子（TNF）治疗活动性中轴型SpA患者的临床研究中，患者症状持续时间≤3年（平均15.3个月），其中AS患者占12%，而放射学阴性中轴型SpA患者占88%。在另外一个项抗TNF药物研究中，患者活动性疾病和症状持续时间≤5年（平均2.8年），AS患者占51%，放射学阴性中轴型SpA患者则为49%。在另一个项目是柳氮磺吡啶多中心药物对照研究试验，纳入了症状持续时间<5年的放射学阴性中轴型SpA患者，约13%有X线骶髂关节炎并满足修订的纽约标准，其中的87%被确定为具有放射学阴性中轴型SpA。

另一项研究中调查了329名中轴型SpA患者，其中97%有慢性炎性背痛病史，97%为HLA-B27阳性，所有研究对象都有明确SpA家族史。根据2009年ASAS分类标准，这些患者患有中轴型SpA可能性>90%。进一步研究发现，X线骶髂关节炎（符合修订的纽约标准）在症状持续时间<10年患者中有40%，症状持续时间为10～20年患者为70%，在症状持续时间>20年患者中高达86%。很明显，X线骶髂关节炎的出现和患病时间密切相关。但这些数据也提示，大约10%～15%中轴型SpA患者可能永远不出现X线骶髂关节炎。以上这些来自不同研究数据均表明，放射学阴性中轴型SpA是一个有重要意义的患者群体，他们在整个中轴型SpA患者中比例估计在20%～80%。

（三）放射学阴性中轴型SpA是否一定会进展为AS?

临床医师非常感兴趣的另一个问题是放射学阴性中轴型SpA是否一定会进展为放射学中轴型SpA或AS？其进展速度如何？

从以上资料可以看出，X 线骶髂关节炎的出现具有明显时间依赖性。据 Sampaio-Barros 等人报道，2 年间从放射学阴性中轴型 SpA 到放射学中轴型 SpA 或 AS 的进展率为 10%，5～10 年间进展率为 24.3%。更早的研究报道了 2～6 年间 25% 进展率和 10 年间 59% 进展率。而一个德国的脊柱关节病初始队列(GESPIC)研究，调查了放射学阴性中轴型 SpA 和症状持续时间≤5 年的患者的进展速率问题。在该研究中 2 年间放射学的进展率为 11.6%。因此，所有这些研究报道了一致的 2 年间约 10% 的进展率。在此后的研究中发现，CRP 阳性是一个明确的放射学进展危险因素，CRP 阳性患者在 2 年间进展率达 24%。

虽然上述研究均是通过临床和放射学方法确定放射学阴性中轴 SpA，目前有 3 个发表的研究在基线期检查 MRI。在其中一项研究中，基线期 MRI 具有 SI 关节活动性炎症患者中约 30% 在 3 年后出现了骶髂关节炎。在另外一项针对 40 名具有早期炎性背痛患者(症状持续时间 <2 年)的后续研究中，77% 出现了 X 线骶髂关节炎患者在基线的 MRI 中也有阳性结果。在后续 7 年的随访期内，基线 MRI 有骶髂关节炎的患者中 62% 出现了 X 线骶髂关节炎。来自中国的研究显示，基线期骶髂关节 MRI 中具有阳性结果的患者中 87% 在 5～10 年的随访期内发生了 X 线骶髂关节炎，相对于在基线 MRI 呈阴性的患者中仅 30% 患者出现了 X 线骶髂关节炎。因此根据这三项研究，对有阳性 MRI 发现的患者，2 年内出现 X 线骶髂关节炎进展率为 20% 左右。

因此，目前有充分的数据表明，2 年内放射学阴性到放射学中轴型 SpA 的进展率为 10% 左右，基线期骶髂关节 MRI 具有活动性炎症和(或)CRP 阳性的患者，该进展率约为 20%。基于这些来自横断面调研和随访分析的数据提示，根据特定的症状持续时间，可推测出放射学阴性中轴型 SpA 进展到 AS 的比率。

(四)放射学阴性中轴型 SpA 就是早期 AS 吗?

根据最近针对中轴型 SpA 建立的 ASAS 分类标准，患者具有≥3 个月的慢性腰背痛，起病年龄 <45 岁，如果满足影像学(X 线骶髂关节炎或 MRI 显示的骶髂关节活动性炎症加上其他 SpA 特征)或临床(HLA-B27 阳性加上 2 个额外的 SpA 特征)条件即可诊断 SpA。如果以中轴型 SpA 的专家意见(在 SpA 具有较深造诣的风湿病学家的意见)作为金标准，ASAS 标准的总体敏感性和特异性分别为 82.9% 和 84.4%。但对该标准的使用要注意患者的特殊性和疾病个体差异性。如新近研究发现，在挪威北部高 HLA-B27 阳性率(将近 16%)地区的慢性腰背痛患者中应用 ASAS 临床分类标准，与放射学 SpA 相比，会导致中轴型 SpA 患病率的显著升高(与放射学 SpA 相比)。另外，前面已经谈到，患者从 nraSpA 进展到 SpA/AS 的速度与比例不定，将近 1/5 的患者可能最终并不进展为 AS。在疾病的早期将患者归类为 SpA 的目的是为了更好的随访患者，同时可以对具有疾病进展的高危风险的患者及早干预以改善预后。

X 线和 MRI 影像学具有 97.3% 的高特异性，但敏感性仅为 66.2%。在放射学阴性中轴型 SpA 中，骶髂关节在 MRI 显示的阳性结果是影像学的强制要求，因此，“阳性 MRI”的定义很关键。但仅依靠影像学可能会漏掉约 1/3 的中轴型 SpA 患者，因为其敏感性较低。在最近有关中轴型 SpA 分类研究的分析中，仅仅依靠临床标准确定诊断的特异性和敏感性分别为 83.3% 和 56.6%，表明临床标准本身的特异性也很好，但是敏感性很低，这跟仅使用影像学标准是一样的。

有时中轴型 SpA 患者能满足临床标准，但不能同时满足影像学标准，主要因 MRI 可能无法在某些诊所方便使用或在世界某些地区可能太昂贵。另外，ASAS 分类标准仅包括骶髂关节的 X 线或 MRI 的变化，但不包括中轴骨的其他部位。根据症状的持续时间，MRI 上所显示的脊柱炎症可见于 12%～70% 的中轴型 SpA 患者中。骨炎也可能独立出现在任何骨盆肌腱末端位置，而并不一定同时有骶髂关节炎。另外，还可能患者已经出现了骶髂关节的结构变化，但并没有伴发的炎症。不过这些 MRI 显示的骶髂关节的结构变化目前还不是 MRI 阳性结果定义的部分。正如最近所指出的，这在(不远的)将来可能改变。最后，当将棘突间关节或骶髂关节炎症的 MRI 证据与取自相同位置的活检样本组织学结果对比时就会发现，MRI 有时显然没有敏感到能发现所有的炎症。同样，炎症的 MRI 证据和疾病活动度的临床证据间的相关性也并不密切。由于炎症的波动性或者由于其敏感性不够高，骶髂关节的 MRI 可在某一个时间点显示阴性，但是之后又显示阳性。

(五)放射学阴性中轴型 SpA 的患者的疾病活动度是类似的吗? 如果不同，对治疗的反应是否有差别?

根据德国的 GESPIC 研究(患者症状持续时间 <5 年)、法国的 DESIR 队列研究(患者症状持续时

间<3 年)以及其他观察性队列研究(68% 患者的平均症状持续时间>5 年)的数据表明，放射学阴性中轴型 SpA 患者和 AS 患者具有相同水平的巴斯 AS 疾病活动性指数(BASDAI)和疼痛水平，无论是否被分类为放射学阴性中轴型 SpA 还是 AS。但来自相同研究的证据表明，放射学阴性中轴型 SpA 患者 CRP 水平比具有类似症状持续时间的 AS 患者更低，MRI 上的活动性骨质炎症程度也更低。这可能是因为具有较高水平 CRP 水平和(或)MRI 阳性结果的中轴型 SpA 似乎更快地进展到了放射学骶髂关节炎阶段。因此，正如上面所讨论的，如患者具备炎症的客观参数，还可以解释为何 CRP 水平高或 MRI 阳性的患者中可发现更高比例 AS 患者。除了一定水平的临床疾病活动度，在 ASAS 针对关于使用 TNF 拮抗剂治疗中轴型 SpA 的 TNF 拮抗剂的治疗推荐中，以及欧洲药品管理局(EMA)最近批准放射学阴性中轴型 SpA 的阿达木单抗新适应证中，放射学阴性中轴型 SpA 时，均要求放射学阴性中轴型 SpA 患者开始 TNF 拮抗剂治疗的前提是不仅临床疾病活动度达到一定水平，还必须有升高的 CRP 水平升高和(或)活动性骨炎的 MRI。这些患者中对 TNF 拮抗剂治疗的应答率与具有相同症状持续时间的 AS 患者类似。同样的类似应答也见于其他的一些研究，如在以依那西普和柳氮磺吡啶治疗早期中轴型脊柱关节炎的(ESTHER)研究中进行的直接比较两组患者对依那西普的反应，以及和之前研究比较的有关阿达木单抗治疗 AS 的临床研究(ATLAS)，及 Haibel 等开展的和放射学阴性中轴型 SpA 的对比研究，又称 Ability-1 研究，或 Barkham 等人有关早期中轴型 SpA 的英夫利西研究，以及 AS 的英夫利西研究等。Ability-1 研究显示，在 CRP 和 MRI 活动性炎症均为放射学阴性中轴型 SpA 患者中，阿达木单抗和安慰剂组在疾病活动性的 ASAS 标准 40% 改善率(ASAS40)没有区别显著差异(分别为 23% 和 20%)。因此，仅就患者对 TNF 拮抗剂的反应而言，症状持续时间短和疾病活动度高最关键，而是否存在 X 线显示的 SI 关节结构性损伤是否存在似乎不是治疗反应的区别因素。

瑞士的一个有关中轴型 SpA 患者的前瞻性队列研究纳入了 741 名 AS 患者和 162 名接受 TNF 拮抗剂治疗的放射学阴性中轴型 SpA 患者。这些研究对象并不一定都满足修订的 AS 纽约标准。在疾病活动度相当的患者中，接受 TNF 拮抗剂治疗的 AS 患者和放射学阴性中轴型 SpA 患者的治疗结果相似(分别为 74% 和 71%)。

总之，放射学阴性中轴型 SpA 在临床上只是中轴型 SpA 的一部分。家族聚集性研究表明，不同的 SpA 亚型存在一种共同的遗传背景，而现有的来自动物模型、免疫病理学分析，结构改变及治疗反应的证据并没有发现这些不同 SpA 亚型的病理生理学之间存在根本的差异，说明 SpA 是一种具有不同表现型的单一疾病。尽管这一结论仍有值得商榷的地方，但这种新的分类不仅利于临床试验与疾病预后的研究，同时也对遗传与病理生理学研究具有重要意义。越来越多的研究估算了这些患者相对于 AS 患者的相对比例以及从放射学阴性中轴型 SpA 进展到 AS 的比例。这两个群体之间既有类似性也有差别性。虽然它们在临床表现、临床疾病活动度水平以及对 TNF 拮抗剂反应上类似，但在结构损伤范围(根据定义)、客观炎症(如 CRP 值、MRI 结果)水平和性别分布上存在差异。尽管如此，现有的大部分数据都是来自横断面研究或短期随访研究，将来的研究应集中于进一步评估当前的分类标准和收集更多长期病程的数据。

(黄　烽)

参 考 文 献

1. 黄烽. 强直性脊柱炎. 北京：人民卫生出版社，2011.
2. 邓小虎，黄烽. 放射学阴性中轴型脊柱关节炎：临床实践中的疑问与解惑. 中华内科杂志，2013，52(11)：907-909.
3. Huang F，Gu J，Zhu P，et al. Efficacy and safety of adalimumab in Chinese adults with active ankylosing spondylitis：results of a randomised，controlled trial. Ann Rheum Dis，2014，73(3)：587-694.
4. 肖征宇，曾庆馀. 对强直性脊柱炎和脊柱关节炎的认识. 中华风湿病学杂志，2013，17(5)：289-292.
5. Sieper J，van der Heijde D. Nonradiographic axial spondyloarthritis：new definition of an old disease? Arthritis Rheum，2013，65(3)：543-551.
6. Baeten D，Breban M，Lories R，et al. Are spondylarthritides related but distinct conditions or a single disease with a heterogeneous phenotype? Arthritis Rheum，2013，

65(1): 12-20.

7. Robinson PC, Wordsworth BP, Reveille JD, et al. Axial spondyloarthritis: a new disease entity, not necessarily early ankylosing spondylitis. Ann Rheum Dis, 2013, 72(2): 162-164.
8. Bakland G, Alsing R, Singh K, et al. Assessment of spondyloarthritis international society criteria for axial spondyloarthritis in chronic back pain patients with a high prevalence of HLA-B27. Arthritis Care Res, 2013, 65(3): 448-453.
9. van Tubergen A, Weber U. Diagnosis and classification in spondyloarthritis: identifying a chameleon. Nat Rev Rheumatol, 2012, 8(3): 253-261.
10. Bethi S, Dasgupta A, Weisman MH, et al. Functional limitations due to axial and peripheral joint impairments in patients with ankylosing spondylitis: are focused measures more informative? Arthritis Care Res, 2013, 65(4): 607-614.
11. Khan MA. Ankylosing spondylitis and related spondyloarthropathies: the dramatic advances in the past decade. Difficulties of diagnosis: how far has AS advanced? Rheumatol, 2011, 50: 637-639.
12. Braun J, Bollow M, Remlinger G, et al. Prevalence of spondylarthropathies in HLA-B27 positive and negative blood donors. Arthritis Rheum, 1998, 41(1): 58-67.
13. Huang F, Gu J, Zhu P, et al. Efficacy and safety of adalimumab in Chinese adults with active ankylosing spondylitis: results of a randomised, controlled trial. Ann Rheum Dis, 2013, doi: 10.1136-2012-202533, Published Online First
14. Maksymowych WP. Spondyloarthritis in 2012: Advances in pathogenesis through animal models and imaging. Nat Rev Rheumatol, 2013, 9(3): 72-74.
15. Ward MM, Learch TJ, Gensler LS, et al. Regional radiographic damage and functional limitations in patients with ankylosing spondylitis: differences in early and late disease. Arthritis Care Res, 2013, 65(2): 257-265.
16. Poddubnyy D, Brandt H, Vahldiek J, et al. The frequency of non-radiographic axial spondyloarthritis in relation to symptom duration in patients referred because of chronic back pain: results from the Berlin early spondyloarthritis clinic. Ann Rheum Dis, 2012, 71: 1998-2001.
17. Arends S, van der Veerc E, Kallenberg CGM, et al. Baseline predictors of response to TNF-a blocking therapy in ankylosing spondylitis. Curr Opin Rheumatol, 2012, 24: 290-298.
18. Beyer C, Distler JHW. Changing paradigms in spondylarthritis: the myofibroblast signature. Arthritis Rheum, 2013, 65(1): 24-27.
19. van der Horst-Bruinsma IE. Treatment of non-radiographic axial spondyloarthritis: it is only the beginning. Ann Rheum Dis, 2013, 72(6): 789-790.

三、TNF-α治疗强直性脊柱炎的研究进展

抗肿瘤坏死因子(tumor necrosis factor, TNF)抑制剂，已在临床上广泛用于治疗强直性脊柱炎(AS)并取得较好的疗效，为AS治疗带来了新曙光。已在欧美和我国上市的生物制剂包括依那西普(etanercept，商品名enbrel，益赛普)、英夫利西单抗(infliximab，商品名remicade，类克)和阿达木单抗(adalimumab，商品名humira)。下面简述其生物特性、疗效与安全性。

(一)抗TNF生物制剂

依那西普属一种完全人化的重组可溶性TNF p75受体二聚体融合蛋白，与内源性可溶性受体相似。相对分子质量为150 000。在人体的消除半衰期为102±30小时。该制剂与血浆中可溶性TNF-α及细胞膜表面TNF-α分子高亲和力结合并中和其生物活性；它还可以和TNF-β结合，后者与TNF-α有相似的生物特性。在机体免疫功能尤其是淋巴器官的形成和炎症过程中发挥作用，但依那西普结合TNF-β所产生的抑制作用与临床疗效还不甚清楚。依那西普治疗AS的临床推荐剂量为25mg，皮下注射，2次/周。

英夫利西单抗是人/鼠嵌合抗TNF-α IgG1κ同型链单克隆抗体，由人体恒定区和鼠类可变区组成。其中75%为人源化25%为鼠源化，相对分子质量为149 100；在人体的消除半衰期为8.0～9.5天。英夫利西单抗也与可溶性和细胞膜表面的TNF-α分子高亲和力结合，从而使TNF-α丧失生物活性；但它不与TNF-β结合。当英夫利西单抗与细胞膜表面特异性抗原结合时，可通过激活经典补体激活途径与抗体依赖的细胞介导的细胞毒作用(ADCC作用)导致细胞溶解。英夫利西单抗治疗AS的临床推荐剂量为3～5mg/kg，静脉滴注，每

6～8周1次。

阿达木单抗是完全人化单克隆TNF抗体。在人体内消除半衰期为11～13.7天。体内和体外实验可观察到阿达木单抗与可溶性TNF结合，进而抑制TNF与细胞表面TNF受体结合，以达到其抗TNF作用。尽管还不知道其能否与膜型TNF结合，但其具有固定补体或激发效应细胞而导致细胞裂解的潜在作用。已证实，阿达木单抗对于类风湿关节炎（RA）及银屑病性关节炎有较好的疗效和安全性，疗效可能优于以上2种制剂。但用于AS治疗的资料较少。阿达木单抗治疗AS的临床推荐剂量用法：40mg，皮下注射，每2周1次。

（二）TNF-α治疗AS的免疫学基础

TNF-α在慢性自身免疫炎性疾病中的作用：TNF-α是一种促炎症细胞因子，主要由活化的单核细胞和巨噬细胞产生，少量由T细胞产生。TNF-α具有介导炎症反应和免疫调节作用，其效应包括促使淋巴细胞活化、成纤维细胞增生，对细胞因子、趋化因子、前列腺素、金属蛋白酶也有影响。研究发现，当中和了TNF-α，时，其他促炎症细胞因子如白介素（IL）-1也可受到抑制。由此现象提出一个概念，即可促使炎症细胞因子相互连接形成一个网络，TNF-α位于网络的顶点，所以推测TNF-α在许多免疫介导的疾病中处在中心的位置。

TNF-α在AS发病中的作用：动物模型和源于人的组织样本研究发现，TNF-α在AS的发病中发挥重要的作用。过度表达TNF-α的转基因鼠可发生与人类似的AS中轴病变与肌腱端病变。AS患者血清中的炎性标记物TNF-α和IL-6水平明显高于其他非炎性腰背痛患者及健康对照者。骶髂关节炎症部位存在大量能表达TNF-α的T细胞和巨噬细胞，而骶髂关节活检组织中亦可发现大量TNF-α mRNA及其蛋白表达。

虽然AS和RA是两种发病机制完全不同的疾病。但现在认为它们均是自身免疫炎症性关节病变。TNF-α在这两种疾病的发病机制中发挥作用，抗TNF制剂对RA也有显著疗效。炎症性肠病肠道高度表达抗TNF-α，用以治疗克罗恩病也有显著疗效。总之，以上研究提示TNF-α参与了AS的发病机制，而TNF-α抑制剂是治疗该病的合理选择。

（三）抗TNF生物制剂治疗AS临床研究

1. 英夫利西单抗 为研究英夫利西单抗治疗AS的有效性，于2000年6月柏林进行了一项为期12周的开放性研究。入选者为平均病程5年以上的重症AS患者；英夫利西单抗使用剂量为5mg/kg，在0、2、6周，3次静脉输注。结果表明，10例患者中9例强直性脊柱炎疾病活动指数（BASDAI）改善大于50%。在开始治疗4周后BASDAI平均改善大于70%。更重要的是SF-36生活质量，特别是躯体健康部分在治疗4周后显著改善。以后又在多个国家进行了英夫利西单抗治疗AS的开放性研究，取得与上述结果相似的明显疗效。加拿大和法国研究结果显示，病程长、具有严重影像学病变及发生脊柱强直的患者疗效较差。希腊和西班牙则提供了长期（超过1年）治疗的资料，所有患者治疗反应相似，疗效达80%。令人感兴趣的是，在法国的资料中，经英夫利西单抗治疗6个月后SpA患者的腰椎和股骨颈骨密度增加。

为评估英夫利西单抗治疗AS的安全性和疗效，Braun等进行了双盲、安慰剂对照、多中心英夫利西单抗治疗70例AS的临床试验。入选者均为只接受过非甾类抗炎药（NSAIDs）治疗的活动性AS患者。分别在0、2、6周给予英夫利西单抗（5mg/kg）或安慰剂治疗；连续观察至第12周。结果分别有53%英夫利西单抗治疗组和9%的安慰剂组BASDAI改善达到50%（$P<0.001$），并且发现基线期C反应蛋白高的患者，对治疗反应更好。此外，其他评估病情活动性指标如功能指数（BASFI）和生活质量等均有显著改善。比利时的类似研究发现，40例SpA（具有更多外周关节炎）的患者经过英夫利西单抗治疗后，与对照组比较，脊柱关节病（SpA）患者外周关节和脊柱症状包括严重肌腱端炎，经英夫利西单抗治疗后均都得到了显著改善。此外，最近对急慢性脊柱病变的MRI影像学进行了评估结果显示，英夫利西单抗对AS脊柱炎进程有明显抑制作用。提示英夫利西单抗对外周和中轴关节均有明显疗效。

关于英夫利西单抗治疗AS最适剂量的研究资料尚少。最近柏林在一小样本的开放性研究中使用英夫利西单抗治疗6例SpA。其中3例患者给予英夫利西单抗3mg/kg，另外3例给予5mg/kg。在开始治疗后短期内5例患者症状显著改善，当治疗持续至第12周时，大剂量组症状改善大于50%，小剂量组疗效不如大剂量组。但是，有关合适剂量需进一步加大样本或进行双盲、安慰剂对照研究。

2. 依那西普 Gorman等对依那西普进行了一项双盲、安慰剂对照研究，以评价依那西普治疗活动性炎性强直性脊柱炎临床疗效。40例患者随机分为2组接受依那西普（25mg，2次/周）或安慰剂治疗。随后均进入为期 6 个月依那西普延长开放性治疗。该研究有以下特点：①入选患者继续使用了改善病情抗风湿药（DMARDs，40%）和激素（25%）；②使用了不同的疗效评价参数。治疗有效的主要判断标准是在这 5 个反映 AS 病情活动的指标中包括晨僵时间、夜间脊柱疼痛程度、AS 功能指数（BASFI）、患者整体评价和关节肿胀积分等。判断指标为是否有 3 个或 3 个以上的指标改善超过 20%。4 个月后，依那西普治疗组和安慰剂组分别有 80% 和 30% AS 患者达到病情改善（$P=0.004$）。随后 6 个月开放延长治疗结果显示：两组 AS 患者在晨僵、夜间脊柱痛、BASFI、患者整体评价、扩胸度、红细胞沉降率（ESR）和 C 反应蛋白（CRP）等均达到了显著改善，但是两组患者在关节肿胀积分、外周关节压痛积分、Schober 试验和枕壁距等方面均未达到显著改善。

另一项为期 24 周的双盲、安慰剂对照试验，30 例活动性 AS 患者被随机接受依那西普（25mg，2 次 / 周）或安慰剂治疗，6 周后安慰剂组改为应用依那西普（25mg，2 次 / 周）继续治疗 12 周，而依那西普组继续按原方案治疗 6 周。试验方案规定 AS 患者 BASDAI 改善达到 50% 或以上为治疗有效。结果在前 6 周 57% 依那西普治疗组和 6% 安慰剂组达到 50% BASDAI 改善（$P=0.004$）；安慰剂治疗 6 周后转到依那西普治疗 6 周的 AS 患者，其 50% 的 BASDAI 改善与依那西普治疗 12 周的结果相似。试验前 6 周依那西普组 AS 患者疼痛指数、功能改善、疾病活动性和生活质量均明显改善，而安慰剂组无变化。两组患者的所有临床疗效参数在 12、18 周时持续改善，停用依那西普后疾病复发时间平均（6±3）周。该研究显示，依那西普短期内治疗 AS 有效。试验过程中无严重的毒副作用发生。

3. 阿达木单　一项为期 52 周阿达木单抗治疗 AS 的开放研究结果显示：15 名患者中 7 例（47%）在第 12 周达到 BASDAI 50% 和 ASAS40；10 例（67%）BASDAI 缓解 20%。到第 52 周时，13 例最终完成研究的患者均达到 BASDAI 缓解 20%。此外其他次要指标，如总体和夜间背痛 VAS 评分、BASFI、BASMI、医师和患者的总体评价、CRP 也均明显好转，且起效迅速，在第 2 周即显现统计学差异。但治疗前后外周关节炎和肌腱端炎的改善无统计学差异，作者认为可能与样本少有关。研究同时对 7 例患者行脊柱 MRI，8 例患者行骶髂关节 MRI 检查，结果急性炎症表现均有所好转，但可能由于样本小，未显现统计学差异。

最近发表的一项为期 24 周阿达木单抗治疗 AS 的多中心双盲安慰剂对照研究；以第 12 周的 ASAS20 为主要疗效指标。治疗组 58.2%（121/208）达到 ASAS20，安慰剂组仅 20.6%（22/107）（$P<0.001$）。BASDAI 缓解 50% 的比例在治疗组为 45.2%（94/208），安慰剂组为 15.9%（17/107）（$P<0.001$）。此外，两组之间第 12 周和 24 周达到 ASAS40 的比较，也有统计学意义。在研究期间，治疗组不良反应发生率高于安慰剂组，但多为轻、中度异常，两组间感染发生率无统计学差异。另一项为期 2 年的研究应用阿达木单抗 40mg，皮下注射，每 2 周一次，结果显示阿达木单抗治疗 AS 疗效确切，且安全性较好。

（四）有效与否的预示因素

抗 TNF 生物制剂对哪些 AS 患者有效，哪些参数能预测患者出现较好疗效？对上述问题的研究有重要临床意义，因为 1/3～1/4 的患者对抗 TNF 制剂的治疗缺乏疗效。目前抗 TNF 生物制剂价格还很昂贵，回答上述问题有利于更合理使用这些药物。多项研究显示英夫利西单抗对 CRP 升高的患者有较好疗效。Rudwaleit 等对在 2 项研究中分别接受英夫利西单抗和依那西普治疗的 99 例 AS 患者的疗效及疗效影响因素进行分析，单变量分析显示病程短、BASFI 评分低（反映患者有较好的功能状态）、年龄小、血沉和 CRP 升高的患者显示有较好疗效。用逐步回归进行多因素分析，引入方程的变量有病程、BASFI、BASDAI 和 CRP 等。最早的源于柏林的研究资料显示：如果 CRP 阴性，而磁共振显示阳性结果则预示患者治疗反应可能较好。总之，上述结果提示病程短、年龄小、功能状态好、疾病活动指数高以及血沉和 CRP 升高是 AS 患者对抗 TNF 生物制剂出现较好反应的预测参数。虽然某些参数可能预示抗 TNF 生物制剂的疗效，但这个问题并非绝对，70% 的 CRP 阳性的患者显示可达到 BASDAI 50% 的改善，但 30% 的 CRP 低或阴性的患者也可达到上述治疗反应。Stone 等将 22 例接受英夫利西单抗治疗 52 周的 AS 患者根据 ASAS 20 分为治疗反应组和非反应组，分离患者治疗前后的外周血单个核细胞并进行体外培养，发现治疗反应组患者上清液中 TNF-α 水平升高。药物基因学研究显示 TNF-a 启动子区域 308 位点基因多肽性与抗 TNF 生物制剂治疗 RA 和克罗恩病（CD）的疗效有关。Mugnier 发现存在 TNF-α-308c/c 基因型的 RA 患者比 A/A 或 A/C 基因型的患者对英夫利西单抗的治疗反应好。在英夫利西单抗治疗 CD

和依那西普治疗 RA 研究中也有类似的发现。但目前尚无生物制剂治疗 AS 的药物基因组学疗效研究。

（五）不良反应

一种有效的新药物出现后，药物不良反应令人关注。临床研究和使用治疗的几年间，抗 TNF 生物制剂出现的不良反应主要包括以下 7 个方面：①败血症和结核在内的感染；②恶性肿瘤如淋巴瘤；③其他血液系统异常如贫血和血小板减少；④脱髓鞘病变 / 神经病变；⑤心力衰竭恶化；⑥肝酶升高；⑦出现自身抗体和自身免疫病；⑧输注或注射反应及超敏反应。

抗 TNF 生物制剂突出的、最常见的不良反应是感染。约 30% 患者在使用生物制剂时发生感染，多为普通感染，感染率稍高于使用安慰剂。对发生普通感染的患者给予对症治疗后可以继续抗 TNF 治疗。临床研究显示严重感染（如脓毒血症、肺炎、蜂窝织炎、骨和关节感染）发生率与对照组相似，为每年 3%～4%。药物上市后严重感染的发生率反而下降，为每年 0.7%，可能与加强对患者的选择有关。TNF 在肉芽肿的形成和稳定中发挥重要作用，有助于对分枝杆菌形成包裹；抗 TNF 治疗可出现结核感染。一份来源于西班牙的多中心报告显示，英夫利西单抗治疗 RA 时，结核病的发病率在 2000 年为 1893 例 /100 000；在 2001 年为 1113 例 /100 000；而在 2002 年上半年只有 1 例。究其原因，可能与对使用抗 TNF 的患者进行严格筛选有关。总之，这两种制剂可引起致命性的感染，但在临床研究和随访中没有发现由于使用这些制剂致死率的增高。

在动物模型中，TNF 缺失或过度抑制可以导致狼疮样病变。在人类，应用抗 TNF 生物制剂的患者亦可以出现抗核抗体（ANA）和抗 dsDNA 抗体，但发生药物性狼疮者较为少见；英夫利西单抗治疗 1897 例的患者中有 4 例出现狼疮样病变。另有文献报道 4 例与应用依那西普相关的药物性狼疮。这些药物性狼疮主要表现为发热、关节炎、浆膜炎、皮肤红斑，多为轻到中度，ANA、抗 dsDNA 抗体阳性，停药及短期治疗后上述症状可消失。

虽然 TNF 对心肌有负性肌力作用，可能引起心肌细胞功能紊乱，但抗 TNF 生物制剂应用于心力衰竭的临床研究时由于缺乏疗效而停止。最近美国食品药品监督管理局（FDA）对接受抗 TNF 生物制剂治疗中出现充血性心力衰竭患者进行分析，结果显示 51 例患者中有 42 例出现新近发生的心力衰竭，其中一半患者没有已知的心力衰危险因素，所以有心脏病病史的患者使用 TNF 抑制剂时应密切监测心脏功能，有心力衰病史的患者禁止使用 TNF 抑制剂。

使用 TNF 抑制剂可出现多种脱髓鞘神经系统病变，包括视神经炎、多发性硬化、脑炎、脊髓炎、吉兰 - 巴雷综合征、慢性炎症性脱髓鞘性多发性神经病变、横贯性脊髓炎、癫痫发作、脑白质病等。停用 TNF 抑制剂后几乎所有患者的临床症状得到改善或消失。在多发性硬化、视神经炎或其他脱髓鞘病变患者使用 TNF 抑制剂时，应该谨慎或避免使用。

使用 TNF 抑制剂还可能出现淋巴瘤和血液系统异常，与普通人群相比，抗 TNF 治疗者淋巴瘤的发生率并无增高。少数病例可以出现全血细胞减少和再生障碍性贫血。但在治疗过程中应定期检测患者的血细胞计数。

依那西普最常见的不良反应是注射部位反应，但临床症状较轻，多数可自行缓解，不需要停药。英夫利西单抗引起的输注反应通常发生于输注 2 小时内，多数情况是由于输液速度过快引起。反应程度轻重不一，见于 20% 的患者，常见表现为风疹、瘙痒、红斑、头痛、脸红、发热、寒战、恶心、心悸、呼吸困难等。减慢输液速度，症状可以缓解，几乎不需要停止治疗，一般也不需要用药预防其发生，但在某些病例，使用对乙酰氨基酚、抗组胺药物和甾体类抗炎药物能预防。

总之，与使用 TNF 抑制剂相关的常见的不良反应一般较轻，耐受性好，呈自限性，很少需要停药。严重的潜在危及生命的不良反应少见。选择合适的病例并注意采取预防措施可以减少不良反应发生。

（六）结论和展望

近几十年来，治疗 AS 的药物还较少。最近积累的证据显示新型 TNF-α 阻滞剂可显著改善 AS 患者脊柱及外周关节症状。目前用于临床研究的抗 TNF 生物制剂包括英夫利西单抗、依那西普和阿达木单抗等。多项随机双盲、安慰剂对照研究显示，英夫利西单抗、依那西普和阿达木单抗治疗 AS 疗效显著。欧洲联盟已批准这三种药物用于严重活动性 AS 的短期治疗；对 NSAIDs 和柳氮磺吡啶疗效不佳的活动性 AS，可把这两种生物制剂作为一线药物使用。这些药物有望改善 AS 的强直性病变。但患者是否能从长期治疗中获益，长期治疗是否能阻止 AS 放射学进展和阻止强直的发生，还有待进一步研究。不良反应主要是感染和过敏反应，严重的不良反应少见。但远期不良反应还需观察，应对抗 TNF 生物制剂的长期疗效和安全性进行进一步研究。总之，目前研究结果显示，抗 TNF 生物制剂治疗 AS 利大于弊。

（黄　烽）

参考文献

1. 黄烽. 强直性脊柱炎. 北京：人民卫生出版社，2011.
2. 杨春花，黄烽. 生物抑制剂的安全性及合理使用. 中国执业药师，2012，9(9)：47-52.
3. Huang F，Gu J，Zhu P，et al. Efficacy and safety of adalimumab in Chinese adults with active ankylosing spondylitis：results of a randomised，controlled trial. Ann Rheum Dis，2014，73(3)：587-594.
4. Calabrese LH. Molecular differences in anticytokine therapies. Clin Exp Rheumatol，2003，21：241-248.
5. Feldmann M，Brennan FM，Maini RN. Role of cytokines in rheumatoid arthritis. Ann Rev Immunpl，1996，14：397-440.
6. Butler DM，Maini RN，Feldmann M，et al. Modulation of proinflammatory cytokine release in rheumatoid synovial membrane cell cultures：comparison of monoclonal anti TNF-alpha antibody with the interleukin-1 antagonist. Eur Cytokine Netw，1995，6：225-230.
7. Braun J，Sieper J. The sacroiliac joint in the spondyloarthropathies. Curr Opin Rheumatol，1996，8：275-297.
8. Sandborn WJ，Hananer SB. Anti-tumor necrosis factor therapy for inflammatory bowel disease：a review of agents pharmacology，clinical results and safety. Inflamm Bowel Dis，1999，5：119-133.
9. Brandt J，Haibel H，Cornely D，et al. Successful treatment of active ankylosing spondylitis with the anti-tumor necrosis factor alpha monoclonal antibody infliximab. Arthritis Rheum，2000，43：1346-1352.
10. Allali F，Roux C，Kolta S，et al. Infliximab in the treatment of spondyloarthropathy，bone mineral density effect. Arthritis Rheum，2001，44：S89.
11. Braun J，Brandt J，Listing J，et al. Treatment of active ankylosing spondylitis with infliximab：a randomized controlled multicentre trial. Lancet，2002，359：1187-1193.
12. Van Den Bosch F，Kruithof E，Baeten D，et al. Randomized double-blind comparison of chimeric monoclonal antibody to tumor necrosis factor alpha (infliximab) versus placebo in active spondylarthropathy. Arthritis Rheum，2002，46：755-765.
13. Braun J，Baraliakos X，GolderW，et al. Magnetic resonance imaging examinations of the spine in patients with ankylosing spondylitis，before and after successful therapy with infliximab：evaluation of a new scoring system. Arthritis Rheum，2003，48：1126-1136.
14. Brandt J，Haibel H，Reddig J，et al. Successful short term treatment of severe undifferentiated spondyloarthropathy with the anti-tumor necrosis factor-alpha monoclonal antibody infliximab. J Rheumatol，2002，29：118-122.
15. Gorman JD，Sack KE，Davis JC J r. Treatment of ankylosing spondylitis by inhibition of tumor necrosis factor alpha. N Engl J Med，2002，346：1349-1356.
16. Brandt J，Khariouzov A，Listing J，et al. Six-month results of a double-blind，placebo-controlled trial of etanercept treatment in patients with active ankylosing spondylitis. Arthritis Rheum，2003，48：1667-1675.
17. Haibel H，Rudwaleit M，Brandt HC，et al. Adalimumab reduces spinal symptoms in active ankylosing spondylitis：clinical and magnetic resonance imaging results of a fifty-two-week open-label trial. Arthritis Rheum，2006，54(2)：678-681.
18. van der Heijde D，Kivitz A，Schiff MH，et al. Efficacy and safety of adalimumab in patients with ankylosing spondylitis：results of a multicenter，randomized，double-blind，placebo-controlled trial. Arthritis Rheum，2006，54(7)：2136-2146.
19. Sieper J，Rudwaleit M，Braun J. Adalimumab for the treatment of ankylosing spondylitis. Expert Opin Pharmacother，2007，8(6)：831-838.
20. Rudwaleit M，Listing J，Brandt J，et al. Prediction of major clinical response (BASDAI 50) to tumor necrosis factor alpha blockers in ankylosing spondylitis. Ann Rheum Dis，2004，63：665-670.
21. Rudwaleit M，Brandt J，Braun J，et al. Is there a role for MRI in predicting the clinical response to TNF alpha blocker in ankylosing spondylitis? Ann Rhum Dis，2003，62：97.

22. Stone MA, Payne U, Pacheco-Tena C, et al. Cytokine correlates of clinical response patterns to infliximab treatment of ankylosing spondylitis. Ann Rhum Dis, 2004, 63: 84-87.

23. Mugnier B, Balandrand N, Darque A, et al. Polymorphism at position-308 of the tumor necrosis factor alpha gene influences outcome of infliximab therapy in rheumatoid arthritis. Arthritis Rheum, 2003, 48: 1849-1852.

24. Padyukov L, Lampa J, Heimburger M, et al. Genetic markers for the efficacy of tumor necrosis factor blocking therpy in rheumatoid arthrits. Ann Rhum Dis, 2003, 62: 526-529.

25. GomeZ-Reino JJ, Carmona L, Valverde VR, et al. Treatment of rheumatoid arthritis with tumor necrosis factor inhibitors may predispose to significant increase in tuberculosis risk: a multicenter active-surveillance report. Arthritis Rheunm, 2003, 48: 2122-2127.

26. Kavanaugh A, Keenan G, De Woody K, et al. Long-term follow-up patients treated with remicade (infliximab) in clinical trials. Arthritis Rheum, 2001, 44: S81.

27. Shakoor N, Michalska M, Harris CA, et al. Drug-induced systemic lupus erythermatosus associated with etanercept therpy. Lancet, 2002, 357: 579-580.

第二节 银屑病关节炎

银屑病关节炎（psoriatic arthritis，PsA）是一种与银屑病相关的炎性关节病。其最早由法国Alibert于1818年首次描述，其后Bagin提出“银屑病关节炎”（psoriatic arthritis）病名。然而，本病完全从类风湿关节炎（rheumatoid arthritis，RA）区分出来并作为一个独立的临床疾病，则始于20世纪60年代。直到1964年美国风湿病学会正式命名为银屑病关节炎（PsA），又名关节病型银屑病，确定PsA是一种独立的疾病，具有银屑病皮疹并伴有关节和周围软组织疼痛、肿胀、压痛、僵硬和运动障碍，部分患者可有骶髂关节炎和（或）脊柱炎，病程迁延，易复发，晚期可有关节强直。PsA是一种进行性、致残性的炎性关节病，其临床特点和关节损害和RA、AS有所相似，却也不尽相同，常常以各种不同表现的亚型和复杂多变的临床病程为特点，病变范围不仅仅局限于关节和脊柱，也可累及骨膜、肌腱和肌腱端部位。病变程度从轻微非破坏性单关节炎到迅速发展的毁损性多关节炎甚至出现骨溶解及关节强直。因此，PsA临床表现多种多样、纷繁复杂、异质性很强。一方面提示其发病机制复杂，多重因素相互交织，另一方面也给PsA临床诊治带来一定困难。

近年来，随着研究的深入，对PsA特征性表现的认识取得了很大进展。最新的研究主要集中在PsA的免疫病理的发病机制、临床表现和规范化诊治建议方面，揭示了该病在滑膜、血管结构、肌腱端和骨的病变特征与RA、AS相似而又有所不同，其参与和调节机制更为复杂，从而导致其治疗较RA和AS更为困难，这一点也长期困扰着风湿科及皮肤科医师。

一、导致PsA发病率逐渐升高的因素

流行病学研究表明，PsA患者有逐渐增多的趋势。分析其原因无外乎银屑病本身的发病率逐渐升高，全世界范围内银屑病的发病率约在2%～5%，而且有逐渐升高的趋势，究其原因可能和基因、环境、皮肤屏障损害及免疫紊乱有关。而PsA也随着银屑病发病率的升高有增多趋势，各国PsA患病率不尽相同，有文献报道银屑病患者约5%～7%发生关节炎，关于PsA在银屑病患者中的发病率及影响因素尚需进一步研究。在美国PsA患病率为0.1%，在非洲人、美国黑人和日本人中罕见，提示PsA发病和遗传因素有关。初步统计我国PsA患病率约为1.23‰。约75% PsA患者皮疹出现在关节炎之前，约10%出现在关节炎之后，同时出现者约15%。PsA男女患病比例相近，男女之比为1∶1.04～1∶1.4，发病年龄一般在30～50岁，13岁以下儿童少见。

二、银屑病关节炎发病原因说法不一

尽管PsA的病因尚不清楚，基因、环境和免疫对本病的作用已被医学界广泛接受，最新的研究表明，上述三种因素相互作用导致皮损和关节损伤，其中T细胞活化及炎症细胞因子浸润无论在银屑病还是PsA中均起到重要作用。由于其发病主要表现在表皮的角化、滑膜的增生、关节侵蚀破坏，银屑病发病实际上是的异常分化和角化细胞的增殖，先天免疫和适应性免疫应答的分子是已知的可能参与其发病重要机制。最新的研究表明PsA患者皮肤、滑膜、肌腱和骨质的改变与RA及AS既相似又不同。基因、环境和免疫因素之间的相互

作用变得更为直观，为将来治疗研究提供了重要线索。目前为止，本病病因的认识并未取得共识，其中主要有遗传、感染、代谢障碍、内分泌影响、神经精神因素及免疫失调等学说。

（一）遗传因素

本病常有家庭聚集倾向，提示遗传因素在本病中发挥重要作用。加拿大家族人群研究中发现，银屑病患者一级亲属发生银屑病的人数较正常人高出30.8倍，冰岛人群中的调查则显示一级亲属发病率要高出40倍，二级亲属发病率要高出4倍。单卵双胎、双患银屑病的概率为35%～72%。双卵双胎、双患银屑病的概率为12%～25%。国内报道有家族史者为10%～23.8%，国外报道为10%～80%，一般认为30%左右。本病是常染色体显性遗传，伴有不完全外显率，但也有的认为是常染色体隐性遗传或性联遗传。在PsA的发病机制中，遗传因素具有重要作用，并显示出遗传的多基因性。在患有寻常性银屑病的人群中，PsA发病率高达30%。早期的家族研究提示，在患有银屑病的家庭中，PsA的患病率显著增高。小样本研究发现19岁以前发病的银屑病，发生手指关节炎概率大，因此，30岁以前发病、有家族史者，发生PsA概率更大。

最近，研究者利用银屑病并发关节炎的小鼠模型，发现敲除蛋白JunB和c-Jun后，仍然可以被角朊细胞正常表达。另外在Rag2缺陷小鼠仍然可以发展为PsA，提示T细胞和B细胞在这类小鼠模型中发挥的作用较小，而组织相容性抗原HLA-A1、B16、B17、B27、B39、Cw6和D7与PsA有关。有研究发现，约半数PsA患者有HLA-B27阳性，支持PsA归属于与B27相关的血清阴性脊柱关节炎一类。而单纯银屑病的组织相容性抗原为HLA-B13、B17、Cw6及DR7。McHugh发现，HLA-DR7与慢性重症外周关节病相关，而HLA-B27则与脊椎炎或中轴性病变有关，尤其在青少年银屑病患者中HLA-B27与累及骶髂关节显著相关。但进一步的研究发现PsA与HLA-B27的相关性显著低于AS，提示PsA和AS具有不同的炎症通路，易感基因参与机制可能较AS更为复杂，这也为PsA发病机制研究和治疗靶点的选择带来一定困难。

新近研究通过全基因关联分析来研究PsA发病中的致病基因，最新统计发现有11个位点与PsA的发病有关，包括HLA-C，IL-2/IL-21，IL-12B，IL-13，IL-23A，IL-23R，LCE，YNFAIP3，TNIP1，TRAF3IP2和ZNF313等，这些基因位点中的多种单核苷酸多态性也同样具有重要的作用，进一步阐明这些基因位点的作用和调控机制可为PsA靶点药物治疗提供新的思路。

有研究提出几个基因易感位点在主要组织相容性复合体（MHC）中有最强的作用，因此对MHC区内其他基因的探索一直在继续，目前发现MHC-Ⅰ类抗原链相关的A（MICA）A9和Cw6是与PsA相关性最强的基因易感因子，也进行了大量细致的研究，结果发现AA9、Cw6和PsA及银屑病头皮损害、指甲营养不良相关，Cw6阳性家族银屑病发病年龄小、病情更重，提示其在PsA发病中起到重要作用。

除HLA-B27外进一步研究显示HLA区的其他基因可能与PsA疾病表型相关。目前发现HLA-B位点的基因，包括HLA-B38，HLA-B39与PsA的发病有关，这种关联性相比较于HLA Cw06∶02与银屑病的关联较弱。通过对加拿大人群进行连锁不平衡分析，发现MICAw0801增加了银屑病关节炎发病风险。另外对加拿大患者的一项研究发现RNF39和LIRF与PsA的易感性有关。

近年来通过全基因组关联分析发现除MHC区域基因外，IL-1，IL-23A，TNFAIP3和TNIP1与银屑病的发病风险有关。而IL-13和IL-4是PsA中特异的风险因子。也有研究发现IL-2和IL-21与免疫疾病的发病相关，尤其在PsA中具有更高的阳性率，提示其也可能参与了PsA的发病过程。

（二）感染因素

关于感染和银屑病以及PsA的联系话题由来已久，早期的临床研究发现感染和PsA之间有着或近或远的联系，但始终未找到直接的证据。临床研究发现在人类免疫缺陷病毒（HIV）感染的人群中，银屑病的发病率高于普通人群，关节炎可发生在HIV感染的任何阶段，且症状严重。有人从关节液中分离出HIV，并在单核细胞与淋巴细胞中获得证实。在银屑病的斑块内也发现有革兰阳性菌聚集、抗链球菌抗体升高，在银屑病和PsA患者中发现滑膜液内淋巴细胞转化对链球菌的应答增强。由此推论，在易感的银屑病个体中，细菌细胞壁抗原性产物可激发关节炎。有人认为滴状银屑病是由感染因子激发的，亦有报道链球菌咽峡炎后发生银屑病的患者，并在皮疹和指甲培养出链球菌和葡萄球菌，且对链球菌介导的体液和细胞免疫反应性增强，似乎提示感染与银屑病之间存在一定联系。但是，银屑病斑块常伴发继发感染，感染究竟是“因”还是“果”目前尚无定论。目前大多数的研究者还是认同感染在 PsA 发病中起到一定作用，该观点认为在感染及炎症性因子作用下，角朊细胞和朗格汉斯细胞或其他类似细胞能加工处理细菌或其他抗原，并与真皮层 T 细胞相互作用而导致发病。

1. 病毒感染 有人曾对银屑病伴有病毒感染的患者进行抗病毒治疗，结果银屑病关节炎病情也随之缓解，但病毒感染和银屑病亦或 PsA 之间具体的分子机制尚需进一步研究。

2. 链球菌感染 据报道约 6% 的患者有咽部感染史及上呼吸道症状，而且其抗"O"滴定度亦增高，但如前所述，究竟链球菌感染是病因还是继发感染尚需进一步研究。

3. 代谢障碍 有人认为，脂肪、蛋白质、糖三大物质代谢障碍对本病有致病作用，也有人认为这三大物质代谢异常是继发现象，还有人认为本病与三大物质代谢障碍无关。

4. 内分泌功能障碍 银屑病与内分泌腺机能状态的相关作用早已引起人们的重视，PsA 和代谢综合征之间具有紧密联系，一方面和银屑病患者不良生活习惯有关，比如吸烟、嗜酒、肥胖等导致内分泌功能紊乱；另一方面慢性炎症可能是连接 PsA 和代谢综合征之间的桥梁。炎症细胞因子如干扰素 -γ、IL-2，IL-12 及 TNF-α 等相互作用导致动脉粥样硬化、肥胖、胰岛素抵抗等内分泌代谢异常，反之这些因素亦可加重 PsA 炎症过程、加速关节侵蚀、破坏。因此，目前的观点 PsA 和内分泌功能紊乱互为因果。

5. 神经精神障碍 以往文献经常报道精神因素与本病有关，如精神创伤有时可引起本病发作或使病情加重，并认为这是由于精神受刺激后血管运动神经张力升高所致。可是在前苏联卫国战争期间，精神受严重创伤者特别多，但未见本病发病率增高，因此精神因素和 PsA 发病关系尚无定论。

（三）免疫因素

现有的 TNF-α 治疗手段促使研究方向集中到了 PsA 的免疫病理学方向，并进而探索新的治疗靶标。有报道 Th1 和 Th17 细胞活化释放炎症细胞因子，与 PsA 发生相关。这些细胞因子包括 TNF-α，IFN，IL-23，IL-17，IL-22，ICAM-1，IL-1，IL-6 和 IL-18。临床检验发现 TNF-α 在 PsA 患者的滑膜、血清和血小板中水平增加，提示促炎症细胞因子与 PsA 的发病相关。

最近的研究表明，PsA 患者体液免疫机制过度活跃，补体系统亦参与发病，T 细胞激活来自皮肤和滑膜的成纤维细胞增殖反应能力及分泌能力增强，增加 IL-1、IL-6 和血小板来源的生长因子的分泌进而导致 PsA 发生，因此在遗传背景下多种免疫细胞及炎症细胞因子参与导致 PsA 关节、肌腱及附着点炎症。

三、决定银屑病患者出现关节损伤的因素

那些因素决定银屑病患者出现关节受累并发展为 PsA 始终是皮肤科医师和风湿科医师共同关注的话题，一项来自冰岛的流行病学研究提示遗传因素仍然是银屑病患者出现关节受累的主要影响因素，另外银屑病的临床特征也和 PsA 的发病有关，研究表明银屑病出现头皮损害、甲周营养不良以及肛周病变出现关节受累的概率较大，有研究报道 80% 的 PsA 患者出现指甲异常，而无关节炎的银屑病患者仅有 20% 有指甲病变，指甲病变包括凹陷、甲松离、纵嵴、甲裂、甲下角化过度、油滴样变色和甲面变白粗糙，这些改变虽非 PsA 特有，但可作为早期诊断的线索。特别是有指炎伴有指甲 20 个以上凹陷时，强烈提示 PsA 可能性大。最近也有研究发现无症状肌腱附着点炎和 PsA 发病有关。

遗传基因在 PsA 发病中的重要作用已经得到广泛、深入的研究，研究发现 PsA 与 AS 有共同的遗传风险因子（例如 HLA-B27，IL-23R 和 IL-1）。继之发现染色体 2q12-13 的两个区域包括 IL-1 细胞因子簇是 PsA 的风险因子，IL-1A 与 IL-1B 尾端区域之间，包括 IL-1F7，IL-1F8 和 IL-1F10 的部分区域与 PsA 发病有关，提示其可能是导致 PsA 炎症反应的易感基因。

1980 年，HLA-Cw*0602 等位基因被首先发现与 PsA 发生最为密切，HLA-Cw*0602 阳性患者发病年龄小、皮肤疾病更为严重，而 HLA-Cw*0602 阴性患者指甲和关节都很少受累。HLA-B27 在 20%～60% 的 PsA 患者中呈阳性，这部分患者发生中轴和脊椎关节炎的概率增加；DR4 与侵蚀性 PsA 有关；DR7 和 B38 与外周 PsA 有关；HLA-B13、HLA-B57、HLA-B39、HLACw6 和 HLA-Cw7 与 PsA 也表现出一定的正相关。而 HLA-B22 似乎可以预防这种疾病的发生。其他与银屑病相关的基因包括 SLC9A3R1，NAT9，RAPTOR，SLC12A8 和 CARD15，而 CARD15 使银屑病更容易发展成 PsA。

上述研究表明 PsA 是多基因参与的具有多因子遗传基础的疾病，单一的遗传位点难以解释 PsA

纷繁复杂的临床表现，随着研究的深入，PsA 发病机制中关键的遗传基因及炎症通路更为清晰，将为 PsA 的生物治疗提供更多的靶点。

四、从银屑病关节炎临床特征看其异质性

银屑病关节炎发病隐袭，约 1/3 的患者呈急性发病，70% 的患者皮肤病变先于关节炎数月甚至数年出现，另有 15% 的患者关节炎和皮疹同时出现。而较多的儿童患者关节炎出现在皮肤、指甲改变之前，因此儿童患者出现炎性关节病的改变需更加注意甄别 PsA 的发生，银屑病家族史往往能提供重要线索。

（一）银屑病关节炎关节表现高度异质性

近年有学者将 PsA 分为三种类型：①类似反应性关节炎伴附着点炎的非对称单关节和寡关节炎型（30%～50%）；②类似类风湿关节炎的对称性多关节炎型（30%～50%）；③类似强直性脊柱炎的以中轴关节病变为主（脊柱炎、骶髂关节炎和髋关节炎），伴有或不伴有周围关节病变的脊柱病型（5%）。远端指间关节受累（25%）、残毁性关节炎（约 5%）、骶髂关节炎（约 35%）和脊柱炎（约 30%）在上述三个亚型中均可见到。由此可见，PsA 的关节表现较 RA 和 AS 更具有异质性，临床上需要仔细甄别才能减少误诊发生。

（二）肥胖和银屑病关节炎具有紧密联系

肥胖和 PsA 之间可能存在的相互关系是一个非常有趣的问题。目前的研究表明，肥胖可能促进银屑病患者 PsA 的发展，增加使用生物制剂或 DMARDs 治疗期间因酒多酚对丙二醛（MDA）的增加所导致的心血管风险。已经有确凿的证据表明肥胖通过不同的机制引起动脉粥样硬化和心血管疾病。首先，肥胖常与胰岛素抵抗（IR）、葡萄糖和脂质代谢障碍、高血压及多个独立的心血管危险因素（VRF）本身相关联。此外，它的慢性轻度炎症特征也可能是肥胖和其他 VRF 之间连接的桥梁，也可能在某一时间直接转为动脉粥样硬化而增加心血管事件风险。进一步的研究表明脂肪因子、TNF-α 是肥胖和 PsA 之间的最重要的“纽带”，因为它既是导致肥胖的重要因子也能够影响银屑病的各种临床特征。

（三）银屑病关节炎心血管风险显著升高

关于 PsA 心血管风险研究表明，在脂肪细胞因子失衡时可能诱发氧化应激和内皮功能障碍导致血管受损。此外，胰岛素抵抗状态导致非酯化脂肪酸的循环水平升高，从而引起脂毒性、氧化应激和血管内皮功能障碍，导致早期动脉粥样硬化发生。因此，PsA 已被报道为一个涉及冠状动脉和心脏多系统的疾病。临床研究也进一步证明 PSA 的心血管死亡率和患病率显著增加，与之相应的亚临床动脉粥样硬化、动脉硬化和 VRF 如高血压、血脂异常、肥胖和与代谢相关的因素这些替代标记物在银屑病关节炎中显著升高导致心血管事件发生。那么抑制炎症是否能逆转心血管风险呢？有临床研究显示抑制炎症可使心血管 VRF 替代标记物如颈动脉内膜厚度和内皮功能障碍得到控制。

五、银屑病关节炎临床特征和其他炎性关节病异同

PsA 发病机制复杂、临床表现多变、异质性很强，缺乏特征性临床表现。其关节损伤及滑膜炎症特点和 RA、AS 均有相似之处，但血清学上 RF 阴性、抗 CCP 抗体阴性，与 HLA-B27 虽有一定相关性但关联紧密性显著低于 AS，缺乏特异的血清学指标。影像学改变可能发生在 PsA 的早期，但早期的关节超声和 MRI 表现则缺乏特异性，而疾病晚期 X 线片表现出的关节损伤的程度和位置可区分 PsA 和其他炎性关节病。因此，PsA 在临床上如何和 RA、AS 等炎性关节病鉴别诊断就显得尤为重要。

（一）PsA 与类风湿关节炎的区别

PsA 在临床特征和病理基础上与 RA 有相似之处，但也不尽相同。外周多关节受累的 PsA 与 RA 有几个共同的特点，均可表现为对称性、多关节炎，常受累的关节包括手足小关节、腕、踝、膝、肘等关节，这种 PsA 与 RA 很难鉴别。与 RA 相比 PsA 中受累关节数相对较少，肿胀较轻，有时可出现不对称关节炎，但远端指间关节受累及远端、近端指间关节骨强直多见于 PsA，部分患者因指骨和掌骨（偶尔为趾骨和跖骨）发生融合而出现残毁性关节炎，受累手指可出现“望远镜征”，X 线下可出现近端指骨变尖，末节指骨近端增生变宽形成“笔帽征”，这类关节炎虽较罕见（5%）但却是 PsA 特征性表现。因此，临床特征对于区分血清学阴性的 RA 伴银屑病和 PsA 很重要。临床特点加上皮肤和指甲的表现、指炎、附着点炎及远端指间关节（DIP）炎都是 PsA 的常见临床表现，而 RA 很少有这些表现。但如果有其他 RA 的临床表现（如类风湿结节，高滴度的类风湿因子，抗 CCP 抗体、AKA 抗体、MCV 抗体及关节外表现）就不能诊断为 PsA。

（二）PsA与骨关节炎的区别

对医师来说另外一个重要的鉴别诊断是骨关节炎，尤其是皮癣患者出现远端指间关节（DIP）肿胀，常导致医师困惑。对手关节而言，DIP受累在PsA和骨关节炎中都有可能发生。骨关节炎经典DIP相关heberden结节是骨性增生，而PsA则是DIP受累导致关节、滑膜炎症、肿胀。PsA在长时间不活动后晨僵时间会明显增加，而骨关节炎则是活动的关节容易产生僵硬。再者PsA在男女中发病概率相同，而骨关节炎的手脚表现在女性中更为常见，骨关节炎患者很少出现附着点炎、指炎和骶髂关节炎，更没有皮肤红斑及甲周改变。临床上结合患者年龄、性别、既往史、家族史及关节受累特点及化验检查结果和骨关节炎鉴别并不困难。

（三）PsA与强直性脊柱炎的区别

银屑病患者有PsA和AS的中轴关节炎具有相似的临床表现。PsA中轴关节往往起病隐匿，较少有症状，且具有不对称性，1/3的患者可出现骶髂关节炎，通常呈无症状、非对称，很少出现炎性下腰痛和胸壁疼痛症状，可不伴有脊柱炎而单独发生，而脊柱炎也可单独发生，随机累及脊柱的任何部分，相对于AS，PsA一般不会发展到脊柱强直和韧带钙化。当然PsA病变不仅仅限于关节和脊柱，也可累及骨膜、肌腱和肌腱端部位，这些部位的炎症可引起腊肠指样改变，而腊肠指是PsA相对特异性改变。此外，银屑病皮损和指甲变化仅存在于银屑病的PsA患者中，而AS患者中很少出现。需要注意的是，中轴关节的表现在PsA中是次要指征，外周关节特征性表现更具有说服力。

六、银屑病关节炎分类标准的演变及优缺点

PsA是SpA家族中的一员，其临床表现包括银屑病样红斑、肌腱附着点炎、腊肠指、葡萄膜炎、甲周改变及外周关节炎、中轴关节炎等。RF及抗CCP抗体多为阴性，脊柱受累者与HLA-B27有一定相关性。然而，PsA临床表现异质性很强、病程迁延、机制不清，缺乏特异性血清学标志物使其诊断较其他的SpA和炎性关节病更具有挑战性。在过去的40年，许多研究者推荐的各种分类标准也证实了这一点。迄今为止，40年前最早的Moll和Wrigrt根据大量的病例资料把PsA分为5个临床亚型仍是被引用最多的标准，即单纯远端指间关节炎型、不对称性寡关节炎型、多关节炎型、脊柱关节炎型和残毁性关节炎型。该标准未在不同人群中测试，敏感性和特异性较低，在鉴别PsA与RA上有明显的局限性。然而，在临床研究和流行病学研究中，需要一个固定的、可接受的、容易使用的PsA分类标准，因此许多学者进行了大量的研究以制定符合上述要求的分类标准。之后，虽然有多个PsA分类标准提出，但均因不够完善或不能清楚地将PsA与其他关节炎鉴别开而没有被广泛认可。新的分类标准不但应该包含PsA特异性的特征，如放射学检查和HLA等免疫学指标，而且要以患者的临床特点为基础，从而更有利于临床及基础研究工作的进行。

2006年，银屑病关节炎分类标准研究小组（classification criteria for psoriatic arthritis，CASPAR）提出了PsA诊断的临床分类标准。该标准是在13个国家30个风湿病临床中心通力协作下，进行了多中心、大系列前瞻性研究，经过合适的相似病程配对而制定的新的分类标准（表13-1）。

表13-1 银屑病关节炎的CASPAR标准（2006）

炎性关节病（关节、脊柱或肌腱端）加以下表现：
银屑病：现在银屑病样皮疹或头皮病变（2），
银屑病病史（1），
一级或二级亲属中银屑病家族史（1），
指甲营养不良、顶针样改变、萎缩、剥离及过度角化（1）
类风湿因子阴性（1）
指（趾）炎：整个指（趾）肿胀（1），过去指（趾）炎史（1）
放射线上手足关节旁新骨形成证据（1）

满足分类标准必须具备炎性关节病以及其他表现积分≥3分；该标准诊断敏感性91.4%，特异性98.7%

与其他以往发表的PsA标准相比，CASPAR标准具有极高的特异性和较好的敏感性，采用该标准对明确PsA患者疾病分类，并在此基础上采取合理而积极的干预措施具有重要的临床价值。但由于CASPAR标准的制定是根据确诊PsA患者（平均病程12.5年）的资料，沿用的放射学证据主要来源于X线，只强调了骨增生及新骨形成证据，而没有关注早期的炎症性改变，因此对于病程早期的PsA患者是否合适尚不清楚。目前随着MRI及超声技术的发展，MRI检查可以观测侵蚀性损伤，增殖性损伤，远端再吸收，关节周围骨质减少等，超声可以用于检测PsA的皮肤和指甲损害。这些都有助于鉴别诊断，但由于缺乏方法学标准，未纳入分类标准。但MRI和超声在PsA患者发病初期

及后续的检查中具有极大的发展空间。该标准另一个不足是未纳入预后判定指标，预后不良因素包括：多于 5 个关节肿胀、急性期蛋白增加、多发性关节炎、遗传背景、皮肤损伤严重、发病时年龄小于 20 岁，特异性遗传标记分子（HLA-B27 和 HLA-DR7）并存或 DR7 缺失情况下 HLA-B39 和 DQw3 并存，体内存在循环的破骨细胞前体细胞、TNF-α 在滑膜中大量表达、骨损伤的早期影像学改变等。针对不同的预后不良因素可能治疗策略会有所不同，如果分类标准中能体现预后不良因素分型，有可能为临床治疗策略制定提供帮助。不过到目前为止，分析 PsA 的标准条件和设备都相对缺乏，这方面需要更多的努力去实现。

七、银屑病关节炎临床评价系统借鉴于类风湿关节炎

PsA 临床评估和 RA 相似，需综合评估关节及关节外表现，近年来的研究表明，PsA 和 RA 有许多相似之处，均可表现为多关节受累及小关节炎症，关节滑膜增生和侵蚀性破坏，因此 PsA 常常外推 RA 临床评测标准。

ACR 评分系统（ACR20/50/70）：是 RA 常用的临床评估标准，目前 ACR20 标准已被多数 PSA 的临床试验引用作为主要标准，辅以 ACR50/70 应答率作为次要终点。由于外周关节受累是 PSA 与 RA 的最大不同，双手的 DIP 和脚的 DIP 关节计数（即共 68/66 关节）和评估压痛 / 肿胀对于 PSA 评估很重要。ACR 标准在 C 反应蛋白和红细胞沉降率方面的研究有待进一步改进。

疾病活动评分（DAS）：DAS 主要在欧洲使用，最初是 44 或 28 关节计数作为 RA 的评估手段。PsA 临床试验中用于 DIP 和腕、掌指关节 78 肿胀关节计数，该 DAS 评分系统采用了从 RA 的临床试验得出的加权数学公式。ACR 的评级制度仅代表疾病活动程度，DAS 系统代表疾病活动变化和当前状态。但 DAS 评级的缺点是它需要使用一个计算器（有平方根）给临床应用带来不便。虽然 ACR20 和 DAS 标准是在 PsA 临床试验最广泛使用的评估工具，但现在还是需要有一套不需要血液分析和计算器的专门适合 PsA 的评价标准。

PsA 反应标准（PsARC）：PsARC 是专门为 PsA 的进展评价制定的，最初用于评价柳氮磺胺吡啶对 PsA 治疗效果。PsARC 评估中病情改善应满足以下 4 个标准中的至少两个：①医师评价疾病的活动度有 20% 或更多的改善；②患者自评疾病活动度有 20% 或以上改善；③关节压痛改善计数在 30% 以上；④ 30% 或更多的肿胀关节数改善。使用 PsARC 评估时强制性条件是改善触痛或肿胀关节计数。虽然 PsARC 用于评估治疗组和安慰剂之间有差异，但它确实有显著的局限性。包括 PsARC 评估的重点是 PsA 的外周表现，对微小的改善不能评价，如指炎和附着点炎的改善。

影像学评估：基于 RA 的 SHARP 评分，用传统的 X 线片对 PsA 的骨侵蚀、关节间隙变窄和影像学改变进行评分，评估了 PsA 的结构性破坏，在判断治疗的有效性方面是一个重要的手段。PsA 最常受累关节是手和手腕、脚、脚踝、膝、肩和 DIP。PsA 的放射学特征可以被分成破坏性和增生性改变。侵蚀是一个典型的破坏性的特点，从关节边缘开始，然后向中心演进。侵蚀与增生伴行是典型的 PsA 症状，随着侵蚀的进展，可以出现关节间隙变大。广泛的侵蚀性变化会导致“铅笔帽”现象。明显的骨溶解存在于严重毁坏关节，使整个关节面被破坏，部分患者出现关节强直。在临床研究中需要对放射学改变进行评分，有人根据现有的 RA 的评分方法提出用于对 PsA 外周关节损伤的评分，AS 的评分方法也被用来评估 PsA 脊柱及骶髂关节的病变。SHARP-VAN DER HEIJDE 评分：该方法同样从 RA 借鉴而来，可以详细评估关节侵蚀、关节间隙变窄、关节半脱位、关节强直、严重骨溶解和“铅笔帽”现象。目前对于 PsA 的放射学评估除了评估 RA 的关节表现外，还增加远端指间关节的评估才能更好地反映 PsA 临床特征。

生活质量：生活质量评估需使用专用方法，如 PsAQOL 指数或多个日常评价，如 sf-36 量表，健康评估问卷（HAQ）以及慢性疾病治疗的功能评估。这些生活质量评估工具已经在 PsA 中进行了测试，发现是可靠的、有效的，但为适应 PsA 临床特征及病理改变，银屑病和 PsA 与健康有关的生活质量应独立评估。

八、银屑病关节炎患者怀孕期间的治疗

患者怀孕和哺乳期间如何应用镇痛药物始终困惑临床医师。少数研究表明新生儿在出生后 3 个月内应用 NSAIDs 药物可增加心脏发育畸形，而银屑病关节炎患者怀孕期间或哺乳期如何镇痛目前尚缺乏统一的规范或指南，包括扑热息痛（对乙氨基酚）、激素、肌肉松弛剂、神经递质、抗抑郁药物及阿片类镇痛药在 PsA 特殊时期的应用安全性尚需进一步研究。

九、银屑病关节炎的治疗长期困扰风湿科医师

PsA 的发病机制未明，遗传、环境、病毒感染和免疫因素等多因素参与导致其发病过程异常复杂，其治疗也长期困扰着风湿科和皮肤科医师。由于目前对 PsA 的发病机制还不十分明确，但研究发现 PsA 与 RA 有着类似的免疫紊乱，因此目前传统的 PsA 的治疗方案基本和 RA 相同。传统治疗方案包括：非甾体类抗炎药（non-steroidal anti-inflammatory drugs，NSAIDs）、改变病情的抗风湿药（disease modifying anti-rheumatic drugs，DMARDs）及糖皮质激素等。但目前尚无足够证据表明这些药物能够阻止 PsA 关节病变的进展，而且对于严重的病变上述治疗的效果往往不理想。由于 PsA 有关节和皮肤两者病变，真正有效的治疗应使两者均能达到缓解。随着目前 PsA 的发病机制的探究，现在一些具有靶位特异性的生物制剂已经广泛应用于临床，并且取得了令人振奋的效果。PsA 治疗目标是尽可能地减少炎症反应、阻止影像学的破坏和残毁进展而保留关节功能和改善患者的生活质量。

（一）按需应用 NSAIDs 还是连续应用 NSAIDs 的优缺点

对于症状轻微的非破坏性的单关节炎，NDSAIDs 药物仍可作为首选，可以用于改善关节炎的症状及功能，但目前没有研究证明其能阻止 PsA 关节病变的进展。临床研究表明应用 NDSAIDs 药物 4 周后 PsA 患者关节压肿痛数、疼痛评分明显缓解，但银屑病皮损面积和严重程度指数（PASI）和血沉却无明显变化。表明 NDSAIDs 在 PsA 关节炎治疗中发挥重要作用但对皮肤损害改善有限。最近有文章报道连续应用 NSAIDs 药物对比按需服用 NSAIDs 药物可进一步改善 AS 患者影像学进展，但相应的副作用也明显增加，包括抑郁、高血压、腹痛、腹泻等。meta 分析表明持续服用 NSAIDs 和按需服用 NSAIDs 在疗效和安全性上并无统计学差异。关于 PsA 非甾体抗炎药物应用尚需进一步研究。

（二）传统改变病情抗风湿药物如何应用

目前对于 PsA 的治疗已经达成共识，那就是治疗 RA 的 DMARDs 均适用，且对于每种药物均有相关报道证明其有效。临床上广泛应用的是 MTX、SASP、CsA。

1. 甲氨蝶呤（MTX） MTX 用于治疗 PsA 已经长达 40 余年，对单关节炎型及多关节炎型的患者的皮肤和外周关节病变均有效。已有多项研究表明 MTX 对银屑病皮损和外周关节病变均有显著疗效，且安全性好。多数情况下该药是温和的，与其他 DMARDs 相比，很少因不良反应而停药。但目前缺乏 MTX 对 PsA 中轴关节病变有效的证据，MTX 亦没有足够的证据能阻止关节的放射学进展。关于其用量，小剂量 MTX（7.5～15mg/ 周）虽没有高剂量快速明显的效果，但胃肠道耐受性更好、更安全。治疗期间应重点监测血常规及肝肾功等不良反应。在用药前也应该对患者进行评估，了解是否有用药禁忌证。

2. 柳氮磺胺吡啶（SASP） 对于脊柱炎型 PsA，SASP 的疗效似更明显。一项回顾性研究观察 100 例患者，分别给予 SASP、MTX、金制剂、羟氯喹治疗后观察临床效果，肯定了 SASP 与 MTX 在 PsA 外周关节炎的治疗价值。SASP 的副作用轻微，主要副作用是消化道反应、皮肤过敏等。

3. 环孢素（CsA） 1979 年 CsA 用于银屑病的治疗显示对各型均有效。随着对 PsA 治疗的研究，越来越多的医师尝试将 CsA 用于治疗难治性 PsA。有研究显示 CsA 对 65% PsA 皮肤病变有效，最早在 2 周时即开始起效，对活动性关节炎最佳疗效在治疗 18 周后出现。至于毒副作用的研究主要副作用有高血压、多毛、肾损害、牙龈增生、胃肠道副作用等，所以 CsA 有效，但必须掌握好适应证而且密切观察副作用。

4. 其他 DMARDs 药物可以防止病情恶化及延缓关节组织的破坏，如果单用一种 DMARDs 无效时也可以联合用药，以 MTX 作为联合治疗的基本药物。国内报道 SASP 与 MTX 联合治疗银屑病关节炎 20 例，随访 2 年以上的总有效率为 85%，认为早期联合治疗能明显改善全身症状，延缓病情进展，但尚需多中心的 RCT 研究证实。除上述药物外硫唑嘌呤、来氟米特也用于治疗 PsA，前者需注意检测血常规防止出现骨髓抑制，后者应注意肝功变化。

（三）糖皮质激素

糖皮质激素一般不主张用于 PsA 患者，因为停用时有可能加重皮损病变。关节腔内注射长效糖皮质激素能暂时缓解关节与滑膜炎症。一般将口服小剂量糖皮质激素仅用于等待病情改善、其他药物起作用之前的过渡治疗。

（四）生物制剂

目前针对 PsA 发病机制的研究证实 PsA 是由

于机体免疫系统的紊乱介导产生大量活化的T细胞，继之产生大量TNF-α，而TNF-α是促炎症因子，能将炎症因子趋化至皮肤和关节等处在局部产生炎症反应。患者关节液中可以检测到高水平的TNF-α，其能促进基质金属蛋白酶和胶原酶的释放，导致关节软骨的破坏。基于上述发现，生物制剂用于治疗PsA就有了一定的理论依据。现在用于治疗PsA的生物制剂主要分为以下三类：抗TNF-α的生物制剂、阻断T细胞活化的药物、抗细胞因子的药物。目前研究较多的是TNF-α的拮抗剂，包括依那西普（etanercept）、英夫利西单抗（infliximab）、阿达木单抗（adalimumab）、奥那西普，现临床上使用的是前三种。目前在美国和欧洲已经批准依那西普和英夫利西单抗、阿达木单抗治疗PsA，尤其对于那些严重的、活动的、传统的DMARDs药物治疗效果不佳的PsA患者更作为首选。

1. 依那西普　依那西普是一种完全人源化的重组Ⅱ型肿瘤坏死因子受体-抗体融合蛋白，与内源性的可溶性受体相似，该药与可溶性的TNF-α以及细胞表面的TNF-α高亲和结合并中和其作用，阻碍其与细胞表面受体结合阻断了进一步的炎症级联反应，从而阻断了病情的发展。该药于2002年1月被FDA核准用于治疗PsA。大量的研究结果明确显示了依那西普可以缓解甚至一定程度逆转PsA关节病变的进展。目前报道的与依那西普相关的常见不良反应轻微，耐受性好，很少需要停药。

2. 英夫利西单抗　英夫利西单抗是人/鼠嵌合的抗TNF-α的单克隆抗体，其与可溶性和细胞表面的TNF-α高亲和结合，使TNF-α的活性丧失。在开放试验中英夫利西可改善PsA患者的关节和皮肤病变，而且对肌腱端炎和腊肠指有效。另有研究报道，即使关节症状反应不佳的患者，皮肤损害仍能得到改善。目前发现英夫利西单抗的不良反应有：严重的过敏反应，肝毒性，另外用药前尚需加强对肝炎、结核、感染的筛查。

3. 阿达木单抗　阿达木单抗是完全人源化的单克隆抗体，体外实验观察到其与可溶性的TNF-α结合，进而抑制TNF-α与细胞表面的TNF-α受体结合以达到其抗TNF-α的作用。临床研究表明阿达木能够改善PsA患者关节、皮肤症状、抑制放射学进展、改善患者生活质量和功能指数，并且具有良好的安全性。在应用单抗类TNF-α抑制剂时应加强对乙肝、结核及感染的筛查。

4. 白细胞介素12/23抑制剂　基础研究发现IL-12/23信号传导通路在银屑病患者体内异常上调，IL-12和IL-23的抑制剂Ustekinumab通过抑制IL-12/23信号通路，特异性改善银屑病的病理生理变化。临床研究提示该药有助于银屑病关节炎患者的关节炎症状和体征的缓解。

5. IL-17A单克隆抗体　最近的研究显示IL-17A在PsA患者的滑膜中高表达，功能性活化并与其他炎症细胞因子发生协同作用。抗IL-17A单克隆抗体Secukinumab可与IL-17A结合并发生中和作用，有望用于治疗PsA。

总之，目前PsA的治疗基本原则与RA有一定的相似之处。大部分的PsA的治疗仍以传统治疗为主，具有靶向特异性的生物制剂（如TNF-α）正逐渐应用于临床，并显示出其良好的疗效和安全性，已有大量研究表明生物制剂特别是TNF-α拮抗剂显示出卓越的治疗价值，不仅可缓解症状，而且可控制病情、阻止关节的破坏并达到影像学缓解。近年来随着对PsA发病机制的深入研究，IL-12、IL-17抑制剂等新型药物逐渐应用于临床为PsA患者治疗带来了新的希望。

十、小结

银屑病关节炎是一种与银屑病相关的炎性关节病，其发病和遗传、环境、免疫异常有关，临床上表现为银屑病皮疹，关节和周围组织疼痛、肿胀、压痛、僵硬和运动障碍，部分患者可有骶髂关节炎和脊柱炎，病程迁延、易复发、晚期可关节强直导致残疾。银屑病关节炎临床表现复杂，外周和中轴关节均可累及，异质性很强。约75% PsA患者皮疹出现在关节炎之前，同时出现者约15%，皮疹出现在关节炎后者约10%。有银屑病关节炎家族史、20岁以前发病、HLA-DR3或HLA-DR4阳性、侵蚀性多关节炎和广泛皮肤受累的患者预后差，应接受更为积极的治疗。PsA传统治疗方案包括：NSAIDs、DMARDs及糖皮质激素等，近年来生物制剂临床应用为PsA治疗注入了新的活力，以TNF-α抑制剂为代表的生物制剂不仅可缓解症状，而且可控制病情、阻止关节的破坏和影像学进展，临床研究表明生物制剂不仅可控制PsA关节症状而且对银屑病皮疹有效。近年来，随着对PsA发病机制的深入研究，新型药物逐渐应用于临床，为PsA治疗带来了新的希望。

（李学义　朱　平）

参考文献

1. Martin Feuchtenberger MD, Stefan Kleinert, Hans-Peter Tony MD, et al. Psoriatic arthritis: therapeutic principles. Clinics in Dermatology, 2008, 26: 460-463.
2. Alice Gottlieb. Guidelines of care for the management of psoriasis and psoriatic arthritis. J Am Acad Dermatol, 2008, 58: 851-864.
3. Homaira Rahimi, Christopher T, Ritchlin, et al. Altered Bone Biology in Psoriatic Arthritis. Curr Rheumatol Rep, 2012, 14: 349-357.
4. Claudia Goldenstein-Schainberg, Maria Helena Sampaio Favarato, Roberto Ranza. Current and relevant concepts in psoriatic arthritis. Rev Bras Reumatol, 2012, 52(1): 92-106.
5. Maria Sole Chimenti, Eleonora Ballanti, Carlo Perricone, et al. Immunomodulation in psoriatic arthritis: Focus on cellular and molecular pathways. Autoimmunity Reviews, 2013, 12: 599-606.
6. Dafna D. Gladman. Psoriatic arthritis. Dermatologic Therapy, 2009, 22: 40-55.
7. Kristine E Nograles, Richard D Brasington, Anne M Bowcocketal. New insights into the pathogenesis and genetics of psoriatic arthritis. NatClinPractRheumatol, 2009, 5(2): 83-91.
8. Anna Russolillol, Salvatore Iervolino, Rosario Peluso, et al. Obesity and psoriatic arthritis: from pathogenesis to clinical outcome and management. Rheumatology, 2013, 52: 62-67.
9. Danilo Garcia Ruiz, Mário Newton Leitão de Azevedo. Psoriatic arthritis: a clinical entitydistinct from psoriasis? Rev Bras Reumatol, 2012, 52(4): 623-638.
10. 黄烽. 强直性脊柱炎. 北京：人民卫生出版社，2011.
11. Leung YY, Tam LS, Kun EW, Li EK. Psoriatic arthritis as a distinct disease entity. J Postgrad Med, 2007, 53(1): 63-71.
12. Ritchlin CT, Qureshi AA, Helliwell PS, et al. Biomarkers in psoriasis and psoriatic arthritis: GRAPPA 2008. J Rheumatol, 2010, 37(2): 462-467.
13. Nair RP, Duffin KC, Helms C, et al. Genome-wide scan reveals association of psoriasis with IL-23 and NF-kappaB pathways. Nat Genet, 2009, 41: 199-204.
14. Fitch E, Harper E, Skorcheva I, et al. Pathophysiology of psoriasis: recent advances on IL-23 and TH17 cytokines. Curr Rheumatol Rep, 2007, 9: 461-467.
15. Chandran V, Gladman DD. Update on biomarkers in psoriatic arthritis. Curr Rheumatol Rep, 2010, 12(4): 288-294.
16. Mahajan A, Tandon VR. Corticosteroids in Rheimatology: Friends or foes. JIACM, 2005, 6: 275-280.
17. Ritchlin CT, Kavanaugh A, Gladman DD, et al. Group for Research and Assessment of Psoriasis and Psoriatic Arthritis(GRAPPA). Treatment recommendations for psoriatic arthritis. Ann Rheum Dis, 2009, 68(9): 1387-1394.
18. Taylor W, Gladman D, Helliwell P, et al. Classification criteria for psoriatic arthritis: development of new criteria from a large international study. Arthritis Rheum, 2006, 54: 2665-2673.
19. Gladman DD, Helliwell P, Mease PJ, et al. Assessment of patients with psoriatic arthritis: a review of currently available measures. Arthritis Rheum, 2004, 50: 24-35.
20. Ory PA, Gladman DD, Mease PJ. Psoriatic arthritis and imaging. Ann Rheum Dis, 2005, 64(Suppl): ii55-57.
21. Mease PJ, Antoni CE, Gladman DD, et al. Psoriatic arthritis assessment tools in clinical trials. Ann Rheum Dis, 2005, 64(Suppl): ii49-54.
22. Mease PJ, Menter MA. Quality-of-life issues in psoriasis and psoriatic arthritis: outcome measures and therapies from a dermatological perspective. J Am Acad Dermatol, 2006, 54: 685-704.
23. M M Schoels, J Braun, M Dougados, P Emery, et al. Treating axial and peripheral spondyloarthritis, including psoriatic arthritis, to target: results of a systematic literature search to support an international treat-to-target recommendation in spondyloarthritis. Ann Rheum Dis, 2014, 73: 238-242.
24. S.Fenix-Caballero, PharmaD, E.J. Alegre-del Rey, et al. Direct and indirect comparison of the efficacy and safety of adalimumab, etanercept, infliximab and golimumab in psoriatic arthritis. Journal of Clinical Pharmacy and Therapeutics, 2013, 38: 286-293.
25. Laura C. Coates. MRI and ultrasonography for diagnosis and monitoring of psoriatic arthritis. Best Practice &

Research Clinical Rheumatology, 2012, 26: 805-822.

26. Andrew C Palfreeman, Kay E McNamee, Fiona E McCann. New developments in the management of psoriasis and psoriatic arthritis: a focuson apremilast. Drug Design, Development and Therapy, 2013, 7: 201-210.

27. Josef S Smolen, Jürgen Braun, Maxime Dougados, et al. Treating spondyloarthritis, including ankylosing spondylitis and psoriatic arthritis, to target: recommendations of an international task force. Ann Rheum Dis, 2014, 73: 6-16.

28. Tanmay Padhi, Garima. Metabolic syndrome and skin: Psoriasis and beyond. Indian J Dermatol, 2013, 58(4): 299-305.

第三节　炎性肠病性关节炎

炎性肠病性关节炎（inflammatory bowel disease arthritis，IBDA）是一种特发性、慢性炎症性肠病（inflammatory bowel disease，IBD）所导致的关节损害，主要包括克罗恩病（Crohn disease，CD）和溃疡性结肠炎（ulcerative colitis，UC）。临床上IBD患者会表现为反复的腹痛、腹泻、黏液血便，甚至出现各种全身并发症如视物模糊、关节疼痛、皮疹等。IBD常见的肠道外表现为关节、皮肤、眼睛及口腔，其中关节是IBD最常见的关节外表现，有研究表明约16%～33%的IBD患者有关节受累，包括中轴关节和外周关节。目前IBD在我国日趋常见多发，在其他发展中国家亦呈同样趋势，IBDA发病率也随之上升。其临床问题逐渐变得纷繁复杂，诊断、治疗十分棘手，因而在世界范围内都备受重视。目前的观点认为自身免疫所引发的炎症反应只是疾病的表象，只有从细胞甚至分子水平揭示病理过程，才能为临床有效治疗指明方向。

一、发病机制不清，多因素参与IBDA的发病

IBDA的发病机制还不是很清楚，病因不明，是造成IBDA发病机制认识上差距的原因。但是目前医学界认为IBDA的发病涉及免疫异常，属于自身免疫性疾病，而且和变态反应及遗传因素有关。感染、神经精神因素等在发病中的地位尚难肯定。

（一）遗传因素

研究显示IBDA具有高度遗传倾向，遗传因素在发病过程中起主导作用。涉及的遗传因素包括HLA-B27基因和HLA-B27以外的相关基因。而以HLA-B27基因与疾病的相关性最为显著，多年来的研究显示在IBDA患者中，HLA-B27基因出现频率显著高于不伴有骨关节病变的IBD患者，与IBD伴骨关节病变具有相关性，提示HLA-B27是IBDA的遗传易感基因，迄今证实与IBDA相关的基因位点包括：HLA-B27、肿瘤坏死因子超家族15（tumor necrosis factor superfamily 15，TNFSF15）、自噬体基因ATGl6Ll（2q37）和IL-23等。遗传易感性导致抗原递呈异常、自我识别异常、产生针对结肠和结肠外组织的自身抗体等，最终使肠道通透性增加，分泌许多炎症因子，导致肠道和滑膜炎症。

1. HLA-B27基因　HLA-B27是脊柱关节炎（spondyloarthritis，SpA）最主要的遗传易感基因，属于主要组织相容性复合体（MHC）Ⅰ类分子，有多种基因亚型，其中HLA-B2706和HLA-B2709被认为是有保护作用的亚型。研究发现有25%～78%的IBD和（或）合并关节炎患者HLA-B27阳性，显著高于未合并关节炎的IBD患者，说明IBD患者出现关节受累和HLA-B27易感基因有关。但进一步的研究发现IBDA患者和HLA-B27相关性显著低于AS患者，国内张江林等分析了30例炎性肠病关节炎患者，仅有9例表现为HLA-B27阳性，提示IBDA尚有HLA-B27以外基因在发挥作用，因此HLA-B27虽然是对IBDA具有诊断提示意义的遗传基因，其阳性表达可高度提示IBDA的诊断，但是结果阴性并不能完全排除诊断。

关于HLA-B27诱发IBDA的机制有许多假说。第一个是HLA-B27上的β2微球蛋白可以组成1个由二硫键连接的二聚体，此二聚体在细胞表面表达并被杀伤免疫球蛋白相关受体KIR3DL2（killer immunoglobulin-like receptor 3DL2）所识别。HLA-B27阳性患者的自然杀伤细胞和T细胞表面KIR3DL2的滴度表达升高并被二聚体直接激活，导致免疫炎症的发生。第2个假说是过量的人β2微球蛋白导致HLA-B27重链的错误折叠，折叠蛋白反应（unfolded protein response，UPR）使二硫键连接的二聚体在内质网积聚，触发细胞代谢的改变和应激反应，继而引起关节和肠道炎症的发生。在B27阴性的SpA患者中极少发生B27的错误折叠和肠道炎症，这也说明在IBDA中存在着除HLA-B27之外的其他致病基因。但是，对何种β2

微球蛋白的过表达可以使UPR真正下调仍存有争议，而且有研究显示在不同模型和不同的SpA类型之间HLA-B27的功能也存在差异。第三个假说来源于2010年进行的一项对182例AS患者基因型的研究，此研究发现有39个单核苷酸多态性标志物与CD的风险位点相似。其中MCH、白细胞介素（IL）-23R和一个新的AS易感基因rs2872507明显相关。这个新的易感基因与淋巴细胞内的ORMDL3基因紧密结合，编码一种跨膜蛋白质，可能参与蛋白质折叠，诱发IBDA的发生。

2. HLA-B27以外的相关基因　虽然HLA-B27基因是IBDA重要的易感基因，但其和疾病的相关性显著低于AS患者，提示HLA-B27以外的相关基因可能在IBDA发病中发挥重要作用。沿着这一思路，近年来国际间共同合作对包括CD、UC在内的12种免疫介导的炎性疾病所涉及的200 000个单核苷酸多态性进行了基因型分析。共计38 565名IBD患者和37 747名健康受试者作为对照进行了基因型检测，发现了有163个IBD的易感基因，其中110个与UC和CD都有关系，30个只与UC有关，23个只与CD有关。

（1）NOD2/CARD15：NOD2是在2001年发现的与CD有关的第一个易感基因。NOD2/CARD15蛋白是调节细胞凋亡的超家族（CED4/APAFL）成员，位于16q12（IBD1）染色体上，在单核细胞中表达，其末端富含亮氨酸的重复区域（LRR）能识别微生物的多种分子结构模式激活核因子-κB信号通道。Economou等发现NOD2/CARD15可为单核细胞细菌产物提供胞内受体和激活核因子-κB转导信号通路，影响机体抑制从肠道进入体内细菌的功能，而且它的突变体可以使SpA患者诱发肠道炎症的概率明显增加。Cooney等研究发现，从具有NOD2突变体的CD患者体内提取的树突状细胞存在自噬缺陷，表明NOD2可以影响细菌降解以及树突状细胞内的MHCⅡ型抗原递呈细胞器之间的相互作用，从而导致肠炎和关节炎的发病，为NOD2/CARD15诱发IBDA提供了新的依据。最近的研究也表明，在CD患者的外周血和滑膜上存在细菌的DNA和NOD2/CARD15突变体，并且β-防御素2、LL-37及炎症细胞因子增加，与CD患者中细菌DNA的浓度存在依赖性，NOD2/CARD15对这种反应的调控有非常重要的作用。

（2）IL-23R：已经确定与IBDA遗传危险因素相关的基因位点还有IL-23R。进一步的研究发现IBD的发病与Th17-IL-23信号通路有关，此通路中包含有IL-23R，IL-12B，JAK2，和STAT3易感基因位点。IL-23R主要与HLA-B27阳性IBDA相关，而对于HLA-B27阴性或非B27的患者尚不清楚。最近对IBD关节炎患者IL-23R的单核苷酸多态性分析发现，在AS和IBD之间存在一个共同的单核苷酸，rs11209026，它位于染色体1p31，在介导Th17通路时发挥作用。它与Th17结合作为信号转导通路介导AS和IBDA的炎症发生。

（3）ATG16L1（2q37）：遗传学研究发现，自噬在IBD的免疫反应中的作用是必不可少的，之后又发现了两个与自噬相关的基因分别是自噬体基因ATG16L1（autophagy related16-like 1）和IRGM。ATG16L1对于所有形式的自噬都是必要的，它编码的T300A的突变会增加罹患CD的风险。ATG16L1是参与编码处理细胞内细菌的自噬小体代谢途径的一种蛋白质，其基因位于染色体2q37.1。研究发现NOD2影响细菌降解以及树突状细胞内的MHCⅡ型抗原递呈细胞器之间的相互作用，影响NOD2和ATG16L1之间的通路联系，从而导致肠炎和关节炎的发生。

（4）TNFSF15：肿瘤坏死因子超家族15（tumor necrosis factor super family 15，TNFSF15），又称为血管内皮细胞生长抑制因子（vascular endothelial growth inhibitor，VEGI），是一种抑制内皮细胞和肿瘤生长的内皮源性因子。TNFSF15基因编码的蛋白产物被命名为TNF样配体1A（TNF like ligand 1，TL1A），TLIA可通过与其受体——死亡受体3（death receptor 3，DR3）结合，为Th17细胞的活化提供协同刺激信号，影响机体免疫调节，在IBDA中发挥作用。

还有一些调节免疫功能的基因包括：CARD9，IL-1R2，REL，SMAD3和PRDM1。从生物学角度，基因组学研究结果强调了IBD和传染病的共同易感性。需要注意的是，到目前为止遗传可能性只占到20%～25%。我们应该更加关注基因与基因，基因通路之间，基因与环境之间的相互作用，这样可以帮助我们更好地了解IBDA的发病机制。目前正通过功能实验和测序以确认变异发生的因果关系，以便阐明基因变异触发不同脏器慢性炎症状态的潜在机制。

（二）环境因素

IBD与吸烟、饮食、药物、地理环境、社会压力以及心理因素都有关。其中吸烟仍然是以上因素中被研究最多一个因素。有研究表明烟瘾大的患者UC的复发率会降低，但CD的发病率和术后的复发会增加。另外，近年来发现维生素 D 的多方面的作用也与 IBD 有关，Leslie 等发现 IBD 患者大多缺乏 VD，所以缺乏 VD 会增加患 IBD 的风险。压力（例如沮丧和焦虑）可能会使 IBD 的病情恶化。但是 Cochrane 研究发现，心理干预对 IBD 没有帮助。近期的生态学和流行病学研究表明，空气污染可能增加患 CD 和 UC 的风险。Kaplan 在英国发现，NO_2 和 SO_2 浓度的升高可能增加患 CD 和 UC 的风险。另外有研究表明，总污染物排放量的增加也会使 CD 和 UC 的住院量增加。上述研究提示环境因素在 IBD 发病中起到重要作用，其具体机制尚需进一步研究。而目前关于那些环境因素诱导 IBD 出现关节炎尚无确凿证据。

（三）感染因素

一直以来关于感染参与 IBD 发病的具体机制尚不十分明确。IBD 的临床表现与病理变化和肠感染性疾病相似，但至今仍未找出致病的病原体。有研究观察到 IBD 患者中存在肠道菌群失调及微生物区的稳定性比正常人降低。对结肠的研究发现：IBD 患者尤其是 CD 患者，结肠黏附黏液层的细菌明显增加，包括黏膜依赖型大肠杆菌持续增加而厚壁菌门减少。Hindryckx 等发现在 SpA 患者中存在炎症细胞从肠道到滑膜迁徙的增加，即存在肠道感染 - 关节炎轴，感染可能是 IBDA 一种诱发因素，病原体（细菌、内毒素、过敏原等）激活炎症级联反应导致致炎因子如 TNF-a，IL-12/23 释放，最终造成肠黏膜炎症和滑膜损伤。

（四）免疫学因素

IBDA 发病时，关节滑膜会出现微小血管增生，大量免疫细胞浸润，包括 $CD4^+$ 以及 $CD8^+$ 淋巴细胞和巨噬细胞等多种细胞。很多证据都表明，先天性免疫和获得性免疫应答的机能障碍均会导致 IBD 异常的肠道炎症反应，进而出现关节损伤。

1. 先天性免疫　有研究表明由创伤引起的黏膜嗜中性粒细胞积累和表达 IL-1β 以及 IL-8 在 CD 患者中减少，但在 UC 患者中缺如。基础研究表明上皮细胞可以分泌大量的抗菌肽从而对细菌形成一个物理屏障，而在 IBD 患者中观察到有缺陷的上皮屏障和肠道通透性的增加，也有研究在 CD 患者中观察到上皮细胞会有缺陷的表达抗菌肽，从而降低了先天性免疫。

2. 获得性免疫　目前公认的观点是 IBD 存在着“免疫负调节（down regulation”）障碍，通过影响胃肠道区分外来的和自身抗原的能力，和（或）影响胃肠道黏膜免疫反应障碍致病。研究证实，患者血清中存在抗结肠抗体，对自体和同种结肠上皮细胞出现反应。约半数患者血清中存在着抗大肠抗体或循环免疫复合物（CIC），当患者耐受性降低时，引起结肠黏膜损害。患者循环的淋巴细胞对自体或同种胎儿结肠上皮有细胞毒作用，激活 K 细胞释放淋巴因子，起到杀伤作用。两病多有肠外损害，如关节炎、葡萄膜炎，用糖皮质激素可缓解病情。这些都说明 IBD 的发生可和自身免疫反应有关。在 IBD 活动期，病变肠黏膜组织中嗜酸性细胞增多，肥大细胞颗粒及组胺升高，同时激活内皮细胞的激肽释放酶 - 激肽系统，发生微循环改变，引起血管通透性增加，肠壁充血水肿，平滑肌痉挛，黏膜发生糜烂与溃疡等而发病。

总之，IBDA 的发病机制包括遗传易感性导致抗原递呈异常、自我识别异常、产生针对结肠和结肠外组织的自身抗体等，最终使肠道通透性增加，分泌许多炎症因子导致肠道和滑膜的炎症。但是，就目前研究而言，仍有许多机制方面的问题困扰着我们：CD 和 UC 引起的肠病关节炎是由不同发病机制所导致，还是具有共同的发病机制？不同遗传易感基因之间的相互作用如何？肠道和滑膜细胞的组织重构如何影响关节炎症的发生？随着研究的深入，这些问题很可能会在未来几年得到很好的解决。

二、与 IBD 的临床表现有关的因素

（一）肠道表现

CD 患者的胃肠道症状有因痉挛、便秘、部分或完全性肠梗阻引起的脐周、腹右下 1/4 绞痛，并伴有腹泻、恶心、呕吐、发热、食欲缺乏和体重减轻。若溃疡病变穿孔至肠外组织或器官，可形成瘘管。UC 患者为下腹或腹左下 1/4 痉挛性疼痛，较轻，有疼痛 - 便意 - 便后缓解的规律。因炎症刺激使肠蠕动增加及肠腔水、钠吸收障碍，可产生脱水和电解质失衡的复发性黏液脓血性腹泻。

（二）皮肤黏膜病变

皮肤黏膜病变包括见于 CD 的口腔溃疡，IBD 的炎性皮肤疾患，如坏疽性脓皮病和结节性红斑，与结肠病变的活动性有关，有时皮肤病变可在结肠炎症状之前出现。结节性红斑表现为疼痛、皮肤敏感的红斑样或紫色结节，最常见于腿部，病变呈多发性，可发生于任何肢体。轻微的创伤可诱发 IBD。坏疽性脓皮病比较严重，可出现坏死性溃疡，有时其病程与肠道炎症不相一致。典型病变发生于下肢，但也可见于身体任何部位，偶见于手术切口。

(三)关节表现

IBD 常见的肠道外表现为关节、皮肤、眼睛及口腔，其中关节是 IBD 最常见的关节外表现，有研究表明约 16%～33% 的 IBD 患者有关节受累，包括中轴关节和外周关节。近年来随着影像学技术的发展，尤其是磁共振技术的应用，可以发现早期的关节改变，为 IBD 关节研究提供了依据。IBD 周围关节炎在肠道疾病发作 6 个月至几年后，偶尔也可在结肠炎之前发生或同时发生。一般急性发作，常为不对称形式，侵及 1 个或几个大关节，最常受累的是膝、踝等负重关节，表现肿胀、红斑、疼痛，滑膜液分析呈炎症性，通常可在几周内痊愈，不留后遗症。其他可能侵及的关节有末端指间、肘、肩和腕关节。关节炎常出现在肠道炎症严重、范围广泛的患者。关节炎出现在侵及结肠的 UC 患者比孤立的直肠病变多见，CD 侵及结肠比单纯小肠病变者更多见。

1. 年龄因素对肠道外表现的影响 成人 IBD 患者中外周关节和中轴关节受累分别占 23% 和 4%，也就是说大约有着 1/5 的成年患者有外周或中轴关节炎。尽管在许多研究中，儿童 IBD 关节炎发病率正呈现着一种上升的趋势，Stawarsky 等人对患有 IBD 的儿童患者进行了流行病学调查，证实与 IBD 相关的关节炎的比例占患者总数的 7%～25%。在最近的一项前瞻性研究中，对 133 名患 IBD 的儿童患者和 179 名成年患者所得疾病的表型进行了评价，发现在儿童人群中，肠道外表现(extraintestinal manifestations，EIMs)(14.3% vs. 7.3%)高于成年患者，关节症状发病率大致和成年人相似(4.1% vs. 4.5%)。Lakatos 等人证明，对 IBD 患者为期 15 年的随访观察中，大约有 29% 的患者有 EIMs 的风险。Doston 等人验证了 EIMs 在儿童 IBD 患者中的发病率，指出有关节疼痛的患者占总患者总数的 17%，接下来是口疮性口炎占 8%，关节炎占 4%。此外，关节症状与肠道疾病的严重程度有关。总之，儿童患者肠外表现高于成年人，外周关节炎和 SpA 是最常见的肠外表现形式。

2. 外周关节炎类型 Orchard 等人根据受累关节数目和部位将 IBD 外周关节炎分为 3 型。Ⅰ型(少关节，大关节，下肢关节)、Ⅱ型(多关节，小关节，上肢关节)关节炎及Ⅲ型关节炎(外周及中轴关节)。其中Ⅰ型关节炎(4%～17% 的 CD 关节炎)常表现为关节肿胀和侵蚀性改变，与炎性肠炎的肠道活动程度有关，一般少于 5 个关节受累，常见部位是踝、膝、髋、腕及肘或肩关节，Ⅰ型关节炎常发生在具有肛周狭窄或贯通肛周的成年 CD 患者，其发生率比结肠或回肠疾病患者高一倍。Ⅱ型关节炎(2.5% 的 CD 关节炎)常表现为持续的关节症状，其和 IBD 肠道活动程度无关。Ⅲ型关节炎既包括外周关节又包括中轴关节受累。

3. 中轴关节炎特点 UC 和 CD 的中轴关节受累非常相似，中轴关节炎有着与 IBD 活动指数相独立的进程，在一半的 CD 患者中，骶髂关节炎是无症状的，在 UC 患者中，关节炎更容易发生在有全结肠炎的患者当中，而很少发生在直肠炎和乙状结肠的患者当中。与强直性脊柱炎不同的是 IBD 导致的中轴关节受累并无性别差异。总体来看，IBD 脊柱受累和典型的 AS 相似，甚至完全相同。然而一项回顾性研究试图揭示他们的不同，发现肠病患者的病变轻但椎体方形变更多，放射学表现上并无差异。

(四)眼部表现

炎性肠病出现眼病表现的发生率为 1.9%～11.8%。最常见的眼部表现是巩膜外层炎、前葡萄膜炎、角膜炎和巩膜炎。伴有关节炎和其他肠外病变如贫血、皮肤损伤、肝疾病、口腔溃疡的 CD 或 UC 更易于罹患眼病。如在 CD 患者，伴有结肠炎或回结肠炎的患者比仅有小肠病变的患者更易于发生眼病。眼病可在肠病之前发生，但多数是在结肠炎恶化时出现。有效的肠病治疗可改善眼和全身病变的预后，因此，有眼征和胃肠道症状的患者必须确定出胃肠道疾病的性质。

1. 巩膜炎 据报道 IBD 的巩膜炎发生率为 2.06%～9.67%，有肠外病变的患者比无肠外病变的患者发生巩膜炎更多见。巩膜炎可发生在肠病之前，但常见在肠病发生几年后，尤其是肠病的活动期发生。IBD 性巩膜炎易复发，可发生包括坏死性前巩膜炎在内的各种类型的巩膜炎。根据临床观察发现，巩膜炎和巩膜外层炎的发生与 UC 无关联，因此是否出现这些眼病是区分 CD 和 UC 的鉴别点之一。

2. 巩膜外层炎 IBD 发生巩膜外层炎常见。UC 出现巩膜外层炎是一个将诊断改为 CD 的极好证据，因为多年临床观察发现，巩膜外层炎仅和 CD 有关。虽然巩膜外层炎可发生在肠病之前，但在肠病几年后发生更为多见，特别在肠道疾病恶化期间发生。IBD 有关节炎和其他肠外表现者发生巩膜外层炎更常见。

3. 前葡萄膜炎 通常前葡萄膜炎是复发性和非肉芽肿性的，伴有白色细粒状的 KP，中度前房细胞渗出，可在肠病的任何时期出现。与关节炎特别是脊柱炎的出现密切相关。在前葡萄膜炎的各种鉴别诊断中，必须考虑到 IBD。IBD 性角膜炎尤其是在 CD 患者容易发生。其特征为因急性炎症出现角膜边缘部上皮下小圆形灰色浸润，或瘢痕引起角膜边缘上皮下结节性斑翳。

（五）全身表现

患者其他的全身性表现，包括失血或失蛋白引起的贫血、肝、胆并发症（如胆盐吸收不良的胆结石、继发性营养不良、糖皮质激素治疗或从深静脉高营养液补充过多的碳水化合物所致的肝脏脂肪变性、胆管炎和肝功能异常）、血栓性静脉炎等。生殖泌尿系异常如肾结石是 IBD 的常见表现，因脂肪泻使草酸盐和草酸钙结合引起。CD 形成的瘘管常有膀胱瘘，炎症性包块机械性压迫导致输尿管阻塞等。IBD 患者还可发生骨质疏松和骨软化等代谢性骨病。

综上所述，IBD 没有一个能以病征就可以确诊的临床内镜和组织学特征，因此，医师必须全面考虑临床资料和病情演变。

三、从炎性肠病关节炎的分类标准看 IBDA 的诊断

目前无统一的炎性肠病关节炎的诊断标准，因为其所伴发的关节炎往往无特殊的诊断价值，IBD 患者中尚没有可靠的实验室检查可作为诊断和治疗关节病监测工具，因而只有在确诊 UC 或 CD 之后，才能根据所伴发的脊柱及或外周关节炎来诊断 IBD 关节炎，而对于关节炎或脊柱的表现先于肠道炎症表现，炎性肠病未确诊之前，是无法诊断炎性肠病关节炎的。

诊断的金标准是根据 New York 分类标准的腰骶部 X 线影像学改变。Orchard 的研究团队比较了 MRI 和传统 X 线作为影像学改变的 New York 分类标准，结果表明修订后的标准敏感性和特异性更高。该研究在基于 CD 患者的人群中，MRI 检测出了 39% 的病例，而传统的 X 线仅为 20%。与 IBD 相关的 SpA 通常应与其他疾病相鉴别，包括骨关节炎、类风湿关节炎和弥漫性结缔组织病（如系统性红斑狼疮）相关关节炎，糖皮质激素相关骨坏死以及英夫利西单抗（IFX）相关 lupus-like 综合征。

然而，在大多数病例中 SpA 患者的肠道参与被低估了，因为这些患者常常没有肠道炎症的症状和高水平的血清标记，从而错误地认为只有关节疾病。基于这个原因，在临床实践中，对于疑似肠道疾病患者使用非侵入性检查非常必要。最近发现在 IBD 同时合并关节病患者血清中人类软骨糖蛋白 39（也称为 YKL-40）显著升高，提示该蛋白可作为关节炎与炎症性肠病活动生物学标记。此外，我们可以使用白细胞相关蛋白，比如乳铁蛋白和钙网蛋白作为白细胞存在的标志，来评估肠道炎症。此外，联合应用血清学自身抗体如抗中性粒细胞胞浆抗体（ANCA）、抗酵母抗体可提高 IBD 肠病诊断率。近年来发现的生物学标记物还包括抗细胞膜膜孔蛋白 C、假单胞菌细菌序列 I2、细菌鞭毛蛋白和抗聚糖抗体，其他非侵入性的方法还包括筛选疑似合并关节病变的肠道炎症患者，包括腹部超声探测肠壁厚度和胶囊小肠镜等评估肠道炎症。

总之，IBDA 的诊断需根据临床表现、关节症状及影像学依据综合判断和评估，对怀疑肠病性关节炎的 SPA 患者非侵入性检查和血清学检测可提高诊断率，必要时应行结肠镜等侵入性检查明确 IBD 诊断。

四、IBD 关节炎治疗策略与未来的方向

IBDA 的治疗药物几乎都外推于其他的炎性关节病治疗，包括柳氮磺胺吡啶、甲氨蝶呤、硫唑嘌呤及硫酸羟氯喹，这些药物在控制关节炎的治疗中是有效的，但对于肠道病变的影响却未见研究。常规的治疗策略取决于关节临床分型（外周关节、中轴关节、肌腱附着点炎）和全身特征（葡萄膜炎、皮疹、肠炎）。对 IBD 的治疗取决于肠道受累的范围和程度，必须适当考虑整个临床情况和疾病的慢性特征进行治疗。CD 和 UC 在治疗的许多方面有重叠，但一个基本的差别是 UC 可通过去除结肠或所有的结肠黏膜而得到愈合，而 CD 无法通过手术治愈，在手术切除受累的肠段之后，仍有不可预知的复发倾向。

生物制剂应用，新近出现的肿瘤坏死因子 -α 拮抗剂英夫利西单抗可以使 CD 患者戏剧性缓解，并使肠道损害长期痊愈。而 UC 却无此作用，这也许与两种肠炎不同的发病机制有关。而目前的证据表明：生物制剂包括 4 种针对 TNF-α 单克隆抗体（infliximab，adalimumab，certolizumab 和 golimumab），2 种针对整合素 a4[natalizumab（NTZ；Tysabri）和 vedolizumab（VDZ；formerly MLN0002）]，1 种针对 IL-12/23 抗体 ustekinumab 对 IBD 关节炎有效。进一步研究表明 TNF-α 抑制剂治疗炎性肠病机制可能是通过阻止炎症级联反应，进而阻止肠道 T 细胞的活化和增生，最终平衡

抗炎和抑炎信号。

STORI 研究表明，经硫唑嘌呤和英夫利西单抗联合治疗后处于缓解期的患者可停用英夫利西单抗，单用硫唑嘌呤治疗。然而，此类患者有一半会在 1 年内复发。亚临床炎症指征（如粪便钙卫蛋白水平、红细胞沉降率、C 反应蛋白水平或内镜下可见的轻微肠道活动性炎症反应）与疾病复发风险相关，因而目前正在进行的一些研究试图确认血清指标监测及基于血清指标监测结果而制定的药物调整（如药物的升级或降级）试图达到降低医疗花费并进一步提高疗效。

对于急性重度结肠炎患者，一个有争议的问题是：抗 TNF-α 药物是否应先于环孢素使用以避免结肠切除手术。一项由 GETAID 组织开展的开放性研究中发现对于未使用过硫唑嘌呤的患者来说，环孢素与英夫利西单抗同样有效。临床医师需平衡不良反应发生与治疗有效性，尽量减少机会性感染的发生。

2012 年完成了一些不以 TNF-α 通路为靶点的治疗药物的Ⅱ、Ⅲ期临床试验。Tofacitinib 是一种新型口服 JAK 通路抑制剂，以 UC 为适应症的Ⅱ期临床试验结果表明该药物疗效具有剂量依赖性并可以促进肠道黏膜愈合。服用 Tofacitinib 的受试者中，15mg 剂量组疗效更好，其临床反应率为 78%、临床缓解率 41%、内镜缓解率 27%。其常见的副作用为升高 LDL 及 HDL 水平和增加感染，但可在药物停用后逆转，同时表现为剂量依赖性。目前有关该药两个大型Ⅲ期临床试验正在进行中，以确证以上研究结果并研究该药在维持疾病缓解方面的疗效。

Ustekinumab 是一种人类单克隆抗体，通过 IL-12、IL-23 共用的亚基 p40 抑制这两种细胞因子在 T 细胞、NK 细胞等的受体，从而抑制 IL-12、IL-23 活性。一项Ⅱb 临床试验（CERTIFI 研究）确证了 Ustekinumab 治疗 CD 的有效性。结果发现，Ustekinumab 6mg/kg 剂量组 6 周时出现临床应答的人数明显高于安慰剂对照组。出现临床治疗反应后以 Ustekinumab 90mg 皮下注射序贯治疗临床应答率为 69.4%，缓解率可达到 41.7%。同时研究表明 Ustekinumab 具有良好的安全性，只有 0.7% 的受试者在第 36 周时发现 Ustekinumab 抗体。

Vedolizumab 是一种具有肠道选择性的人源化单克隆抗体，可特异性阻断拮抗 α4β7 与其受体 MAdCAM-1 的结合，从而抑制 T 细胞向肠道的聚集。Vedolizumab 治疗 CD 和 UC 的两个Ⅲ期临床试验均结合了诱导治疗及维持治疗研究，结果表明该药在 UC 患者中的疗效均优于 CD。治疗 6 周时，服用 Vedolizumab 的 UC 患者有 47% 出现临床治疗反应，41% 显示愈合，而安慰机组的临床治疗反应率及愈合率均为 25%。长期治疗结果更令人鼓舞——接受 Vedolizumab 每 4 周一次治疗的 UC 患者有 45% 可在第 52 周时仍然维持缓解且不使用类固醇激素，56% 维持黏膜愈合，而在 CD 组，仅有 28.8% 的患者在第 52 周时维持缓解。Vedolizuma 是第一个特异性阻断炎症细胞向肠道聚集的药物。

一项概念验证性研究发现，并非所有的抗细胞因子类药物均可用于多种疾病。Secukinumab 是一种人特异性 IL-17 单克隆抗体，既往多个临床研究证明其对 RA 和银屑病有效。但该药治疗 CD 的临床研究却由于缺乏疗效和安全性问题不得不提前终止。以上结果提示 IL-17a 可能有一定的肠道保护功能。这种保护作用已经在 CD-45RBHi 敲除的结肠炎模型中发现，当 T 细胞缺乏 IL-17a 及 IL-17 受体被转移时，疾病出现恶化。有趣的是，IL-17 信号通路中发生遗传变异与慢性念珠菌病之间也存在关联，这在一定程度上可以解释 CD 临床试验中为什么出现许多严重的真菌感染。

直肠结肠切除术可缓解许多 UC 患者的关节炎，但仅对少量的 CD 关节炎有效。若并发癌变、完全性肠梗阻、肠穿孔、瘘管与脓肿形成、顽固性全结肠炎，内科治疗无效者应行手术治疗。类似于强直性脊柱炎的骶髂关节炎通常在肠病之前发生，一般独立发展，其病程与是否进行直肠结肠切除无相关性。治疗 IBD 并不能阻止关节进行性钙化和融合的发生，因此，需要单独的治疗（理疗和抗炎药物）。

一般治疗包括禁食、经静脉高营养治疗、纠正水电解质平衡紊乱等，贫血者应输血，低蛋白血症者补充蛋白质及注意休息。

五、小结

炎性肠病性关节炎是一种特发性、慢性炎症性肠病所导致的关节损害。炎症性肠病包括 CD 和 UC，是一个痛苦和衰弱的状态。除了肠道症状外，患者通常会有肠外并发症，如关节炎、肾、肝脏、眼部疾病和皮肤问题。其中关节炎是最常见的并发症。炎症性肠病的肠黏膜免疫失调导致炎症细胞因子的生产过剩，从而导致失控的肠道炎症和关节的参与。TLR 变体和异常，功能改变和 T 细胞亚群平衡，产生炎症细胞因子以及整合素与 e- 钙黏蛋白功能障碍，参与了疾病的发病机制。常规的治疗策略取决于关节临床分型和全身特征。对IBDA的治疗取决于肠道受累的范围和程度，必须适当考虑整个临床情况和疾病的慢性特征进行治疗。新近出现的以TNF-α抑制剂为代表的生物制剂为IBDA的治疗展示了新的希望，以目前对IBDA病理生理的认识，随着起止点炎和骶髂关节炎的改善，IBDA预后可能会提高。

（李学义　朱　平）

参考文献

1. Sabrina Cardile, Claudio Romano. Current issues in pediatric inflammatory bowel disease associated arthropathies. World J Gastroenterol, 2014, 20(1): 45-52.
2. Veloso FT. Extraintestinal manifestations of inflammatory bowel disease: do they influence treatment and outcome? World J Gastroenterol, 2011, 17: 2702-2707.
3. Baeten D, De Keyser F, Mielants H, et al. Ankylosing spondylitis and bowel disease. Best Pract Res Clin Rheumatol, 2002, 16: 537-549.
4. Jose FA, Garnett EA, Vittinghoff E, et al. Development of extraintestinal manifestations in pediatric patients with inflammatory bowel disease. Inflamm Bowel Dis, 2009, 15: 63-68.
5. Burgos-Vargas R. The assessment of the spondyloarthritis international society concept and criteria for the classification of axial spondyloarthritis and peripheral spondyloarthritis: A critical appraisal for the pediatric rheumatologist. Pediatr Rheumatol Online J, 2012, 10-14.
6. Rodríguez-Reyna TS, Martínez-Reyes C, Yamamoto-Furusho JK. Rheumatic manifestations of inflammatory bowel disease. World J Gastroenterol, 2009, 15: 5517-5524.
7. Brakenhoff LK, van der Heijde DM, Hommes DW, et al. The joint-gut axis in inflammatory bowel diseases. J Crohns Colitis, 2010, 4: 257-268.
8. Orchard TR, Holt H, Bradbury L, et al. The prevalence, clinical features and association of HLA-B27 in sacroiliitis associated with established Crohn's disease. Aliment Pharmacol Ther, 2009, 29: 193-197.
9. LAWRENCE B COHEN. Biologic therapies in inflammatory bowel disease. Translational Research, 2014, 1-24.
10. MW. Diagnosis and classification of Crohn's disease, Autoimmun Rev, 2014. http://dx.doi.org/10.1016/j.autrev.2014.01.029.
11. Zhang YZ, Li YY. Inflammatory bowel disease: Pathogenesis. World J Gastroenterol, 2014, 20(1): 91-99.
12. 黄烽. 脊柱关节病总论. // 蒋明，David Yu，林孝义. 中华风湿病学. 北京：华夏出版社，2004.
13. 吴东海，王国春. 临床风湿病学. 北京：人民卫生出版社，2008.
14. Jostins, L. Host-microbe interactions have shaped the genetic architecture of inflammatory bowel disease. Nature, 2012, 491: 119-124.
15. Louis, E. Maintenance of remission among patients with Crohn's disease on antimetabolite therapy after infliximab therapy is stopped. Gastroenterology, 2012, 142: 63-70.
16. Laharie, D. Ciclosporin versus infliximab in patients with severe ulcerative colitis refractory to intravenous steroids: a parallel, open-label randomised controlled trial. Lancet. 2012 Dec 1; 380(9857): 1909-1915.
17. Sandborn WJ. Tofacitinib, an oral Janus kinase inhibitor, in active ulcerative colitis. N Engl J Med, 2012, 367: 616-624.
18. Sandborn WJ. Ustekinumab induction and maintenance therapy in refractory Crohn's disease. N Engl J Med, 2012, 367: 1519-1528.
19. Rutgeerts P. Vedolizumab Maintenance Therapy for Ulcerative Colitis: Results of GEMINI I, a Randomized, Placebo-Controlled, Double-Blind, Multicenter, Phase 3 Trial [abstract]. Gut, 2012, 61(Suppl 3): A65.
20. Colombel JF. Vedolizumab Maintenance Therapy for Crohn's Disease: Results of GEMINI II, a Randomized, Placebo-Controlled, Double-Blind, Multicenter, Phase 3 Trial [abstract]. Gut, 2012, 61(Suppl 3): A32.
21. Hueber W. Secukinumab, a human anti. IL-17A monoclonal antibody, for moderate to severe Crohn's disease: unexpected results of a randomised, double-blind placebocontrolled trial. Gut, 2012, 6: 1693-1700.
22. O'Connor W Jr. A protective function for interleukin 17A in T cell-mediated intestinal inflammation. Nat Immunol, 2009, 10: 603-609.
23. Puel, A. Chronic mucocutaneous candidiasis in humans with inborn errors of interleukin. 17 immunity. Science, 2011, 332: 65-68.

第十四章　骨关节炎异质性与系统防治策略

骨关节炎(osteoarthritis，OA)是人类最常见的结缔组织疾病。据上海仁济医院对13451名钢铁厂工人调查结果显示：症状性和无症状性OA患病率分别为11%和27%；据汕头大学医学院统计：人群患病率在40岁以下为12.2%，60岁以上为44.3%。据WTO估计全球患OA的人数可能高达3.5亿之多。在人类疾病排行中，OA是影响女性健康的第4位疾病，男性为第8位疾病。随着人口老龄化进程的加速，OA引致的各种健康问题不可小觑。

原发性骨关节炎有多种病因，因而也有多种名称，如老年性关节炎、退行性关节炎、肥大性关节炎等。1995年，美国矫形外科学院(American Academy of Orthopedic Surgeons)召开的学术会议上将OA描述为：骨关节炎是由力学和生物学等复杂因素导致的关节软骨和软骨下骨合成与降解偶联失衡的结果。Kelley'S Textbook of rheumatology (2009)将OA定义为：OA是一种常见于老年人的关节退行性疾病，其特征包括关节软骨侵蚀，骨赘形成，软骨下硬化及滑膜与关节腔一系列生化和形态学改变。综合起来，OA有多种致病因素：软骨发育不良、软骨基因突变、软骨代谢异常、增龄、性别、创伤、感染及生物代谢异常等。骨性关节炎受累关节可以是单个或多个动关节或微动关节；首先出现的是关节软骨、软骨细胞和软骨基质的生物力学、形态学、生物化学、分子生物学异常退变，逐渐出现关节软骨肿胀、软化、碎裂、溃疡及骨赘形成等病理改变；临床表现为关节疼痛、肿胀、积液、压痛、活动受限和关节畸形等。OA的病情可轻可重，反反复复，或迁延不愈，或迅速进展；最终导致关节软骨丧失、软骨下骨囊性化、关节板硬化及关节周围组织退变等；部分OA会出现慢性关节滑膜、关节囊、关节韧带，甚至整个关节的炎症和关节畸形或残疾。

骨关节炎可分为原发性骨关节炎(primary osteoarthritis)和继发性骨关节炎(secondary osteoarthritis)两大类，次级分类也比较复杂，表现出显著的异质性。如表14-1所示，供参考。

表14-1　OA临床分类

Ⅰ. 原发性
- A. 局部性(主要指受累部位)
  1. 髋关节
  2. 膝关节
  3. 脊柱骨突关节
  4. 手指关节
  5. 足关节
  6. 其他关节(肩、肘、腕、踝关节)
- B. 全身性(3个或3个以上关节)
  1. 手关节(Heberden结节)
  2. 手、膝、脊柱骨突关节(全身性骨关节炎)

Ⅱ. 继发性
- A. 关节发育不良
  1. 软骨发育不良
  2. 骨骺发育不良
  3. 先天性关节畸形(移位)
  4. 发育不良性疾病(Oeethes病，骨骺脱离症)
- B. 创伤后关节病
  1. 急性创伤
  2. 反复创伤
  3. 手术创伤
- C. 关节结构病变
  1. 骨坏死
  2. 骨软骨炎
- D. 炎症后(性)关节炎
  1. 感染
  2. 感染性关节病
- E. 内分泌或代谢病性关节炎
  1. 指端肥大症
  2. 褐黄病
  3. 血色病
  4. 晶体沉着病
- F. 结缔组织病
  1. 关节过度活动综合征
  2. 黏多糖症
- G. 病因未明

  Kashin-Beck disease

本章依据 OA 的分类，病因与发病机制，分节讨论原发性骨关节炎、侵蚀性骨关节炎及遗传相关性骨关节炎等的异质性（heterogeneous）、临床表现与防治策略，最后，为 OA 研究工作提出几个问题供参考。

第一节　原发性骨关节炎

原发性骨关节炎

原发性骨关节炎（primary osteoarthritis，POA）又可分为退行性骨关节炎、退行性脊柱强直、侵蚀性骨关节炎及全身性骨关节炎等几个临床亚型。这几个亚型同为多基因与复杂环境致病因素引致的原发性骨性关节炎疾病。

1. 退行性骨关节炎（degenerative osteoarthritis，DOA）　一般无家族病史，主要发生于 40 岁以上，老年女性多于老年男性约 2 倍。常累及负重关节或过度使用的关节，如膝关节、髋关节、踝关节，及近端指间关节、第一腕掌关节、肘关节、肩关节等。主要临床症状多出现在受累关节过度活动时，休息后缓解；但于晨间或夜间常有短暂的僵硬不适；疼痛主要来自关节边缘骨赘刺激，骨小梁微骨折，软骨下增压，关节韧带撕裂或退变等。症状常因受凉或过度劳累而加重，适当休息可缓解；较少出现全身疼痛等症状。不同关节受累可出现各自特征性表现。如髋、膝、髌、手踝等关节炎症状。血清自身免疫学检测多阴性；炎性指标（ESR、CRP）也较少阳性；较少出现滑膜积液、关节肿胀、压痛等；X 线阳性表现为关节间隙非对称性狭窄、关节面硬化或变形，严重者可出现关节面下囊性变、边缘性骨赘，关节内游离体等；一般无明显滑膜炎征象。

2. 退行性脊柱强直畸形（degenerative spondylosis deformans，DSD）　中轴脊柱关节退行性骨关节炎也属 POA 常见亚型。多见于长期体力劳动者，约半数与全身性骨关节炎合并存在。主要病理特征为：①椎体间隙变窄；②脊椎关节突退行性变，椎体纤维环断裂和椎体前缘纤维韧带附着区骨赘形成，有时可见相邻骨赘之间的桥型连接；③脊椎周围及脊柱外侧韧带肌腱退变，可并发脊柱前和后纵韧带或弓形韧带钙化等。主要临床表现为，颈椎或腰背隐痛和僵硬，活动或负重后加重；当脊椎骨赘刺激脊髓神经时，可引起剧烈神经根性疼痛等；有时会并发椎管狭窄或颈椎刺激等症状。

3. 全身性骨关节炎（generalized osteoarthritis，GOA）　GOA 常发生于绝经后妇女或老年男性。无家族集聚现象。无明显家族聚集发病情况；一般常涉及远端及近端指间关节，第一腕掌关节，其次为膝关节、髋关节及脊柱关节等；常呈现急性发作和多关节同时受累。受累关节表现为局部肿痛、积液、压痛、活动痛等炎症表现，有时呈结节状，如出现 Heberden 结节等；发作期可有血沉和 CRP 阳性；初期 X 线表现以关节软骨下骨及基底层增生常见，后期可见边缘骨赘向外突出等。但全身症状较轻，一般无严重关节功能紊乱。

4. 侵蚀性炎性骨关节炎（erosive inflammatory osteoarthritis，EIO）　老年男性和绝经后妇女易患侵蚀性炎性骨关节炎。表现为突发性、对称性、近端或远端指间关节炎和第一掌指关节红、肿、热、痛，关节活动受限等特征。反复发作可导致受累关节肥大、皮肤出现冻胶状小囊或结节样增生及远端关节屈曲畸形等；膝关节、髋关节和脊柱关节也可受累，且发作期常伴有发热、晨僵、乏力等全身症状，与 GOA 相似。但滑膜炎症和骨侵蚀性表现更为突出。同时伴有血沉增快，CRP 阳性，或 RF 及 ANA 阳性；X 线表现为关节软骨缺失、软骨下骨硬化和显著的骨侵蚀、出现融合性骨赘；滑膜活检为增生性滑膜炎，有免疫复合物沉积或关节翳形成，有时难与类风湿关节炎滑膜炎症相鉴别。Ehrlich 等曾对 170 例 EIO 进行了长期随访，发现其中 15% 患者最终会演变成为典型类风湿关节炎。

第二节　遗传相关性骨关节炎

骨关节炎是骨与关节炎性疾病。骨、软骨和关节组织均来自中胚层，属于结缔组织病范畴。遗传性结缔组织病是一大组，可累及骨、软骨、肌腱、韧带、肌肉和皮肤等组织的异质性疾病，包括骨骼发育不良、软骨发育不良等 300 多种疾病。早在 20 世纪 70 年代开始对这些疾病进行了多次分类和命名（参阅 www.isds.ch）。当然，遗传相关性骨关节炎也应包含在遗传性结缔组织病之中。包括单基因病（single genic disorder）、多基因病（polygenic disorder）和罕见的线粒体基因突变和染色体遗传性疾病等。

常见的遗传相关性骨关节疾病可表现为，先天性关节结构异常、关节软骨与软骨下骨异常以及胶原基因突变引致的疾病等。如 I 型胶原基因突变引致的成骨不全、Ehlers Danlos 综合征、骨质疏松症等；Ⅱ型胶原基因突变引致的软骨发育不良、强直性骨骺发育不良、Kniert 发育不良、Stickler 综合征等；Ⅸ型胶原基因突变引致的多骨骺发育不良、椎间盘疾病；Ⅹ型胶原基因突变引致的 Schmid 型干骺端发育不良、Marshall 综合征；Ⅺ型胶原基因突变引致的无眼部表现的 Stickler 综合征等。

已发现Ⅱ型胶原基因突变性疾病有 40 多种。本章仅简要介绍与Ⅱ型胶原基因突变相关的原发性全身性骨关节炎、家族性骨性关节炎、弥漫性特发性骨肥厚、软骨发育不良症、脊柱软骨发育不良伴骨关节炎及干骺端软骨发育不良等。

一、特发性全身性骨关节炎

特发性全身性骨关节炎（idiopathic generalized osteoarthritis，IGOA） 本病具有孟德尔显性遗传特征，有家族聚集现象及明确的遗传病史，其先证者的一级亲属患病率是一般人群的 2 倍，同卵双生患病一致率高于异卵双生，女性多于男性。突变基因（gene mutation）存在Ⅱ型胶原 COL2A1 基因 Arg-Cys 突变；以 HLA-A1、HlA-B8 型单体型易感；突变基因可能存在软骨胶原蛋白和软骨基质蛋白编码异常。

IGOA 的临床特征，以中年女性多见，常累及远端指间关节，出现 Heberden's 结节，并可累及近端指间关节、第一腕掌关节、脊柱关节突关节及骶髂关节等多个关节。受累关节肿大或肥大，但疼痛轻微，很少发生关节腔积掖。RF 阴性，血沉多正常；X 线多表现关节间隙变窄、关节边缘骨赘形成等。由于 IGOA 以女性多见，因而，现已将雌激素基因、雌激素受体基因、维生素 D 受体基因、胰岛素样生长因子 -1 基因、TGF-β 基因等列为 IGOA 候选基因进行进一步研究。

二、弥漫性特发性骨肥厚

弥漫性特发性骨肥厚（diffuse idiopathic skeletal hyperostosis，DISH）是与代谢 - 内分泌 - 遗传密切相关的脊柱骨质增生性疾病。以胸椎 4 个以上椎体骨赘融合、及脊柱韧带、肌腱、肌腱端钙化和骨化为特征的增生性疾病。DISH 的详细病因未明。但与多种代谢因素、遗传因素、体质因素有关。DISH 有家族集聚发病的报道，男性多于女性；但其遗传方式未明；已发现 DISH 常伴有后纵韧带钙化，而后纵韧带钙化的候选基因是 COL6A1。

DISH 患者年轻时多无症状，至中年开始发病；5%～10% 常并发肥胖、高血压、糖尿病、高胰岛素血症、血脂异常、生长激素水平增高、胰岛素样生长因子 -1（IGF-1）增高、高尿酸血症等。主要临床特征为脊柱弥漫性骨质增生、脊柱韧带钙化，及椎管狭窄等。可逐渐出现颈椎、胸椎、腰椎以至于整个脊柱僵硬不适和轻微疼痛、活动受限等；周围关节较少受累，但可有腱鞘炎或跟骨骨刺引致的足跟痛，但很少有关节红、肿、压痛、关节腔积液等滑膜炎症状；X 线表现为无症状性、青年或中年脊柱骨赘形成，多出现在椎体前缘、后缘，常伴有后纵韧带条纹状钙化或骨化，椎间盘厚度相对保持不变，而骶髂关节及椎间关节可出现非关节性骨性强直，但椎小关节很少累及，且无关节突模糊和骶髂关节侵蚀、硬化或融合等特征。

DISH 的另一个突出的特征是对维生素 A 及其衍生物敏感，可增高 DISH 发病率，且使用剂量与疗程及病情相关。

三、软骨发育不良症

软骨发育不良症（chondroplasia）是常见的遗传性关节软骨疾病。婴儿发病率约 1/1500～1/40 000；为染色体显性遗传。1994 年 Francomano 等将软骨发育不良相关基因定位于染色体 4q 远端 2.5Mb 处，核苷酸第 61138 位，G（glycine）与 A（arginine）易位突变。主要影响成纤维细胞生长因子受体 -3（FGFR-3）蛋白第 380 位 G 与 A 转膜基序；其骺软骨组织学表现为软骨细胞肥大、粗面内质网扩张等特征。

在软骨发育不良与脊椎骺骨发育不良同时存在时，其成骨细胞亦可表达Ⅰ型胶原基因链的突变或出现类似Ⅰ型胶原基因突变的Ⅱ型胶原基因突变。而只有骨软骨发育不良症时，突变基因为 SIC26A2。定位于 5q-32，5q31，可引致严重骨蛋白合成障碍或者缺失。

此病多为散发病例，部分病例在儿童期表现不甚明显，至成年表现为短肢矮小畸形，躯干大致正常，蹒跚步态，胸腰段驼背，高额大头等。

四、脊柱软骨发育不良伴发骨关节炎

脊柱软骨发育不良伴发骨关节炎（spinal chondrodysplasia associated with osteoarthritis）：脊柱骺骨发育不良是以短颈、短躯干、桶状胸、长四肢、脊柱发育不规及椎体畸形为基本临床特征的一组异型性显性遗传病。轻型脊柱软骨发育不良早熟婴儿，常伴发早产儿骨关节炎（premature osteoarthritis），其轻型病例又称 Kneist 软骨发育不良；严重家族性软骨发育不良则可表现为大头、软颅、尖锐而隆起的桶状胸等；软骨X线可表现小的放射状骨化征，同时可伴有快速的退行性骨关节炎。

1995年Bleasel等证明，轻型家族性脊柱软骨发育不良与骨关节炎均为Ⅱ型前胶原基因外显子第11位Arg与cys置换突变；1998年Ikegawa等报道，脊柱骺骨发育不良均为X型胶原基因COL10Al的Gly与Glu置换突变；1999年Alakokko等报道，家族性早熟儿骨关节炎为孤立的Ⅱ型胶原基因克隆CoL2Al突变；而多发性骺软骨发育不良和Stickler综合征则是另一亚类家族性骺骨发育不良性骨软骨病，两者均伴有退行性骨关节炎及短躯干，但并未表现出四肢过长的特征。除此之外，Stickler综合征还常伴有严重近视、视网膜、脉络膜和玻璃体退变，耳聋及骨关节炎，亦属同类基因突变的结果。

五、干骺端软骨发育不良

干骺端软骨发育不良（metaphyseal chondrodysplasia）有3个亚型，共同的病理表现为增生性软骨细胞不能与软骨下骨正常连接。

（1）Jansen型：为3型中病情最为严重的一型，出生时四肢短小，成长时长骨变短、关节肿大、干骺端显著变扁，少数还伴有高钙血症。

（2）Schmid型：此型症状出现在学步期婴幼儿；表现为弓形腿（膝内翻），蹒跚步态，虽有佝偻病样征象但并未发现明确的骨代谢异常，骨矿化正常。研究发现，在X型胶原基因突变的小鼠，亦伴有软骨增生和成骨不全特征。嗣后才证明Scmid型干骺软骨发育不良症的确伴有X型胶原基因C端序列突变。

（3）McKusick型：此型又称Cartilage-Hair hypoplasia型。患儿除有短肢、关节肿大和干骺端变扁等表形外，还可伴有软骨营养障碍、头发细黄、易感染等征象。突变基因的部位尚未确定。

六、遗传相关的其他软骨结构异常

除上述遗传相关性Ⅱ型胶原基因异常疾病外，骨软骨病、先天性髋关节发育不良、股骨头骨骺分离症及脊柱侧弯等也与Ⅱ型胶原基因突变密切相关。

（1）少年骨软骨病：包括：①股骨头骨骺病，即Legg-Calve Perthes病，又称扁平髋。多发生于3～10岁儿童；单侧或双侧股骨头骨骺受累。主要病理特征为，股骨头骨化中心缺血性坏死。②分离性骨软骨病。患儿以男性居多，常出现膝、踝、肘、髋等关节疼痛、肿胀和积液。主要病变为关节软骨发育过程中软骨面与软骨下骨分离或骨面剥脱未能连结，或形成游离体，从而引致分离性骨软骨病性关节炎。X线片上可见到软骨下新月形透亮区；此外，还有少见的月骨坏死症（Kienbock）及跖骨头骨软骨病（Freiberg）等。

（2）先天性髋关节发育不良（脱位）：患本病儿童的血亲中，有20%～30%有先天性髋关节脱位。主要是由于髋臼发育不全、关节囊、关节韧带松弛，不能保持股骨头与髋臼的正常解剖关系，而发生髋关节脱位。

（3）股骨头骨骺分离：多见于10～17岁儿童及青年；50%为双侧性。成人患此病时常称为髋内翻畸形。可能与发育期骨骺与软骨发育失衡，或发育过程中肌肉牵拉损及髋关节正常结构所致。

第三节 骨关节炎的病因与发病机制

一、滑膜关节组织结构

在讨论骨关节炎病因与发病机制之前，须先了解骨关节生理功能和组织结构特征。

滑膜关节（synovial joint）一般为可动关节。由关节囊、关节面、软骨及关节腔组成。关节囊分内、外两层。囊外层为纤维层，富有血管、神经、淋巴管，囊外壁附着关节韧带和肌腱，主要由Ⅰ型胶原纤维素组成。囊内层为柔软疏松的滑膜层。

（一）关节滑膜层

滑膜层边缘与软骨边缘相接，并围绕软骨形成完整、密闭的关节腔。分为细胞层和滑膜下层。滑膜细胞分为A、B、C 3型，滑膜细胞由滑膜下成纤维细胞分化而来，其主要功能是生成滑液，保持关节面的润滑性，为软骨提供营养。正常滑液是血浆的超滤液，滑液是从滑膜下关节囊毛细血管壁进入滑膜腔，与滑膜细胞分泌的成分混合成为滑液。滑液中含有可透入的血浆蛋白、黏液蛋白、透明质酸、高分子氨基糖等，但不含大分子凝血物质，滑液中蛋白多糖复合物也可以来自软骨细胞。

（二）关节面

长骨的两端为关节面，通常一凸一凹相向成对；关节面紧贴着完整的透明软骨。关节面的周围是关节囊的附着处。

（三）关节软骨

关节软骨为透明软骨。主要由软骨细胞和软骨基质构成。软骨表面为光滑、紧密、厚实、完整的胶原纤维网膜（软骨膜）。软骨纵切面可呈现出浅表层、过渡层、放射带、钙化软骨层和软骨下骨等层次。各层排列高度有序，紧密相连，形成致密的网状结构，并赋予软骨特定的形态、硬度，保持软骨的完整性、抗拉力、抗压力和抗剪切力等特性，以适应关节的承重和运动功能。在膝关节面之间还夹有纤维半月板，以加强关节面稳定性。

（四）软骨细胞

软骨细胞在细胞周期蛋白依赖性激酶（CDK）与周期蛋白（cycling protien）复合体调节下，启动和调控软骨细胞的分化与增殖周期。当软骨细胞进入S期之后，开始合成和分泌软骨基质。软骨基质包绕在软骨细胞的周围，形成特定的细胞外基质结构，形成与软骨细胞终生共存的微环境。软骨结构虽然如此完美，但也很脆弱，一旦遭到损伤或炎症侵袭，很难完全修复。

（五）软骨基质

虽然不同软骨组织的基质分布、结构、各有不同。但软骨基质的主要成分为胶原蛋白（collagen）和蛋白聚糖（proteoglycan）及弹性蛋白酶（elastase）、各种氨基酸及其他小分子营养物和水分等。

1. 软骨胶原 在透明软骨中含有多种胶原蛋白如Ⅰ、Ⅱ、Ⅳ、Ⅵ、Ⅸ、Ⅹ、Ⅻ、Ⅴ型胶原等。胶原蛋白总重量占软骨干重的15%～25%，其中Ⅱ型胶原占胶原干重的一半以上。Ⅰ和Ⅱ型胶原可与蛋白多糖结合形成原纤维，以保持软骨的完整性和伸展性，但也最易遭致损伤；Ⅹ型胶原多出现在软骨增生或软骨内出现骨化时，有利于软骨钙化，尤以骨骺部含量最丰；Ⅸ型胶原在胎儿软骨中含量较高；Ⅺ型胶原多分布于软骨细胞周围，构成软骨细胞骨架；Ⅻ型胶原散布于软骨中参与原纤维网的组成，并赋予软骨可伸展性，与软骨细胞早期成熟相关。胶原蛋白分子的三联螺旋结构非常稳定，不易为一般蛋白酶所水解，半衰期也较长，甚至可达数年之久，但新合成的胶原蛋白在数分钟即可被细胞内前胶原肽酶（procollagen peptidase）所降解；而成熟的细胞外胶原分解，需要特异性胶原酶类与胶原纤维解聚酶类等共同作用才能降解，并涉及多个参与因素（详见后）。

2. 软骨基质 细胞外基质（ECM）是细胞间重要的无定形黏稠、均质性物质。主要由胶原蛋白、蛋白聚糖、透明质酸等构成；细胞外基质不仅仅是细胞的外包层，而且可结合多种生长因子和激素为给细胞提供多种信息，参与细胞功能调节，还可影响细胞的分化、形态和细胞的迁移等功能，成为细胞分泌的结构成分。

软骨细胞、成纤维细胞、滑膜细胞等除可以合成胶原蛋白之外，还可以分泌多种糖胺多糖（glycosaminoglycan，GAG），如：①聚合素（aggrecan）：由一条核心蛋白和侧链硫酸软骨素（osteopotin sulfate）、硫酸角质素（keratin sulfate）及少量寡糖侧链组成。在核心蛋白的球间结构区（IGD）共价结合着硫酸角质素和透明质酸（hyaluronic acid）形成特异性、带负电荷的软骨多糖大聚合分子。此种大聚合分子可积聚大量水分子，以保持软骨的张力；②泛能素（versican）：多见于椎间盘、弹性软骨和其他组织器官的结缔组织中，其核心蛋白含有表皮生长因子样序列（EGF-like）参与成骨细胞代谢，可抑制间充质软骨的生成；③蛋白聚糖（proteoglycan）：是由高浓度蛋白多糖为核心形成的一类蛋白聚糖；④软骨寡聚蛋白（cartilage oligomeric protein）：与假性软骨发育不全症有关；⑤连接蛋白（link protein）：可与聚合素G1区透明质酸连结，以稳定聚合体，保持软骨的抗压能力；⑥膜联蛋白Ⅴ（annexin V）：又称锚着蛋白，除与细胞锚着有关外，还可作为Ⅱ型胶原受体发挥作用；⑦肌腱蛋白（tenascin）等。此外，还有少量软骨中间层蛋白（CILP）和弹性蛋白（elastin）等。这些糖胺多糖是组成软骨基质的主要成分，以保持软骨的整体形状功能。

应当指出的是，这些基质蛋白一旦出现变性或结构损伤，或突破软骨进入血液，则可能被免疫系统识别，显示自身抗原特性，既可引致自身免疫反应，或诱导免疫系统产生针对性抗体；也可以作为软骨异常代谢信息标记，或可作为病情判断的指标。

3. 软骨基质溶解酶类 软骨细胞除可以持续分化、增殖外，还需要在合成软骨基质的同时，依据软骨与基质代谢活动的需要，合成和分泌基质金属蛋白酶类（matrix metalloproteinases，MMPs）和蛋白聚糖酶类，又称为分解胞外金属蛋白酶类（a disintegrin and metalloproteinase with thrombospondinmotifs，ADAMTS 1-20）家族，用以降解和清除细胞代谢产物及受损变性的细胞基质等，以维持软骨细胞的正常代谢和生存微环境。这两类软骨基质溶解酶类成员均可参与彻底降解和清除多种细胞外蛋白，还可抑制血小板聚集，容许细胞间的粘连，支持整联蛋白与细胞粘连作用；也可作为细胞外基质结构完整性的调节物。

基质金属蛋白酶家族（MMPs）目前已发现20多个成员。依据其各自结构和底物的特异性可将

MMPs 家族分属为 6 个组。即胶原酶组、明胶酶组、膜型 MMP 组、基质降解酶组、类基质降解酶 MMP 组和其他 MMP 组等。MMPs 属于锌离子依赖的蛋白酶家族，可依前肽剪切方式，彼此激活，或引发级联效应，降解细胞外基质成分。可在聚合素核心蛋白天冬氨酸的结合位点，或胶原球型结构域的谷氨酸和丙氨酸位点进行酶切活动，分解受损或衰退的胶原蛋白和软骨基质蛋白等。在基质金属蛋白酶中，MMP-2 表达最广，对维持关节软骨的正常结构和代谢具有重要意义；MMP-1 和 MMP-8 可作用于各型胶原 a 链相同位点，裂解Ⅱ、Ⅳ、Ⅴ、Ⅶ、Ⅹ型胶原；MMP-13 在 OA 软骨中有高表达，但正常组织中较少表达，其裂解Ⅱ型胶原的活性比 MMP-1 大 5～10 倍；而 MMP-3、7、10、11 的作用底物更多，可参与裂解蛋白聚糖、纤维连接素、层连蛋白、弹性蛋白、Ⅵ、Ⅸ型胶原等；还可激活胶原酶原；其中 MMP-3 还可切割Ⅱ型胶原 Telo 肽区及Ⅸ型胶原 3 螺旋区，松解软骨网架结构引致软骨肿胀；而 MMP-9 可以不同于 MMP-2 的形式降解Ⅳ型胶原；MMP-12 则主要是降解弹性蛋白和纤维连接素；而 MMP-14 则与明胶酶原的活化相关。

4. 金属蛋白酶组织抑制因子　为了平衡或抑制蛋白溶解酶类可能发生的过度溶解活性，成纤维细胞及软骨细胞还可合成分泌多种金属蛋白酶组织抑制因子 1-4（tissue inhebitor of metalloproteinases，TIMP1-4）、纤溶酶原活化抑制因子 -1（PAI-1）、胰岛素样生长因子 -1（IGF-I）及 TGF-β 等肽类介质等，促进蛋白多糖的合成，抑制组织溶解酶的活性，保护自身组织不被 MMP 和 ADAMS 降解，构成了高度敏感的保护性平衡机制。

（六）软骨下骨

在正常情况下，软骨下骨含有厚薄不一的骨小梁及相当成熟的哈佛系统，且其排列与关节应力方向垂直，具有较大的可塑性，可适应负重软骨的形变，分散压力，缓解冲力，保证软骨下骨组织血管输送营养，防止发生萎缩和退变，保护软骨关节等。但在超负荷情况下，常易导致骨小梁的微骨折；在反复负重情况下可导致软骨下骨硬化。软骨下骨硬化对关节软骨损伤的修复有不利影响。

（七）关节软骨衰老与修复

软骨细胞生活在高浓度乳酸和糖酵解的低氧代谢环境中，并在低氧张力下生存。软骨的营养物质需由滑液和软骨基质弥散供应。实际上，软骨基质弥散系数仅为水弥散系数的 1/2，必须在反复负荷刺激下才能保持软骨的正常代谢和基质更新。因此，软骨蛋白聚糖与软骨含水量的增多或减少，意味着软骨已受到损伤或正在衰变。虽然在 OA 早期，软骨损伤局部仍可发现有成簇幼稚新生软骨细胞分化、增殖的征象，但这种修复所合成的糖蛋白等并不足以修复基质损失，往往以瘢痕形成或软骨肥厚收场。

二、骨关节炎致病因子

骨关节炎是最常见的慢性骨性关节炎，从受累关节出现症状开始，反复、断续 10 年或数十年；究其病因和致病因素，涉及遗传、基因、创伤、增龄、性别、种族、内分泌、代谢等多个复杂因素；病变可累及单个、数个、或多个周围关节及中轴关节。临床表现出显著的异质性，因此对 OA 发病机制研究是一个巨大挑战。

（一）退行性骨关节炎相关致病因子

1. 增龄　增龄是退行性骨关节炎最强的危险因子。一项流行病学调查表明，在 25～34 岁人群中，X 线异常性膝 OA 患病率小于 0.1%；而 65～74 岁人群的患病率却从 10% 骤增至 20%；而大于 75 岁人群可高达 80%。仁济医院在上海市黄浦区对 40 岁以上人群进行膝 OA 流行病学调查显示：症状性膝骨关节炎 40～49 岁组患病率为 1.3%：到 70 岁组增至 13.2%。实际上，增龄并不是 OA 唯一致病因素，其中还有多种影响机制，就其本身而言，可能与软骨细胞有丝分裂增多，软骨细胞合成蛋白多糖能力下降，对合成代谢生长因子反应降低，对胰岛素样生长因子 -1（IGF-1）反应性下降，或与促凋亡因子表达过高等有关。

2. 超重　随着人民物质生活水平提高，饮食结构改变与运动量减少，体重超标者越来越多。Framinghan 经 36 年长期随访发现，超重青年膝骨关节炎的患病率显著高于非超重者；而且，只需减轻体重一项，即可减轻 25%～50% 膝 OA 症状；当然，超重所引致的异常如姿势、体态异常，膝内、外翻、肌腱、肌肉、关节囊损伤等，也是重要因素。而脂肪代谢紊乱本身的影响更复杂得多，仍需进一步研究。

3. 创伤、过度负荷或关节对线不良　关节过度负荷是 OA 发病的另一重要的危险因子。超负荷运动对关节软骨的冲击力、压力等均属于损伤性应力。包括长跑、舞蹈、重力操作、举重、足球等。如橄榄球运动员常易伤及膝、足、踝或脊柱关节；而厂矿工人或长期蹲位工作的农民等，患髋关节 OA 的概率增高；而长期手工操作或网球运动员则易伤及腕关节和肘关节。而关节外伤或脱位，如三踝骨折、前交叉韧带损伤、半月板损伤等可导致创伤性骨关节炎。此外，先天性膝外翻、髌骨脱位或髋关节脱位等，都是骨关节炎的重要危险因子。

4. 股四头肌无力 临床发现，膝OA患者常见股四头肌无力，曾被误认为是继发于失用性肌萎缩所致。后经研究发现，股四头肌是下肢重力拮抗肌群的主力，可平衡行走时身体的摆动和减轻后跟负荷的作用。而加强股四头肌肌力锻炼，不仅可减轻膝OA疼痛，而且可减缓膝关节损伤。

5. 雌激素缺乏 流行病学调查显示，女性OA患病率高于男性2倍多；女性绝经期后OA病情有加剧的倾向，尤以膝和髋OA为著。已证实，雌激素替代治疗可降低髋OA发病的风险，表明OA软骨雌激素受体减弱或雌激素分泌下降，可能是加重OA病情的危险因素之一。

6. 维生素缺乏 OA患者X线前瞻性观察提示，血清活性维生素D(25-羟基维生素D)浓度较低人群及维生素C过低的人群，发生进展性膝OA的风险明显增高。

（二）炎症侵蚀因素

侵蚀性炎性骨关节炎（EIO）起病急，可反复发作，出现多个关节炎性肿胀，伴有发热等全身症状；病理上滑膜炎症细胞浸润，免疫复合物沉积，病变可累及整个软骨；15% EIO最终发展成为典型类风湿关节炎，从这些临床特征来看，EIO与退行性OA有显著不同。

退行性OA患者的关节滑膜、关节液和关节软骨组织中并无显著的炎症细胞侵袭；软骨细胞不表达HLA-Ⅰ或HLA-Ⅱ类分子，也不表达明显的炎症细胞因子。1991年Alsalameh等研究发现，体外培养的人软骨细胞，可在一定条件下吞噬胶原片段，加工外源性抗原；2003年Guo hy等发现，在体外培养的OA软骨细胞亦可表达HLA-DP、HLA-DQ和HLA-DR分子；另有学者发现，在OA软骨细胞培养中，有共刺激分子(CD80/CD86分子)表达，表明OA软骨细胞可能已具有了非专职抗原呈递细胞潜能。

研究表明，在OA活动期，MMPs的降解活性是由滑膜单核细胞和软骨细胞分泌的炎症分子IL-1β分子和TNF-α分子启动的。IL-1β可促进软骨和基质降解酶类的合成与分解；TNF-β可诱导ADAMTS-5的分解活性。在诱导OA软骨细胞损伤及基质分解中具有重要作用。

EIO免疫病理研究发现，滑膜组织中有单核细胞、淋巴细胞及$CD3^{+}$T细胞聚集；在滑膜衬里层也发现$CD4^{+}$T和$CD8^{+}$T细胞侵润。用单链构象多态性技术和限制性T细胞克隆扩增技术发现，这些T细胞克隆已具有多样性特征，提示可能已被抗原激活了。

上述事实表明，EIO已不是单纯“由力学和生物学等复杂因素导致的关节软骨和软骨下骨合成与降解耦联失衡的结果”，而具备了免疫炎性滑膜炎性病理特征。

（三）遗传相关性因素

现已明确，遗传相关性OA多属于单基因遗传性疾病，涉及多种胶原基因突变，如某些家族性骨性关节炎与第12号染色体长臂Ⅱ型胶原蛋白编码基因COL2A1突变有关；结节性骨关节炎与第2号染色体短臂2q23-32及2q33-35基因突变有关。1990年Knowlton等发现一个遗传性骨关节炎合并软骨发育不良家系，先证者出现编码Ⅱ型胶原cDNA点突变，在原纤维a(Ⅱ)链519位点，精氨酸突变为半胱氨酸；连续3代家系出现多关节骨关节炎伴软骨发育不良症。有研究认为，在遗传相关性OA中，Ⅸ型、Ⅹ型、Ⅺ型胶原基因突变与编码细胞外蛋白的基因如硫酸软骨素蛋白聚糖基因、连接蛋白基因、透明质酸基因等突变有关。有报道称，实验小鼠存在Ⅸ型胶原alpha 1基因缺陷时，可引致软骨发育异常和退行性关节炎。

事实上，骨关节炎相关基因除已知的单基因突变和结构基因之外，候选基因还有VDR基因、IGF-1基因、染色体IL-1基因等。常见的退行性骨关节炎虽然不一定属于遗传相关性疾病，但并不能除外多个微效基因与环境致病因素共同致病的可能。OA的易感基因尚需进一步深入研究。

三、骨关节炎发病机制

一般认为，骨关节炎属多病因的疾病。一是病程长，病因复杂多变；二是各种病因交织在一起不易控制；三是有明显的异质性，需要仔细鉴别。本文仅就OA发病的共同机制作概要叙述，供参考。

病因是指决定疾病特征的主要因素；发病机制是指疾病发生与发展、转归的共同因素和路径。OA病因因素已如上述，OA发病机制表述如下。

（一）生物应力损伤

OA的基本病理是关节软骨持续性损伤。持续性应力负荷是各型OA起始和发生的持续因素。实验证明，适当的生物应力是保持软骨形态、功能、营养摄取和生物代谢不可或缺的生理因素。但是，如果遭遇长期超负荷摩擦应力或冲击应力，如负重行走、过度劳作、重复的关节冲击，如举重、机械操作，甚至体重超标等，都可能成为重要的致病因素，从而导致早期的软骨水肿、软骨纤维膜疏松、变薄、软骨裂伤；到中期，软骨糜烂、溃疡形成等；晚期导致软骨缩水、碎裂、软骨裸露、软骨下骨钙化及边缘骨赘形成等。

（二）软骨基质损伤

软骨基质是由软骨细胞合成和分泌的，其中基质蛋白聚糖（proteoglycan，PG）携带负电荷，可吸附大量水分子，以保持软骨的功能。当软骨受压时，水分被挤向软骨边缘，致密的软骨膜可抑制水分和基质成分的丢失；当负压解除时，细胞基质和胞外血浆等营养成分，可随即回吸，以保持软骨的功能完整。

OA 早期，可见到软骨细胞 IGF-l mRNA 表达增加。IGF-1 可减少聚合素和透明质酸的降解，并与 EGF、FGF、TGF-β、PDGF 等生长因子等共同促进软骨细胞的分化与增殖。可见代偿性软骨细胞数量增多和胶原蛋白、非胶原蛋白、蛋白多糖、透明质酸等合成增加，反映出软骨细胞和细胞基质的代偿性修复。

若高负荷应力持续，不仅导致软骨的损伤，对软骨细胞分泌的基质也不可避免地产生影响。如软骨细胞减少，软骨缩水，基质含水量减少，基质网状结构破坏等；Ⅰ型胶原合成增多；Ⅱ型胶原合成逐渐减少，蛋白聚糖合成减少，且分解加速等。

但到 OA 中、后期，软骨修复活动的增强逐渐代之为降解活动优势，出现蛋白多糖浓度下降、GAG 链变短、硫酸角质素浓度减低等，表明软骨细胞已无力改变基质蛋白丢失的趋势。

（三）炎症细胞侵袭损伤

当 OA 进入中、晚期，关节软骨及软骨基质已遭受明显破坏，软骨细胞遭到不可逆损伤。在关节镜下，可发现约 50% 的患者伴有明显的滑膜炎症，及滑膜免疫细胞及炎症细胞因子的刺激；OA 滑膜内可发现针对软骨多糖和胶原蛋白的 T 反应细胞；可从滑膜中提取到寡克隆 T 细胞；并呈现出 Th1 细胞辅助下的抗原驱动的特异性免疫反应。Alsalameh 等发现，在 OA 滑液及外周血液中，可检测到针对软骨细胞膜片段的 T 细胞，在 OA 血清中可查到针对软骨细胞成分的自身抗体，如软骨细胞膜蛋白抗体、软骨中间层蛋白（intermediate layer protein）抗体、骨素蛋白（osteopontin）抗体、连接蛋白抗体等。在 OA 软骨中，可发现Ⅱ型胶原抗原 - 抗体复合物的沉积及抗软骨细胞与Ⅱ型胶原蛋白抗体复合物的 T 细胞毒性效应及补体活化现象。Nakagawa 等还发现，激活的补体 Cls 在退化软骨中表现出明显的溶胶原活性等。

在侵蚀性 OA 滑膜中，软骨变性和软骨基质降解，与滑膜中增高的 IL-1α、IL-β 及 TNF-α 分子密切相关。这些炎症细胞因子不仅可促进 MMPs 的活性，还可抑制Ⅱ型胶原和蛋白多糖的合成，从而加剧 OA 的骨侵蚀。在软骨退变过程中，软骨细胞还可表达多种趋化因子和趋化因子受体。如单核细胞趋化蛋白 -1（MCP-1）、CCL2、单核细胞炎性蛋白 -1α（MIP-1α）、CCL3、MIP-1β、CCL4、RANTES、CCL5 等趋化因子信使 RNA 等；滑膜细胞同时高表达环氧酶 -2（Cox-2）和前列腺素 E（PGE-2）。正如 Sakkas 和 Platsoucas 指出的那样，侵蚀性 OA 已不再是单纯的关节软骨退行性病变；侵袭性 OA 滑膜基因扫描图谱也与 RA 滑膜基因扫描图谱非常相似。在部分 OA 中已形成与 RA 相似的 Th1 细胞因子优势炎症格局。

（四）软骨损伤与修复失衡

正常情况下，关节软骨胶原与基质蛋白代谢比较稳定，生物半衰期较长，衰老或受损的组织和细胞可由软骨和来自血浆的胶原酶或蛋白聚糖降解酶类进行消化和清除，以保持软骨基质合成与分解的相对平衡。

但当软骨和软骨细胞遭到严重破坏或炎症侵袭时，软骨细胞和滑膜细胞分泌的基质金属降解酶类既可以降解变性的软骨基质，又可与纤维蛋白溶酶、纤溶酶类一起降解受损的软骨细胞。其中 MMP-1、7、8、10、13 参与裂解Ⅱ型胶原；MMP-3 对蛋白聚糖有高度裂解活性；MMP-7 和 MMP-8 对基质溶解起关键作用。在 OA 滑液中的透明质酸酶也参与消化硫酸软骨素的长链；而其中胶原酶类可分解胶原纤维而引致软骨损伤，而那些潜在高表达于 OA 软骨细胞和滑膜细胞上的组织蛋白酶 -K（cathepsin K，CTK）类的溶组织活性也被激活，加重了软骨组织损伤。

最近 van Lent 和 Schelbergen 等在侵袭性 OA 早期滑液和血清中检测到 Ca^{2+} 结合蛋白 S100A-8 和 S100A-9（damage-associated molecular patterns，DAMPs）高表达。并将之称为“警铃蛋白”（alarmins），作为 OA 关节破坏的预警信号。在侵蚀性 OA 滑膜炎和软骨破坏的同时，DAMPs 蛋白还可诱导滑膜巨噬细胞、成纤维细胞高表达 S100A-8 和 S100A-9 蛋白，促使软骨基质金属降解酶活性增加。此种降解效应已被证明是依赖 TLR-4 受体通路进行的。

当然，当关节软骨受到炎症侵蚀时，软骨和滑膜细胞也可以合成和分泌金属蛋白酶组织抑制因子(1-4)(tissue inhibitor of metalloproteinases TIMP1-4)及纤溶酶原活化抑制因子 -1(PAI-1)等，反向调节降解酶类的过度活化。但是，如果 TIMP 和 PAI-1 活性不足以抑制基质降解酶类的活性，又不能阻止基质溶素和纤维蛋白溶酶对基质蛋白多糖核心蛋白的降解时，那么，必然会加重软骨组织的破坏和 OA 病情的进展，而形成恶性循环。

第四节　骨关节炎系统防治策略

OA 是人类最常见的慢性关节炎性疾病，75 岁以上人群患病率高达 80%。因而，正确的防治策略是关乎人类健康的重大问题，尤其对中、老年人更为重要。

对于临床工作者来说，首先要分清 OA 的性质，是属于遗传相关性？还是退行性？抑或侵蚀性 OA？其次要明确病情发展的阶段性，是初期、中期、或晚期？个体需要解决的关键问题是什么？对于 OA 的学术研究来说，需要解决的理论问题有哪些？本节重点谈 OA 的防治策略。

一、骨关节炎防治工作中的几个问题

(一) 强化普及预防骨关节炎的宣教工作

骨关节炎是涉及全身骨与关节的慢性进行性疾病。一般说，起病隐匿，发展缓慢，且较难恢复，因此，及早发现，正确的预防，以阻止或减缓病情的发展是防治工作最基本的要求。因此，正确及时的宣教就成为防治 OA 的首要措施。1998 年瑞典德隆大学倡议将 2000～2010 年作为世界“骨关节十年”，得到了 WHO 及世界各国的热切响应。现在十年已过，我们应当坚持这份爱心，做好骨关节炎的宣教工作，为全民健康服务。

(二) 开展婴幼儿发育体检及 OA 家系调查

实际上，不仅遗传相关性骨关节炎多发于婴幼儿期，成人骨关节炎的发病也与易感基因密切相关。在同一年龄、同一生活与工作环境下，个体 OA 的发病率存在显著差异。OA 关节软骨发育不全或某些关节的先天畸形也与易感基因相关。因此，婴幼儿期骨骼发育体检是防治 OA 的一个重要环节。

(三) 职业指导

对于存在 OA 危险因素的某些工作者来说，对这些危险因素进行宣教，提前提供有效防治措施。是单位领导的责任，也是医师的本职工作范畴。

(四) 健康指导

对于来诊所就医的患者，应当明确指出患者的可能病因因素和正确保健方法。这一点比任何其他治疗措施都重要。如果对一个早期膝 OA 的患者说：“生命在于运动，你应当加强锻炼，关节炎才会好起来”，而没有指明“如何锻炼”。那么，患者听从了这份误导，可能开始强化锻炼，上下爬 18 层楼梯。他的膝关节必定会毁于医师的这个“不当忠告”。

二、骨关节炎临床诊疗工作中的几个问题

(一) 首先作出定性诊断

明确病因和发病诱因是 OA 诊疗工作的第一要务。需要仔细采集病史，仔细进行体检，并辅以必要的血清学和器械检查，尽可能明确病因或诱因，如关节过度使用、创伤、衰老、炎症、代谢疾病、遗传因素等。

当前，对遗传相关性骨关节炎的诊断仍是临床工作的短板。一般只能依据病史、症状、体征、家系分析等提出初步诊断意见。只在必要和可能情况下进行细胞遗传、遗传生化和基因诊断。需要相关专业人员参与。

(二) OA 分期诊断

当前临床工作中多采用我国“骨关节炎临床诊疗指南”和 1995 年美国风湿病学会制定的 OA 诊断标准作参考。在 OA 临床工作中，正确的分期是一个重要的导向问题。一般将骨性关节炎分为早期(反应期)、中期(代偿期或炎症侵蚀期)和晚期(失代偿期)。

1. 早期(反应期)　为 OA 发病早期。此期的主要临床症状为：劳累后出现关节轻微疼痛或不适，有时伴有关节僵硬感，休息后可自行缓解；受累关节可轻微的压痛或肿胀；血清学检查无阳性发现；X 线平片 1 级，正常或轻微骨赘；超声波或 MRI 显示轻微异常；值得提倡的是，当疑及 OA 早期时，应采用 MRI 检查及早诊断。

2. 中期(代偿期或炎症侵蚀期)　此期主要临床特征为：可见轻度滑膜炎体征；如关节肿胀、压痛、活动痛，积液征阳性，关节持续僵硬 15 分钟以上；或伴有活动受限，休息不缓解；血液检查，血沉增快，CRP 阳性；滑液检查为非炎性渗出液；X 线 2～3 级，可见关节间隙变窄、骨赘形成；超声波显示滑膜增厚、关节腔积液、腘窝囊肿等；磁共振显示滑膜炎症、软骨损伤、软骨下水肿、半月板或韧

带损伤等；滑膜活检呈增生性滑膜炎，免疫复合物沉积等：对 OA 中期，可考虑关节镜检查，进行治疗和诊断。

3. 晚期(失代偿期)　此期为各型 OA 晚期，进入关节失代偿期。受累关节中度或重度僵硬或畸形，关节活动受限及功能障碍，关节活动时出现刺痛不适，关节周围皮肤可呈蜡样畸形，远端指间关节脱位、或蛇样畸形；但较少关节腔积液；实验室检查：炎症指标并不一定突出，但可出现血沉增快、CRP 阳性，或 RF 低度阳性等；超声波检查可呈中期表现或骨侵蚀等；X 线 4 级，可见关节骨畸形、脱位、明显骨赘形成、软骨下钙化、骨融合等；MRI 可见软骨缺失、软骨下水肿、关节畸形等。

请注意，这个分期有待进一步验证，以供研究参考。、

（三）骨关节炎器械检查

当前，骨关节炎器械诊断技术已得到了快速发展。仅作简要介绍，供参考。

1. X 线摄影技术　常规 X 线在透过骨骼、软骨、韧带、软组织时，其能量吸收各有不同，从而可形成分级影像。1957 年 Kellgren 和 Lawrence 提出 OA 的 X 线分级标准，至今仍被采用：0 级无异常；1 级，轻微骨赘；2 级，明显骨赘，关节间隙仍正常；3 级，关节间隙中度狭窄；4 级，关节间隙明显狭窄，软骨下骨硬化等。其中最具诊断价值的 X 线征象为：手关节软骨下骨硬化；膝关节骨赘形成；胫骨的髁间脊硬化或变尖；髋关节关节间隙变窄；椎体退行性骨赘形成等，均具有诊断价值。

数字化 X 线摄影技术，利用计算机进行有选择图像处理，突出病变部位的纹理层次，同时获得骨与软组织的信息，全面显示积液、骨赘和骨皮质的影像；还可以精细测量 OA 早期的颈干角、关节间隙角、股骨干倾斜角、膝 OA 关节置换术前后负重位关节面夹角变化及胫骨平台角、胫内翻角等。此项检测可为膝 OA 的促发因素及治疗方法选择提供参考。

2. 超声波检查　当超声波遇到不同障碍物时，可出现不同的反射性回波。用超声波检查 OA 时，超声回波可显示软骨表面、软骨体、及滑膜的厚度变化及积液情况。但由于可能存在骨骼遮挡，关节内部回波可能存在一些盲区。超声波检查 OA 早期，可清晰地观察到关节周围软骨、关节腔、滑膜及软组织病变。如果用彩色多普勒能量图检测，可用于颈椎 OA 诊断，准确性较高，方便快捷，又无放射损害；用超声检查膝关节时，可发现滑膜表面不规则回声、髌上囊积液及滑膜增厚等，较 X 线敏感(详见后)。

3. CT 检查　虽然 CT 也有一定辐射，但经计算机处理可进一步分辨关节的结构、显示不同组织层面的变化，断面扫描无重叠性，速度快，并可重建 2D 和 3D 立体图像等，有明显的优势。为了提高 CT 对骨关节炎诊断的价值，如用螺旋 CT 检查颈椎 OA、髋 OA 更具诊断特征，可精确测量膝 OA 扭转畸形；早期发现髋臼发育不良引致的髋骨、股骨头囊肿等早期征象。

4. MRI 检查　MRI 是利用组织内化学物质对核能吸收和发射中所产生的磁共振成像技术。其中氢原子数量及两个自旋弛豫时间(T1/T2)是影响成像的主要因素。MRI 对关节固有结构的显示范围和清晰度，均超过 X 线、超声波或 CT。依据 T1/T2 信号的强度可区分骨皮质、红骨髓、透明软骨、纤维软骨、关节腔、肌肉、肌腱、韧带及皮下脂肪等组织成像。MRI 还可将透明软骨细分为切线带、过渡带、放射带及钙化带 4 个层次；对软骨表面损伤也十分敏感。切线带消失提示软骨表面损伤；而过渡带转为低信号可提示软骨破坏，或已形成原纤维；如采用髌骨运动轨迹摄像，还可完整记录髌骨活动的轨迹等。对 OA 的早期诊断具有一定价值，下面收录 OA 软骨病变 MRI 标准(Recht)供参考(表 14-2)：

表 14-2　OA 软骨病变 MRI 标准(Recht)

分级	MRI 表现
Ⅰ	软骨损伤，厚度正常，出现不均信号
Ⅱa	软骨损伤，小于正常厚度 1/2
Ⅱb	软骨损伤，超过正常厚度 1/2
Ⅲ	软骨损伤，软骨下骨质裸露，信号带节段性或全部消失

国内王继琛等发现，MRI 能较准确地显示骨关节炎的关节软骨、半月板、韧带、滑膜、游离体和骨质改变，并明显优于 X 线平片，且与关节镜检查结果一致；有时还能显示关节镜难以发现的软骨和半月板退变；MRI 还可清晰地显示颈椎病的各种结构；MRI 还可显示某些关节内的隐性损伤如关节骨挫伤、隐匿性骨折、软骨骨折、亚急性或慢性退变或及骨内病变等。

5. 核素显像　不同核素标记物可显示不同组织损伤。如 ^{99m}Tc-MDP 骨显像可显示四肢远端骨盐代谢增强情况；对显示骨密度及骨侵蚀有独到之处。但此种影像缺乏特异性；^{99m}Tc-MDP 骨动态三

相显像，可显示老年 OA 的血流相、血池相及静态相。此项检查是对老年 OA 敏感的一种非创伤性诊断手段，对指导老年 OA 临床治疗和判断预后有一定价值。

6. 生物标记物检测　目前骨关节炎生物标记物检查仍处于初步研究阶段。下面收录参考文献 5 所载骨关节炎生物标记物研究举例供参考（表 14-3）：

表 14-3　骨性关节炎生物标记物研究举例

来源	标记物	软骨代谢类型
软骨	糖胺聚糖	分解
	C-Ⅱ型胶原前肽	合成
	硫酸角质素抗原决定簇（54D）	分解
	6- 硫酸软骨素 /4- 硫酸软骨素比值	合成、分解
	硫酸软骨素新表位（3B、846、7D4）	合成、分解
	聚合素核心蛋白新表位（BC3、BC14）	分解
	连接蛋白	分解
骨	骨钙素	合成
	骨唾液蛋白	合成、分解
滑膜	透明质酸	合成
	N-Ⅱ型胶原前肽	合成、分解
	金属蛋白酶组织抑制剂	合成、分解
半月板、韧带	软骨寡聚基质蛋白	分解

总之，影像科技和 OA 生物标记物研究仍在迅速发展中，这些技术对提高 OA 的诊断和治疗水平有重要价值。只要基础、临床工作者紧密结合研究和创新，必将取得更大的成功。

三、骨关节炎综合治疗策略

目前骨关节炎的治疗仍处于缺乏有效防治手段的困境之中，迫切需要创新和突破。

（一）骨关节炎治疗策略

一般说，退行性 OA 早期，关节软骨损伤较轻，因而采取及时去除致病因素，解除关节额外负荷，调整不良的生活方式，减轻疼痛等非侵入性治疗策略以促进病情缓解。依据个体病情特点及患者治疗取向，制定个体化综合治疗方案，是最为明智的选择。

1. 一般治疗　调整生活方式，适当运动，促进 OA 恢复。如适当休息，减轻关节应力刺激，减轻体重，不远游、不登高，避免加重关节负担；保持关节功能，循序渐进地进行需氧运动，如髌骨拍打，关节揉搓、温水游泳、股四头肌伸张运动等；纠正不良姿势、换穿适足鞋垫、避免蹲位活动等；并注意心理调适。

2. 物理治疗　选择光疗、电疗、磁疗、热疗、冷敷等物理治疗：针灸、推拿、弹性护套、护膝、手杖、推车等；或外用药膏、辣椒霜等；

3. 止痛药物　目前常用的止痛药物有：对乙酰氨基酚（paracetamol）、非甾体抗炎药（NSAIDs）、阿片类镇痛药如曲马多（tramadol）等。使用止痛药物是为了解除难以忍受的疼痛，松弛紧张情绪。但轻微的疼痛或不适，对患者有良性提示和信号警示作用，切不可滥用成瘾性、麻醉性药物，及糖皮质激素类药物。

4. 改善病情药　所谓改善病情药包括：① D-葡糖胺（D-glucosamine）类，含有硫酸角质素与透明质酸组成的氨基己糖成分，如硫酸氨基葡萄糖（glucosamine sulfate）等：此类药物长期口服可能对软骨细胞合成蛋白多糖有一定益处。②四环素族抗生素，如多西环素（doxycycline，脱氧土霉素）等，此类药物可下调滑膜细胞基质金属蛋白酶 -Ⅷ 的表达，抑制 MMP-8 对Ⅱ型胶原的降解。③双醋瑞因（Diacerein）：为 IL-1 分子抑制剂，可抑制软骨降解，抑制滑膜炎症反应，缓解疼痛，延缓 OA 进程，连续使用可有一定后效反应。④复合维生素（A、C、E、D）：可发挥其抗氧化和促进骨矿化作用，有益于 OA 修复。⑤双膦酸盐：如阿仑膦酸盐（福善美）等；此类药物可抑制破骨细胞活性，防止矿物外流；可抑制胶原酶活性，减轻骨赘形成等。

5. 软骨保护剂　关节腔内注射透明质酸（hyaluronic acid）类制剂是目前常用的关节软骨保护剂，可减轻疼痛，减少渗出，增加滑液黏弹性，抑制软骨基质分解；诱导内源性透明质酸生成，激活软骨组织自身修复过程等。适用于早、中期的轻度软骨损伤病例。此外，在玻璃酸钠中加入 La-DPPC 磷脂可制成人工滑液；再加入 γ 球蛋白可制成优选人工复合滑液（含 HA0.3g/dl/，γ 球蛋白 0.5g/dl/La-DPPC 磷脂 0.1g/dl），后经振子摩擦仪及红外分析仪等进行比较检测，证明优选人工复合滑液，可降低表面张力、提高润滑性能，具有更好的软骨保护效应。如果先用碱性液体冲洗膝关节腔，再注入玻璃酸钠与硫酸软骨素混合而成的人工关节液，可延长疗效，缓解关节症状，有效率可达 93%。

6. 基质金属蛋白酶抑制剂　基质降解酶类可

以降解软骨基质的所有成分，并可与纤维蛋白溶酶及纤溶酶一起快速降解软骨。因此，可采用组织基质金属蛋白酶抑制剂（TIMP）、胶原酶及纤溶酶抑制剂等。抑制基质金属蛋白酶的溶组织破坏作用，已成为当前研究的热点。如 Bryostatin-1 可阻断蛋白激酶 C 的活性，抑制 MMP-1、MMP-3、MMP-9、MMP-10、MMP-11 等的合成，用以减轻关节软骨的破坏。

（二）侵蚀性骨关节炎治疗策略

已经证实，在侵蚀性 OA 滑膜中，存在自身免疫炎症反应。但对自身免疫炎症反应的起因尚未完全明确，是自身保护反应抑或软骨损伤引致的免疫应答？显然，OA 软骨细胞自身抗原释放是一个重要因素。就目前资料判断，侵蚀性 OA 虽然较少形成滑膜血管翳，也不具备自身免疫疾病的整体特征。但炎症细胞因子如 IL-1β、TNF-α、IL-4、6、10、13 等的促炎效应是确定无疑的。适当给予甲氨蝶呤（methotrexate MTX）、来氟米特（leflunomide）等免疫抑制剂，或关节腔注射糖皮质激素等均可收到抑制 OA 炎症反应的效果。而细胞因子受体抑制剂、细胞因子信号通路抑制剂，及双醋瑞因、大蒽酸等均具有保护软骨，减缓病情的效果。

（三）遗传相关性骨关节炎治疗策略

遗传相关性骨关节炎治疗仍是一个难题，目前仍处于深入研究阶段。基因治疗是将正常基因植入靶细胞以代替缺陷或突变的基因，或设法关闭、抑制异常基因的表达，达到预防和治疗疾病的目的。目前已有 2000 多名患者进行了基因治疗实验，仍缺乏令人信服的效果。基因治疗的主要难点在于：植入基因的持续稳定表达问题；基因载体的安全性、免疫排斥及医学伦理等问题。

1996 年美国重组指导委员会和 FDA 批准了类风湿关节炎（RA）基因治疗实验，为 OA 基因治疗研究提供了范例。RA 基因治疗的基本程序是先从体内取得活细胞，在体外进行培养，转入目的基因，再回植于受者滑膜组织中。当前，对于遗传相关相关性 OA 正在进行基因与细胞工程研究。

1. 遗传性 OA 基因工程研究　OA 基因治疗研究多采用基因工程方法。目的基因选择抑炎症细胞因子基因或抑制 MMP 酶类表达基因，或促进软骨生长因子表达基因等；基因载体多选择逆转录病毒、腺病毒、HVJ- 脂质体复合载体等；靶细胞多选用软骨细胞、软骨母细胞或滑膜细胞等。目的基因还可选择 TGF-β 基因、Ⅱ型胶原基因、IL-1Ra 基因等。有学者将重组腺相关病毒载体与 IL-1 受体拮抗体基因（rAAV-IL-1Ra）直接注入实验鼠膝关节腔，进行研究，在关节液中可检测到 IL-1Ra 高表达。2007 年 Cucchiarini 等报道，将重组的 rAAV-SOX-9 基因直接种入体外培养的人软骨细胞，或 OA 软骨细胞三维培养器中，观察培养系统中细胞的增殖效应。结果表明，直接用 rAAV- 转导技术，可使 OA 软骨糖胺蛋白和Ⅱ型胶原基因高表达，且表现出一定的剂量依赖效应，有望用于软骨损伤的修复性治疗（表 14-4）。

2. 细胞与组织生物工程技术研究　由于自体软骨或软骨代用品植入技术仍存在移植物来源有限及代用品排斥反应等技术问题。生物细胞与组织生物工程研究成为热点。先在体外分离、培养种子细胞，如间充质干细胞、胚胎干细胞、转基因细胞、软骨细胞等；之后，将种子细胞植入人工三维支架，继续培养成为具有一定结构和功能的人工组织或器官，如人工骨、软骨、角膜、皮肤、血管，乃至人工胰腺、人工肝组织等；现已成功制作出单层培养体系、软骨细胞培养体系、体外软骨培养体系等。近年来，又参照航天旋转生物反应器技术（RCCS），研制成具有模拟微重力环境、高密度、

表 14-4　可能用于修复关节软骨缺损的基因（举例）

基因名称	主要作用
成纤维细胞生长因子（FGFgene）	刺激软骨细胞增殖、分化，及有丝分裂原形成
转化生长因子 β（TGF-βgene）	诱导间质细胞分化成软骨细胞、软骨组织
胰岛素样生长因子（IGFgene）	刺激分化中的软骨细胞增殖及基质合成，维持软骨表型
血小板衍生生长因子（PDGF gene）	刺激软骨细胞 DNA 复制、蛋白质合成及骨钙化
骨形成蛋白（BNPgene）	诱导组织间充质细胞分化、增殖及软骨形成
肝细胞生长因子（HGFgene）	调控软骨细胞的迁移、增殖、合成蛋白多糖
诱导型一氧化氮合成酶抑制基因（inos gene）	减轻或避免软骨退变
血管内皮生长因子（VEGF gene）	促进内皮细胞增殖和血管生成
软骨诱导因子 A、B 基因（ClF-A, B gene）	诱导 TGF-β1、TGF-β2 基因

高分化的人体组织和器官培养生物反应器。2007年Kafienah等利用髋OA患者骨髓间质干细胞(BMSCs HM-SCs)进行了三维软骨组织工程研究，培养出相当体积的透明软骨，并进行了组织学、mRNA及生物化学结构分析，有望用于软骨损伤修复。国内方泽强等利用微载体与RCCS技术进行了永生化软骨细胞扩增培养，并获得可喜的成绩。显示了细胞与生物工程技术的广阔前景。

(四)外科治疗

随着骨关节炎治疗研究的深入，骨外科学有了很大发展，积极开展了关节腔灌洗、关节镜下关节清理术、软骨下骨穿刺、软骨下钻孔、截骨术、关节融合固定术及人工关节置换术等。近几年又在积极开展结构性植骨、3D金属打印技术和数字骨科学研究等。

1. 关节镜诊断与治疗 当前，关节镜不仅用于膝关节也可用于肩、髋、肘等多个关节。在OA的早、中期，关节镜不仅可直观、清晰地了解关节内部病变，而且可对关节内多种病变进行适当的清理或结构矫正；此外，还可对X线不易识别的关节软骨纤维变性、龟裂、起泡、半月板退变、滑膜增生、前十字韧带退化、髁间窝狭窄等作出清晰的判断；而且可在关节镜下刨削增生的滑膜绒毛，去除游离的软骨瓣，剥去将要脱落的软骨鳞片，除去软骨浮渣，清除碎裂的半月板使之不再卡压关节软骨，还可在软骨暴露的部位进行钻孔，凿除影响关节活动的骨赘，进行软骨平面成形或力线矫正术等，甚至可进行全膝或单髁置换术等。

关节镜下关节腔生理盐水冲洗术，可清除关节腔内组胺、5-羟色按、前列腺素等致痛因子及溶组织酶类，以改善关节功能；还可进行髌骨支持带松解术，以减轻髌骨关节压力等。因此，关节镜也可作为缓解病痛的有效手段；有利于择时进行关节置换术等。

2. 关节置换术 关节置换术是指在保持关节面的情况下，减轻症状，延缓病情进展的一类手术。包括截骨术、肌肉松解术、软骨下骨切除术、自体及异体骨膜、软骨膜、骨组织移植术等。此类治疗技术大多仍处于临床试验阶段，处于不断创新、改进、评价和发展过程中。

3. 肌肉松解与截骨术 肌肉松解术适用于退行性髋OA，以松解髋部肌肉张力，减轻髋肌紧缩引致的症状；而截骨术可改变髋关节面的力线，使本来不良对合的关节面分离，加大关节间隙，降低骨内压，缓解疼痛等。虽然，这两种手术均可减轻髋关节炎疼痛症状并可矫正不良体态或姿势，但仅能在短期内改善关节功能，疗效难以持久，并可能对日后进行关节置换带来困难。

4. 关节清理术 所谓关节清理术是先将软骨、半月板碎片等清除，同时可进行软骨下骨钻孔术，使局部形成纤维血凝块，促进骨髓间质干细胞增殖、进一步分化为软骨细胞，再进一步形成新的纤维软骨样组织。但新形成的软骨样组织并不具备完整的软骨结构和性能，不能承受关节负荷，受到应力时仍会有疼痛反应，有待进一步研究。

5. 关节成形术 关节成形术是将关节面及软骨下骨一并切除，使在新的切面上逐渐形成新的纤维凝块和新的纤维软骨；再通过关节制动和压缩，形成骨化和纤维连接。新形成的关节面可以适当负重，并具有部分关节功能。目前，关节成形术多用于第一跖趾关节退变所致的拇外翻畸形矫正，有时可用于髋或膝关节置换术失败而继发感染时的一种补救措施。

6. 软组织移植 软组织移植是在关节清理术后，直接将自身筋膜、肌肉、肌腱、骨膜、软骨膜等组织移植于清理后的关节表面。移植物自身携带的基质和细胞可延迟关节面硬化，保护局部组织，使新的关节面形成。软组织移植术常用于拇指腕掌OA关节；骨膜和软骨膜移植术可用于其他关节软骨面的缺损修补等。

7. 软骨移植 移植的软骨与受者有相同的组织结构和性能，易于成活。可用于自体软骨损伤的修复等，例如，用髌骨软骨修复胫骨关节软骨缺损；用冰冻或新鲜异体骨软骨修复退行性骨关节炎，并已获得良好的效果。

以上几种关节置换术及自体软骨细胞移植、软骨干细胞移植技术，已取得可喜进展，并已有软骨再生及其他器官软骨移植成功的报道。

8. 人工关节置换术 治疗骨关节炎最明智的策略是争取早、中期治疗的成功。一旦进入OA晚期，整个关节结构已发生无可逆转的损伤，只能寄希望于择期人工关节置换术。实际上，人工关节置换技术已相当成熟。甚至如安装义齿那样，只需将损毁殆尽的关节面切除，植入定型的人工关节，即可迅速解除痛苦，恢复关节功能一如常人。当然，获得关节置换术良好疗效的前提条件是：正确掌握人工关节置换的适应证、选择最适时机、使用最适人工关节、术者有丰富的经验和良好的工作态度；并取得患者与家人的信任与配合。

目前最常用的人工关节置换术是全髋关节置

换术和全膝关节置换术。绝大多数置换成功的关节，可满足日常工作和生活需要；95%假肢可使用10年以上。而常见的术后并发症有：假肢脱位、松动、继发感染、血管神经损伤、深静脉栓塞、假体周围骨折等。

四、骨关节炎研究新策略

骨关节炎是人类最常见的慢性结缔组织疾病之一。因此，为之付出再大精力也是值得的。

从临床工作来说，首先要分清OA病因；接着应准确判断患者病情分期；尽力制订可行性个体化治疗方案，争取及早治愈早期OA，这才是最基本的治疗程序和策略。

从OA基础研究工作来说，有以下几个问题值得关注：

（1）加强软骨细胞生物学研究：唯一的软骨细胞有序地分布于关节软骨之中，细胞周期长，生物代谢复杂多样，营养摄取主要靠滑液渗滤，却担当着维持整个软骨、软骨基质代谢平衡的繁重任务，此中奥秘确实值得深究。例如，影响软骨细胞新生与凋亡的因素；软骨祖细胞（progenitor cells）的归巢活动等。

（2）软骨损伤修复机制：软骨或软骨组织一旦受到物理的、化学的、生物性损伤，必须启动完善的修复机制，显然，现知以“纤维软骨形成”修复的方式是不完善的，间质干细胞天然修复功能并未充分发挥，哪些因素是不利于修复的呢？

一般说，当滑膜炎侵蚀到关节软骨和软骨基质时，滑膜细胞和软骨细胞都可以合成分泌金属蛋白酶组织抑制因子（1-4（TIMP1-4）、纤溶酶原活化抑制因子-1（PAI-1）等，以阻止或调节溶组织降解酶类的过度活化。有学者用OA小鼠模型研究发现：在经典的Wnt通路上，软骨细胞可高表达抑制OA软骨退变的DKK-1分子。DKK-1表现的抑制效应与Wnt介导的MMP-13有关。提示DKK-1有可能成为OA治疗的靶向。而中国台湾学者从另一个角度指出：DKK-1可促进滑膜成纤维细胞增生，可能引致软骨退变，如能阻断DKK-1的致炎作用，也可能阻止OA滑膜炎和软骨退变。

（3）免疫损伤机制研究：关节软骨本身是一个相对封闭的系统，一般情况下，免疫系统、免疫细胞、免疫分子难以入侵。一旦关节腔或关节软骨结构遭到破坏，免疫细胞即可侵入软骨组织，改变软骨的生存环境，引起软骨或基质损害。对这个炎症侵袭事件，理应给予密切关注。最近有报道称，Wnt通路蛋白β-Catenin信号活化分子可能从负性反馈抑制IL-1β诱导的MMP表达，可阻止关节软骨退化反应。

（4）软骨基因突变研究：基因突变是遗传性OA最重要的内在因素。这是一个极为广阔的领域，如各种胶原、基质蛋白、蛋白溶解酶类、蛋白溶解抑制酶类等基因突变。此外，已经发现：除了基因突变之外，OA还普遍存在着第5、7号染色体畸变，al-抗胰蛋白酶、a1-抗糜蛋白酶基因多态性和HLA等位基因多态性等。

在这个复杂领域，基础研究仍处于起步阶段，是一个大有可为的处女地。

（孟济明）

参考文献

1. Keuttlner KE，Goldberg V. Osteoarthritic disorders. Rosemont，Ⅱ. American Academy of Orthoaedic Surgeons，1995.
2. 孟济明. 风湿病临床指南. 北京：中国医药科技出版社，1996.
3. 徐卫东，吴岳嵩，张春才. 骨关节炎的诊断与治疗. 上海：第二军医大学出版社，2004.
4. 孟济明，邹和建. 结缔组织病新进展. 北京：人民卫生出版社，2005.
5. 管剑龙、韩星海. 中国骨关节炎十年. 上海：第二军医大学出版社，2006.
6. 孟济明，邹和建，叶霜. 抗原驱动论. 北京：人民卫生出版社，2006.
7. Gary S Firestein，Ralph C Budd，Sherine E Gabriel，et al. Kelly～S Textbook of rheumatology.8th ed. // 栗占国，唐福林，译. 北京：大学医学出版社，2011.
8. B easel JE，Bisagni FA. Type Ⅱ procolagen gene（col2A1）mutation in exon 11 associated Spondylo-epiphyseal dysplasia，tall stature and precocious osteoarthritis. J Rheumatol，1995，22：255.
9. Rossi A，Superti-Furga A. Mutations in the diastrophic dysplasia sulfate transporter（DTDST）gene（SLC26A2）：22 novel mutations，mutation review，associated skeletal phenotype and diagnostic relevance. Hum Mutat，2001，

17: 159-171.

10. Sahebjiam S, Khokha R. Increased Collagen and aggrecan degeradation with age in the joints of timp-3-mice. Arthritis & Rheumatism, 2007, 56: 905-909.
11. Hui Du, Shun- Le Chen. Prevalence and risk factors of Knee and osteoarthritis in Huang-Pu district, Shanghai China. Rhumatol Int, 2005, 585-595.
12. Rrouwer GM, van Tol AM. Association Between Valgus and Varus Alignment and the development and progression of radiographic osteoarthritis of the knee. Arthritis & Rheumatism, 2007, 56: 1204-1211.
13. Herrero-Beaumont G, Romin ivorra JA. Glucosamine sulfate in treatment of knee osteoarthrits symptoms. Arthritis & Rheumatism, 2007, 56: 555-567.
14. Kafienah W, Mistry S. Three-dimensinal cartilage tissue engineering using adult stem cells osteoarthritis patients. Arthritis & Rheumatism, 2007, 56: 177-187.
15. 方泽强，王常勇. 基于永生化软骨细胞和骨髓基质干细胞的工程化形成的实验研究. 中国矫形外科杂志，2003，11：101-103.
16. Akihiko Hasegawa, Shuhki Otsuki. Anterior Cruciate Ligemente Changes in the Human Knee Joint Aging and Osteoarthritis. Arthritis & Rheumatism, 2012, 64: 696-794.
17. Baker-LePain JC, Lynch JA. Variable alleles of the Wnt Antagonist FRZB are determinants of hip shape and modify the relationship between hip shape and osteoarthritis. Arthritis & Rheumatism, 2012, 64: 1457-1465.
18. Poulet B, Ulici V. Time-series Transcriptional profiling yields new perspectives on susceptibility to murine osteoarthritis, 2012, 64: 3256-3266.
19. Cucchisrini M, Thurn T. Restoration of the extracellular matrix in human osteoarthritis articular cartilage by overexpression of the transcription factor SOX 9, Arthritis & Rheumatism, 2007, 56: 158-167.
20. Guo-hua yayo, Kayo masoko-hongo. Immunologic intervention in the pathogenesis of osteoarthritis. Arthritis & Rheumatism, 2003, 48: 601-611.
21. Blom AB, van lent PL. Crucial role of macrophages in matrix metalloproteinase-mediated cartilage destruction during experimental osteoarthritis, Arthritis & Rheumatism, 2007, 56: 147-157.
22. Tsuruha J, Masuko-Hongo K. Implication of cartilage intermediate Layer protein in cartilage destruction in subsets of patients with osteoarthritis and rheumatoid arthritis. Arthritis & Rheumatism, 2001, 44: 838-845.
23. Sakata M, Tsuruha JL. Aoutoantibodies to osteopontin in patients with osteoarthritis and rheumatoid arthritis. J Rheumatol 2001, 28: 1492-1495.
24. Yuan GH, Masuko-hongo K. The role of C-C chemokines and their receptors in osteoarthritis. Arthritis Rheum, 2001, 44: 1056-1070.
25. Sakkas LI, Platsoucas CD. The role of T cells in the pathogenesis of osteoarthritis. Arthritis & Rheumatism, 2007, 56: 409-424.
26. van Lent PEM, Blom AB. Active involvement of Alarmins S100A8 and S100A9 in the regulation of synovial activation and joint destruction during mouse and human osteoarthritis. Arthritis & rheumatism, 2012, 64: 1466-1476.
27. Schelbergen RFP, Blom AB. Alarmins S100A8 and S100A9 elicit a catabolic effect in human osteoarthritis chondrocytes that is dependent on Toll-like receptor4. Arthritis & rheumatism, 2012, 64: 1477-1487.
28. Kozawa Eiji, Nishida Yoshihiro. Osteoarthritic change in delayed in ctsk-Knockuot mouse model of osteoarthritis. Arthritis & rheumatism, 2012, 64: 454-464.
29. Roemer FW, Kwoh CK. Risk factors for magnetic resonance imaging-detected Patellofemoral and Tibiofemoral cartilage loss during a six-month period. Arthritis & Rheumatism, 2012, 64: 1888-1898.
30. Seol D, McCabe DJ. Chondrogenitor cells respond to cartilage injury. Arthritis & rheumatism, 2012, 64: 3626-3637.
31. Wittoek R, Cruyssen, BV. Predictors of functional impairment and pain in erosive osteoarthritis of the interphalangeal joints. Arthritis & Rheumatism, 2012, 64: 1430-1436.
32. Oh Hwanhee, Chun churl-hong. DKK-1 expression chondrocyties inhibits experimental osteoarthritic cartilage destruction in mice. Arthritis & Rheumatism, 2012, 64: 2568-2578.
33. Weng lin-hsin, Ko jih-yang. DKK-1 promotes angiogenic responses and cartilage matrix proteinace secretion in synovial fibroblasts from osteoarthritic joints. Arthritis & rheumatism, 2012, 64: 3267-3277.
34. Ma Bin, van Blitterswijk. A Wnt/β-catenin Negative Feedbak loop imhibits interleukin-1-induced matrix metalloproteinase expression in human articular chondrocytes. Arthritis & Rheumatism, 2012, 64: 2589-2600.

第十五章 痛 风

第一节 痛风的概念与发病机制

一、痛风概念的完整性

（一）痛风是一种综合征

痛风（gout）是嘌呤代谢紊乱及（或）尿酸排泄减少所引起的一种临床综合征。由于嘌呤代谢中相关酶活性的先天性或后天性缺陷导致尿酸生成过多和（或）尿酸排出过少，使尿酸钠（monosodium urate，MSU）或尿酸结晶从超饱和的细胞外液沉积于组织或器官而出现了一系列的临床综合征。该综合征包括：①反复发作的特殊类型的急性炎性关节炎；②器官或组织中破坏性结晶的聚集，即痛风石；③尿酸性泌尿系结石；④痛风性肾病。

人们对痛风的认识可以追溯到公元前400多年。痛风的拉丁文是gutta或tophus（复数为tophi），分别代表沉积、聚集或筋瘤或结节肿块的意思。西方历史上许多著名的将相帝王患有痛风，故又称痛风为帝王病，也因此一直被视为和“酒肉”有密切关系的富贵病。最早描述痛风这一疾病特点的是古希腊的希波克拉底（Hipocrates），他主要对痛风性关节炎的特征作了详细记载。1824年，英国内科医师Garrod在痛风患者的血液中测出了高浓度的尿酸，从而推测痛风可能是由于肾脏对尿酸的排泄功能丧失或者尿酸的生成增加所致，并通过病理解剖证实急性痛风是由于尿酸钠沉积于关节或其他邻近组织所致。1898年Fischer确认尿酸由嘌呤生成，痛风的病理生理学中嘌呤代谢起着关键作用。1913年Folin和Denis首次介绍了可靠的血尿酸测定方法，有力地促进了痛风的临床和代谢的研究。1950年后，人们开始使用偏振光显微镜，观察被多形核白细胞吞噬的尿酸钠盐结晶以确定诊断，此后嘌呤化合物合成途径中的多种酶也陆续发现。20世纪60年代发现的Lesch-Nyhan综合征，揭示了痛风和嘌呤代谢酶次黄嘌呤-鸟嘌呤磷酸核糖转移酶（HGPRT）的关系，同期还发现了治疗痛风的有效药物丙磺舒和别嘌醇，因此20世纪50～60年代是认识痛风的鼎盛时期。

第一次世界大战以前，痛风主要流行于欧洲和美洲，第二次世界大战后，特别是90年代，痛风患病率不断攀升，已成为一种遍布于世界的常见病。英国流行病学调查痛风患病率从1990年的1.19%增至1999年的1.4%；全美一项最大的卫生计划（Health plans），在2002年到2004年期间进行的调查显示，痛风患病率达9.25例/1000人，平均患病年龄为（54.6±13.5）岁，其中82%为男性。亚洲国家痛风和高尿酸血症发病率亦有明显增长，从1991年到2002年，日本男性青少年高尿酸血症患病率从3.5%增至4.5%，2003年我国南京市的调查结果显示，高尿酸血症患病率高达13.3%，与欧美地区的2%～18%持平，而痛风的患病率高达1.33%。我国台湾省是高尿酸血症和痛风的高发地区，痛风的总患病率则达15.2%。可见当今痛风已不再局限于少数达官贵人，而成为一种新的文明病。

（二）痛风诊断标准的特点

1. 高尿酸血症非等同痛风性关节炎　高尿酸血症是指细胞外液的尿酸盐呈超饱和的一种化学变异状态，血清尿酸水平高于所测实验室同性别正常人均值加标准差为上界。国际上以血尿酸在男性＞7.0mg/dl（416.5mol/L）和女性＞6.0mg/dl（357mol/L）定为高尿酸血症。各种原因引起的尿酸产生过多（占高尿酸血症10%～15%），或尿酸排泄减少（占高尿酸血症85%～90%），或两者兼有，均可导致高尿酸血症。如血尿酸增高超过正常值，但无关节炎、痛风石或尿酸盐结石表现的称为无症状性高尿酸血症，而痛风性关节炎是因尿酸盐结晶在关节滑膜和周围软组织沉积而激发的炎症反应。

痛风从发生到发展通常经历了4期，即：①无症状性高尿酸血症；②急性痛风性关节炎；③间歇期痛风；④慢性痛风石痛风。痛风的5年累计发病率随血尿酸水平增高而增加，而从第1期发展到第4期通常要经历20年左右。血尿酸增高不简单等同于痛风或痛风性关节炎，高尿酸血症并非痛风的同义词，只有5%～18.8%高尿酸患者发展为痛风，且发展成痛风或肾病变的概率和血尿酸值或持续时间成正比。高尿酸血症被认为是痛风的前期状态，往往因没有痛风症状的发生，而忽略了高尿酸血症的潜在危害。2006年欧洲抗风湿联盟(EULAR)对痛风诊断推荐意见中提出高尿酸血症是痛风的主要危险因素，并列为有价值的诊断标志。一旦无症状性高尿酸血症者出现关节炎、痛风石或尿酸盐结石任何一种表现时，则标志无症状性高尿酸血症阶段的终止和痛风病的开始。

同样，临床上常只关注急性关节炎的症状，易忽视血尿酸的高低、痛风石、特别是痛风性肾病的存在，使患者的多种临床表现未得到正确诊治。最近北京协和医院的方卫纲等调查发现，国内医师诊治痛风的决策与目前国际较为公认的意见并不一致，而高质量的继续教育有可能提高医师诊治痛风的决策水平。因此不仅要求医师善于诊治急性关节炎，还应长期追踪患者血尿酸水平的后续变化，做到防治结合。

2. 痛风性关节炎诊断标准 现多采用1977年和1990年美国风湿病学会(ACR)推荐的标准。在此基础上，2006年及2011年欧洲抗风湿病联盟(EULAR)亦有诊断推荐。ACR诊断标准条件如下：A. 滑液检出尿酸结晶；B. 经化学检测证实的痛风石；C. 有以下12条中的6条者，即：①急性关节炎发作>1次；②关节炎症在1天内达到最高峰；③单关节炎；④关节发红；⑤跗趾跖趾关节痛或肿；⑥单侧跗趾跖趾关节；⑦单侧跗骨关节；⑧可疑痛风石；⑨血尿酸高；⑩一个关节非对称性肿(X线片)；⑪无破坏的皮质下囊肿(X线片)；⑫关节炎发作时滑液培养阴性。具备以上A、B、C三项中的任何一项者可作出痛风性关节炎诊断(图15-1/文末彩图15-1)。

从上述诊断依据可知，并非所有痛风性关节炎一定有血尿酸增高，约20%的痛风性关节炎急性发作期无血尿酸增高。2006年EULAR强调：①尿酸盐结晶阳性有确定诊断价值(图15-2/文末彩图15-2)；②典型关节炎及痛风石的出现对痛风诊断有最高的临床价值；③高尿酸血症是痛风的主要危险因素，并可能成为有用的诊断标志(尽管有的痛风患者可能在某个时期血尿酸正常)。此外，对于无尿酸结晶证据的急性痛风性关节炎的诊断可参考以下特点：急性发作，典型部位(如跗趾或跗骨关节炎)，特殊型单关节炎，自限性，秋水仙碱在48小时内生效，1周内不复发，无关节功能及解剖异常，病程中可有血尿酸增高。

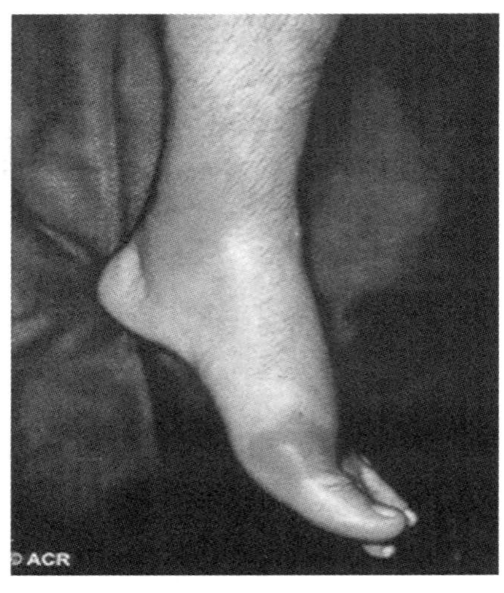

图15-1 急性痛风性关节炎(ACR图谱)

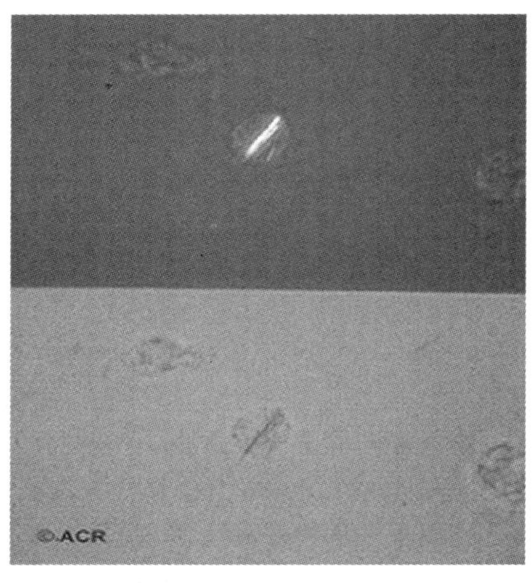

图15-2 偏振光显微镜显示的尿酸盐结晶(ACR图谱)

在关节液或关节液的吞噬细胞中或可疑结石中发现尿酸盐结晶是诊断痛风的金标准，但临床实际工作中很少应用滑囊液分析证实尿酸盐晶体的存在，临床上通常是通过临床表现来进行判断。也因此痛风的诊断标准在不断更新中，但所有已发布的痛风标准都存在局限性。它们集中关注一系列被认定为痛风特征性的疾病表现，包括痛风是急性发作，单关节受累，累及第一跖趾关节或跗骨关节，24小时内突然发作后又在短期内迅速缓解等特点。实际上，痛风的临床表现绝不仅是这些。痛风可以表现为单关节炎或多关节炎，可以出现在一些不常受累的关节，可以同时影响肌腱或腱鞘，持续性的关节炎较急性关节炎更常见，另外，尿酸盐在痛风急性发作时可以降低至正常，从而误导临床诊断。所以，痛风患者的临床表现缺乏特异性。如果在鉴别诊断时，滑囊液检查相对其他检查方法对患者来说更方便、经济、有效，那仍有必要进行滑囊液检查。总之，基于临床表现的痛风诊断只能是暂时性的标准，临床医师必须充分认识到缺乏晶体证据时痛风的诊断可能存在的不确定性。

2006 年 EULAR 对痛风诊断的循证建议：在急性发作期，迅速发生的剧烈疼痛，关节肿胀，以及病程在 6～12 小时达高峰强烈提示为晶体性炎症，尽管以上特点对痛风诊断是非特异性的。关节液的检查仍然是诊断痛风的最准确方法，金标准是在偏振显微镜下看到关节液中有亮黄色负性双折光针状晶体。2011 年美国风湿病学家在 EULAR 上发表的新指南进一步明确了尿酸盐结晶的绝对特异性及其在无症状关节炎中的鉴别意义。

（三）重视痛风相关危险因子和并发疾病

1. 痛风与高尿酸症的危险因子　男性、年龄、体重指数、药物、手术（移植和透析）、饮食习惯是所有痛风患者的危险因素。首先，性激素和老龄影响尿酸的代谢、分布及排泄，当肾小球滤过率下降及肾小管排泌功能降低时均可使血尿酸的排泄降低而引起血尿酸升高，故长期监控血中肌酐值也能预测未来罹患痛风的相对危险性。其次，无论年龄大小和种族差异，痛风及高尿酸血症与体重指数（BMI）有关，体重越重，痛风发生危险性越大，BMI 在 23～24.9 时痛风发生的相对危险指数是 1.4，大于 30 时则发生的相对危险指数是 4。第三，长期使用药物（如阿司匹林、华法林、噻嗪类利尿剂和袢利尿剂等）、高嘌呤高蛋白（海产与肉类）饮食及饮酒（啤酒 > 白酒），在高尿酸血症的进程中可导致血中尿酸值的迅速波动，导致急性痛风发作。酒精能提高血尿酸浓度，饮酒与痛风发病呈明显相关。酒精比饮食更危险的原因是，除饮酒摄入大量富含嘌呤的食物外，酗酒所致血酮症造成了血清尿酸的增高和肾脏受损，从而产生过多尿酸。因此临床医师在诊断痛风时，不仅要关注痛风的临床症状，对其相关危险因子的监控也不可忽略（图 15-3/ 文末彩图 15-3）。

2. 痛风相关并发病　流行病学研究观察到高尿酸血症与胰岛素抵抗症群及心脏血管疾病相关，尿酸浓度无论对于糖尿病或高血压均是一个非常重要的独立危险因子。

尿酸浓度与胰岛素抵抗直接相关。糖代谢异常和痛风两病本身有许多共同影响因素造成两病并存的可能性，糖尿病可导致高尿酸血症，而过高的血尿酸可损害胰岛 β 细胞功能，诱发糖尿病。我

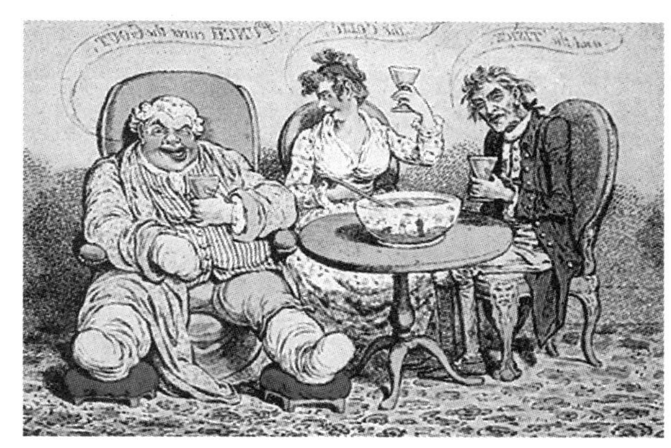

图 15-3　痛风与饮食方式的相关（欧洲漫画）

国有研究显示，原发痛风患者一级亲属存在血脂异常，长期血脂异常增加胰岛功能抵抗，但有关原因需分子遗传学的进一步研究证实，也是未来痛风发病机制的研究热点。

Eular 推荐指南均强调高尿酸血症或痛风与动脉硬化、高血压、心衰及代谢综合征密切相关，有报道痛风并发高血压和高血脂分别占 75% 和 25%；并发慢性肾功能衰竭、冠心病及糖尿病分别占 17%、13% 和 4%。因此，对有高尿酸血症或痛风的患者要严密监测肥胖、高血脂、高血压和高血糖的迹象，对可疑人群：① 60 岁以上的老年人；②肥胖的中年男性及绝经期后的女性；③高血压、动脉硬化、冠心病、脑血管病患者；④糖尿病尤其是 2 型糖尿病患者；⑤肾结石，尤其是多发性肾结石及双侧肾结石患者以及慢性肾脏病、肾小球或肾间质疾病；⑥长期嗜食肉类，并有饮酒习惯的中、老年人，都有必要体检增加血尿酸检查，以便及早发现无症状性高尿酸血症患者。

二、痛风发病机制的新进展

血尿酸由嘌呤核苷酸代谢而来，并主要通过肾脏排泄以维持动态平衡。尿酸生成增多和（或）尿酸排泄障碍均可能导致高尿酸血症，高尿酸血症是痛风发生的生化基础。根据高尿酸血症的原因将痛风分为原发性和继发性两大类，因血液病如高白细胞白血病、淋巴瘤、溶血性贫血，恶性肿瘤放化疗后，慢性肾脏疾病（因肾小管分泌尿酸减少），药物等因素导致的继发性血尿酸增高，从而导致痛风发作称为继发性痛风；因酶缺陷或原因不明的高尿酸血症而导致的痛风发作称为原发性痛风。尿酸排泄减少和（或）生成增加是原发性高尿酸血症的主要病因，嘌呤代谢过程中关键酶的缺陷所导致的嘌呤利用障碍和（或）嘌呤氧化酶的活性增强是尿

酸生成增加的主要原因。肾近端小管对尿酸的重吸收增加和(或)分泌减少是尿酸排泄减少的主要原因,但导致肾近端小管尿酸排泄减少的分子机制目前仍不清楚。

(一)原发性高尿酸血症的发病机制

1. 尿酸生成增加

(1)多基因遗传是原发性高尿酸血症和痛风的关键原因:约 10% 原发性高尿酸血症是尿酸生成增多所致,而酶的缺陷是导致尿酸生成增多的原因,这种缺陷与多基因性联遗传有关,如 N^5,N^{10}-亚甲基四氢叶酸还原酶(MTHFR)基因 C677T 突变,最终导致:①次黄嘌呤 - 鸟嘌呤磷酸核糖转移酶(HPRT)部分缺乏;②磷酸核糖焦磷酸(PRPP)合成酶(PRS)的浓度和活性增高,使 PRPP 的量增加;③黄嘌呤氧化酶活性增加等。但 MTHFR 基因和血尿酸水平升高之间的联系尚未完全明确,其具体机制有待于进一步的研究。目前研究发现了编码尿酸盐转运蛋白基因 SLC2A9、ABCG2、SLC17A1、SLC22A12 的单核苷酸多态性与血尿酸水平及痛风发病密切相关。

中国台湾学者 Cheng 等继 1999 年在 1 个患痛风的中国台湾原住民家族中鉴定出 HPRT 外显子 3(exon3)变异之后,2006 年又在一个患痛风的非原住民中国台湾人家族中鉴定出另一个在外显子 2(exon2)中的 HPRT 变异,并发现 TNF-863 多态现象和 IL-8 参与痛风的发病。同时首次应用全基因组扫描方法对痛风易感基因进行染色体定位,应用家系连锁分析方法,对 21 个中国台湾土著民族痛风家系、共 91 例患者进行了痛风易感基因染色体定位研究,发现痛风的易感基因定位于染色体 4q25 区,中国台湾原住民的染色体 1q21 和 4q25 可能是痛风的敏感基因部位。这是原发性高尿酸血症和痛风的分子遗传学研究的重要发现。

(2)饮食因素:人体尿酸分内源性和外源性两个来源,由体内氨基酸、磷酸核糖等其他小分子化合物合成及核酸分解而来的约占体内总尿酸的 80%,而从富含核蛋白的食物核苷酸中分解而来的属外源性,约占体内尿酸的 20%;高嘌呤饮食、高蛋白饮食和酗酒可增加尿酸合成,使血尿酸浓度升高。乙醇能促进腺嘌呤核苷酸转化而使尿酸增多。饥饿可使血浆乙酰乙酸和 β- 羟丁酸水平增加而导致高尿酸血症。如果有饥饿、摄入大量乙醇和高嘌呤、高蛋白饮食,可引起血尿酸水平迅速增高,造成痛风发作。

2. 尿酸排泄减少 约占原发性高尿酸血症的 90%。肾小球滤过的尿酸减少,肾小管排泌尿酸减少和(或)重吸收增加,均可导致尿酸的排出减少,引起高尿酸血症。其中大部分是由于肾小管排泌尿酸的能力下降所致其病因为多基因遗传。确切的发病机制尚不清楚。

(1)肾脏对尿酸盐的排泄的影响:肾脏对尿酸盐的排泄主要包括肾小球的滤过、近曲肾小管的重吸收和主动分泌。近年来研究发现,16 号染色体短臂上的 UMOD 基因与肾脏的浓缩功能相关,其中的组织阴离子和尿酸盐运输基因(UAT、UAT2、URAT1、hoAT1)和溶质传送家族基因对尿酸盐在肾脏的代谢具有重要的作用。①人阴离子交换器(human urate-anion exchanger,hURAT1),URAT1 通过与多种单价的有机阴离子和少数无机阴离子交换完成对尿酸的重吸收和少量分泌,主要参与尿酸在肾近端小管的重吸收。研究表明 URAT1 为促尿酸排泄药物的靶位点,并证明肾性低尿酸血症的患者有 *SLC*22A12 基因的突变。URAT1 活性增强或基因表达增加是否为高尿酸血症的发病机制尚无报道,需要进一步深入的研究。②人尿酸盐转运子(human urate transporter,hUAT),hUAT 位于肾近端小管曲段和升段,为电压敏感性离子通道。该离子通道主要参与尿酸在肾近端小管的分泌。hUAT 为贯穿于细胞膜脂质的高度选择性离子通道,广泛存在于不同细胞,特别是在肾脏和肠道中表达丰富,是尿酸由细胞内到细胞外的关键转运体,进入肾近端小管的尿酸盐 50% 由其介导分泌到细胞外,排出体外。因此认为 hUAT 在调节全身尿酸盐的稳态中起重要作用。hUAT 功能的降低或基因表达减弱与尿酸排泄减少有关,但其具体机制有待进一步研究。

(2)脂代谢与尿酸排泄:高尿酸血症患者尿酸排泄减少可能与血浆极低密度脂蛋白(VLDL)水平呈负相关。研究表明痛风患者载脂蛋白 E_2 等位基因与肾脏分泌尿酸盐有相关性,其胆固醇、甘油三酯和血尿酸水平均显著高于对照组,提示痛风患者肾脏尿酸排泄的减少由高 VLDL 水平及高载脂蛋白 E2 等位基因介导。

高尿酸血症是多基因遗传性疾病,尽管目前已对其发病机制进行了较深入的研究,得出了部分结论,但仍有许多问题有待于解决,如高尿酸血症的发病存在地域差异,特定人群患者中 HPRT 基因变异的主要类型是什么?尿酸盐转运体基因突变或多态是否为原发性高尿酸血症和痛风的重要病因?其机制也有待于进一步阐明。对上述问题的研究有利于从分子水平进一步阐明高尿酸血症和痛风发病机制，为该病的早期防治和开发新的药物作用靶点提供理论基础。

（二）痛风发病机制及关键因子

痛风发病机制和自我缓解机制极其复杂，至今尚未阐明。随着分子生物学、免疫学的发展，近年来有关痛风性关节炎的发病机制取得了重大进展，炎症细胞因子（IL-1、IL-8、TNF-α）及相关信号通路、补体系统、免疫球蛋白、抗原递呈细胞的活化、中性粒细胞凋亡等已成为痛风发病机制关键因子。

血尿酸过饱和后析出 MSU 晶体并沉积于关节及软组织，诱导白细胞趋化聚集，并作为一种内源性危险信号被模式识别受体（如 Toll 样和 NOD 样受体即 TLR2/4 和 NLRP3）识别，激活下游的免疫炎症信号通路，最终导致痛风急性炎症发作。MSU 诱导关节组织巨噬细胞分泌产生 IL-1β，IL-1β 诱导其他巨噬细胞释放 TNF-α、IL-6 等炎性介质产生炎症反应。国外研究已证实 TLR4、NF-κB、IL-1β、NLRP3 炎性体、IL-1β、IL-1R 信号通路在痛风炎症与免疫调节中发挥重要作用（图 15-4/ 文末彩图 15-4）。MSU 晶体反复沉积于关节及周围软组织、炎症反复多次发作，最终导致痛风石形成及慢性关节炎；MSU 晶体沉积于肾脏造成痛风性肾病，甚至发生肾功能不全。

同样，IL-8 作为一个有效的中性粒细胞激活因子，在痛风发病的炎症反应中起着重要作用。据最新研究证实，三条主要的 MAPK（ERK1/2、JNK、P38）活化途径及 NF-κB 信号转导通路参与调控 MSU 诱导的单核细胞 IL-8 表达（图 15-5）。MSU 晶体诱导 NF-κB，而此过程又受到 ERK1/2 调节的 c-Rel/RelA 和 AP-1 激活信号通路调控，表明小分子抑制剂针对 MAPK 信号通路的特异性靶点是具有治疗作用的。

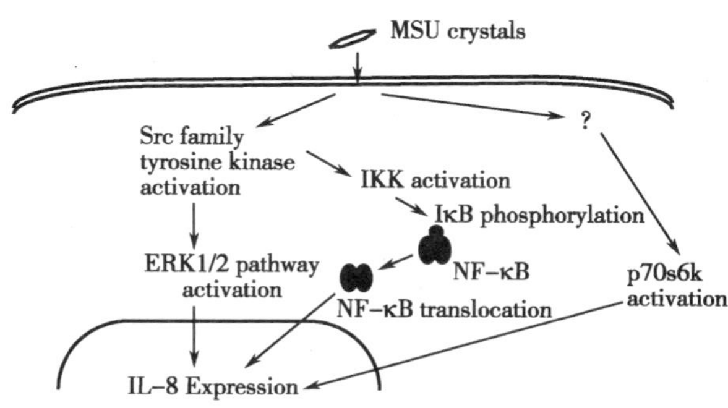

图 15-5 痛风发病机制的关键因子 2

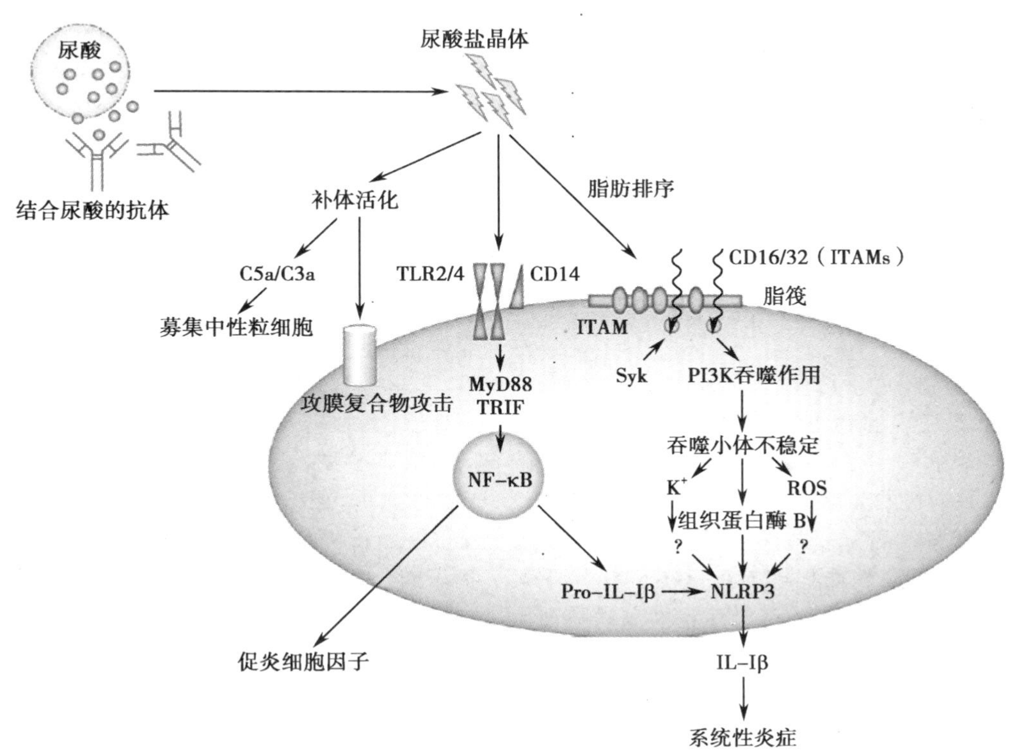

图 15-4 痛风发病机制的关键因子 1

TLR2/4: Toll-like receptor 2/4; ITAM: immunoreceptor tyrosine-based activation motif; MyD88: Myeloid differentiation primary response gene（88）; TRIF: TIR-domain-containing adapter-inducing interferon-β; NF-κB: nuclear factor kappa-light-chain-enhancer of activated B cells; NLRP3: NACHT，LRR and PYD domains-containing protein 3

在过去十年中，对痛风认识的最重要进展就是MSU晶体可以激活NLRP3炎症因子，它是一种可以将IL-1β前体和IL-8前体转化成活化状态的多分子复合物。

第二节 痛风不同阶段治疗的认识和推荐

前面所述，痛风是一种临床综合征，它从发生到发展通常经历以四期，即：①无症状性高尿酸血症；②急性痛风性关节炎；③间歇期痛风；④慢性痛风石痛风。急性痛风性关节炎往往是痛风的首发表现。初次发作常呈自限性，但如不进行有效治疗，发作次数越来越多，症状持续时间延长，甚至不能完全缓解，同时关节内的痛风石造成关节侵蚀破坏，引起关节畸形及功能障碍，最严重的导致慢性痛风性肾病。过去的数十年，临床医师过于关注急性关节疼痛的处理，忽视了其他多种临床表现的诊断及合理治疗，并缺乏对患者的教育和长期随访，因此造成患者反复发作或严重后果。目前认为理想的医疗必须做到防治结合，规范长期。

痛风治疗的目的：①迅速有效地缓解和消除急性发作症状；②预防急性关节炎复发；③纠正高尿酸血症，促使组织中沉积的尿酸盐晶体溶解，并防止新的晶体形成，从而逆转和治愈痛风；④治疗其他伴发的相关疾病。过高的血尿酸水平致尿酸盐结晶的形成，当血尿酸水平恢复正常，这些晶体将逐渐溶解直至完全消失，因此目前认为痛风是可以治愈的。

一、无症状性高尿酸血症的治疗

血尿酸增高超过正常值，但无关节炎、痛风石或尿酸盐结石表现的称为无症状性高尿酸血症。成年男性的患病率为5%～7%。无症状性高尿酸血症被认为是痛风的前期状态，潜在危险是发生痛风性关节炎和肾结石。尿酸性肾石主要与尿酸增高有关，24小时尿尿酸排泄＞1100mg（6.545mmol）的人中，50%可发生结石。对无症状性高尿酸血症者是否进行治疗，国际上仍存在争议。近年有研究发现，可溶性尿酸盐可激活炎症反应，在鼠的实验中可导致肾内血管病及血压升高。况且随着对代谢综合征研究的深入，发现高尿酸血症已成为高血压、冠心病死亡、急性心肌梗死、脑卒中心血管事件的独立危险因素，因此目前一般认为无症状性高尿酸血症出现下列表现之一必须进行治疗：①血尿酸＞12mg/dl（714mmol/L）；②24小时尿尿酸＞1100mg（6.545mmol）；③急性血尿酸产生过多（如白血病患者接受化疗时）；④有明显的痛风、尿路结石家族史。

对于无症状高尿酸血症患者进行健康促进工作的规划上，应当先着眼于现存尿酸浓度与肌酐值的监控，且必须长期定期加以监控。除此之外，应针对高危人群进一步宣教，如稳定控制体重，在高血压治疗上避免使用利尿剂，喝酒习惯的控制等，并积极治疗相关疾病。

二、急性痛风发作期的治疗

痛风性关节炎急性发作时的治疗目的是要迅速控制炎症，缓解症状和恢复功能。急性关节炎发作需接受药物治疗，尽快尽可能24小时内给予药物治疗。目前，治疗痛风性关节炎急性发作的药物包括秋水仙碱（colchicine）、非甾体类消炎止痛药（NSAIDs）及糖皮质激素（steroids）三大类。近年来，IL-1抑制剂阿那白滞素、卡那单克隆抗体和利洛纳塞已开始使用于临床。

（一）秋水仙碱

秋水仙碱能稳定溶酶体膜，抑制尿酸盐结晶引起的白细胞趋化，对急性痛风性关节炎有特异的消炎镇痛作用。以往多将秋水仙碱列为痛风急性发作的首选药，认为其迅速、有效，能彻底地终止痛风急性发作。秋水仙碱对症状出现在24～48小时内的痛风性关节炎急性发作效果较好，2/3患者可数小时见效；一旦发作已持续数天，秋水仙碱则疗效不佳。秋水仙碱毒副作用明显，治疗剂量几乎接近中毒剂量，50%～80%的患者在出现疗效前即已出现胃肠道不良反应如恶心、呕吐、腹痛、腹泻，肝损伤，骨髓抑制及神经系统异常，故对年老体弱、心血管及胃肠疾病、肝肾功能不全者需慎用。只有在NSAID或皮质类固醇激素有禁忌证或疗效欠佳时，秋水仙碱才作为治疗药物应用。2011年EULAR治疗推荐低剂量秋水仙碱用法是使用负荷剂量为1.2mg，1h后服用0.6mg，12h后按照0.6mg，1～2次/天服用。如果服用秋水仙碱7～10天无效则需要考虑其他治疗方法。BNF（英国营养基金会）推荐在急性痛风性关节炎中使用秋水仙碱0.6mg，每天3次，或低于此剂量，将使许多痛风患者得益，特别对于有肾功能不全的患者。

（二）非甾体类消炎止痛药（NSAIDs）

NSAIDs具有抗炎、止痛和解热作用，并可迅速起效。常用于治疗痛风关节炎急性发作的药物有吲哚美辛、布洛芬、双氯芬酸、萘丁美酮、美洛昔康、赛来昔布等。目前认为 NSAIDs 抗炎止痛作用肯定，且使用方便（多数每日只需服药 1～2 次），并在 24～72 小时控制症状，疗程 1 周左右，不良反应明显低于秋水仙碱，故该类药物已成为当今治疗急性痛风关节炎之首选。非选择性的 COX-2 抑制剂（cyclo oxygenase 2 inhibitor）吲哚美辛（消炎痛）、布洛芬（芬必得）、双氯芬酸（扶他林）是过去数十年常用的治疗药物，新型的选择性 / 特异性 COX-2 抑制剂萘丁美酮（瑞力芬）、美洛昔康（莫比可）、塞来昔布（西乐葆）、依托考昔（安康信）在胃肠道的不良反应上较传统的非选择性的 COX-2 抑制剂明显降低；最近的研究还显示，塞来昔布尚具有血管内皮的保护作用，故目前在治疗急性痛风关节炎的药物上有更大的选择空间，尽管两类的 NSAIDs 在抗炎止痛效果是相当的。

（三）糖皮质激素

当关节炎反复发作，症状较重，对 NSAID 及秋水仙碱无效、不能耐受或有禁忌（如溃疡出血、肾功能不全）的多关节发作型的患者可短期全身使用皮质激素，口服、肌注或静脉给药均可，一般认为短期应用皮质激素是安全的。如泼尼松 10～20mg/d，分 2 次服，症状改善后及时减量或停用；亦可得保松（倍他米松）1ml 肌内注射一次，对 1～2 个大关节发作者可考虑关节腔内给药。一般关节腔内注射糖皮质激素 1 年不超过 4 次。急性发作控制后可加用小剂量秋水仙碱（0.5mg，每天 2 次）以预防“反跳”。长期应用糖皮质激素，特别是关节腔内注射不是控制痛风关节炎急性发作的理想选择，约 5% 的患者关节腔内注射激素时可因类固醇晶体诱导的关节炎而使症状加重，但大都呈一过性。另长期应用糖皮质激素，对痛风易伴的心脑血管疾病、糖尿病等的恢复无疑是有害的。

三、间歇期痛风的治疗

关节炎发作后的完全无症状状态称为间歇期痛风。对间歇期痛风的患者是否应做处理一直存在争议。根据个体差异选择药物治疗或不服药，主要有以下观点：①长期服小剂量秋水仙碱以预防关节炎复发；②不需处理，因为关节炎复发不会带来致命性影响，且有许多有效药物可在几天内迅缓解症状，不良反应少；③如果患者有高尿酸血症、痛风反复发作、慢性痛风、痛风石形成及肾结石等，则应积极治疗。目前多认可推荐应用第三种意见。

但也有学者认为，非痛风石痛风的间歇期，不需使用降尿酸药物，而有的研究驳斥这种看法。他们证明即使尿酸水平在正常范围内，只要尿酸值在正常高限，就可以导致老年人认知能力下降，包括一般语言能力、视觉记忆、处理速度、工作记忆、语言记忆、视觉记忆及语言流畅度。这项研究给我们提供的启示是，只要尿酸偏高，便可以降低老年人的认知力，因此针对老年人，即使尿酸处于正常水平，临床医师应积极地降低血尿酸水平，维护他们的认知能力，提高老年人的生活质量。

四、慢性痛风石痛风的治疗

慢性痛风石痛风的患者呈间歇期的慢性、多发性、对称性关节炎，有广泛的痛风石，血尿酸高，放射学出现受累关节的破坏性病变。同时患者往往伴有高血压、高血脂、高血糖和肾功能损害等并发症，故此期的治疗尤为重要。

痛风的生化基础是高尿酸血症，控制急性期炎症的药物都不能降低血尿酸水平，因此急性发作控制后必须积极寻找引起高尿酸血症的原因，并进行长期的降尿酸治疗，预防尿酸盐的进一步沉积造成关节及肾的损害，并促进已沉积的尿酸盐晶体溶解，预防痛风急性发作，是痛风石痛风阶段药物治疗的主要目的。控制血尿酸的目标值是 <356μmol/L（6mg/dl）。必须强调的是，降尿酸治疗是连续的、长期的，甚至是终生的。

（一）降尿酸药物治疗的指征和使用原则

对于是否降尿酸治疗仍存在争议。一直以来 EULAR/ACR 对使用降尿酸药物有明确的指征，包括：有可见的痛风石、血尿酸水平过高有增加尿酸沉积和肾石危险、复发性尿酸性肾石、伴高尿酸尿的复发性草酸钙肾石、或广泛痛风石。具备以上任何一项者应行降尿酸药物治疗。除此之外，现在主张只要存在慢性痛风性关节炎（X 线有关节侵蚀性改变）、频繁发作的急性关节炎（每年 3 次或以上）时就应该使用降尿酸药物。但现对首次急性发作过后是否要用降尿酸药物治疗还存在不同观点，有学者认为首次痛风发作时实际上关节软骨及其他结缔组织处早已存在尿酸盐晶体沉积，因此首次发作后即应开始降尿酸治疗；但也有学者认为仅小部分痛风患者出现痛风石和症状性慢性痛风性关节炎，且通常是在长期反复急性发作后数年才缓慢出现，大部分患者可能首次发作后 5 年内都不会出现第 2 次发作，甚至终生不会出现第 2 次发作，尤其是血尿酸水平轻微升高伴 24 小时尿尿酸值正常者，因此主张对无痛风石及慢性痛风性关节炎的患者，无需用降尿酸药物治疗。

降尿酸治疗药物应从小剂量开始，根据 2～4 周测定的血尿酸水平来调整剂量，理想的血尿酸水平应保持在 4～6mg/dl（238～357mol/L）。小剂量逐渐递增给药法可减少药物不良反应，避免大量尿酸盐沉积到肾小管及间质引起的急性尿酸性肾病，避免血尿酸水平急剧下降而诱发痛风性关节炎的发作。伴随着血尿酸水平的降低，沉积的尿酸盐晶体也会逐渐分解直至消失，所以通过降低血尿酸可以加速晶体的分解。对于一般的患者，并没有足够的证据显示需要加快血尿酸降低的速度，但是，在某些特殊情况下，可以考虑快速降低血尿酸水平：①痛风并发慢性炎症性疾病、动脉硬化性血管病的危险或已有心血管并发症的患者；②严重痛风伴肾脏损害；③有痛风石存在，伴关节侵蚀、功能障碍，尤其是因痛风石而引起压迫症状的患者（脊柱内痛风石、腕管综合征）需要尽快消除尿酸盐结晶沉积。

（二）降尿酸药物的选择

降尿酸药物包括两大类：促尿酸排泄药和减少尿酸合成药，选用不同类别降尿酸药物是有很大技巧及个体差异的。

1. 促尿酸排泄药　此类药物的共同作用机制是阻滞肾小管对尿酸的重吸收，增加尿酸的排泄，从而降低血尿酸水平。主要有丙磺舒（probenecid）和苯溴马隆（benzbromarone，痛风利仙）。不良反应包括：胃肠症状、皮炎、头痛及药物热；少见的不良反应有溶血性贫血、再生障碍性贫血、肾病综合征、肝坏死及过敏。

（1）苯溴马隆：主要通过抑制近曲小管对尿酸的重吸收而达到排尿酸的作用，它不影响肾小球滤过率，但当肾小球滤过率下降时，苯溴马隆的降尿酸作用也受到影响。用法：每天 50mg，1～3 周血尿酸仍未下降者可再递增 25～50mg/d，维持量 50～100mg/d。

使用促尿酸排泄药物目前必须强调以下问题：①忽视或不考虑尿酸排泄量、肾功能、有无肾结石等因素，错误使用。一般认为若 24 小时尿酸排泄量＜600mg 且肾功能正常，肌酐清除率（ccr）＞50ml/min，无肾结石的痛风患者可选用促尿酸排泄药；而 24 小时尿尿酸排泄量＞1000mg、肾功能不全 ccr＜30ml/min、使用利尿剂引起的血尿酸升高者，则不选用促尿酸排泄药。②应用同时要大量饮水，减少尿酸在肾小管的沉积。③碱化尿液，加用碳酸氢钠或碱性药物；期间需要监测尿 pH，维持尿 pH 在 6.5～7.0，如果尿 pH＞7.0 则易引起草酸钙或其他结石形成。④服药期间禁用抑制尿酸排泄的药物如利尿剂等。⑤本品可竞争性抑制有机弱酸（如青霉素等）的分泌，两者合用时应减少抗生素的使用剂量。

（2）丙磺舒：丙磺舒的主要的代谢途径是侧链氧化形成羟化或羟化衍生物，在血中大部分与血浆蛋白结合，经肾脏滤过后在远曲小管以非离子扩散的形式被重吸收，从而抑制了尿酸的重吸收。每天 1.0g 可使痛风患者尿尿酸排泄量增加约 50%，血尿酸水平平均下降 1/3。它既不影响肾小球滤过率，也不影响肾血流量，对电解质的排出也无影响。开始剂量 0.25～0.5g，每日 1～2 次，然后每隔 1 周剂量增加至 1.0～2.0g/d 维持治疗。2012 年 ACR 指南指出，丙磺舒是至少对一种黄嘌呤氧化酶抑制剂禁忌或不能耐受，才作为一线的促尿酸排泄药。

2. 减少尿酸合成药　适用于痛风患者有以下情况：①进普通饮食 24h 尿尿酸＞800mg（4.76mmol）；②高尿酸血症伴发任何类型的肾石病或肾石病；③肾功能不全（ccr＜50ml/min）；④痛风石；⑤预防肿瘤溶解综合征；⑥由骨髓增生病引起的高尿酸血症；⑦不能耐受促尿酸排泄药物治疗者。

（1）黄嘌呤氧化酶抑制剂：首选别嘌醇（allopurinol），其是次黄嘌呤的同分异构体，与次黄嘌呤竞争结合黄嘌呤氧化酶，生成氧嘌呤（oxipurinol），从而减少黄嘌呤、次黄嘌呤向尿酸的转化。同时，别嘌呤在体内还可经过补救途径，生成别嘌呤核苷酸，消耗 1- 焦磷酸 -5- 磷酸核糖（PRPP）而使嘌呤核苷酸的从头合成减少，因此对次黄嘌呤鸟嘌呤磷酸核糖转移酶（HGPRT）缺乏的尿酸合成过多的患者有特效。

2011 年 EULAR 治疗推荐指南规定别嘌醇从小剂量开始（100mg/d），每 2～4 周增加 100mg，最高允许剂量为 800mg/d。大多数患者对别嘌醇耐受性良好，约 2% 可能出现轻度过敏反应，皮疹及瘙痒。别嘌醇引起的严重毒副作用即别嘌醇过敏综合征非常少见，但一旦出现可致死亡，病死率高达 20%，表现为发热、嗜酸性粒细胞增多皮疹、肝功能异常、肾功能不全及血管炎，呈明显的剂量依赖性，多发生于服用别嘌醇的剂量在 200～400mg/d 的伴肾功能不全的痛风患者，这与人类的 HLA-B5801 基因密切相关。2012 年 ACR 指南建议在高危人群（包括汉族人群）中，用别嘌醇治疗前检测 HLA-B5801 基因，避免发生致死性过敏反应。

别嘌醇的局限性：别嘌醇为有效降尿酸药物，

其严重的毒副作用特别是致死性的过敏反应限制了其应用，而有效而安全的剂量亦有争论。全美一个最大的卫生计划调查（2006 年）显示，虽然别嘌醇是最常用的痛风药物，但依从性较差，有大部分患者并没达到控制血尿酸的目标值（<6.0mg/dl）就因不耐受而停药。最新研究发现，根据肌酐清除率调整别嘌醇剂量不能充分控制痛风患者的高尿酸血症，因此认为指南所推荐的根据肌酐清除率调整别嘌醇剂量并不是控制痛风患者高尿酸血症的最佳选择。目前仍需要进一步研究什么指标能提示别嘌醇剂量是最安全且最有效的，尤其对于已存在肾损害的患者，可见目前痛风治疗药物或方案仍待改善，有效而毒副作用小的降尿酸药物亟待开发。

（2）新型非嘌呤类的选择性黄嘌呤氧化酶抑制剂非布索坦（TMX-67）：非布索坦是一种新的减少尿酸合成药，为非嘌呤类的选择性黄嘌呤氧化酶抑制剂，故能用在对别嘌醇不能耐受的痛风患者。研究显示非布索坦在降低血尿酸到目标值上比别嘌醇更有效。非布索坦治疗降低血尿酸和维持血尿酸>6.0mg/dl 的疗效持续至 48 个月，痛风发作和痛风石减少也持续至 48 个月，最常见的不良事件有腹泻、胃肠道功能紊乱、头痛、肝功能异常和高脂血症。以每天 40mg 开始，最高剂量为 80mg。2012 年 ACR 指南，首次与别嘌醇一起，推荐作为一线降尿酸药使用。

（3）尿酸氧化酶（pegloticase；rasburicase）：尿酸氧化酶可将尿酸降解，从而有效地降低血清尿酸水平。Pegloticase 被 EULAR 推荐用于难治性痛风和（或）痛风石痛风。尿酸氧化酶是重组的黄曲霉菌尿酸氧化酶，在美国已被批准用于癌症儿童化疗时的降尿酸治疗。2006 年首次报道了尿酸氧化酶治疗 10 例伴痛风石、并对别嘌醇不能耐受或无效的痛风患者的安全性和疗效研究：80% 轻度肾损害患者和 40% 肾结石或尿酸性肾病患者，每月接受静脉注射尿酸氧化酶（0.2mg/kg）治疗，治疗第 6 个月所有患者的尿酸水平都维持在 360mol/L 以下。

（4）其他药物（losartan，fenofibrate，vitamin C）：血管紧张素Ⅱ受体拮抗剂氯沙坦（losartan）有促进尿酸排泄的作用，能中度降尿酸，特别适用于正在使用噻嗪类利尿剂的高血压或高血脂的痛风患者，以及正在使用环孢素的患者。有报道加用贝特类降脂药非诺贝特（fenofibrate）200mg/d，治疗 3 周后，血尿酸水平较治疗前平均下降 19%，并有胆固醇和甘油三酯下降，提示其降尿酸作用，有可能成为治疗高尿酸血症，预防痛风及其伴发高脂血症的一种新治疗。另外，每天补充维生素 C 500mg 能通过促尿酸排泄作用使高尿酸血症患者的血尿酸水平降低 20%，英国的数字显示至少 1/3 的痛风患者能达到降尿酸治疗的目的。

（三）高尿酸血症和痛风治疗的误区和争议

在急性痛风发作期使用影响血尿酸浓度药物的方法上目前还存在有误区：①初发尚未使用降尿酸药物的患者在急性发作期开始加用降尿酸药；②停用正在服用降尿酸药物治疗期间出现关节炎急性发作的患者的降尿酸药。这两种情况可使血尿酸浓度突然波动，有可能加剧急性期的程度和延长急性期的时间，故急性痛风性关节炎发作期不是使用降尿酸药的指征。至于何时开始降尿酸治疗，国际上的痛风指南多认为，降尿酸治疗均应在急性发作平息至少 2 周后方可开始。但临床上部分慢性痛风性关节炎急性发作患者，其痛风性滑膜炎很难达到完全缓解，对这些患者不能等到急性发作完全控制后才开始使用降尿酸药物，2012 年 ACR 首次提出在有效抗炎药物的保护下，在急性发作期也可采取降尿酸治疗。

为了预防心血管疾病危害而服用小剂量阿司匹林的痛风患者中，对于阿司匹林对尿酸排泄的影响仍存在争议。2007 年英国风湿病学会和英国风湿病专业卫生人员制定的痛风治疗指南中提出“小剂量阿司匹林（75～150mg/d）对血尿酸无明显影响，可用于心血管疾病的预防，但大剂量阿司匹林（600～2400mg/d）可干扰尿酸排泄，应避免使用”。以往认为小剂量阿司匹林可以抑制肾小管对尿酸的排泌，是引起高尿酸血症的重要诱因。对于痛风但需服用阿司匹林者，医师往往建议患者服用其他抗凝药物作为替代。2012 年 ACR 指南提出，对于已经发生痛风的患者，阿司匹林所起的负面作用是可以忽略的，因此不必中止用药或换药。在临床上，医师需要根据风险获益比来评估患者是否需要继续服用影响血尿酸的药物。

（四）不容忽视的生活方式

近年发表的 EULAR 对痛风诊断和处理的推荐意见中强调，重视痛风危险因子（利尿剂、高嘌呤饮食、酒精）及与痛风相关的并发病（心血管病、高血压、糖尿病、肥胖及慢性肾衰）。临床医师往往认为控制血尿酸、治疗急性关节炎、处理痛风石就可达到治疗目的，最易忽视的是不纠正患者的不良习惯及随访监测并发症。

在饮食方面，提倡以下健康的生活方式：①减轻体重；②每天吃少量的鱼和肉；③喝葡萄酒代替啤酒；④每天喝一杯脱脂奶。痛风为嘌呤代谢紊乱疾病，高嘌呤饮食的摄入是痛风的“元凶”，即尿酸的生成，促进了疾病发生。富含高嘌呤的食物有：动物内脏、肉类、鱼虾蟹贝类等水产品、豆制品等。肉类及海鲜汤汁中含有极高的嘌呤，尽量少食用。多食用低嘌呤饮食，主要有奶类、蛋类、蔬菜、水果和谷类等。痛风患者平时宜多饮水，以稀释血液、增加尿酸排泄，预防或减轻发作及结石形成。一般认为，每天至少饮水3000ml。出汗后应立即补充水分，睡前多饮水更有好处。必须指出的是，痛风患者饮水最好是白开水，而不是汤或啤酒。同时积极控制血压、血糖、血脂，治疗痛风相关的并发病，也是控制高尿酸血症和痛风的重要环节，只有在治疗痛风的过程重视痛风危险因子，才能够规范治疗，防治结合。

（张　晓　崔　阳）

参考文献

1. 苗志敏. 痛风病学. 北京：人民卫生出版社，2006.
2. 施桂英. 走出痛风性关节炎诊断和治疗的误区. 中华全科医师杂志，2006，5(9)：519-522.
3. 蒋明，DAVID YU，林孝仪，等. 中华风湿病学. 北京：华夏出版社，2004.
4. Martin Underwood. Diagnosis and management of gout. BMJ，2006，332：1315- 1319.
5. Hyon K. Choi，David B. Mount，Anthony M. Reginato. Pathogenesis of Gout. Ann Intern Med，2005，143：499-516.
6. S Sutaria，R Katbamna，M Underwood. Effectiveness of interventions for the treatment of acute and prevention of recurrent gout-a systematic review. Rheumatology，2006，45：1422-1431.
7. Ian Morris，George Varughese，Peter Mattingly. Colchicine in acute gout. BMJ，2003，327：1275.
8. Hyon K. Choi，Karen Atkinson，Elizabeth W. Karlson，et al. Obesity，Weight Change，Hypertension，Diuretic Use，and Risk of Gout in Men：The Health Professionals Follow-up Study. Archives of Internal Medicine，2005，165：742-748.
9. W Zhang，M Doherty，E Pascual，et al. EULAR evidence based recommendations for gout. Part Ⅰ：Diagnosis. Report of a task force of the standing committee for international clinical studies including therapeutics (ESCISIT). Ann Rheum Dis，2006，65：1301-1311.
10. W Zhang，M Doherty，E Pascual，et al. EULAR evidence based recommendations for gout. Part Ⅱ：Management. Report of a task force of the EULAR Standing Committee For International Clinical Studies Including Therapeutics (ESCISIT). Ann Rheum Dis，2006，65：1312-1324.
11. Terkeltaub RA，Clinical practice. Gout. N Engl J Med，2003，349：1647-1655.
12. Choi HK，Atkinson K，Karlson EW，et al. Alcohol intake and risk of incident gout in men：a prospective study. Lancet，2004，363：1277-1281.
13. Becker MA，SchumacherHR，Wortmann RL，et al. Febuxostat compared with allopurinol in patients with hyperuricemia and gout. New Engl J Med，2005，353：2450-2461.
14. Chen CJ，Kono H，Golenbock D，et al. Identification of a key pathway required for the sterile inflammatory response triggered by dying cells. Nat Med，2007，13：851-856.
15. Feig DI，Kang DH，Johnson RJ. Uric acid and cardio-vascular risk. N Engl J Med，2008，359：1811-1821.
16. Ru Liu，Karl Aupperle，Robert Terkeltaub. Src family protein tyrosine kinase signaling mediates monosodium urate crystal-induced IL-8 expression by monocytic THP-1 cells. Journal of Leukocyte Biology，2001，70：961-968.
17. Nicola Dalbeth，Bregina Pool，Greg D. Cellular Characterization of the Gouty Tophus. Arthritis & Rheumatism，2010，62：1549-1556.
18. 吴东海. 痛风和高尿酸血症治疗中几个有争议的问题. 中国风湿病学杂志，2012，16(6)：361-363.
19. Khanna D，Fitzgererald JD，Khanna PP，et al.2012 ACR guidelines for management of gout. Part 1：systemic nonpharmacologic and pharmacologic therapeutic approaches to hyperuricemia. Arthritis Care Research (Hoboken)，2012，64：1431-1446.
20. Eliseo Pascual，Mariano Andres，Paloma Vela. Critera for Gout Diagnosis? J Rheumatol，2013，40：356-358.
21. Singh JA，Reddy SG，Kundukulam J. Risk factors for gout and prevention：a systematic review of the literature. Curr Opin Rheumatol，2011，23：192-202.

第四篇

软组织风湿病——风湿性多肌痛和纤维肌痛症

第十六章 风湿性多肌痛——一种老年人的疾病

第一节 风湿性多肌痛研究回顾与启示

风湿性多肌痛（polymyalgia rheumatica，PMR）多见于老年人，是一种以四肢及躯干近端肌肉疼痛为特点的临床综合征，对小剂量激素治疗反应敏感；常表现为颈、肩胛带及骨盆带肌中 2 个或 2 个以上部位的疼痛及僵硬，持续 30 分钟或更长时间，不少于一个月时间，同时伴有血沉增快。该病多见于 50 岁以上患者，诊断需除外类风湿关节炎、慢性感染、肌炎以及恶性肿瘤等疾病。1888 年风湿性多肌痛第一次被描述，Bruce 称其为“老年风湿性痛风”（senile rheumatic gout），强调多发于年长者。1957 年 Barber 建议命名为“风湿性多肌痛”，定义 PMR 为一种和其他诊断明确的风湿性疾病、感染以及肿瘤无关的疼痛性疾病，常见于老年人，具有一些构成性症状，伴有血沉增快。1963 年 Bagratuni 指出 PMR 有非侵蚀性关节受累；到 20 世纪 90 年代，才注意到部分患者会出现弥漫性手肿胀和下肢水肿。

PMR 发病具有人种和年龄差异，主要见于欧美的白种人，以北欧和美国明尼苏达州的 Olmsted 发病率最高，其他人种发病相对较少，我国发病率不详。风湿性多肌痛在老年人群属常见病，1995 年美国明尼苏达，Olmsted County 调查从 1970～1991 年共发现风湿性多肌痛 245 例，50 岁以上人群年发病率为 52.5/10 万，估计 50 岁以上患病率（活动期和静止期）为 600/10 万。PMR 在 50 岁以后发病增加，发病年龄可高达 70～80 岁。女性患者是男性的 2 倍。流行病学调查还显示，海拔较高的地区 PMR 发病增加。近几年 PMR 发病率稳定。

PMR 发病的具体病因尚不清楚，虽然其发病可能与增龄、感染、劳累、风寒、地域分布以及人种等有关，但年龄因素、环境因素和遗传因素在发病机制中的具体作用却不甚清楚。在北欧和美国有家族聚集发病，欧美白人发病率明显高于黑人，而且北欧与美国的白人之间存在相同的种族背景，提示可能与基因或遗传相关。与类风湿关节炎相似，与 HLA-DR 有关。

现已查明，自身免疫功能异常为引起本病的主要发病机制。在疾病活动期，除可见到免疫球蛋白增高外，还存在 T 淋巴细胞亚群的比例及功能异常和细胞因子失衡。PMR 受累组织存在的特异细胞因子影响疾病的临床表现，PMR 中 IL-6 水平可有升高，且其水平与病情活动度相关，TNF-α 水平未见升高。在 PMR 中，颈动脉可检出 TGF-β、IL-1 以及 IL-2 的转录子，但无 IFN-γ 的转录子。早期对 PMR 外周血 $CD8^+$ 细胞的研究报道结果并不一致，有认为 $CD8^+$ 细胞升高，也有下降的报道，甚至认为 $CD8^+$ 细胞的下降与 PMR 的病情活动有关。近来的研究揭示 PMR 无论病情活动与否，外周血 $CD8^+$ 细胞百分比及绝对计数均无明显改变。在 PMR 部分受累的颞动脉血管内弹性膜的细胞内或连接处发现有免疫球蛋白和补体的沉积，这一发现提示血液中有针对动脉血管壁的抗体或免疫复合物存在。PMR 患者血清中的循环免疫复合物水平在疾病活动期升高，其浓度与 ESR 和 γ- 球蛋白水平呈正相关，在病情缓解后下降。此外，还有学者发现 PMR 患者普遍存在下丘脑 - 垂体 - 肾上腺轴功能紊乱，这有助于解释肾上腺皮质激素的良好治疗效果。

PMR 病理学研究较少，单纯 PMR 除了可能出现的血管炎，很少有病理学发现。偶有肉芽肿性心肌炎和肝炎的报道。PMR 肌活检多无异常发现或仅有非特异性的选择性Ⅱ型肌纤维萎缩和Ⅰ型肌纤维内氧化酶活性虫蚀状缺失。部分 PMR 患者可有膝关节、胸锁关节、肩关节以及骶髂关节存在淋巴细胞为主的滑膜炎。多数滑膜炎为亚临床型，X 线检查无异常，但磁共振（MRI）可见关节滑膜炎，核素检查提示部分 PMR 患者的骨对锝盐的摄入量增加。

第二节　风湿性多肌痛的主要临床特点

一、起病

本病发病年龄一般均在 50 岁以上，偶见有 45 岁至 50 岁间发病者，一般女多于男。发病前一般状况良好，起病方式可急可缓。约有 20% 的患者急性起病，晨间醒来出现肩背或全身酸痛、不适、低热、乏力、头痛及咽痛，然后累及肌肉，严重时梳头、刮面、着衣、下蹲、上下楼梯都有困难。大多数患者隐匿起病，历时数周或数月，表现为逐步加重的肌肉僵痛，且多伴有体重减轻、压抑或偶尔夜间出汗等。

二、肌痛与晨僵

肌肉僵痛为本病患者的必备症状，肌痛与僵硬常并存；最早和最常受累者为肩带肌（受累率为 70%～96%），其次为盆带肌、颈肌与上下肢肌群；肌痛可单侧或双侧，通常呈对称性，亦可局限于某一肌群；初起肌痛较轻并易于缓解，但随病期延长、劳累、受凉与感冒则加重；常见夜间痛，多与翻身等有关，严重者不能起床，上肢抬举受限，下肢不能抬举，不能下蹲，上下楼梯困难等；一般无肌肉压痛，活动困难并非真正肌肉无力，而是肌肉酸痛所致，活动之后可渐缓解或减轻，肌电图及肌酶谱正常；虽然患者主诉很多，症状很重，但查体却很少有与此相关的阳性体征，呈现典型的症状不符。本病易出现晨僵，发生率 80% 以上，持续时间较 RA 长，可达 2 小时以上，且不易缓解；与 RA 不同的是，本病晨僵主要发生于大关节，而不累及手指关节等小关节。

三、关节痛

PMR 关节痛并不少见，以大关节如肩、膝和腕关节常见，胸锁关节受累亦不少见，分布与类风湿关节炎不同，手指小关节很少见。PMR 的关节病变主要表现为肌腱炎和滑膜炎，原发 PMR 也可造成关节的破坏。PMR 轻中度的滑膜炎主要影响近端关节、脊柱和肢体带，如肩关节最常受累；另有 15%～50% 出现外周关节滑膜炎，以膝关节和腕关节最多见。放射性核素骨扫描显示 96% 的 PMR 患者有异常，其中 80% 的肩关节和 16% 的手、腕、膝关节放射性核素摄取增强。磁共振（MRI）检查也显示 PMR 肩峰下 / 三角肌下滑膜炎是肩部最常见的损伤；MRI 检查提示 PMR 患者膝关节关节囊外部位及软组织肿胀发生率（50%）显著高于类风湿关节炎（10%，$P=0.02$），而关节积液、滑膜炎、腱鞘炎发生率在两者无显著差异。

第三节　辅助检查在风湿性多肌痛中的意义

一、实验室检查

PMR 最显著的实验室改变是急性期反应物——血沉（ESR）和 C 反应蛋白（CRP）水平显著升高。血沉通常 > 50mm/h，甚至超过 100mm/h。CRP 在 PMR 发病几小时内升高，血沉正常的患者 CRP 也会升高，有效治疗后 CRP 一般在 1 周内降至正常，而 ESR 下降缓慢，需 1～2 个月或更长时间。ESR 和 CRP 升高常预示病情反复。如果 PMR 其他临床特点、病理特征较典型，即使 ESR 正常也不能除外诊断。约 50% 的 PMR 患者可以出现正细胞正色素性贫血以及血小板减低，此与炎症的程度相关。PMR 患者的类风湿因子、抗核抗体以及其他的自身抗体通常均为阴性，补体水平正常或稍高，无冷球蛋白以及单克隆球蛋白升高。约 1/3 的患者肝功能异常，尤其是碱性磷酸酶可以升高。肌酶（肌酸激酶、醛缩酶）在 PMR 都正常。血清淀粉样蛋白 A 水平升高是反应 PMR 病情活动的指标，如其水平居高不下或是下降后又升高，则提示病情活动或反复，因此血清淀粉样蛋白 A 测定对指导临床糖皮质激素的用药有一定的价值。

二、影像学检查

PMR 无特征的影像学改变，但 X 线检查、放射性核素扫描、MRI 以及超声检查对于确定 PMR 的关节受累仍有一定的价值。

三、其他检查

肌电图检查多无异常发现，对 PMR 无诊断意义。PMR 的肌肉活检标本组织学无特征性改变，肌肉失用时可见非特异的Ⅱ型肌纤维萎缩。滑液以及滑膜检查可见滑液的白细胞计数位于 1×10^9～8×10^9/L，以单核细胞为主。滑膜活检可见轻度的滑膜细胞增生，伴有轻微的淋巴细胞浸润。上述检查意义不大，临床很少进行。

四、疾病活动评分

疾病活动评分见表 16-1。

表 16-1 风湿性多肌痛（PMR）疾病活动评分

PMR 活动评分
总评分 = CRP（mg/dl）+ VASp + VASph +（MST × 0.1）+ EUL
<7 分：中度疾病活动
7～17 分：中度疾病活动
>17 分：高度疾病活动

注：CRP = C 反应蛋白；VASp = 患者自我评分（visual analog scale-patient derived），0～10 分；VASph = 医师评分（visual analog scale-physician derived），0～10 分；MST = 晨僵时间（morning stiffness time），以分钟计；EUL = 上肢抬高程度（elevation of upper limbs），3 = 不能抬起，2 = 抬起低于肩带，1 = 抬起与肩带平，0 = 抬起高于肩带

第四节 风湿性多肌痛的诊断要点及与其他疾病的鉴别

一、诊断

老年人有不明原因发热，血沉增快和不能解释的中度贫血，并伴举臂、穿衣、下蹲及起立困难，在排除肿瘤等其他疾病后要考虑风湿性多肌痛。PMR 的诊断主要依靠临床表现，诊断标准有 6 条：①发病年龄≥50 岁；②颈、肩胛带及骨盆带部位至少 2 处肌肉疼痛和晨僵，时间≥4 周；③实验室检查示有全身炎症反应，ESR 和（或）CRP 升高；④对小剂量糖皮质激素（泼尼松≤15mg/d）治疗反应甚佳；⑤受累肌群无肌力减退或肌萎缩及肌肉红、肿、热；⑥排除其他类似 PMR 表现的病变如 RA、肌炎、肿瘤和感染等。如符合以上 6 条可确诊为 PMR。

二、需与 PMR 鉴别的疾病

（一）巨细胞动脉炎（GCA）

风湿性多肌痛与巨细胞动脉炎关系密切，在风湿性多肌痛中若出现下列情况应注意除外合并巨细胞动脉炎：小剂量糖皮质激素治疗反应不佳；颞动脉怒张、搏动增强或减弱并伴有触痛；伴有头皮痛、头痛或视觉异常等，均需进一步作颞动脉超声、血管造影或颞动脉活检等。

（二）类风湿关节炎

持续性对称性小关节炎为主要表现，常有类风湿因子阳性。而风湿性多肌痛虽可有关节肿胀，但无持续性小关节滑膜炎，无关节破坏性病变，无类风湿结节，通常类风湿因子阴性。

（三）多发性肌炎

该病肌无力更为突出，伴肌萎缩、血清肌酶活性升高、肌电图示肌源性损害、肌肉活检为肌炎表现，而风湿性多肌痛患者肌酶、肌电图和肌活检正常，肌痛甚于肌无力。

（四）纤维肌痛综合征（fibromyalgia syndrome）

该综合征躯体疼痛有固定的敏感压痛点，如颈肌枕部附着点、斜方肌上缘中部、冈上肌起始部、肩胛棘上方近内侧缘、第 2 肋骨与软骨交界处外侧上缘、肱骨外上髁下 2cm 处、臀部外上象限臀肌皱褶处、大转子后 2cm 处、膝关节内侧鹅状滑囊区等 9 处，共 18 个压痛点。并伴有睡眠障碍、紧张性头痛、激惹性肠炎、激惹性膀胱炎、血沉正常、类风湿因子阴性；糖皮质激素治疗反应不佳。

（五）排除其他疾病

如结核等感染性疾病；排除多发性骨髓瘤和淋巴瘤或其他肿瘤；并注意同其他风湿性疾病如干燥综合征、系统性血管炎相区别。

第五节 风湿性多肌痛的治疗现状及预后

一、一般治疗

做好解释工作，解除顾虑，遵循医嘱，合理用药，防止病情复发。进行适当的肢体运动，防止肌肉萎缩。

二、糖皮质激素

糖皮质激素是治疗 PMR 的首选最有效药物，PMR 对糖皮质激素治疗有良好反应，可作为诊断性治疗指标。目前多选用短效的皮质激素，如泼尼松。初始剂量依患者情况而定，一般病例首选泼尼松 10～15mg/d 口服，若诊断无误，次日或数日内症状可明显减轻，血沉开始下降。如 1～2 周仍无疗效反应，应注意是否与 GCA 并存，或考虑其他诊断。对病情较重，发热、肌痛、活动明显受限者，可以泼尼松 15～30mg/d，随着症状好转，血沉接近正常，然后逐渐减量，在减量过程中应密切观察病情变化及血沉变化，每 2～3 周复查 1 次。对于初始剂量在 15mg/d 以上的患者，泼尼松用量可以每周减 5mg，减至 15mg/d 时，可每月减 2.5mg，通常 6～12 个月将泼尼松维持在 2.5～7.5mg/d。激

素减量不宜过快，要因人而异，多数患者需服用激素 1.5 年左右，当泼尼松用量在 2.5mg/d 时，患者无任何临床症状，血沉正常，可以停用。激素减量过早、过快或停药过早，可导致病情复燃或复发，大多数患者在 2 年内可停用激素，少数患者需小量维持多年。许多患者在停药数月后出现病情反复，如及时发现，泼尼松 10～15mg/d 就能完全控制病情。必须指出，因长期服用皮质激素易出现许多并发症，如高血压、糖尿病、骨质疏松、消化性溃疡、白内障等，尤其老年患者更易并发，在激素治疗同时及时给予相应治疗甚为重要。

三、缓解病情药

对于难治性的、减量易复发的、激素依赖的 PMR 患者，可以考虑使用病情缓解药（DMARDs），如甲氨蝶呤（MTX）、环磷酰胺（CTX）或硫唑嘌呤。MTX 的用量为 7.5～25mg/d，口服、肌注或静脉注射皆可。CTX 用量为 50～100mg/d 口服或 0.5～0.8g/m^2 每月静脉点滴一次。使用 DMARDs 注意定期复查血常规以及肝功能。

四、非甾体抗炎药

约 10%～20% 的 PMR 患者单用非甾体抗炎药（NSAIDs）即可控制症状，但难以控制并发症发生。如 NSAIDs 使用 1～2 周疗效不佳应及时用激素治疗。对小剂量激素控制不好的患者可合用 NSAIDs。

五、预后

PMR 一般为 2 年期的自限性疾病，较少发展为 GCA。经过适当的治疗，PMR 的病情可迅速控制、缓解或痊愈；亦可迁延不愈或反复发作；疾病后期也可出现肌肉失用性萎缩或肩囊挛缩等严重情况。PMR 如不发展为 GCA，预后较好。早期报道 GCA 合并 PMR 的老年患者病死率为 1%～12%，近年来由于早期诊断和治疗的改善，其病死率和同年龄组正常人无差异。

（古洁若）

参 考 文 献

1. Narvaez J，Nolla-sole JM，Clavaguera MT. Longterm therapy in polymyalgia rheumatica：effect of coexistent temporal arteritis. J Rheumatol，1999，26：1945-1952.
2. Gran JT，Myklebust G，Wilsgaard T，et al. Survival in polymyalgia rheumatica and temporal arteritis：a study of 398 cases and matched population controls. Rheumatology，2001，40：1238-1242.
3. Cantini F，Salvararni C，Olivieri I，et al. Shoulder ultrasonsgraphy in the diagnosis of polymyalgia rheumatica：a case-control study. J Rheumatol，2001，28：1049-1055
4. Soubrier M，Dubost JJ，Ristori JM. Polymyalgia rheumatica：diagnosis and treatment. Joint Bone Spine，2006，73（6）：599-605.
5. Mandell BF. Polymyalgia rheumatica：clinical presentation is key to diagnosis and treatment. Cleve Clin J Med，2004，71（6）：489-495.
6. González-Gay MA，Amoli MM，Garcia-Porrua C，et al. Genetic markers of disease susceptibility and severity in giant cell arteritis and polymyalgia rheumatica. Semin Arthritis Rheum，2003，33（1）：38-48.

第十七章　纤维肌痛症——一种心理性疾病？

第一节　纤维肌痛症研究回顾与启示

纤维肌痛综合征（fibromyalgia syndrome，FMS）是一种原因未明的以广泛慢性疼痛及压痛点为特点，同时伴随疲劳及睡眠障碍的临床综合征。纤维肌痛综合征可继发于外伤，各种风湿病，如骨性关节炎（osteoarthritis，OA）、类风湿关节炎（rheumatoid arthritis，RA）及各种非风湿病（如甲状腺功能低下、恶性肿瘤）等，这一类纤维肌痛综合征被称为继发性纤维肌痛综合征；如不伴有其他疾患，则称为原发性纤维肌痛综合征。自 1904 年 Stockman 首次描述该疾病至今已逾百年，但人们对它的认识还比较粗浅。

由于近来对 FMS 的关注及对其临床和实验室研究的明显增加，逐渐形成这样一种看法，即 FMS 是一种新的疾病，且是一种“新出现的现象”。其实，FMS 已有很长的历史。在 170 年前，据 Balfour 描述，风湿性疾病的个体存在“压痛点（tender points）”。1841 年，Valliex 发现只有在触诊时才能诱发出这些压痛点，但患者并未意识到其特殊解剖学位置。1944 年 Comroe 报道，该病与精神心理因素相关，其大部分症状都不能通过热敷、按摩和锻炼得到缓解，也不像慢性疲劳综合征那样通过充足睡眠得到改善。William Gowers 是当代第一个描述这种综合征的人，他于 1904 年开始用“纤维织炎”来描述这种疾病，他认为尽管这种疾病缺少炎症的临床征象，但是通过深入研究，可以显示纤维组织有炎症的病理学改变。现在认为压痛点的存在是 FMS 的一个标记性特征，但是在组织活检和实验室研究中缺少炎症的证据，故 Yunus 于 1981 年建议用“纤维肌痛（fibromyalgia）”一词来取代旧的“纤维织炎（fibrositis）”。因为在拉丁语中“-itis”这一后缀代表炎症。FMS 的特征是持续存在广泛的疼痛，其疼痛的严重程度常常使患者不知所措。该病另一个特点是缺乏任何明确的病理生理学和实验室异常的证据，即使经过非常深入细致的检查亦无异常发现，所以多年以来，即使该病相当常见，并且很容易被有经验的医师所发现，人们仍然很少有兴趣对这种情况进行正式定量的研究。由于没有一种能够证明某一患者患有 FMS 的诊断的检查方法，所以常常通过排除法来确定诊断。也就是说，只有在所有其他已知的能够引起疼痛的疾病一一被分析和排除，才能作出诊断。

直至 1977 年，Smythe 和 Moldofsky 报道所有 FMS 患者均在体检中发现肌肉、肌腱和骨突起部位存在对称分布的压痛点。随后的 60 多项研究，特别是 Bennett、Yunus 和 Wolfe 的研究显示，这些压痛点对于 FMS 患者来说位置是固定的，利用这一特征可区分 FMS 和其他的关节痛和肌肉疾病。在 20 世纪 80 年代，一些研究发现，在 FMS 已确定的 18 个压痛点中至少有 11 个存在特殊压痛，而对照组不存在，至此人们才燃起对该病的研究兴趣，特别是欧美科学家对 FMS 病理生理机制的探索及新药的开发日趋重视。此后，由美国风湿病协会（ACR）发起，Wolfe 领导的一项多中心研究，1990 年制定了 FMS 的分类标准。

美国风湿病学会的有关资料表明，女性患病率可达 3%，男性大约为 0.5%，且随着年龄的增长患病率呈现增高趋势，70 岁以上的女性患病率可达 9%。这一资料说明 FMS 并非少见的疾病，特别是女性患病率高。国内目前尚缺乏有关的流行病学资料。美国风湿病学会指出原发性 FMS 是最常见的风湿病之一，仅次于 RA 和 OA，居第 3 位。Yunus 等在 1 年内共诊治 285 例有骨骼肌肉系统疾病的患者，其中 29% 为 OA，20% 为原发性纤维肌痛综合征，16% 为 RA。日本报道，2 年内在结缔组织病门诊共诊治 182 例风湿病患者，其中 FMS 为 11 例，占总数的 6%，位于风湿性关节炎（27.5%）、系统性红斑狼疮（16%）、系统性硬化症（10.4%）、干燥综合征（7.7%）等之后，居第 7 位。在英国因病不能工作的人群中 10.9% 是由风湿性疾病所致，其中 FMS 约占一半。

FMS 的病因尚不清楚。已经提出的很多有争议性的理论都颇为牵强。那些将 FMS 视为纯粹心理疾病的研究者认为，FMS 患者仅仅是不能克服的一些人人都有可能经历的疼痛和痛苦而已，直至因为这些症状造成某些人出现心理障碍时，临床上才将它们与疾病联系在一起。

有些研究者提出 FMS 属于躯体疾病，他们认为频繁出现的焦虑和抑郁是由于患者对疼痛和疲劳的一种心理反应导致的，这种假设认为一旦疼痛和疲劳缓解，抑郁将自行好转。仔细研究 FMS 患者后，发现这种观点并不正确。FMS 患者经常出现的焦虑和抑郁，不能简单地用这是一种对慢性疾病而引起功能障碍的反应来解释。

主张 FMS 是一种器质性病变的研究者发现，在磁共振（MRI）检查中 FMS 患者的脑白质内常可见点状分布的高信号区，在单光子发射计算机断层（SPECT）检查中发现患者丘脑和尾状核的血流减少，因此他们认为患者的中枢神经系统存在异常。P 物质是一种神经肽递质，其浓度在 FMS 患者的脑脊液中升高。并认为由此改变了感觉神经通路。小脑扁桃体下疝畸形（Chiari malformation）和颈脊髓管狭窄使脑脊液流量受阻，被认为是 FMS 的易感因素。有报道 FM 患者生长激素和胰岛素样生长因子 -1 水平的下降与下丘脑 - 垂体轴的功能障碍相关。所有这些结果的解释仍是一些假设，研究者并未将这些应激反应系统中复杂的功能障碍与健康者做比较。一种已建立的“生物心理学”模型将用于研究 FMS 中的机体因素和心理因素的相互作用。

60%～90% 的睡眠障碍患者出现纤维肌痛综合征，主要表现为睡眠易醒、多梦、晨起精神不振、疲乏、全身疼痛和晨僵。夜间脑电图记录发现有 α 波介入到Ⅳ期 δ 睡眠波中。用铃声干扰志愿者非快动眼睡眠亦可诱导出上述脑电图图形及临床症状。这种Ⅳ期睡眠异常对纤维肌痛综合征的发生有重要作用。其他影响睡眠的因素如精神紧张、噪音均可加重纤维肌痛综合征症状。

神经内分泌系统功能的障碍包括下丘脑 - 垂体 - 肾上腺轴、下丘脑 - 垂体 - 甲状腺轴、生长激素轴、蓝斑 - 去甲肾上腺交感神经系统。一些研究显示 FMS 患者存在肾上腺素低反应性，促肾上腺皮质激素（ACTH）及促性腺激素释放激素（GRH）的释放不成比例地增高，而甲状腺激素有很少量释放入血，这些结果显示 FMS 可能存在对正常应激（如炎症、生理及情感创伤）的障碍。另一项研究中以 IL-6 刺激下丘脑显示 ACTH 应答延迟，说明 FMS 患者的神经内分泌应答出现在基线下，但不是对日常生活或应激的不充分。尽管目前还不清楚神经内分泌轴的异常是否为原发或继发因素，但几种激素包括 GRH 在 FMS 疼痛中显然起着重要作用。此外，多数 FMS 患者存在Ⅳ期睡眠障碍，长期睡眠障碍可导致神经内分泌功能障碍，并加速疾病的发展，在Ⅳ期睡眠中，脑垂体分泌大量生长激素（GH），而在 FMS 中，Ⅳ期睡眠常受抑制。

5- 羟色胺（5-HT）和 P 物质等神经递质在本病的发病中起重要作用。5-HT 可调节非快动眼睡眠、减低对疼痛的敏感性，改善抑郁状态，还可加强麻醉药物的镇痛作用。阿米替林和胺苯环庚烯可使 5-HT 向 5- 羟吲哚乙酶转化，增加 5-HT 浓度，痛阈升高，故对纤维肌痛综合征有一定疗效。相反，给予色氨酸羟化酶抑制剂 - 对氯苯丙氨酸会出现纤维肌痛综合征样疼痛，停用这种药物后，疼痛消失。另一种与纤维肌痛综合征有关的神经递质是 P 物质。有研究发现，物理或化学刺激可诱导纤维肌痛综合征患者产生明显的皮肤充血反应，这种过度反应可能与持续的末梢伤害刺激有关。在这些刺激下，皮肤多种伤害感受器反射性地从神经末梢释放病理量的 P 物质，后者又可引起局部血管扩张，血管通透性增强及神经源性炎症。

研究表明 FMS 患者存在广泛的痛觉增敏，其对机械、热与电刺激特别敏感。FMS 疼痛存在重要的中枢神经系统机制，称中枢致敏，即把无害的感觉输入转化为痛觉的刺激域值明显降低。这些疼痛的机制依赖 NMDA（N- 甲基 -D- 天冬氨酸）和 P 物质受体及脊髓后角的特异痛觉神经。痛觉刺激时产生了疼痛强度和频率的叠加，致二乙基溴乙酰胺应答的长期改变，产生细胞 Ca^{2+} 内流增加，信号级联放大导致痛觉传入的扩增和长期中枢增敏，仅最低限度的痛觉传入就可维持激活状态和临床上的疼痛，因此可以解释多应激因子（如创伤、感染）能导致 FMS 的广泛性疼痛。

FMS 患者的真皮与表皮交界处有免疫反应物沉积，用电子显微镜观察发现 FMS 患者肌肉毛细血管内皮细胞肿胀，提示有急性血管损伤、通透性增强及组织缺氧。原因不明的体重增加、手弥漫性肿胀及夜尿增多可能与血管通透性增强有关。白介素 -2（IL-2）水平升高，接受 IL-2 治疗的肿瘤患者会出生纤维肌痛综合征样症状，包括广泛的疼痛、睡眠障碍、晨僵及出现压痛点等；还有研究发现干扰素 α 可引起疲乏。上述现象提示免疫调节紊乱、体内细胞因子水平异常可能与 FMS 的发生有关。另为，对 FMS 患者应用非甾体抗炎药

(NSAIDs)治疗可缓解疼痛提示在疼痛的诱导中有炎症因子的参与。

感染、创伤、灾害及其他疾病是促发FMS的潜在因素。有研究发现，部分人类免疫缺陷病毒(HIV)柯萨奇病毒、细小病毒、莱姆病毒感染者常主诉慢性肌肉骨骼疼痛，具备FMS的诊断条件；部分急性或重复的组织损伤、急性颈部扭伤、关节和脊柱的过度运动患者可出现广泛的疼痛和FMS；自然灾害、人为灾害、战争等灾难性事件可因导致情绪障碍、免疫激活而促进发病，尽管精神压力可能是某些患者发病的诱发因素，但尚无足够证据表明FMS是精神疾病的躯体症状或是原发疾病的行为表现。

另外，还有研究者报道，FMS与伤害感受器RⅢ反射降低及P物质水平增高有关。可见，FM发病与基因改变、神经精神异常及化学递质和内分泌紊乱均有关系，很少是单一因素的结果。

第二节　纤维肌痛症的主要临床特点

本病起病缓慢，多发生于25～45岁女性。临床表现多样，主要有以下几点：

一、疼痛

全身广泛性疼痛是所有FMS患者都具有且最主要的症状。虽然有的患者仅主诉一处或几处疼痛，但1/4的患者疼痛部位可达24处以上。疾病遍布全身各处，尤以中轴骨骼(颈椎、胸椎、下背部)、肩胛带及骨盆带肌为最常见，其次见于膝、头、肘、踝、足、上背、中背、腕、臀部、大腿和小腿。大部分患者主诉为难忍性刺痛。

第一次出现症状的年龄通常在20～40岁。发病较为隐匿，通常在急性扭伤、肌肉痉挛或神经根受刺激后出现，然后逐渐扩散到身体其他部位。患者感到受累的关节和肌肉及其周围呈现持续性和进行性加重的疼痛，并随着活动和锻炼而加重，休息不能缓解。这种症状持续存在，很多患者在向专家咨询时已有5年以上的不适症状，并且多次就诊于其他科医师。FMS疼痛的严重程度时轻时重，时好时坏。某些因素(如月经周期、上呼吸道感染)会加重患者的症状，并且持续数周甚至数月。有些患者的症状可以缓解持续数个月，但是往往由于上述因素使症状再次加重。很多外因可以影响疼痛的程度，包括寒冷、雨天、工作和家庭的精神压力以及病情的活动程度。通常对于这些主观症状很难用客观的指标进行定量研究。

FMS的疼痛呈弥散性，患者自觉疼痛出现在肌肉、关节、神经和骨骼等多部位，难以定位。患者常诉全身疼痛，感觉像患了流感。偶尔也呈现一种锐利的针刺样或撕裂样疼痛，很多患者主诉，疼痛的发作常起伏不定，但从来不能完全缓解。胸壁痛也很常见，由于这种疼痛发作急且程度剧烈，常被误诊为心绞痛。至于疼痛的类型在患者中所占的比例还不清楚。FMS发作时可以出现各种各样的疼痛，包括有时呈钝痛和弥散痛，有时呈锐利、针刺样、局限性的疼痛。疼痛的性质在同一天内也会发生改变。疼痛通常在早晨和深夜更为严重，常伴有明显的僵硬感，尤以颈部、脊柱、肩和髋部等部位更为突出。

二、压痛点

所有患者均有广泛的压痛点，这些压痛点存在于肌腱、肌肉或其他组织中，多呈对称性分布。在压痛点部位，患者与正常人对“按压”的反应不同，但在其他部位则无区别。查体往往有9对(18个)特殊的压痛点可能出现压痛，这9对压痛点部位是：枕骨下肌肉附着处、斜方肌上缘中点、第5至第7颈椎横突间隙前面的两侧、冈上肌起始部、肩胛棘上方近内侧缘、肱骨外上髁远端2cm处、第二肋骨与软骨交界处的外上缘、臀部外上象限的臀肌前皱襞处、大粗隆后方、膝内侧脂肪垫关节褶皱线内侧(图17-1)。

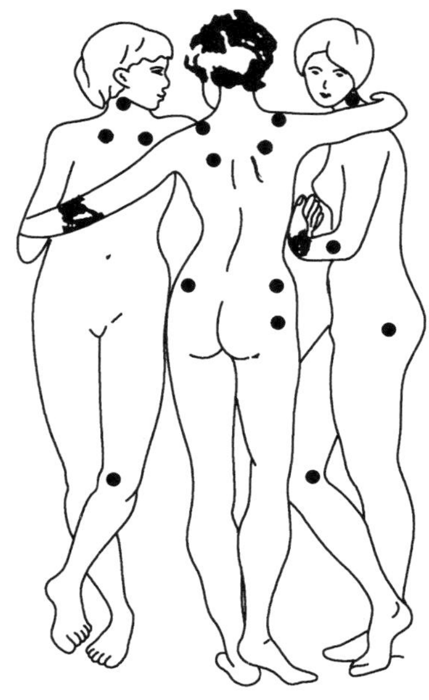

图17-1　1990年纤维肌痛综合征分类标准中压痛点的部位

三、晨僵

约 76%～91% 的 FMS 患者可见晨僵，其严重程度与睡眠、病情活动程度有关。FMS 的僵硬感与 RA 患者的晨僵以及风湿性多肌痛患者出现的“凝胶现象”相似。虽然晨僵是 RA 的诊断标准之一，但这种缺乏特异性的“晨僵”在 FMS 中并不能作为诊断的症状。FMS 患者晨起出现的僵直感和疼痛感，通常需要超过 1 个小时的活动才能改善。温水浴和伸展练习可以帮助患者缓解关节的症状。

四、乏力和睡眠障碍

约 90% 的 FMS 患者有睡眠障碍，表现为失眠、易醒、多梦、精神不振，夜间脑电图显示有 α 波介入到非快动眼节律中，提示缺乏熟睡。疲劳也是一种主诉，约 50%～90% 的 FMS 患者有疲劳感，通常在进行轻微活动后即感到筋疲力尽，约 50% 患者疲劳症状较严重，以至于感到“太累而无法工作”。

五、其他症状

最常见的是麻木和肿胀，患者常诉关节或关节周围肿胀，但无客观体征。其次为头痛，头痛可分偏头痛或非偏头痛性头痛，后者是一种在枕区或整个头部的压迫性钝痛。患者常有四肢麻木，刺痛或蚁走感，以及眩晕和发作性头晕，但是神经系统的检查结果往往全部正常。很多患者有短期记忆缺失等认知障碍，抑郁和焦虑等心理异常也比较常见。大约有 1/3 的患者有肠激惹综合征，包括肠胀气、腹痛及大便不成形和排便次数增多。骨盆痛和尿频、尿急等膀胱症状酷似女性的尿道综合征和间质性膀胱炎。有少数患者感到眼干、口干和手足遇冷后变青紫（即雷诺现象）。另外，还可有无特征的“过敏”症状、对多种化学物质和食物过敏、心悸（主要与二尖瓣脱垂有关）、呼吸困难、外阴瘙痒、体重波动、盗汗和虚弱等症状。此外患者劳动能力下降，约 1/3 的患者需改换工作，少部分人不能坚持日常工作。以上症状常因天气湿冷、精神紧张、过度劳累而加重；局部受热、精神放松、良好睡眠、适度活动可使症状减轻。

第三节 纤维肌痛症可能的辅助检查

实验室检查一般无异常，血常规、ESR、CRP、RF 等均正常。有报道 FMS 患者 IL-1 水平增高，自然杀伤细胞及血清素活性减低，脑脊液中 P 物质浓度升高。合并有雷诺现象的患者中可有抗核抗体阳性、C3 水平减低。

目前对 FMS 的特异性诊断方法及设备均不足，有研究报道制订一些不同用途的评估表来帮助识别 FMS 患者（表 17-1），可供临床参考，辅助确诊 FMS。

表 17-1 识别 FMS 患者评估表

症状类型	可能的评估方法
最后 1 个月的视觉模拟评分	以 10cm 标尺，如果超过 4 分（下一步）
疼痛	简单的疼痛条目或除外索米痛片治疗后的等级测量
四肢僵硬	妇女或纤维肌痛效果调查表
睡眠	内科结果或匹兹堡睡眠评分或 Moldofsky 评分
认知障碍	多重能力自我报告调查表
疲劳	多元素乏量表（MFI-20）
躯体功能	SF-36 或多元健康评估调查表或步态分析
抑郁症	HADS 和流行病学研究中心抑郁量表或 Beck 抑郁量表
焦虑	HADS 和特征性焦虑状态量表

近年来，功能性磁共振成像（fMRI）是一种值得推广的诊断 FMS 的敏感且特异的新技术。另外，单光子发射体层摄影术（SPET）、肌电图、神经心理电图也对诊断和检测 FMS 有一定帮助。

第四节 纤维肌痛症的诊断要点及与其他疾病的鉴别

一、诊断

（一）1990 年的标准

1990 年 Wolfe 在以往标准的基础上，研究了大量 FMS 患者的临床症状及压痛点，从中筛选出最有鉴别意义的临床症状及 18 个压痛点，提出了 FMS 的分类标准。虽然这个标准只是 FMS 的分类标准，但目前已被广泛采纳作为 FMS 的诊断标准。其内容如下：①持续 3 个月以上的全身性疼痛：身体的两侧，腰的上、下部及中轴骨骼（颈椎、前胸、胸椎或下背部）等部位同时疼痛时才称为全身性疼痛；②用 4kg 压力按压 9 对压痛点中至少有 11 个疼痛。使用相同的方法检查前额中部、前臂中部、手指中节指骨和膝的侧部等部位，确定患者是否假装疼痛，或是否患有痛觉过敏症。当触压压痛点时，患者用言语表达疼痛、面部做出痛苦的表情、后退、拒压、甚至跳到一侧，表明已引出阳性反应。同时符合上述2个条件者，即可诊断为FMS。

该标准所强调的是FMS与其他类似疾病的区别，没有包括综合征的特征性表现，如疲劳、睡眠障碍、晨僵等，因此美国风湿病学会（ACR）2010年提出了新的FMS诊断标准。

（二）2010年ACR标准

需同时满足以下3条：①弥漫疼痛指数（WPI）>7和症状严重程度（SS）积分>5，或WPI3-6和SS积分>9；②症状持续相同水平在3个月以上；③患者没有其他疾病导致的不可解释的疼痛。

WPI指患者前一周的疼痛情况，按疼痛的区域（包括双侧肩部、上臂、前臂、臀部、大腿、小腿及颌、颈、胸、腰、腹部）计分，共0～19分。SS积分指疲劳、醒来萎靡不振、认知症状及躯体总体症状按严重程度积分，总分0～12分。

二、需与FMR鉴别的疾病

FMS患者查体中除18个压痛点多数有压痛外，几乎无太多的异常发现。普通的磁共振成像（MRI）也未能见到有诊断意义的改变，因此FMS容易与其他慢性疾病（尤其是炎性关节病、甲状腺功能低下和VitD缺乏）混淆。

（一）风湿性多肌痛

风湿性多肌痛（PMR）在50岁以上多发，多为急性或亚急性发病，临床特点为持续1个月以上的颈、肩带、骨盆带肌肉对称性疼痛、晨僵、休息后再活动时僵硬及全身症状，如不适、发热、忧郁、体重减轻（恶性PMR，类似癌症）等，但无肌无力或肌萎缩。PMR肌电图检查或活组织检查也无肌病的依据，可有正色素正细胞性贫血，多数患者血沉增快，可超过100mm/h，通常>50mm/h，CRP水平通常也增高（>0.7mg/dl）。PMR对糖皮质激素敏感，可作为诊断性治疗。

（二）肌筋膜痛综合征

肌筋膜痛综合征亦称局限性纤维炎，也称为压痛点痛，易与纤维肌痛综合征混淆。但两者在诊断、治疗和预后上均有不同之处。肌筋膜痛综合征局部有深部肌肉压痛点，按压此点可激发疼痛放射到其他区域，也称为激发点。本病男性多见，激发点受压引起局部肌肉疼痛，不存在广泛性疼痛和僵硬，虽然患者感到疼痛，但他们可能不知道激发点在何处。肌筋膜痛综合征通常只有一个或聚集在局部的几个激发点。激发点起源于肌肉，受累肌肉活动受限，被动牵拉或主动收缩肌肉均可疼痛，用1%普鲁卡因局部封闭激发点可暂时消除疼痛。患者一般无乏力，但持续疼痛引起睡眠障碍，就有可能演变为纤维肌痛综合征。也有观点认为肌筋膜综合征可能是影响上半身的一种局限性纤维肌痛综合征。肌筋膜痛综合征通常由外伤或过劳所致，一般预后较好。

（三）慢性疲劳综合征

慢性疲劳综合征包括慢性活动性EB病毒感染和特发性慢性疲劳综合征，表现为疲劳、乏力，但缺少基础病因。根据患者有无低热、咽炎、颈或腋下淋巴结肿大和抗EB病毒包膜抗原抗体IgM的测定有助于鉴别两者。

（四）精神性风湿痛

纤维肌痛综合征与精神性风湿痛易混淆，但两者有显著不同。精神性风湿痛常表现为刀割、火烧样剧痛或麻木、发紧、针扎样或压迫性疼痛等。本病定位模糊，变化多端，无解剖基础，且不受天气和活动的影响，患者常伴有精神或情感紊乱，如精神神经病、抑郁、精神分裂症或其他精神病。精神性风湿痛常需精神病专家治疗。

（五）类风湿关节炎

类风湿节炎（RA）和纤维肌痛综合征患者均有全身广泛性疼痛、发僵及关节肿胀的感觉。但纤维肌痛综合征的关节无肿胀的客观证据，晨僵时间比RA短，实验室检查包括类风湿因子、血沉、关节X线片等均阴性。纤维肌痛综合征疼痛分布范围较广泛，较少局限于关节，多位于下背、大腿、腹部、头部和髋部，而RA的疼痛多分布于腕、手指和足趾等部位。

（六）其他结缔组织病

如系统性红斑狼疮、多肌炎等都可表现为疼痛、疲劳和全身乏力，但这些疾病都存在特征性的体征和实验室异常的指标，可与FMS相鉴别。

（七）内分泌系统疾病

在内分泌疾病中，如甲状腺功能减退和甲状旁腺功能亢进均可引起肌痛、弥漫性疼痛和明显的疲乏，这些患者体检时可发现皮肤粗糙、干燥和增厚；高血压；反射迟缓；甲状腺增大。实验室检查可发现促甲状腺激素水平增高；甲状腺素水平下降；钙和氯浓度升高；磷浓度降低。所有这些结果提示的是代谢性疾病而不是FM。

第五节　纤维肌痛症的治疗现状及预后

FMS 是一种特发性疾病，其发病机制尚不明确，临床缺乏客观体征，所以不仅无特异的治疗方法，疗效评定也颇为困难。目前的治疗主要致力于改善睡眠状态、减低痛觉感受器的敏感性、改善肌肉血流等，疗效则主要根据治疗前后压痛点数目及症状的变化而判定。首先告知患者本病不危及生命，也不会引起肢体关节畸形，以解除患者的忧虑和抑郁。国内外都有学者给以患者疾病相关知识教育及心理治疗消除不良情绪后，发现患者生活质量提高，疼痛感减少。

一、药物治疗

药物治疗的目的是阻断神经触发点，改善精神症状。

FMS 的治疗药物主要是针对中枢神经系统，比如抗抑郁药、肌松药、抗惊厥药等。这些药物影响存在于大脑和脊髓的调节痛觉的各种神经递质，如 5-HT、去甲肾上腺素（NE）、P 物质等。①三环类抗抑郁药是迄今为止最有效的药物，能明显改善睡眠质量和疼痛，提高患者生活质量。常用阿米替林 25～50mg/d，睡前口服；② 5-HT 再摄取抑制剂（SSRIs）、5-HT 和 NE 再摄取抑制剂（SNRIs），常用氟西汀（SSRIs）与度洛西汀、米那普伦（SNRIs）。合并存在抑郁状态、焦虑症时，度洛西汀与阿米替林联合应用效果更佳。③第 2 代抗惊厥药，普瑞巴林（150～450mg/d，分 3 次口服）可减少兴奋性神经递质的过度释放，发挥镇痛作用。在没有伴发精神障碍的情况下，可以考虑度洛西汀和普瑞巴林联合使用。④镇痛药：非阿片类中枢性止痛药曲马多（150～300mg/d，分 3 次口服）对 FMS 有效，不推荐使用强阿片类药物。⑤安眠药、多巴胺受体激动剂、激素类药物及 5- 羟色胺受体拮抗剂对 FMS 的疗效不确切。

二、非药物治疗

非药物治疗已经成为纤维肌痛综合征治疗的重要组成部分。①患者教育：使患者充分了解病情，并认识到紧张和压力是病情持续及加重的重要因素，解除心理负担。②认知行为疗法（CBT）：是一项重要且疗效确切的治疗方法，CBT 能改善 FMS 的疼痛、疲劳、不良情绪和身体功能，疗效经常能维持数月。③有氧训练和力量训练：每周 2～3 次低到中等程度的有氧锻炼、健美操、温水浴可明显缓解疼痛、疲劳症状，提高生活质量。不建议使用按摩脊柱、高压氧、激光、磁疗、经皮神经刺激、经颅直流电刺激等治疗。④气功、太极拳、瑜伽可作为辅助治疗。

三、中医药治疗

本病属中医“肌痹”范畴。口服大活络丹、小活络丹、虎潜丸、健步强身丸有效。针灸治疗 FMS 疗效肯定、确切，见效快，副作用小，远近期疗效均优。

四、预后

大多数 FMS 患者存在持续的慢性疼痛和疲劳。根据对 FMS 患者随访 14 年的结果显示，他们的症状改变甚微。但是 2/3 的报道认为患者能完成全日制工作，FMS 仅仅轻度影响他们的日常生活。在三级医疗中心随访的患者中，显示治疗效果往往较差。但是由社区初级保健医师治疗的患者却有相当好的预后。一项研究显示有 35% 的患者症状在两年内消失。大多数患者要经历复发和缓解的过程。不过患者一旦完全丧失工作能力，重新获得工作的可能性很小。

在我国，FMS 发病率也随着社会节奏加快和医师认知水平的提高逐渐升高，如何正确的诊断和评估 FMS 非常重要。教育患者提高对该病的认识，并努力提高医生在治疗选择和疗效观察上的水平至关重要。

（古洁若）

参考文献

1. Wolfe F. What use are fibromyalgia control points? J Rheumatol，1998，25（3）：546-550
2. Mease P，Arnold LM，Bennett R，et al. Fibromyalgia syndrome. J Rheumatol，2007，34（6）：1415-1425
3. Staud R. Biology and therapy of fibromyalgia：pain in fibromyalgia syndrome. Arthritis Res Ther，2006，8（3）：208.
4. Staud R. Predictors of clinical pain intensity in patients

with fibromyalgia syndrome. Curr Rheumatol Rep，2004，6(4)：281-286.

5. Alnigenis MN，Barland P. Fibromyalgia syndrome and serotonin. Clin Exp Rheumatol，2001，19(2)：205-210.
6. Buskila D. Fibromyalgia，chronic fatigue syndrome，and myofascial pain syndrome. Curr Opin Rheumatol，2001，13(2)：117-127.
7. Wolfe F，Clauw DJ，Fitzcharles MA，et al. The American College of Rheumatology preliminary diagnostic criteria for fibromyalgia and measurement of symptom severity. Arthritis Care Res，2010，62(5)：600-610.
8. Eich W，Häuser W，Arnold B，et al. Fibromyalgia syndrome. Definition，classification，clinical diagnosis and prognosis. Schmerz，2012，26(3)：247-258.
9. Sommer C，Häuser W，Alten R，et al. Drug therapy of fibromyalgia syndrome. Systematic review，meta-analysis and guideline. Schmerz，2012，26(3)：297-310.
10. Winkelmann A，Häuser W，Friedel E，et al. Physiotherapy and physical therapies for fibromyalgia syndrome. Systematic review，meta-analysis and guideline. Schmerz，2012，26(3)：276-286.

第五篇

风湿病治疗进展

第十八章　造血干细胞移植治疗风湿病的进展

一、造血干细胞移植治疗自身免疫病的演变

造血干细胞移植（hematopoietic stem cell transplantation，HSCT）起初用于治疗血液系统疾病。1977 年，欧洲有 4 例 RA 患者，在使用金制剂后引起重型再生障碍性贫血（severe aplastic anemia，SAA），这 4 例患者接受异基因骨髓 HSCT 治疗后，人们意外而惊喜地发现在 SAA 得到缓解的同时，RA 也得到不同程度的缓解，其中 1 例得到长期缓解。这就是 HSCT 治疗风湿病的最早来源。此后，各国学者们就进行了大量 HSCT 对自身免疫病（autoimmune disease，AD）动物模型的实验研究。最具代表性的是将自发性 NZB 狼疮鼠的骨髓输入致死剂量照射的 NBA/2 鼠中，会引起后者产生抗核抗体和肾小球肾炎，这提示狼疮鼠骨髓中存在足以致病的物质；若进行清髓治疗并输入正常供者的骨髓，则可能缓解疾病。1993 年，意大利圣马丁医院骨髓移植中心的 Marmont 在著名的 *Lupus* 杂志上提出 HSCT 治疗 SLE 的设想。1995 年，欧洲抗风湿病联盟（European League Against Rheumatism，EULAR）和欧洲骨髓 / 血液移植协作组（European Cooperative Group for Bone Marrow Transplantation，EBMT）提出了 HSCT 治疗自身免疫病的初步方案。1996 年 9 月，他们在瑞士巴塞尔召开了第一届国际造血干细胞治疗自身免疫病专题研讨会，对原方案进行了修订统一，并开始多中心研究 HSCT 在重症自身免疫病中的应用。1997 年，英国谢菲尔德大学的 Snowden 等在英国血液学杂志上发表文章，详尽评估了自身免疫病的 HSCT 疗法。同年，Marmont 在国际上首次用自体骨髓 HSCT 治疗了 1 例 SLE 患者，并应用 $CD34^+$ 细胞分选技术，去除了 3 个对数级的 T 淋巴细胞，该患者在造血重建后获得临床缓解。几乎同时，美国西北大学的 Burt 也用 HSCT 治疗了 1 例 SLE 患者，这在美国也尚属首例。此后，世界各国包括我国陆续开展了该领域的研究。至今，全世界已有将近 800 例难治性自身免疫病患者接受了 HSCT。目前，国际上有多项 HSCT 治疗 AD 的前瞻性临床研究正在进行中（表 18-1）。在基础研究方面，HSCT 治疗 AD 的机制、移植后免疫重建仍是目前研究的热点。这些临床和基础研究不仅可能为 HSCT 治疗风湿病提供更加客观、翔实的依据，而且对于探讨 HSCT 治疗风湿病的机制、移植后复发的机制甚至风湿病本身的发病机制均具有重要的意义。

二、HSCT 的相关知识

根据采集途径不同，HSCT 可分为 3 种类型：骨髓移植（bone marrow hematopoietic stem cell transplantation，BMT）、外周血干细胞移植（peripheral blood hematopoietic stem cell transplantation，PBSCT）和脐带血移植（cord blood hematopoietic stem cell transplantation，CBT）。根据造血干细胞来源不同，又可分为异基因 HSCT（allogeneic hematopoietic stem cell transplantation，allo-HSCT）、同基因 HSCT（syngenic hematopoietic stem cell transplantation，syn-HSCT）和自体 HSCT（autologous hematopoietic stem cell transplantation，auto-HSCT）。

（一）BMT

骨髓移植就是将正常的骨髓移植到患者不正常或失去造血功能的骨髓里，恢复患者的造血功能，是经典的移植方法，效果可靠。通过多点骨髓腔穿刺，抽吸含造血干细胞的骨髓血混合液，需在手术室、全麻下进行。根据受者体重，通常采集骨髓血混合液 600～1000ml。allo-BMT 需要将供者骨髓转至受者，当接受 HLA 基因型相合的同胞供者时，移植效果最好。确定供者后，患者需要进行大剂量放、化疗来产生足够的免疫抑制以防残存的宿主免疫活性细胞破坏移植物，并且杀伤残存的异常细胞，为新植入的骨髓提供适当的生长空间。异基因移植物的主要优势是无异常细胞污染、具有移植物抗肿瘤细胞或抗自身免疫的效应；缺点是难以找到 HLA 相合的供者和可发生移植物抗宿主病（GVHD）。GVHD 是 allo-BMT 的严重而常见的并

表 18-1　目前正在进行的 HSCT 治疗 AD 的前瞻性临床研究

研究名称	疾病	国家	研究方案	网站	编号
Stem Cell Therapy for Patients With Multiple Sclerosis Failing Interferon A Randomized Study	多发性硬化	美国、加拿大、巴西	自体 HSCT vs. 传统治疗	www.clinicaltrials.gov	NCT00273364
Autologous Stem Cell Transplantation for Refractory Systemic Lupus Erythematosus（ASSIST）	系统性红斑狼疮	美国、巴西	自体 HSCT vs. 环磷酰胺	www.clinicaltrials.gov	NCT00750971
ASTIC Autologous Stem Cell Transplantation for Crohn's Disease	克罗恩病	欧洲	早期 vs. 晚期自体 HSCT	www.astic.eu	NCT00297193
Autologous Stem Cell Transplantation International Multiple Sclerosis（ASTIMS）	多发性硬化	欧洲	自体 HSCT vs. 甲氨蝶呤	www.astims.org	Eudract 2007-000064-24
Autologous Stem Cell Transplantation International Scleroderma Trial（ASTIS）	系统性硬化症	欧洲	自体 HSCT vs. 环磷酰胺	www.astistrial.com	—
Crohn's Immune Suppression vs Stem Cell Transplant（KISS）	克罗恩病	美国	自体 HSCT vs. 传统治疗	www.clinicaltrials.gov	NCT00271947
Scleroderma：Cyclophosphamide or Transplantation（SCOT）	系统性硬化症	美国	自体 HSCT vs. 环磷酰胺	www.clinicaltrials.gov	NCT00114530

发症，表现为皮肤、胃肠道及肝脏症状。发生于移植后 1～3 个月为急性 GVHD，慢性 GVHD 则发生于移植后 100 天或更长时间。因为 GVHD 发生率与受者年龄呈正相关，这使 allo-HSCT 对老年患者的应用受到限制。

auto-BMT 为大剂量预处理后应用患者自身骨髓重建造血功能。其最大的优势是无 GVHD 发生；干细胞来源容易。而缺点是自体造血干细胞里面可能污染异常细胞；缺乏移植物抗肿瘤或抗自身免疫效应；接受多次化疗的患者骨髓的造血干细胞含量可能很少，因此难以收集到足够的造血干细胞以供移植。

（二）PBSCT

PBSCT 也包括自体和异体两类，系指使用造血生长因子等方法将造血干细胞从骨髓中动员至外周血，再通过血细胞分离机从循环血中收集造血干细胞。与骨髓移植相比，具有采集方便、供者不需全麻、采集安全、移植后造血恢复快、GVHD 发生率和严重程度并无增加等优点。在过去的十多年里，PBSCT 已越来越多的应用于临床。

（三）CBT

胎儿脐带血中含有大量具有增殖活力的造血干细胞，且免疫原性较弱，与骨髓干细胞相比，具有更高的增殖潜能。CBT 的主要优点是：对 HLA 相合程度的要求不高，有一个或两个点不合，也可以移植；GVHD 发生率及严重程度均低于 BMT。缺点是脐带血本身的造血干细胞含量不多，采集数量受到限制，故多用于儿童患者。

三、HSCT 治疗 AD 的方法选择和评价

（一）异基因移植

从理论上讲，异基因移植可能更为有效，这是因为：可破坏清除所有自身免疫 T 淋巴细胞克隆和记忆细胞；回输的干细胞源于健康供者，不会混入患者自身的自身反应性免疫细胞；移植物可产生移植物抗自身免疫效应。一些国外报道表明异基因移植较自体移植更利于控制病情，但其移植相关死亡率高，而且及时在异基因移植后，表现为完全的供者型造血嵌合体，也并非均能治愈疾病。此外，异基因移植后部分患者有发生新的 AD 或原有 AD 加重的可能，有学者把这种现象称为“接受性自身免疫”，其原因可能因为即使同胞供者也存在较强的自身免疫遗传因素，足以在其受者中引发疾病，加之受者靶组织微环境适于自身免疫的发展，从而使异基因细胞被激活。

AD 的治疗目标主要是降低死亡率、致残率，

改善患者生活质量。allo-HSCT在血液病中死亡率和致残率达15%～30%，远高于auto-HSCT，并且在移植后可出现GVHD，因为这些原因，目前allo-HSCT对于AD并非首选。

（二）大剂量淋巴细胞清除治疗后不进行干细胞移植

在对重症再生障碍性贫血的异基因移植治疗中，大多数临床改善与异基因移植物有关，但也有少数造血恢复者为完全自体型而非供者型，提示在这部分患者中起主要作用的可能是环磷酰胺（CTX）预处理，而非异基因骨髓提供新的干细胞来源及移植物抗自身免疫效应。Petri等报道14例SLE，单用CTX 50mg/(kg•d)，连用4天，辅以G-CSF促进造血恢复。结果5例完全缓解，6例部分缓解。单用大剂量CTX的理论优势在于不会回输入混在自体干细胞移植物中的自身反应性细胞，从而避免在体内引起病情复发。不过从临床疗效看，虽然其耐受性尚可，但造血恢复迟于auto-HSCT；可能只起到大剂量免疫抑制作用，复发率较高；总体疗效不及auto-HSCT。

（三）auto-HSCT

与前两种策略相比较，auto-HSCT显得最为安全，对于AD是优先选择的移植方案。与异基因移植相比，该方案的优点是不需要寻找供者、安全性高、移植后患者生活质量高、治疗费用低；但其最大的缺点是疾病复发率高。又因为动员干细胞时多数应用化疗药物，相当于进行了两次化疗，其临床疗效优于单纯大剂量化疗。而应用大剂量CTX这类非清髓性化疗药物时，回输干细胞可缩短造血重建时间，从而降低治疗风险。考虑到自体移植物中输注入自身反应性细胞可能会引起自身免疫再次出现，一些研究者推荐将采得的自体干细胞进行体外净化或通过选择性干细胞采集去除淋巴细胞，以及在体内应用抗胸腺细胞球蛋白（ATG）。但是，过度去除淋巴细胞将增加移植后EB病毒淋巴细胞增殖性疾病或严重的机会性感染的发生率。所以，在是否去除淋巴细胞及去除多少方面目前还无一致性意见。

四、HSCT治疗AD的方案

1995年在西雅图和1996年在巴塞尔风湿病学和骨髓移植学领域专家共同研讨HSCT治疗自身免疫病的方案，出于安全考虑，认为首选auto-HSCT，尤其是auto-PBSCT。

auto-PBSCT治疗风湿病的过程一般包括干细胞动员、采集、冻存、预处理和干细胞回输。目前动员HSC的方法有3种：①单纯化疗动员；②化疗＋粒细胞集落刺激因子（G-CSF）动员；③单纯G-CSF动员。单用G-CSF虽较安全，但病情容易复发及加重，且化疗药物与G-CSF并用的动员方案可以更有效地扩张外周血干细胞池。对于风湿病，干细胞动员方案多选用CTX化疗加G-CSF，动员中加大激素量可预防病情复发。当化疗药物应用致外周血白细胞$<1\times10^9$/L且至少持续2天时，开始每天皮下注射G-CSF一直至采集结束。注意开始注射G-CSF后每日监测白细胞变化，以决定采集时机。外周血白细胞升至2×10^9/L且较前一天成倍增长时为最佳采集时机。如以外周血$CD34^+$细胞含量为依据，则当$CD34^+$细胞为$(20\sim40)\times10^6$/L时可行采集。通常需连续采集2～4次，尽量保证分选后$CD34^+$细胞总量$>2\times10^6$/kg，从而保证造血重建及免疫重建。目前国际上各中心的方法不尽相同，有的进行$CD34^+$细胞的分选，获得高纯度的$CD34^+$细胞，有的则不分选。目前有研究认为是否进行分选与移植后病情的复发并无相关性，即$CD34^+$细胞分选并不能降低疾病的复发率。分选所得$CD34^+$细胞袋（细胞收集袋）加入细胞冻存液后进行-80℃冻存，以备回输。

最常用的预处理方案有CTX、CTX/ATG、CTX/全身照射（TBI）、CTX/马利兰、BEAM等，具体用法如下（表18-2）。以SLE的预处理方案为例，可以单用CTX 200mg/kg；也可以用CTX 120～

表18-2 常用预处理方案

预处理方案	用法
CTX	CTX 50mg/kg，连用4天；
CTX/ATG	CTX 50mg/kg，连用4天； ATG 30mg/kg，连用3天，输前30分钟甲泼尼龙1mg/kg
CTX/马利兰	CTX 50mg/kg，连用2天； 马利兰4mg/kg，连用4天
CTX/TBI	CTX 50mg/kg，连用2天； TBI 8Gy
ATG/CTX/TBI	ATG 5mg/kg，连用4天； CTX 50mg/kg，连用4天； TBI 4Gy，单次
BEAM	卡氮芥（BCNU）300mg/m²（-6天）； 阿糖胞苷200mg/m²（-5～-2天）； 足叶乙苷200mg/m²（-5～-2天）； 马法兰140mg/m²（-1天）

200mg/kg 加上 ATG 60～90mg/kg；也可以选择 CTX 120～200mg/kg 加上 TBI 8～12Gy。TBI 宜分次，应屏蔽肺部、生殖系统等，减少预处理相关的并发症和移植后远期的并发症。

采集及分选后冻存的造血干细胞在 37℃水浴下快速复温，10～30 分钟内快速回输给患者体内。一般，外周血白细胞降为零即骨髓衰竭常发生在预处理 1 周左右，此时用 G-CSF 可协助造血重建；当血小板降至 20×10^9/L，尤其是有出血倾向时应及时输注单采血小板。当外周血中性粒细胞计数连续 3 天大于 1.0×10^9/L、血小板计数连续 3 天大于 20×10^9/L 时提示造血重建完成。

五、HSCT 治疗常见 AD 的适应证

（一）SLE

对 SLE 目前还无最佳的入选标准，多数学者同意将预计预后不良的病例纳入。综合各家的标准，至少有下列一项表现者可考虑进行 HSCT 治疗：出现癫痫或精神症状；肺部受累至少有以下一项：肺出血、浸润而无感染并存，最近 6 个月内用力肺活量降低大于 15%，肺动脉高压；难治性溶血性贫血，网织红细胞计数大于 3%，血红蛋白低于 100g/L。或存在其他有致命危险的血细胞减少；SLEDAI 积分大于 16 分；肾炎并且有以下一项：蛋白尿大于 1g/d，且血浆白蛋白低于 30g/L，血清肌酐大于 1.5mg/dl 并有血尿、细胞管型，肾活检示急性增殖性损害；严重的抗磷脂抗体综合征。同时对下列治疗无效：口服泼尼松 0.5mg/kg 至少 2 个月或最近 6 个月内静脉应用甲泼尼龙 1g 3 次；应用 CTX 500mg/m^2 每月 1 次共 3 次。Burt 研究组提出了 SLE HSCT 的入选标准：①系统内脏损害如狼疮肺炎、脑炎、横断性脊髓炎等，糖皮质激素和 CTX 治疗至少 3 个月无效；②世界卫生组织（WHO）分型的Ⅱ、Ⅲ、Ⅳ狼疮肾炎，按美国国立卫生研究院（NIH）方案治疗 6 个月无效；③难治性全血细胞减少，依赖成分输血，糖皮质激素和雄激素、烷化剂治疗无效；④灾难性抗磷脂抗体综合征。EBMT 对成人 SLE 患者的入选 HSCT 的标准包括：① CTX 无效（每月 CTX 剂量达 500～1000/mg/m^2）的肾小球肾炎；②不能控制的血管炎（肺、脑、心）或依赖输血的血细胞减少症。

（二）SSc

SSc 的入选标准较明确，即进展性弥漫型 SSc。具体标准为：病程小于 3 年；弥漫性皮肤损害以及改良 Rodnan 积分（mRSS）大于 16 分；同时合并下列至少一项内脏损害：肺部有活动性肺泡炎或用力肺活量小于 80%；肾脏累及出现蛋白尿和血清肌酐水平升高；心脏受累出现心律失常、心脏扩大或心包积液；也有一些研究者将伴有进行性肺动脉高压的 CREST 综合征也纳入。也有一些患者不适宜进行移植治疗，如有严重心脏受累、肺纤维化、平均肺动脉压高于 50mmHg 以及高血压未能控制，这些患者的移植后死亡率高。

（三）RA

综合各家标准，必须符合下列情况：病情诊断明确；对常规治疗无效。近期的标准则要求先进行抗肿瘤坏死因子治疗，如无效方可考虑移植；有预后不良因素存在，如类风湿因子持续阳性、关节破坏侵蚀、有关节外表现等。

（四）JIA

与其他 AD 一样，JIA 的入选标准也应是预期预后不良者，如存在持续发热、激素依赖，并且包括抗肿瘤坏死因子治疗无效者。

六、HSCT 治疗 AD 的循证医学证据

根据 IBMTR 和 ABMTR 统计中心提供的数据，到 2004 年，EBMT 和 IBMTR/ABMTR（autologous blood 和 marrow transplant registry）登记治疗的患者有 800 例，其中风湿病有 416 例（表 18-3）。移植的病种病例数由多到少为 SLE、RA、SSc、JIA。

表 18-3　至 2004 年 EBMT、IBMTR/ABMTR 登记的风湿病病种及例数

	EBMT	IBMTR/ABMTR
系统性硬化症	88	32
系统性红斑狼疮	66	55
类风湿关节炎	72	6
幼年特发性关节炎	54	2
皮肌炎	7	
韦格纳肉芽肿	6	
白塞病	5	1
混合性结缔组织病	4	
冷球蛋白血症	4	
银屑病关节炎	2	
强直性脊柱炎	2	
血管炎	2	1
干燥综合征	1	1
复发性多软骨炎	1	
其他	1	3

至2006年，EBMT登记的患者中，SSc增加至126例，SLE增加至79例，RA增加至76例，JIA增加至62例。下面就几种常见风湿病谈谈HSCT的国内外现状。

（一）SLE

目前，SLE的移植预处理方案尚未统一，相关研究仍在进行中。由于SLE患者常伴有脏器功能损伤，清髓方案因患者耐受性较差，临床较少使用。较为一致的观点是非清髓方案更适合于SLE的预处理治疗，可达到较佳的免疫清除目的。常用预处理方案为CTX（+ATG）。此外，小剂量TBI在部分移植中心也较常应用。其他可选择的预处理药物还有氟达拉滨、白消安、阿仑单抗及利妥昔单抗等。

尽管HSCT治疗SLE已有16年的历史，但是仍缺乏多中心前瞻性的临床研究结果，大型的临床研究报告也较少。至今较有代表性的研究报告分别来自美国西北大学和EBMT/EULAR登记处。西北大学报道了自体HSCT对50例SLE患者的治疗结果，这些患者均为对标准免疫抑制治疗无效、存在脏器功能障碍或危及生命的内脏受累情况。移植后5年无病生存率为50%，移植相关死亡率为4%，80%的患者在移植后SLEDAI评分、血清抗核抗体、抗ds-DNA抗体、补体、一氧化碳肺弥散量等指标均有明显改善。尽管Auto-HSCT对半数以上患者有持续疗效，仍有25%患者复发，5年无病生存率50%，平均死亡率7%～11%。EBMT就其用Auto-HSCT治疗来自23个中心的53例SLE患者进行了报道。这些患者中83%为女性，平均病程6年，平均符合ACR的SLE诊断标准数为7条，65%的患者存在狼疮肾炎。大多数预处理采用静脉CTX 50mg/（kg•d）连续4天和ATG 2.5～5mg/（kg•d）连续4天。少数患者还用了淋巴结照射或甲泼尼松龙冲击治疗。移植后随访26个月。随访6个月时，可评价的患者有50例，这其中33例患者的SLE疾病活动指数<3分，6个月后，10例患者病情复发，患者的自身抗体反应在免疫清除后没有完全消失者复发率显著提高。70%患者移植后又开始使用免疫抑制剂或生物制剂，但40%患者为其移植方案所计划使用。值得注意的是，36%患者完全撤除了糖皮质激素。12例患者死于移植后1.5（0～48）个月，这其中7例死亡和移植相关。Statkute等对22例存在抗磷脂综合征的SLE患者进行auto-HSCT治疗，结果18例患者中位随访至移植后15个月未见再次血栓形成。Mandelbrot等用HSCT治疗3例SLE持续活动并伴有严重软组织钙化的患者获得成功。Gualandi等报道HSCT治疗8例SLE患者，结果均获得完全缓解，SLEDAI评分从移植前的90分降至9分，缓解后患者服用泼尼松的剂量均小于5mg/d，2例复发。严重感染仍是SLE患者HSCT后的主要风险，感染多发生在移植后100天内，细菌、真菌及病毒均为常见病原体，积极有效控制感染对于降低移植相关死亡具有重要意义。移植前脏器功能受损程度也是影响HSCT临床疗效的重要因素，因此积极保护脏器功能、合理选择移植时机对于提高HSCT的成功率也十分关键。此外，原发病的复发是移植后最常见问题，以下因素对复发率有影响：预处理强度不足，自身活性的淋巴细胞克隆仍残留于体内；有活性的异常淋巴细胞克隆由移植物重新输入患者体内；患者固有自身抗原活化免疫系统导致疾病复发；患者造血干细胞存在先天性缺陷。

国内也有多家医院将HSCT治疗SLE应用于临床。南方医科大学南方医院用Auto-PBSCT治疗12例SLE患者，6个月后患者血清中抗核抗体、抗ds-DNA抗体、抗RNP抗体、抗Sm抗体的含量恢复正常。华中科技大学同济医学院附属同济医院对8例Auto-PBSCT治疗的SLE患者的风险进行分析，结果8例均出现移植后感染，真菌、巨细胞病毒、带状疱疹病毒感染各1例，5例出现心血管并发症，表现为急性左心衰竭、心房纤颤和频发室性期前收缩，未出现严重的肝、肾功能损害。

（二）RA

RA累及世界上约1%的人口，部分RA患者对改善病情药物（DMARDs）的反应较差和（或）只有短暂的反应，最终导致残疾。这些难治性患者是HSCT的适应证。1996年，佩思的Joske用HSCT治疗了第1例RA患者，这是一位依赖轮椅的难治性RA患者，曾经用过10种二线治疗均无效。采用CTX $4g/m^2$ 和G-CSF进行动员，用CTX 200mg/kg进行预处理，之后进行了未经分选的Auto-PBSCT。移植后维持缓解达25个月，病情出现反复，用甲氨蝶呤（MTX）10mg/w（移植前MTX无效）又控制病情达12个月。自此以后，很多研究开展起来，这其中规模最大的是EBMT/ABMTR所登记的76例RA患者，其中73例接受了Auto-PBSCT，44例进行了淋巴细胞去除，多数为 $CD34^+$ 细胞分选。接受移植的患者中，74%为女性，86%类风湿因子阳性，年龄中位数为42岁。这些患者曾经用过平均5种DMARDs无效。这些患者都有不同程度的功能障碍，健康评定问卷（health assessment questionnaire，HAQ）评分 1.4（1.1～2.0）分，Steinbrocker 评分平均 2.39 分。62 例患者单用大剂量 CTX 200mg/kg 做预处理，7 例患者加用 ATG，2 例患者用 CTX 加马利兰，1 例患者用 CTX 加 TBI 加 ATG，1 例用氟达拉滨加 ATG。随访时间的中位数为 16（3～55）个月。用 ACR 的反应标准来评定疗效。49 例（67%）患者达到 ACR 50% 反应，HAQ 评分也有显著下降。大多数患者因为病情顽固或复发在 6 个月内重新开始用 DMARDs，这其中半数患者得到了疾病的控制。疗效和 RF 阴性相关，而和病程、移植前所用的 DMARDs、HLA-DR4 及是否去除淋巴细胞无关。没有发生和移植直接相关的死亡，有 1 例患者在移植 5 个月后死于感染及非小细胞肺癌。从这项研究可以看出，Auto-HSCT 对难治性 RA 是一个相对安全的治疗方法，即使这个方法还谈不上治愈，但是病情可以再次被原先无效的 DBARDs 所控制。

北京协和医院在国内首次对 1 例 RA 患者进行 Auto-PBSCT 及 $CD34^+$ 细胞分选治疗，干细胞动员方案为 CTX 及 G-CSF，将采集物进行 $CD34^+$ 细胞分选，-80℃冰箱冻存。经 CTX 与 ATG 预处理后进行干细胞回输，并应用 G-CSF 协助造血重建。移植后随访 12 个月，患者关节肿痛完全消失，生活质量明显改善，血沉、C 反应蛋白降至正常，类风湿因子转阴。

（三）系统性硬化症（SSc）

系统性硬化症是一种原因不明的以局限性或弥漫性皮肤增厚和纤维化为临床特征的结缔组织病。除皮肤受累外，它也可影响内脏（心、肺和消化道等器官）。弥漫性皮肤增厚、早期内脏受累的患者预后较差，有多项研究统计其 5 年死亡率为 50%。到现在 SSc 还缺乏有效的药物治疗。近年来，国外很多Ⅰ期、Ⅱ期临床研究证实，Auto-HSCT 使大多数患者皮肤的主观症状和客观表现都得到改善，肺部病变也得到稳定，但是，与预处理和移植相关的死亡率也较高，达 27%，其中 10% 由于本身疾病进展，17% 由于移植并发症。至 2002 年 8 月，EBMT/EULAR 国际干细胞研究计划共登记有来自 9 个国家 22 个中心的 57 例严重 SSc 患者。年龄中位数为 40 岁（9.1～68.7 岁），男女比例为 10∶47，病程中位数为 36 个月（2.2～159.4 个月）。PBSC 动员采用 G-CSF 加或不加 CTX，56 例患者动员成功。69% 移植物进行了 $CD34^+$ 细胞分选。各中心的预处理方案不尽相同。14% 的患者死于本身疾病进展，5 年存活率达 72%。剩下的 50 例患者移植后至少随访 6 个月，92% 的患者得到了部分或完全缓解。随访 3 年，皮肤积分的中位数显著下降。肾脏和肺脏病变在移植后没有显著改善，这可能由于脏器损伤的不可逆性。10 个月内和 5 年内分别有 35% 和 48% 患者复发。

（四）JIA

近年来，人们越来越关注对非甾体类抗炎药和免疫抑制剂等传统治疗无效的 JRA，尤其是系统性 JRA 患儿。生物制剂的引入无疑大大提高了这些患儿的疗效，这在一些研究中都有所证实。但是，难治性 JRA 仍然有着较高的患病率，疾病本身和抗风湿药的毒副作用使这些患儿的生活质量受到严重损害，甚至导致死亡。

1999 年，荷兰的 Wulffraat 在著名的《柳叶刀》杂志上首次报道了 Auto-HSCT 治疗 4 例难治性 JIA 患儿，随访 6～18 个月，这些患儿的关节肿胀、疼痛、晨僵都得到明显改善。6 周内血沉、C 反应蛋白均有明显下降，血红蛋白也基本恢复正常。不过，移植后有 2 例患儿感染水痘、带状疱疹病毒。继这个报道之后，9 个儿科骨髓移植机构和 EBMT 数据库共登记了 52 例 JIA 患儿，分析了其中 34 例。这些患儿都有多关节炎伴关节侵蚀、骨质疏松和生长迟缓，所有系统性 JIA 的患儿都有弛张热、皮疹和激素相关副作用。他们依赖激素，对大剂量 MTX 无效，其中 10 例对抗 -TNF 治疗也无效。25 例接受了 BMT，另 9 例在用 CTX（1.5～3）g/m^2 和 G-CSF 10μg/（kg•d）动员后接受了 PBSCT。大多数的预处理方案以 ATG 和 CTX 为基础。19 例患儿还在移植前 1 天接受了小剂量 TBI。这些患儿随访 6～60 个月，17 例（50%）达到 ACR 70% 反应，生活质量得到很大改善，但是关节活动受限没有改善。6 周内血沉、C 反应蛋白和血红蛋白恢复至接近正常。再次接受糖皮质激素和 MTX 治疗。3 个月后 2 例患儿的 ESR 再次升高，伴有髋关节和膝关节滑膜炎，接着其中 1 例感染水痘、带状疱疹病毒，另 1 例出现扁桃体炎。18 个月后 7 例（21%）患儿病情轻度复发，经小剂量泼尼松和 NSAIDs 治疗 3 个月即可控制，尽管这样，这些患儿也获得 ACR 30% 反应。4 例（12%）对 HSCT 无效，关节炎持续复发，严重程度和移植前一样。4 例（12%）患儿死亡，主要死因为骨髓抑制期的感染。这其中 3 例还在感染了包括 EB 病毒和弓形体后出现了巨噬细胞活化综合征（macrophage activation syndrome，MAS）——系统性 JIA 的并发症。

七、HSCT治疗AD的机制

风湿病是一类异质性很强的疾病，是在多元性易感背景及多种环境因素的启动下，机体免疫系统对自身抗原产生病理性反应的过程。其发病机制目前虽然未能完全明确，但是T、B淋巴细胞功能的异常在发病中的作用已基本得到公认，淋巴细胞的功能异常导致多种细胞因子及多种自身抗体产生，进一步损伤机体各组织、脏器。关于HSCT治疗自身免疫病的机制有很多假说，如重建免疫系统（resetting the immune system）、逆转免疫时相（turning back the immunological clock）、减轻炎症负荷（debulking of inflammatory load）。迄今为止，这些机制尚不完全清楚，可能包括：移植预处理方案中大剂量放化疗的免疫清除；T、B淋巴细胞再生过程中诱导免疫耐受；免疫重建过程中达到新的免疫平衡；allo-HSCT的GVA效应；MC诱导免疫耐受。

（一）大剂量化疗（预处理）的免疫清除

我们可以试想，既然免疫系统中所有的细胞都来源于造血干细胞，那么用大剂量化疗（预处理）摧毁患者的造血和免疫系统后，输注造血干细胞将可以在患者体内重建造血系统及免疫系统。目前预处理方案多选择以环磷酰胺（CTX）为主，辅以抗胸腺细胞球蛋白（ATG）和（或）全身照射（TBI）。CTX作用于细胞周期的后S期，抑制快速增殖的T、B淋巴细胞，减少炎症因子及自身抗体的产生，而对造血干细胞影响不大。ATG为针对淋巴细胞的抗体，通过补体依赖的细胞毒作用进一步清除自体反应T淋巴细胞。研究表明，ATG含有直接对抗多种T淋巴细胞表面活性分子[如CD2、CD3、CD4、CD8、CD18和人类白细胞抗原（HLA-DR）]的独特抗体，这些抗体具有很强的抑制T细胞免疫反应的作用，能逆转Allo-HSCT时T细胞引起的移植物排斥反应。TBI可引起细胞内水分子的氧化，产生的自由基作用于DNA引起DNA链的断裂，双链断裂无法修复而最终导致细胞死亡。淋巴细胞是对放射最敏感的细胞群体，其在幼稚阶段对放射敏感性最高。因此，全身照射可以有效杀伤对CTX不敏感的记忆性T、B淋巴细胞，有助于疾病的缓解。

（二）auto-HSCT的治疗机制

Auto-HSCT早期的造血和免疫重建由早期造血祖细胞（HPC）产生，而HSC具有自我更新和向髓系和淋巴系分化的能力，促进长期的造血和免疫重建。在重建的过程中，主要通过以下机制诱导免疫耐受。

1. T、B淋巴细胞再生过程中免疫耐受的诱导 对接受$CD34^+$分选的Auto-HSCT治疗的患者研究发现，T细胞再生时T细胞受体（T cell receptor，TCR）β链V基因利用减少。TCR基因重排减少导致对抗原刺激的反应减弱或无反应，这和移植后机会性感染有关。TCR切除环（T cell receptor excision circles，TRECs）是编码TCR的基因片段在重排过程中产生的一种游离DNA环。TRECs被用于产生抗原特异性T细胞受体的α/β链，是了解胸腺功能的一项指标。研究表明，Auto-HSCT后部分患者携带TRECs的淋巴细胞增多，表明胸腺被活化，理论上可以诱导对自身抗原产生中枢耐受，导致无反应性，使自身免疫病得以治愈。

正常B细胞的分化受一系列预先程序化的机制调控，表现在不同分化阶段B细胞Ig基因重排和特异性膜标记的变化。研究发现Auto-HSCT后VH基因库的表达与正常B细胞个体发生过程相似，即VH2、VH4、VH5及VH6基因表达相对增加，同时伴有VH3基因的减少，直到移植后90天，VH3和VH4基因的表达方与正常表达的差异无统计学意义；且重排的VH基因显示出某些功能上的不成熟，表现在受者的抗体与抗原特异性结合受阻，VH基因重排后B细胞进一步分化的障碍，受者接种疫苗后不能产生高特异性、高亲和力的抗体。由于B细胞接触抗原后分泌的自身抗体参与了自身免疫病的发病和组织损伤，B细胞再生过程中重排的VH基因功能上不成熟可以诱导免疫耐受，减轻免疫损伤。

2. 免疫重建过程中达到新的免疫平衡 HSCT后免疫功能的重建至少包括以下几个方面：功能性B淋巴细胞的恢复；胸腺及胸腺外T淋巴细胞的发生和发展；免疫效应细胞，包括细胞毒性T细胞（CTL）和自然杀伤细胞（NK）的恢复；对抗原的处理及提呈功能的恢复。HSCT后的免疫重建中淋巴细胞各亚群的重建不同步，B淋巴细胞约于移植后6～12个月恢复，而T淋巴细胞需1～2年才能恢复。有研究发现大剂量化疗结合Auto-HSCT可以引起严重的、持续的$CD4^+$T细胞抑制，$CD4^+$/$CD8^+$淋巴细胞比例倒置可持续至移植后2年，记忆性T细胞（$CD4^+CD45RO^+$）占优势，分泌细胞因子的辅助性T细胞、CTL和白细胞介素（IL）-2应答性T细胞比率降低，这些T细胞对凋亡的易感性增加。对接受$CD34^+$Auto-HSCT患者的树突状细胞（DC1和DC2）研究还发现：DC1和DC2的数量在移植后60天才恢复到动员后的水平，半年后仍低于正常值。

由于 HSCT 后，多种免疫细胞、免疫调节因子、抗体、补体等发生变化，原先的免疫网络和平衡被打破，在免疫重建过程中可能达到新的平衡，从而可能使自身免疫病得以长期缓解。

（三）allo-HSCT 的治疗机制

从理论上讲，Allo-HSCT 可能更有效，因为：动物实验及临床试验表明自身免疫病患者存在 HSC 和间充质干细胞（MSC）缺陷；回输的干细胞源自于健康供者，不会混入患者自身的免疫细胞；移植物可产生移植物抗自身免疫（GVA）效应；可形成混合嵌合体（MC），诱导免疫耐受。BMT 的移植物中含有构成造血微环境的基质细胞，不仅有利于 HSC 的植活，并能促进造血和免疫重建。与 Allo-BMT 相比，Allo-PBSCT 后中性粒细胞和血小板的恢复更加迅速，而且在供者移植物去 T 细胞（TCD）和非 TCD 的 Allo-PBSCT 后，$CD4^+$T 细胞的重建都比 BMT 快，这可能与外周血移植物中含有较多的晚期祖细胞有关。

1. GVA 效应　GVA 效应是移植物抗宿主的自反应 T、B 细胞，即供者的 T 细胞识别同种异型抗原而清除受者体内残余的记忆性 T、B 淋巴细胞。有学者研究证实非清髓性异基因造血干细胞移植（NST）后 GVA 效应与供者来源淋巴细胞的同种异型反应效应呈正相关。他们对费城染色体阳性，合并重症银屑病关节炎的慢性髓系白血病患者进行 NST。移植后初期，银屑病、关节炎和白血病缓解，但随着受者来源的 DNA 的比例上升和出现费城染色体时，疾病复发。在间断应用环孢素预防 GVHD 的过程中，供者 T 细胞的同种异体反应被活化，病情再度得到缓解。

2. MC 的形成和免疫耐受的诱导　将骨髓移植到经预处理的受者体内可产生两种类型的嵌合体：一种是完全嵌合体，受者的整个造血系统有供者细胞替代，导致完全的供者造血重建；另一种是 MC，是通过较缓和的预处理不完全清除受者的造血系统而获得，供、受者的造血细胞共存于受者中。2004 年，Burt 等报道了 1 例 Auto-HSCT 后复发的 RA，用主要组织相容性复合体（MHC）相匹配的 NST 治疗效果显著，移植后 1 年，患者未发生急慢性 GVHD，不再应用免疫抑制剂。在形成的 MC 中，供者来源的 T 细胞（$CD3^+$）占 55%，供者来源的髓系细胞（$CD33^+$）占 70%。MC 的形成有利于清除患者自反应淋巴细胞及诱导免疫耐受，从而达到自身免疫病长期缓解甚至根治的目的。

（1）MC 诱导免疫耐受的交叉反应学说：当异体 HSC 植活时，能持续提供祖细胞，在胸腺分化成 T 细胞和树突状细胞，通过胸腺内克隆选择机制清除异体反应倾向的初始 T 细胞，这是 MC 诱导免疫耐受的主要机制。在 MC 形成后，来自供、受者的部分 HSC 定居胸腺，并移行到胸腺的抗原提呈细胞（APC）池，但在受体胸腺中发育的初始 T 细胞失去了识别造血细胞表达的自身抗原和同种异型抗原的能力，被清除的细胞既有受者反应细胞又有供者细胞，结果外周血 T 细胞对供体和受体均产生自身耐受。目前认为在 MC 模型中，供、受者 T 细胞受体的交叉反应介导了受者自身肽 -MHC 结合的初始 T 细胞对供者来源的造血细胞形成耐受；同样供者自身肽 -MHC 结合的初始 T 细胞也形成对受者来源的造血细胞的耐受。

非清髓性预处理时受体外周血中异体反应性 T 细胞未被完全清除。为了诱导宿主对供者组织的耐受，使移植物植活，形成稳定的 MC，目前用协同刺激分子阻断剂来诱导外周克隆清除，仅选择性清除供者特异性 T 细胞或使其无能。

（2）$CD34^+$ 细胞否决效应（veto effect）参与免疫耐受的诱导：1984 年，Laesson 在小鼠混合淋巴细胞培养中观察到，当加入供者骨髓来源的单个核细胞时，能特异性抑制 CTL（受者针对供者）的生长，将此现象称为否决效应，参与免疫耐受形成。有研究发现人 $CD34^+$ 细胞具有否决效应，如加入混合淋巴细胞反应的人 $CD34^+$ 细胞可抑制同一来源的淋巴细胞增殖。$CD34^+$ 细胞通过与受者效应 T 细胞接触，诱导此效应 T 细胞凋亡，使受者产生特异性免疫耐受。

八、HSCT 治疗 AD 的利弊评价

AD 是机体免疫系统紊乱后对自身抗原发生免疫反应造成的组织损伤，累及世界 3%～5% 的人群，病情严重者需要长期治疗，并有较高的致残率和死亡率。系统性红斑狼疮（SLE）10 年生存率 70%～80%，高危患者死亡率高达 45%，长期应用皮质类固醇后出现的骨质疏松、糖尿病、无菌性骨坏死、白内障等并发症也大大增加了致残率；系统性硬化症（SSc）呈弥漫性或累及肺部的患者 5 年生存率仅 30%～70%；类风湿关节炎（RA）在疾病诊断 10 年后近 50% 的患者丧失了工作能力。糖皮质激素和细胞毒药物仍然是治疗绝大部分风湿病的主要武器，近几年异军突起的生物制剂也为该类疾病的治疗提供了新的手段。这些治疗已使多数患

者的生存期延长，生活质量得到改善，但仍有一些不能缓解，这些患者往往疾病进展快，生存期明显缩短。HSCT 最大的“利”就是为这些患者带来了希望，上面所谈到的循证医学证据也给了我们很大的鼓舞，事实证明 HSCT 已经成为治疗重症 AD 的新方法。

从目前全球大规模的 HSCT 治疗风湿病的结果来看，HSCT 对风湿病患者有很好的耐受性并且大多数患者可获得明显缓解。遗憾的是，移植后疾病的复发很常见，但有些复发的患者又重新获得了对既往无效的药物的敏感性。由于国际上开展本工作的时间并不长，随访时间有限，目前尚不能得到 HSCT 可使风湿病获得长期缓解的结论，更谈不上根治或治愈。对于 SLE 患者，HSCT 后一年复发率在 40%～50%，移植相关死亡率约为 11%。SSc 移植相关死亡率在 AD 中最高，达 17%，更有报道高达 27%，这一方面与疾病本身有关，另一方面也与预处理有关。RA 患者移植相关死亡率较低，约为 1.4%，但疾病复发率较高，约为 50%。JIA 患者移植相关死亡率也较高，为 14.3%，约 20% 复发。相信通过严格入选标准，改良预处理方案和细心观察病情，能降低复发率和死亡率。

其次，移植相关并发症也是我们面临的一大难题。

（一）机会性感染

HSCT 后感染频率和严重程度增加，称为机会性感染。危险因素包括中性粒细胞严重减少及恢复延迟、黏膜炎、类固醇激素的应用等。根据免疫功能的恢复情况可分为三期：Ⅰ期发生在移植后 0～30 天，自体移植患者感染的危险主要在本期，常见病原体使念珠菌、曲霉菌、单纯疱疹病毒；Ⅱ期发生在移植后 30～100 天，巨细胞病毒、肺囊虫及曲霉菌感染多见；Ⅲ期发生在移植 100 天后，进行 T 细胞去除的患者此期亦有感染的危险，包括巨细胞病毒、带状疱疹病毒、EB 病毒及各种荚膜细菌感染。auto-HSCT 真菌感染的危险低于 allo-HSCT。auto-HSCT 前进行强烈预处理治疗者，有发生肺孢子虫病的可能。

（二）间质性肺炎

间质性肺炎可分为感染性和特发性两大类。感染性间质性肺炎中病毒最常见，包括巨细胞病毒、单纯疱疹病毒、带状疱疹病毒、腺病毒、流感病毒等，也可由真菌、军团菌、支原体、衣原体、肺囊虫和结核菌等引起。特发性间质性肺炎与反复强烈多药联合化疗、预处理放化疗、移植后免疫抑制治疗有关。

（三）肝静脉闭塞（veno-occlusive disease，VOD）

VOD 一般发生在移植后 3 周内，多数在移植后 1～2 周。主要病变为血管内膜下水肿、小叶中心充血、肝细胞变性、水肿、细胞碎裂及纤维素堵塞中心静脉及窦状隙，严重者小叶中心广泛坏死、出血。VOD 的发生与移植前多疗程强烈化疗及预处理方案较强有挂，auto-HSCT 发生率低于 allo-HSCT。

（四）出血性膀胱炎

移植后近期发生的出血性膀胱炎主要与大剂量 CTX 的使用有关，发生率 10～15%。迟发性出血性膀胱炎主要见于 CTX/ 马利兰预处理的患者，除与大剂量马利兰有关外，某些病毒感染也可能参与发病。

（五）黏膜炎

口腔黏膜炎及溃疡是常见的移植并发症，严重者累及食管和胃肠道。主要原因是骨髓预处理方案所致的直接损伤和在损伤黏膜表面的局灶性感染。

此外，用 CTX/TBI 或 CTX/ 马利兰预处理者，儿童可出现生长发育延迟，成人可出现性腺功能不可逆损伤，如闭经，甚至终生失去生育功能。

再者，HSCT 对设施要求较高（如需使用层流病房），费用昂贵，难以在一般医院普及，使它的应用也受到一定限制。

九、间充质干细胞移植（MSCS 移植）治疗 AD 有着巨大的潜力

（一）间充质干细胞（MSCs）具备一些独特的生物学特性，使其有望成为治疗 AD 的新疗法

1. MSCs 的四大生物学特性：低 / 无免疫原性、多向分化能力、归巢及组织修复能力　1987 年，俄罗斯的 Friedenstein 首先发现在塑料培养皿中培养的贴壁骨髓单个核细胞在一定条件下可分化为多种中胚层来源的间质细胞，自此，这群单个核细胞被命名为间充质干细胞（MSCs）。这是一类来源于基质组织的多能祖细胞，最初为人类所认识是因为它的支持造血及组织再生功能。它的低 / 无免疫原性、多向分化能力、归巢及组织修复能力使之在组织工程及细胞治疗方面备受关注。

MSCs 具有易纯化、体外扩增迅速、可长期传代的特点，可从多种组织如骨髓、脐带、脐带血、脂肪等组织中分离培养。以骨髓为例，目前最常用的方法是将来源于髂骨或肋骨的骨髓细胞进行密度梯度离心，收集低密度细胞层接种于德氏修正伊氏

培养基（DMEM）标准培养液，3～5 天后可观察到有梭形细胞贴附于塑料培养板表面，通过换液除去未贴壁细胞。原代扩增大约需要 10～15 天，接近融合的细胞可采用胰酶消化传代，传代细胞扩增时间为 7 天左右。这些细胞经过 20～30 个培养周期后，依然保持其分化潜能。脐带 MSCs 由于其细胞更原始、来源更广泛而成为目前 MSCs 治疗中的主力军。

体外培养的骨髓 MSCs 具有异质性，其表型特征并非均一，在分化的不同阶段会发生改变，取材来源、培养、分离方法的不同也使 MSCs 表型特征发生改变。因此，对 MSCs 的分离纯化即分离单克隆细胞成分是一个重要的课题。目前已普遍认为 MCSs 不表达造血细胞和内皮细胞表面分子，如 CD3、CD11、CD14、CD15、CD31、CD38、CD45 和人类白细胞抗原（HLA-DR）等，而具有特异的表面分子，可用特异性单克隆抗体来识别 MSCs 表面分子，从而达到 MSCs 的分离、纯化和富集。Stro-1 是作为一个识别 MSCs 的单克隆抗体。SB-10 抗体可以作用于未分化 MSCs 的表面抗原，这种抗原在细胞开始骨分化时消失，并在细胞表面表达碱性磷酸酶，这种特异性的 SB-10 抗原被称为活性白细胞黏附分子（ALCAM，CD166），它在 MSCs 向骨分化的进程中起重要作用。SH-2 抗体可识别人 MSCs 转化生长因子 β 受体 endoglin（CD105），可应用免疫磁珠分离技术来分离人 MSCs。SH-3 和 SH-4 这两种抗体均能识别 MSCs 膜结合末端核苷酸外切酶。SH-2 抗体不识别造血细胞和骨细胞。研究还表明 MSCs 表达大量的细胞黏附分子，在细胞间黏附、归巢、支持造血、调节免疫细胞功能中起重要作用。

2. MSCs 可发挥长期的免疫调节作用 继之在成功治疗 GVHD 后，MSCs 的免疫调节功能为学术界广泛关注，但这一免疫调节作用的机制还不明确。

MSCs 的免疫学特性研究大多建立在体外细胞培养基础上，大量的体外细胞培养试验证明它具有诱导免疫耐受和免疫调节的特性。MSCs 表达的 MHC-I 类分子可激活 T 淋巴细胞提供第一信号，但由于缺乏协同刺激分子，不能产生第二信号，将导致 T 淋巴细胞无能，从而可诱导免疫耐受。另外，一些研究报道 MSCs 可抑制有丝分裂原、抗 CD3 抗体或同种异型抗原激活 T 细胞。MSCs 抑制作用的机制有人认为需要细胞间的直接接触，也有人认为这种抑制的产生是一些可溶性因子调节的结果。很多细胞因子可能参与了 MSC 介导的免疫调节，包括吲哚胺 -2，3- 加双氧酶（IDO）、一氧化氮（NO）、转化生长因子 β1（TGF-β1）、前列腺素 E2（PGE2）、肝细胞生长因子（HGF）以及血红素加氧酶 -1（HO1）等。有研究表明 NO 可能在小鼠 MSCs 介导的免疫调节中起主导作用。MSCs 可在体外抑制细胞毒性淋巴细胞的产生并可逃避细胞毒性淋巴细胞和自然杀伤（NK）细胞对它的杀伤。MSCs 在分化成其他细胞类型时仍保留其免疫调节作用，这就意味着移植的 MSCs 可发挥长期的免疫调节作用。

3. MSCs 治疗自身免疫性疾病中存在广泛的应用前景 MSCs 的无或低免疫原性及免疫调节活性，非常适合于细胞治疗。MSCs 可诱导宿主免疫耐受，即输入异种 MSC 不仅不产生细胞毒性，还能降低移植排斥反应，MSCs 在发挥它的免疫调节作用时也不受 MHC 的限制，故不需要 MHC 配型。多项研究证明 MSCs 能抑制人严重的急性 GVHD，MSCs 与 HSC 共移植可促进 HSC 的移植和造血作用，且接受同种异基因 BMT 患者，其中同时接受同种异基因 MSCS 移植者 GVHD 发生率明显降低。所以，体外扩增的 MSCs 可广泛用于减轻异基因移植排斥的移植前处理、降低 GVHD、促进移植物存活以及造血干细胞增殖。

（二）AD 是一种干细胞病

我们研究发现：SLE 患者骨髓 MSCs 较正常人骨髓 MSCs，体外生长迟缓，不能长期传代，有早衰现象，细胞骨架排列紊乱，成骨、成脂肪分化功能异常，IL-6、IL-7 体外分泌明显低于正常。所以，AD 患者的 MSCs 存在功能缺陷，AD 是干细胞病。但是，是 MSCs 本身基因存在异常，还是在其分化成各种间质细胞过程中出现异常还不清楚；是 MSCs 本身的异常参与了发病，还是疾病导致了 MSCs 的异常也不清楚。应用多种自身免疫病动物模型实验，发现同种异基因 BMT 可治疗 SLE、RA 等自身免疫病，但存在效应短暂、易复发的问题。应用狼疮鼠模型 MRL/lpr 实验，将正常鼠骨髓（包含少量的 T 细胞和 MSC）直接注射入 MRL/lpr 小鼠骨髓腔内，能使狼疮鼠存活 2 年以上并无临床症状发生，且未发生 GVHD。据报道，来自狼疮鼠模型 BXSB 的骨髓 MSC 与正常鼠骨髓 MSC 相比，存在结构与功能缺陷。我们的研究亦显示，狼疮鼠骨髓 MSC 的免疫调节作用与正常鼠骨髓 MSC 比较存在差异，这也进一步支持 MSC 与 HSC 共移植可用于治疗 SLE 和其他自身免疫病。因此，全骨髓移植或

MSC 与 HSC 共移植可用于降低自身免疫病复发率并延长患者生存期，预防并治疗急性 GVHD。

（三）动物实验证实，MSCs 移植可以治疗 SLE 模型小鼠

我们的研究结果显示，SLE 模型鼠（MRL/lpr 和 NZB/NZW F1）在接受 MSCs 移植后，生存率明显提高，尿蛋白下降，抗核抗体和抗双链 DNA 抗体下降，血清肌酐、尿素氮水平下降，肾脏病理变化和免疫复合物沉积明显减轻，且未发生排斥反应。将正常鼠骨髓（含 MSCs 和少量 T 细胞）直接注射入 MRL/lpr 鼠骨髓腔内，能使狼疮鼠存活 2 年以上并无临床症状发生，也无 GVHD 发生。对肾损伤疾病的研究显示 MSCs 输注可促进肾损伤的结构修复和功能恢复，MSCs 可迁移至受损的肾脏并分化为肾小管上皮细胞，加快肾小管细胞增殖速度，在肾缺血模型试验中，通过颈动脉输注 MSCs 后 2～3 天时血清肌酐、尿素氮水平明显低于对照组，肾脏形态学和功能得到改善。由此可见 MSCs 移植治疗 SLE 安全、有效、可行。

（四）6 年的临床探索，MSCs 成为 AD 患者的新希望

1. SLE　经南京大学医学院附属鼓楼医院伦理委员会批准，2007 年 3 月我们在国际上首先尝试用异基因骨髓 MSCs 移植治疗难治性 SLE 患者，至今已完成近 300 例，部分结果发表于 *Arthritis & Rheumatism*、*Ann Rheum Dis*、*Cell transplantation* 等杂志上。2012 年，我们对异基因 MSCs 移植治疗的 87 例难治性 SLE 患者随访 4 年的结果进行了报道，结果显示 4 年生存率为 94%（82/87），1 年、2 年、3 年、4 年时的完全临床缓解率分别为 28%、31%、42% 和 50%，复发率分别为 12%、18%、17% 和 17%，总复发率为 23%。移植后患者的 SLEDAI 评分显著下降，血清自身抗体、血白蛋白、血清补体等得到明显改善。5 例（6%）患者在随访的 4 年中死亡，无移植相关死亡。弥漫性肺泡出血为 SLE 的一种严重并发症，死亡率达 50%。我们用 MSCs 移植成功抢救了 4 例这样的患者，这些患者的病情均得到了明显改善。同时，我们发现两次移植和一次移植对 SLE 的疗效没有区别。

2. RA　2012 年，我们报道了 MSCs 治疗的 4 例 RA 患者，其中 3 例在移植后 1 个月和 6 个月时血沉、DAS28 和疼痛评分均明显下降。2 例患者在 6 个月时达到 EULAR 中度反应但在第 7 个月和第 23 个月病情复发。2 例患者对 MSCs 无效。未发现移植不良反应。

3. 多发性肌炎 / 皮肌炎（DM/PM）　2011 年，我们对 10 例接受 MSCs 移植的 DM/PM 患者进行了报道，结果显示所有患者的肌酸激酶、疾病总体评分、间质性肺炎都有所改善，1 例患者的长期皮肤溃疡明显好转。

4. 干燥综合征（SS）　截止至 2012 年，我们用 MSCs 移植治疗了 24 例 SS 患者，所有患者对 MSCs 移植无不良反应，在 2 周到 6 个月后干燥的症状均得到了改善，平均 SSDAI 评分分别从移植前的 5.63 1.44 降低到 4.58 1.67（2 周）、4.33 1.79（1 个月）、4.08 1.44（3 个月）、3.46 1.18（6 个月）以及 3.08 1.21（1 年）。这些患者的疾病总体评分也得到了明显降低，3 个月、6 个月、1 年时分别有 37.5%、58.3%、75% 的患者的疾病总体评分下降超过 30%。移植后 11 例患者的唾液流率明显增加。这些 SS 患者中，4 例血小板减少的患者在移植后 2 周血小板均明显上升；3 例难治性贫血的患者在移植后血红蛋白也明显上升；7 例 SS 相关的自身免疫性肝损患者，肝功能得到改善；3 例神经系统受累的患者在移植后无明显改善。

5. SSc　2013 年，我们对 5 例接受 MSCs 移植的 SSc 患者进行报道，这些患者的改良 Rodnan 皮肤评分和健康问卷疾病活动指数均得到了明显改善，血清抗核抗体水平在移植后 12 个月时明显下降。

6. 炎症性肠病（IBD）　2011 年，我们报道了 MSCs 移植对 7 例 IBD 患者的疗效，这其中 4 例为克罗恩病患者，3 例为溃疡性结肠炎患者，中位随访时间 19 个月。结果所有患者发腹泻和腹痛都逐渐减轻，疾病活动指数明显下降。移植后 3 个月时，5 例患者达到缓解，2 例患者持续缓解到 24 个月，2 例患者在第 6 个月和第 7 个月复发。4 个月时，所有患者的结肠的镜下表现明显好转，3 例患者的结肠组织学得到改善。3 例患者的激素逐渐减量。

7. 多发性硬化（MS）　我们曾用 MSCs 移植治疗了 1 例 MS 患者，该患者病史 5 个月，全身麻木，瘫痪在床，我们对其进行了 2 次间充质干细胞移植，在移植后第 3 天，患者下肢肌力开始恢复；移植第 6 天，躯体麻木感开始减轻；移植后第 9 天，肌力进一步恢复，患者可在帮助下坐起，EDSS 评分为 8 分；移植后 1 个月，患者可在搀扶下行走 20m 以上，EDSS 评分为 6.5 分，复查脊髓 MRI 示颈段脊髓内病灶范围较移植前明显缩小；移植后 3 个多月后，患者已可以无扶持下独立行走 100m 以上，EDSS 评分 5.5 分。

十、MSCs 移植治疗 AD 的评价

MSCs 移植现已成为 AD 治疗领域里的一大热点研究方向。MSCs 的优点在于能重建免疫、支持造血、组织修复，更重要的是其具有诱导免疫耐受及免疫调节作用且不具有免疫原性，即使用异基因的 MSCs 移植宿主也不会发生排斥反应，这就可以解决在异基因造血干细胞移植中 HLA 不相合的问题。此外，MSCs 来源广、费用低、易推广等优点使 MSCs 移植前景广阔。其缺点在于需体外扩增，对操作者有较高的要求。然而，尽管近几年很多学者在这方面做了大量的工作，但 MSCs 对 AD 的作用机制仍未明确，MSCs 的应用仍处在动物实验或临床前的初级阶段。而且 MSCs 在不同免疫性疾病中的作用不同，它们对免疫系统的调节以及在不同自身免疫病的疗效有待于进一步研究。相信随着研究的不断深入，MSCs 在临床上的广泛应用将成为现实。

（孙凌云）

参 考 文 献

1. Gratwohl A, Baldomero H, Gratwohl M, et al. Quantitative and qualitative differences in use and trends of hematopoietic stem cell transplantation: a Global Observational Study. Haematologica, 2013, 98: 1282-1290.
2. Yan SX, Deng XM, Wei W. A big step forward in the treatment of refractory systemic lupus erythematosus: allogenic mesenchymal stem cell transplantation. Acta Pharmacol Sin, 2013, 4: 453-454.
3. Alderuccio F, Nasa Z, Chung J, et al. Hematopoietic stem cell gene therapy as a treatment for autoimmune diseases. Mol Pharm, 2011, 5: 1488-1494.
4. Zeher M, Papp G, Szodoray P. Autologous haemopoietic stem cell transplantation for autoimmune diseases. Expert Opin Biol Ther, 2011, 9: 1193-1201.
5. Tyndall A, Saccardi R. Haematopoietic stem cell transplantation in the treatment of severe autoimmune disease: results from phase Ⅰ/Ⅱ studies, prospective randomized trials and future directions. Clin Exp Immunol, 2005, 1: 1-9.
6. De Kleer IM, Brinkman D, Ferster A, et al. Autologous stem cell transplantation for refractory juvenile idiopathic arthritis: analysis of clinical effects, mortality and transplant related morbidity. Annals of the Rheumatic Diseases, 2004, 63: 1318-1326.
7. Farge D, Passweg J, Van Laar, et al. Autologous stem cell transplantation in the treatment of systemic sclerosis: an extended report from the EULAR/EBMT registry. Annals of the Rheumatic Disease, 2004, 63: 974-981.
8. Jayne D, Passweg J, Marmont A, et al. Autologous stem cell transplantation for systemic lupus erythematosis. Lupus, 2004, 13: 168-176.
9. Snowden JA, Passweg J, Moore JJ, et al. Autologous hemopoietic stem cell transplantation in severe rheumatoid arthritis: a report from the EBMT and ABMTR. Journal of Rheumatology, 2004, 31: 482-488.
10. Burt RK, Oyama Y, Traynor A, et al. Hematopoietic stem cell transplantation for systemic sclerosis with rapid improvement in skin scores: is neoangiogenesis occurring?Bone Marow Transplantation, 2003, 32: S65-S67.
11. Sun LY, Zhang HY, Feng XB, et al. Abnormality of bone marrow-derived mesenchymal stem cells in patients with systemic lupus erythematosus. Lupus, 2007, 16: 121-128.
12. Sun LY, Akiyama K, Zhang HY, et al. Mesenchymal stem cell transplantation reverses multiorgan dysfunction in systemic lupus erythematosus mice and humans. Stem cells, 2009, 27: 1421-1432.
13. Zhou KX, Zhang HY, Jin OY, et al. Transplantation of human bone marrow mesenchymal stem cell ameliorates the autoimmune pathogenesis in MRL/lpr mice. Cellular & Molecular Immunology, 2008, 5: 417-424.
14. Gu ZF, Akiyama K, Ma XL, et al. Transplantation of umbilical cord mesenchymal stem cells alleviates lupus nephritis in MRL/lpr mice. Lupus, 2010, 19: 1502-1514.
15. Sun LY, Wang DD, Liang J, et al. Umbilical cord mesenchymal stem cell transplantation in severe and refractory systemic lupus erythematosus. Arthritis & Rheumatism, 2010, 62: 2467-2475.
16. Liang J, Gu F, Wang H, et al. Mesenchymal stem cell transplantation for diffuse alveolar hemorrhage in SLE. Nat Rev Rheumatol, 2010, 6: 486-489.

17. Wang DD, Zhang HY, Cao MS, et al. Efficacy of allogeneic mesenchymal stem cell transplantation in patients with drug-resistant polymyositis and dermatomyositis. Ann Rheum Dis, 2011, 70: 1285-1288.

18. Liang J, Zhang HY, Hua BZ, et al. Allogenic mesenchymal stem cells transplantation in refractory systemic lupus erythematosus: a pilot clinical study. Ann Rheum Dis, 2010, 69: 1423-1429.

19. Liang J, Zhang HY, Hua BZ, et al. Allogeneic mesenchymal stem cells transplantation in treatment of multiple sclerosis. Multiple Sclerosis, 2009, 15: 644-646.

20. Liang J, Zhang HY, Wang DD, et al. Allogeneic mesenchymal stem cell transplantation in seven patients with refractory inflammatory bowel disease. Gut, 2012, 61, 468-469.

21. Akiyama K, Chen C, Wang DD, et al. Mesenchymal stem cell-induced immunoregulation involves Fas ligand/Fas-mediated T cell apoptosis. Cell Stem Cell, 2012, 10: 544-555.

22. Gu F, Molano I, Ruiz P, et al. Differential effect of allogeneic versus syngeneic mesenchymal stem cell transplantation in MRL/lpr and (NZB/NZW) F1 mice. Clin Immunol, 2012, 145: 142-152.

第十九章　风湿病靶向治疗——从生物制剂向小分子药物的回归

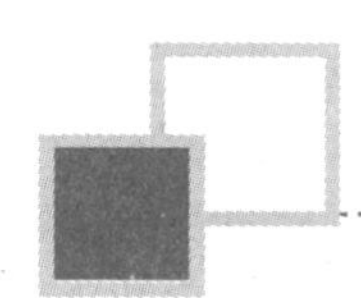

第一节　生物制剂在风湿病中的应用及其前景

绝大多数风湿性疾病至今尚无根治的办法，治疗仍以糖皮质激素和免疫抑制剂等传统药物为主要手段，具有较多的毒副作用。20世纪后半叶，基础生物学发生了革命性的进展，分子生物学的出现如同20世纪前半叶的物理学方面的发展最终导致同位素、核能和激光的应用一样，导致临床医学发生了重大变革，生物靶向治疗正是这一变革的产物之一。靶向治疗是指药物靶向性地与引起疾病发病的不同特异性环节（靶点）发生作用从而阻断疾病的发生发展，而对正常组织影响较小，在提高疗效的同时，可以大幅度减低患者发生副作用的风险，是目前最理想的治疗模式。近年来，靶向治疗模式逐渐成为临床医学的“新宠”，特别在肿瘤和自身免疫病的治疗领域。在风湿性疾病治疗领域，新的靶向生物制剂已被证实在治疗某些风湿性疾病中发挥了强大的作用，包括类风湿关节炎、银屑病关节炎和强直性脊柱炎，与传统药物相比，具有较低的不良反应和良好疗效，能明显提高患者的生活质量，代表着风湿性疾病治疗的未来趋势。此外，目前不断涌现的新生物制剂治疗的成功与失败的经验也使我们能进一步深入了解疾病的病理特征与发病机制，特别是新生物制剂经常修饰的特殊靶点。

根据风湿病相关生物制剂所针对的自身免疫或者炎症过程的不同阶段，建议可将其大致归为三类：①针对自身免疫反应过程的靶向生物制剂，如细胞毒性T淋巴细胞抗原4（CTLA-4）免疫球蛋白或者针对B细胞的抗CD20单克隆抗体（rituximab），其靶向的细胞在自身免疫和炎症反应的致病及维持中发挥重要作用；②针对炎症反应过程上游的靶向生物制剂，如TNF-α抑制剂是被设计用来阻断炎症级联反应近端的炎症因子，从而下调下游大量其他炎症调节因子的活动，包括细胞因子、趋化因子和破坏性酶类；③针对炎症反应过程下游的靶向生物制剂，一些药物研制的靶点，如基质金属蛋白酶（MMPs）或胞内信号分子，是风湿性疾病特异的病理自身免疫和炎症级联反应共同通路中的终末分子。这种分类方法可能更有利于对各种风湿病相关生物制剂复杂的作用机制、潜在应用范围及可能的毒性反应的理解和掌握。

目前非免疫原性小分子、单克隆抗体、可溶性受体的制备和细胞因子陷阱以及重组DNA这些生物工程技术为我们提供了抑制特殊靶点的有力工具，我们可以从动物模型研究中发现很多潜在的具有治疗价值的靶点。然而，其中许多靶向治疗在人类疾病中无效。在大多数情况下，治疗失败可能与人类固有的复杂的免疫系统和炎症级联反应有关。例如，TNF-α和IL-1在类风湿关节炎的发病机制中可能发挥着主导作用，分别通过各种调节因子诱导骨和关节破坏。在前面章节中提到TNF和IL-1的抑制剂可减轻大部分类风湿关节炎患者的疾病活动的症状和关节破坏的影像学表现。因此，一些风湿病学家考虑到联合应用IL-1受体拮抗剂和TNF-α抑制剂可能具有协同作用，也许能解决临床上难治性类风湿关节炎的治疗问题，随即他们进行了IL-1受体拮抗剂（anakinra）和可溶性TNF-α受体（etanercept）治疗类风湿关节炎的开放性队列研究，研究结果发现虽然联合治疗有效，但由于过多感染的出现使进一步试验无法继续开展。这次经历提供一个重要的教训：复杂的人类免疫及炎症系统在维持正常健康中起重要作用。当生物治疗领域不断地迅速发展，生物靶点在维持人类健康中的重要性和这些潜在的靶点在促进缓解风湿性疾病中的作用，必须同样重视。对生物制剂潜在的不可预期的毒性和改变免疫及炎症所导致的并发症保持警惕，也即在应用生物制剂的过程中对其疗效与风险的权衡是非常重要的。

一、针对自身免疫反应过程的靶向生物制剂

（一）T细胞靶向生物制剂

由于T细胞在自身免疫疾病的病理和生理中发挥关键性作用，成为许多生物治疗的靶点。然而，T细胞清除的生物治疗如用针对CD4、CD5和CD7单抗，在类风湿关节炎（RA）治疗中的疗效不大。此外，T细胞清除治疗所继发的淋巴细胞长时间减少和感染发生的危险增加。相反，非清除性抗CD4单抗在治疗银屑病和RA中显示一些疗效和较小的毒性。非清除性抗体的疗效显示这些药物的治疗机制可能包括诱导耐受或抑制性细胞。然而，一个包括155例RA活动患者的Ⅱ期试验发现，接受安慰剂治疗（24%）和接受各种剂量的HuMax-CD4（非清除性抗CD4单抗）（11%～29%）的疗效无显著性差异。基于上述结果，进行Ⅲ期试验被停止。非清除性抗CD4单抗治疗银屑病关节炎（PsA）的研究正在进行中。在MRL/lpr狼疮易感鼠中非清除性抗CD4单抗可降低淋巴增殖和血管炎，但是生存率与为治疗组相比没有延长。在SLE中抗CD4抗体还需进一步研究。

靶向干扰T细胞的共刺激信号是目前最主要抑制T细胞激活的方法。当TCR-CD4或TCR-CD8复合体识别MHC相关抗原后，需要关键的“第二信号”来激活T、B细胞，刺激同型转换。有许多受体-配体能传递激活T细胞的第二信号。没有第二信号或者抑制受体-配体提供第二信号，T细胞的应答被破坏，耐受可能形成。生物治疗干扰T细胞共刺激信号被证实对防止同种异体排斥和治疗一些风湿病有效。

1. CD28、B7-1和B7-2、细胞毒性T淋巴细胞抗原4（CTLA-4） CD28家族通过第二信号共刺激促进T细胞激活和通过负反馈信号诱导耐受。CD28在T细胞表面组成性表达。细胞表面蛋白B7家族（CD80和CD86），表达于抗原提呈细胞，是CD28的配体。CD28-B7相互作用的主要效应是使TCR抗原识别，向T细胞传递共刺激信号，启动T细胞激活。这个共刺激通路被表达于活化的T细胞表面的CTLA-4（CD152）所调节。CTLA-4比CD28以更大亲和力结合B7分子，这样抑制T细胞的进一步激活。B7-CTLA-4相互作用向T细胞传递负信号，导致T细胞耐受而不是激活。抑制CD28信号通路的生物制剂包括抗B7单抗（已在临床前同种异体排异研究和银屑病慢性皮疹治疗中显示疗效）和CTLA-4Ig（abatacept）（一种由CTLA-4胞外段和人Fc IgG1融合的蛋白）。在RA中，阿巴西普对于甲氨蝶呤和TNF抑制剂抵抗的患者显示疗效。一个Ⅱ期试验评估阿巴西普在339例甲氨蝶呤治疗仍活动的RA患者中的疗效。24周后，用阿巴西普治疗的患者60%达到ACR20标准，而安慰剂只35%。同时发现生活质量（SF-36）显著提高，CRP和IL-6水平下降。第二次试验在活动RA患者中用低剂量CTLA-4Ig（2mg/kg，隔周1次）治疗发现关节炎和生活质量临床改善趋势，包括IL-6水平下降。在两次试验中未发现明显毒副作用。现在两个独立的阿巴西普Ⅲ期试验正在进行中，入选对象为那些对甲氨蝶呤抵抗和TNF抑制剂治疗失败的患者。

阿巴西普还被研究用于治疗SLE和银屑病。给予NZB/W狼疮易感鼠CTLA-4可延长生存率和延迟产生抗双链DNA抗体和肾炎。在BALB/c鼠狼疮模型中，阿巴西普的临床前研究显示减少早期肾小球肾炎小鼠的蛋白尿和自身抗体。然而，在疾病晚期治疗中未观察到显著性疗效。Wang等研究联合运用阿巴西普和CD40L单抗治疗NZB/W狼疮鼠，能显著提高生存率和延迟蛋白尿。此外，大多数鼠对再次联合治疗有反应。然而，与前面的研究不同，单独运用阿巴西普或CD40L单抗不能改变疾病病程。在一项开放式研究中，静脉给予顽固性慢性银屑病皮疹患者4种剂量的阿巴西普导致减少50%的银屑病皮疹面积和几乎一半顽固性银屑病皮疹的严重度分数（PASI）。

2. CD40和CD40配体 CD40表达于许多细胞表面，包括B细胞、激活的巨噬细胞、树突状细胞和内皮细胞，而它的天然配体——CD40L表达于激活的T细胞。CD40-CD40L的相互作用是B细胞成熟和生发中心形成所需要的。阻断CD40-CD40L信号对T细胞的共刺激效应被发现是RA治疗的有效手段。此外，临床前研究发现，抗CD40L单抗可防止或减轻NZB/W和SNFI小鼠的肾炎。

不幸的是抗CD40L单抗的临床试验令人失望。在SLE的Ⅱ期试验中，IDEC-131（抗CD40L制品之一）被评估，在治疗组和安慰剂组间以SLEDIA积分评估疾病活动性未显示显著性差异。另一抗CD40L抗体——BG9588，在增殖型狼疮肾炎患者中进行了一个开放式、多剂量组研究，初步有效结果显示以不伴有肾功能下降的蛋白尿减少50%。由于此研究和BG9588同期的其他临床研究

中血栓事件的发生，在入选完成前研究被终止。在狼疮肾炎研究中，两例发生心肌梗死，结束时，只有 18 例患者被评估，两例患者达到缓解标准。此外，在筛选随访时全部 5 例血尿患者的血尿消退。C3 浓度增加，抗双链 DNA 抗体下降提示此药物对狼疮活动有效。此研究中，5 例患者进行了广泛地血清和外周血单个核细胞分析显示产生 IgG⁻ 和抗双链 DNA 抗体的 B 细胞数目减少。重要的是，此免疫调节作用在治疗后延续几个月。此研究中的血栓事件可能与激活的血小板表达 CD40L 有关。然而，在用其他抗 CD40L 抗体中血栓栓子事件不明显。因为研究确实显示抗 CD40L 的疗效，在进一步人体试验前，对于 CD40L 在血栓中的作用和不同治疗抗体的疗效需要进一步研究。

（二）B 细胞靶向生物制剂

关于体液免疫和它的效应细胞——B 细胞在自身免疫性疾病中的致病作用的研究由来已久。在自身免疫性血小板减少症和狼疮肾炎中，抗血小板抗体和抗双链 DNA 抗体分别促进血小板破坏和肾小球炎症。然而，对于一些自身抗体（如类风湿因子）的致病性的证据尚有矛盾，且去除自身抗体治疗（如血浆置换等）效果的不一致性使得研究焦点一度转向其他炎症性单个核细胞、细胞因子和 T 细胞。用新的生物制剂选择性去除 B 细胞或减少 B 细胞生存率治疗各种免疫性疾病的早期报道显示其在临床前和临床研究中有效，重新燃起了研究 B 细胞在自身免疫病理生理中作用的热潮。

目前研究中靶向 B 细胞治疗各种自身免疫性疾病的生物制剂主要有两种：抗 CD20 单抗（rituximab）和抗 B 淋巴细胞刺激物抗体（抗 BlyS）。抗 CD20 单抗去除表达 CD20 表面抗原的 B 细胞，包括未成熟和成熟的幼稚、记忆 B细胞。用抗 CD20 单抗治疗可观察到稳定的免疫球蛋白水平，因为浆细胞不受影响。抗 CD20 单抗去除 B 细胞是通过补体介导的细胞毒作用，此外还通过 FcR 交联激活凋亡。B 淋巴细胞刺激物（BlyS），如 B 细胞激活因子（BAFF）是 TNF 配体家族成员。表达于单核细胞、巨噬细胞和树突状细胞，BlyS 对 B 细胞成熟、分化和生存发挥强大和必需的效应。BlyS 缺陷的小鼠和过度表达 BlyS 中和性 TACI-Ig 结构的转基因鼠表现出成熟 B 细胞数目及循环免疫球蛋白水平减少和对 T 细胞依赖和非依赖抗原的免疫球蛋白应答降低。BlyS 与三种受体结合——BAFFR、TACI 和 BCMA，其中 BAFFR 受体在 BlyS 的 B 细胞成熟效应中似乎发挥最重要的作用。在转基因鼠中，BlyS 的过度表达导致多克隆高丙种球蛋白血症和自身抗体的产生。在人类以多克隆高免疫球蛋白血症为特点的疾病，如干燥综合征、SLE、RA 和人类免疫缺陷病毒感染中，观察到血清 BlyS 水平的增高。虽然在试验性自身免疫模型中，使用各种抑制 BlyS 活性的方法来缓解疾病，但是完整的人抗 BlyS 单克隆抗体现在正在 SLE 中进行Ⅰ、Ⅱ期临床研究。

许多病例报道和小规模的开放式研究显示抗 CD20 单抗在治疗各种自身免疫性疾病中的作用。在一次抗 CD20 单抗治疗顽固性自发性血小板减少性紫癜的研究中，25 例中一半以上反应良好。此外，病例报道在 RA、顽固性 SLE 相关性溶血性贫血、神经精神狼疮、难治性肾炎和 c-ANCA 阳性 Wegener's 肉芽肿中用抗 CD20 单抗治疗有效。抗 CD20 单抗用于治疗 RA 和 SLE 的正式研究已开始。Leandro 和他的同事们报道在 6 例顽固性活动 SLE 患者中用抗 CD20 单抗联合环磷酰胺和大剂量皮质激素获得疗效。在 5 例入选的低补体患者中 C3 水平恢复，ESR、血红蛋白和 BILAG 改善。疗效几乎能维持几个月。在用抗 CD20 单抗等比例加大剂量治疗活动、无器官累及的 SLE 患者的Ⅰ期研究中，16 例患者接受不断增加冲击剂量的抗 CD20 单抗的治疗，在低剂量和中等剂量的患者中无效果，并出现抗嵌合体抗体。而达到良好的 B 细胞数目去除的 10 例患者中，SLAM 评分显著性下降到基线水平。有趣的是，抗双链 DNA 抗体只在一例持久性 B 细胞去除的患者中显著降低。其他研究者在用抗 CD20 单抗治疗狼疮的早期研究中发现同样的结果。Ⅱ期研究正在进行中，目的在于研究抗 CD20 单抗的免疫学影响和疗效最佳剂量。

抗 CD20 单抗与环磷酰胺、糖皮质激素各种联用方案的研究提示其能诱导顽固性、活动的 RA 患者显著、持久性缓解。在一些患者中，复发似乎与 B 细胞数目恢复和类风湿因子增高一起出现。Edwards 等报道了在甲氨蝶呤无效的 RA 患者中的Ⅱ期、安慰剂对照的随机研究中的短期结果。与安慰剂加甲氨蝶呤治疗组（33%）相比，在三种积极治疗组达到 ACR20 标准的患者明显高增高：只用抗 CD20 单抗组（58%）、抗 CD20 单抗加甲氨蝶呤组（84%）和抗 CD20 单抗加环磷酰胺组（80%）。然而，持续反应仍需要长期的随访研究。

CD22 是 B 细胞的抑制性受体，而抗 CD22 抗体则不但可以通过下调 B 细胞受体的信号传导，进而抑制 B 细胞的功能，而且可以诱导 B 细胞凋亡。在一个开放的研究中，14 例狼疮患者使用了抗 CD22 抗体治疗，大多数患者获得 50% 以上的改善（BILAG），疗效与 B 细胞去除有关，且因其去除 B 细胞程度相对温和，故耐受性较好。目前在 SLE 患者中进行Ⅱ～Ⅲ期临床试验。

在 NZB/W 狼疮易感鼠和鼠 CIA 中，各种抑制 BlyS 活性的方法能降低自身抗体的产生和减轻组织破坏。拮抗 BlyS 的有效性结构包括：抗 BlyS 单抗、TACI-Ig、BCMA-Ig 和 BAFFR-Ig。SLE 患者中，有 50% 患者高表达 BlyS，在基因敲除的狼疮鼠中出现了病情的好转，过度表达显著增加狼疮样表现。在 SLE 的Ⅰ期剂量摸索试验中，抗 BlyS 单抗（belimumab）或安慰剂根据方案随机给予 70 例 SLE 患者。此药物的耐受性较好，循环中 CD20 + B 细胞显著减少。抗 BlyS 单抗Ⅰ期临床试验已完成，Ⅱ期临床随机对照试验正在进行中，其临床和血清学的效果尚待验证。此外，BAFFR-Ig 已经进入临床试验阶段，TACI-Ig 正在进行Ⅰ期临床试验。

BlyS 可能也是治疗 RA 的有用靶点。Tan 等发现在 RA 患者中，滑液中 BlyS 水平和滑膜单核细胞表达 BlyS 增高，提示局部 BlyS 的产生在滑膜炎中可能起作用。在 RA 和其他自身免疫病（包括干燥综合征）方面正在进一步研究中。

（三）针对其他自身免疫反应过程的靶向生物制剂

细胞 / 细胞和细胞 / 胞外基质相互作用是免疫和炎症反应的关键组成部分。许多蛋白包括趋化因子、趋化因子受体、整合素和细胞间黏附分子，共同介导来自炎症因子如 TNF-α 和 IL-1 的信号效应。趋化因子和它们的受体是一大分子家族，促进和维持炎症，尤其是白细胞的组织游走。整合素是异二聚体蛋白家族，负责细胞 /ECM 相互作用，来支持血管生成和介导骨和软骨破坏。细胞黏附分子（如 VCAM-1）介导各种炎症过程，如血管生成和白细胞外渗。所有都是治疗风湿性疾病的潜在治疗靶点，包括 RA、PsA、MS 和炎性肠病。然而，针对这些分子的生物制剂的临床疗效却一般，这可能是由于这些分子功能多样，受体混杂使得阻断一个蛋白的功能或完全结合一个单独受体来显著消除疾病是不够的。

二、针对炎症反应过程上游环节的靶向生物制剂

（一）细胞因子靶向生物制剂

促炎症因子 IL-1 和 TNF-α 已成功成为一些风湿病新治疗药物的靶点。两种抗 TNF-α 单抗（infliximab 和 adalimumab）和一种可溶性 TNF 受体（sTNFR）-Fc 融合分子（etanercept）被批准用于 RA、系统性幼年型慢性关节炎、PsA、AS 和 Crohn 病的治疗。这些 TNF-α 阻断剂还在治疗 Wegner 肉芽肿中被评估，病例报道显示 TNF-α 抑制在治疗巨细胞动脉炎、白塞病、成人斯蒂尔病中有效。IL-1 抑制剂——阿那白滞素，是一种重组 IL-1ra 产物，对治疗甲氨蝶呤抵抗的 RA 患者有效。发展中的新治疗药物的设计是通过抑制细胞因子活动的方法来进一步完善现有的药物。

IL-18 是一种促炎症因子，上调类风湿关节炎滑膜产生 TNF-α、IFN-γ、GM-CSF 和 NO。IL-18 对 RA 疾病活动的影响尚不清楚，用抗 IL-18 单克隆抗体和重组 IL-18 结合蛋白（IL-18bp）阻断 IL-18 的活性在 RA 动物模型中可有效降低炎症。IL-18bp 是一种天然产生的分子，能在等摩尔比率情况下紧密结合 IL-18。给胶原诱导的关节炎小鼠注射抗 IL-18 单抗和 IL-18bp，可减轻临床滑膜炎，减少滑膜产生 IL-1、TNF-α 和 IFN-γ。

IL-6 家族包括 IL-6、IL-11、白血病抑制因子（LIF）和制瘤素 M。虽然，IL-6 既发挥促炎效应，又发挥抗炎效应，但是，RA 滑液中 IL-6 水平的提高及 RA 滑膜细胞表达 IL-6 的增加提示 IL-6 在炎症性关节炎中发挥致病性作用。IL-6 家族成员成为治疗 RA 和其他风湿病的潜在生物靶点。

IL-6 的表达被 TNF-α 和 IL-1 上调，发挥许多促炎效应，包括提高急性期反应物表达、T 细胞增殖、B 细胞分化、破骨细胞分化激活和提高白细胞趋化。在人 RA 中，研究数据表明 IL-6 主要发挥致病作用，RA 滑液中 IL-6 水平增高和血清 IL-6 浓度直接与影像学关节破坏和疾病活动相关。此外，在用 DMARDs 成功治疗后，IL-6 水平下降，包括用 TNF 抑制剂治疗 AS。

IL-6 抑制治疗已在 RA 中应用。在鼠抗 IL-6 单抗的开放性研究中显示 RA 患者的临床表现改善和血清 C 反应蛋白水平下降。在对活动的 RA 患者静脉注射入可溶性抗 IL-6 受体单抗（sIL-6R Ab）的Ⅰ/Ⅱ期研究中显示：CRP 和 ESR 下降至正常，5mg 剂量组达到 ARC20 标准患者显著高于安慰剂组。进一步Ⅱ期研究还在进行中。

IL-6 抑制用于治疗其他风湿性疾病还在研究中。例如用抗 IL-6 受体单抗成功地缓解了一个顽固性成人斯蒂尔患者和两个顽固性系统性幼年慢性关节炎的疾病活动。基于促炎症和 B 细胞增殖

效应，IL-6 可能在 SLE 疾病活动中发挥作用。研究表明抗 CD4 单抗在 SLE 中的效果是由于抑制细胞因子的释放，特别是 IL-6 的产生。在 MRL *lpr*/lpr 狼疮鼠中，针对 IL-6R 的抗体可减轻肾小球损害和降低抗双链 DNA 抗体的滴度。另外，联合运用抗 CD4 和抗 IL-6 抗体治疗 NZB/NZB 小鼠能消除肾脏和血清学狼疮活动。

IL-11 具有强大的抗炎效能，包括抑制 MMP 的表达和提高组织金属蛋白酶抑制剂的表达，通过抑制 NF-κB 传导途径减少激活的巨噬细胞产生促炎症细胞因子。系统性给予 IL-11 可消除胶原诱导的小鼠关节炎，重组人 IL-11（rhIL-11）可减轻 Crohn 病的疾病活动。一个 rhIL-11 的临床试验在 RA 中进行，虽然在最高剂量组触痛关节个数减少，但是 ACR20 反应无显著性差异，rhIL-11 在 RA 中的效果需进一步研究证实。

T 细胞来源的细胞因子 IL-17 是 RA 滑液和骨病理生理的重要成分。IL-17 通过增加 MMP 产生、降低组织基质金属蛋白酶抑制剂（TIMP）表达和通过 NO 产生抑制蛋白多糖合成来促进关节软骨降解。IL-17 的一些作用独立于 IL-1，但是，在 RA 患者的滑液和关节骨的体外模型中表明 IL-17、IL-1 和 TNF-α 有明显的协同作用。在这个体外系统中，用 sIL-1R 和 s-IL-17R 拮抗 IL-1 和 IL-17 的活性显著性提高用 sTNFR 抑制 TNF 的炎症效应。一个 IL-17 单抗同样在进行临床前试验。IL-17 抑制可能对于 RA 生物联合治疗来说是一个吸引人的成分，但是这样的治疗由于对 T 细胞介导的正常免疫有损而限制了其运用。

巨噬细胞游走抑制因子（MIF）是一多效细胞因子，在固有免疫和适应性免疫中发挥重要作用。MIF 通过控制鼠 TLR4 表达影响固有免疫，通过影响 T 细胞激活和增殖效应在适应性免疫中发挥作用。一些研究者表明，在 RA 患者的滑膜巨噬细胞、成纤维细胞样滑膜细胞和内皮细胞过度表达 MIF。此外，抗 MIF 已用于人类疾病鼠模型能缓解鼠 CIA 和降低肿瘤血管生成。MIF 在 RA 炎症中发挥多种功能。通过下调肿瘤抑制蛋白 p53，促进成纤维细胞样滑膜细胞增殖和新生血管生成，这些是类风湿关节炎破坏性血管翳的特点。有趣的是，研究表明 MIF 有糖皮质激素拮抗作用，特别是逆转糖皮质激素诱导的抑制激活的巨噬细胞表达 TNF-α 和 IL-1。治疗 RA 和其他炎症性疾病的小分子 MIF 抑制剂在研究中。

干扰素是免疫调节细胞因子家族，分为干扰素Ⅰ型（IFN-α 和 IFN-β）或Ⅱ型（IFN-γ）。作为 T_H1 型免疫反应中主要的细胞因子，IFN-γ 具有广泛的促炎效应。下调或抑制该因子的功能被认为是治疗 T_H1 介导的炎症性疾病的靶点，抗 IFN-γ 单抗在 Crohn 病Ⅰ期临床试验中显示疗效。在一定的环境中，Ⅰ型干扰素能促进 T_H1 反应，但在许多情况下，表现出抗血管生成、抗病毒和抗炎症效应。IFN-α 对白塞氏病有效，在随机对照试验中，65% 的 IFN-α 治疗组患者达到至少部分缓解，而安慰剂组只有 14%。相反，治疗银屑病、SLE 和 Crohn 病的 IFN-α 单抗在临床试验中。IFN-β 能下调 TNF-α 和 IL-1 的产生，上调抗炎细胞因子表达和 IL-1Ra 水平，被用于治疗各种炎症性疾病。IFN-β 对治疗复发性 MS 疗效显著。在炎性关节炎临床前研究中，IFN-β 消除鼠 CIA 关节破坏和炎症。此外，IFN-β 缺陷的小鼠自发产生严重的骨质减少，表明此细胞因子的平衡对于 RA 骨质破坏的发展有重要作用。在人类中，IFN-β 治疗能很好耐受，在开放性研究中发现可改善 RA 疾病活动。对这些患者滑膜活检标本的组织化学分析发现 IFN-β、IL-6 和 MMP-1 显著减少。

包涵体肌炎（IBM）的肌病性损害以细胞毒 T 细胞为特点。IFN-β 对抗 IFN-γ 的免疫刺激效应，特别是激活细胞毒 T 细胞，显示此细胞因子是治疗 IBM 的有效手段。在一次安慰剂对照试验中，30 例 IBM 患者接受每周 IFN-β 治疗。在这次 6 个月的队列研究中，两组间无肌力上的差异。然而，普遍对治疗有良好的耐受性。有一例顽固性多肌炎被报道成功运用 IFN-β 治疗。需要用扩大的安慰剂对照试验来评估 IFN-β 在治疗 RA 和炎症性肌病中的作用。

（二）胞内信号靶向生物制剂

转录因子 NF-κB 和激活蛋白酶 1（AP-1）的活性在一些疾病如 RA 中增加。应激、内毒素和炎症细胞因子 IL-1 和 TNF-α 通过诱导 IκB 激酶（IKK）激活，导致 IκB 降解使 NF-κB 向核内转位。核转位活动后导致 IL-1、TNF-α、IL-8、COX-2 和 IL-6 的合成及促进炎症。一些抗风湿药物，如来氟米特、环孢素和皮质类固醇激素的抗炎效应归于抑制 IKK 的活性和上调 IκB 的表达。转录因子 AP-1 能导致许多与 NF-κB 相同的促炎症因子的转录，此外，还导致编码基质金属蛋白酶和氧化爆发的酶的基因转录。AP-1 是 c-Fos 和 c-Jun 二聚体，NDA 结合蛋白，被丝裂原激活蛋白激酶（MAPK）级联反应磷酸化后其转录活动上调。三条 MAPK 信号通路被描述为：细胞外调节蛋白激酶（ERK）、c-Jun N末端激酶（JNK）和p38 MAPK。在炎症细胞中，p38是被激活的最重要的激酶。JNK和p38 MAPK在RA中表达上调，但是在骨关节炎滑膜中不上调，进一步证实这些信号分子可能是治疗风湿病的重要治疗靶点。

细胞因子通过JAK-STAT途径促进促炎基因的转录。在与同源受体结合后，细胞因子激活Janus激活激酶（JAK），活化的JAK激酶磷酸化信号转导和转录激活（STAT）家族的特殊成员，它们二聚化、转位进入核和启动基因转录。基因敲除模型证明各种细胞因子激活一些STATs，导致固有免疫和适应性免疫反应的关键基因转录。JAK-STAT信号途径被许多胞浆蛋白抑制剂所调节，这些蛋白主要是阻止细胞表面受体被延长和过度激活。直接抑制的蛋白在JAK-STAT抑制剂中起显著作用，如泛素蛋白体依赖的STAT降解蛋白和激活STATs（PIAS）蛋白家族的蛋白抑制剂。此外，STAT信号途径诱导细胞因子信号抑制剂（SOCS）的调节分子的表达。SOCS家族成员通过与JAK和STAT相互作用而对抗STAT受体的招募，下调STAT介导的基因转录。在鼠炎性关节炎模型中，SOCS-1敲除小鼠遭受更严重的滑膜炎，而SOCS-1过度表达减轻炎症。此外，在抗原诱导的关节炎和CIA模型中，外周关节注射载有SOCS-3/CIS3的腺病毒载体能减轻肿胀和滑膜炎。靶向JAK-STAT信号途径对于治疗炎症性疾病如RA是一种有前景的选择方法。

三、针对炎症反应过程下游环节的靶向生物制剂

（一）金属蛋白酶抑制剂

关节软骨的降解过程被含有锌的内肽酶家族——金属蛋白酶抑制剂（MMPs）所介导。MMPs基于它们各自的亚单位被粗略地分为明胶酶、基质降解酶和胶原酶。在健康人中，MMPs是正常组织重塑的关键成分，包括伤口愈合、滋养细胞植入和生长发展。在疾病中，MMPs介导转移癌的迁移和促进病理性血管生成来支持肿瘤生长，而RA和OA患者的滑膜和血清中MMPs水平也增高，似乎介导软骨和骨的破坏。天然MMP抑制剂包括α_2巨球蛋白和TIMPs家族。然而，这些酶在RA和OA中相对于高水平的MMPs来说表达是不足的。一群MMP抑制剂被研制用于肿瘤性和风湿性疾病，包括肽和非肽抑制剂、反义结构和TIMPs基因转入。在炎性关节炎和OA动物模型中，MMP抑制剂可以减轻关节破坏。

三种胶原酶（MMP-1、MMP-8和MMP-13）肽抑制剂，在早期RA研究中显示良好的耐受性，然而，在RA患者的影像学表现中，疾病进展未被阻止，所以在RA和OA中药物的研发未继续。Marimastat，另一MMP抑制剂，具有广谱的活性，被研发用于肿瘤的治疗，有趣的是，它可缓解肌炎、僵硬和炎性关节炎。

根据目前疾病活动的衡量指标很难提供MMP抑制剂有效的证据，MMP抑制剂益处（延迟进展或阻止关节破坏）可能要在大规模试验中经过多年观察才能发现。将来MMP抑制剂可能作为药物联合治疗方案的成分。在OA中，时间将检测这些药物的有效性，虽然在广泛软骨降解前早期治疗可能逆转关节破坏，但在OA病程中用MMP抑制剂的最佳时间仍需要确定。

（二）抑制一氧化氮和活性氧中间产物

一氧化氮（NO）和活性氧中间产物（ROI）通过作用于基因转录或通过直接的细胞毒性和增加金属蛋白酶表达，成为炎症的重要调节者。在RA和OA关节内，氮氧化合酶（iNOS）过度表达使NO的产生被上调。在SLE、干燥综合征和血管炎中，NO还涉及组织破坏。NO是金属蛋白酶的重要诱导者，这可能是RA和OA关节破坏的关键机制。抑制NO产生的能力被认为是四环素在RA和OA中抗炎效果的重要机制。目前各种iNOS抑制剂被研发用于治疗炎症性疾病。这些药物包括L-精氨酸衍生物，在活性部位与精氨酸（iNOS的一个亚单位）竞争起作用，但临床前观察未显示出减轻滑膜炎的显著效果。一个新的方法，抑制iNOS二聚化（单聚体无活性），包括研发PPA250。此药物减少NO产生和缓解鼠胶原诱导关节炎（CIA）。

NO也是强大的血管舒张剂，增加胃血流和黏膜形成，对抗肠道COX抑制的有害影响。目前有一类新的NSAIDs药物被设计为在NO上加上COX抑制剂，目的是抑制COX抑制剂诱导的胃肠毒性。其中代表性的药物为AZD3582，它的主要代谢物是萘普生。AZD3582现已完成治疗OA的Ⅱ期试验，显示对膝关节疼痛良好的疗效和较好的耐受性。

ROIs在各种关节炎中产生，如OA和RA。尤其是，RA炎症过程使超氧阴离子直接从破骨细胞、软骨细胞、中性粒细胞、激活的巨噬细胞和滑膜细胞中释放。ROI产生的刺激包括激活滑膜细

胞和多形核细胞释放超氧以及局部缺血再灌注。在通常条件下，自由基清除超氧化歧化酶（SOD）限制氧化及组织破坏。然而在 RA 中，滑膜组织的 SOD 水平与正常组织相比下降。SOD 产物可减轻 ROI 介导的组织破坏，包括 orgotein（牛 CuZn SOD）和 SOD 模仿物。在 RA 和 OA 的临床研究中，orgotein 改善临床疾病活动指标，包括关节疼痛、肿胀、僵硬和功能。由于对牛提取物的免疫应答使得其广泛应用受到限制。一个新的 SOD 模拟物，M40403，在鼠 RA 模型中可缓解 CIA，并减少骨和关节炎症和破坏。

（三）靶向补体

补体系统的炎症和免疫调节活性在风湿性疾病中发挥各种致病作用，导致 SLE、RA 和肌炎的组织破坏。补体活化是固有和获得性防御的重要组成部分。因此，抑制补体的生物治疗的设计必需仔细评估调理素和细胞毒作用（保护宿主免受感染）受破坏相关的并发症。因此，现在研发的药物如人抗 C5 单抗（h5G1.1），仅仅靶向补体级联反应中特殊的部分，只是膜攻击复合体的形成和 C5a 过敏毒素产生受损害。H5G1.1 与 C5 结合阻止 C5 转化酶的裂解作用。临床前研究显示用抗 C5 抗体或 C5a 受体拮抗剂减轻 NZB/W 狼疮易感小鼠狼疮样表现，阻断抗磷脂抗体诱导的鼠模型流产，也可限制鼠 CIA 滑膜炎。RA、SLE 和皮肌炎的Ⅰ/Ⅱ期人体试验运用 h5G1.1，每一个研究都显示较好的耐受性和减轻疾病活动的正性作用，尤其是减轻炎症指标。然而，量化最大疗效和分析毒性的进一步研究是必需的。通过抑制膜攻击复合体形成，对 *Neisseria* 菌感染的免疫反应被削弱，因此，进一步的研究要仔细评估这个菌感染的危险性。Ⅰ型可溶性补体受体（sCRI）和补体受体相关基因蛋白 y（Crry），都靶向 C3 转化酶，在炎性关节炎和抗磷脂抗体综合征动物模型中显效，但是由于生效所需的剂量较高及抑制细胞因子释放的能力较 h5G1.1 差而被限制。

（四）Fc 受体

Fc 受体（FcR）表达于许多涉及炎症和免疫的细胞包括巨噬细胞、自然杀伤细胞和中性粒细胞，FcR 信号促进炎症活动，如吞噬作用和抗体依赖的细胞介导的细胞毒性。然而，一些 FcRs 以调节分子起作用，如与 B 细胞耐受相关的 FcγRⅡb。其他 FcRs 通过影响 B 细胞生长和免疫球蛋白产生调节免疫反应。FcγRs 在 SLE 介导炎症中的关键作用在 FcγR 缺陷的 NZB/W 鼠中充分体现，它可保护其不产生肾小球肾炎。此外，给予 NZB/W 鼠可溶性 FcγRⅢ减少抗双链 DNA 抗体产生和蛋白尿，延长生存率，可能通过与细胞表面的 FcγRⅢ竞争。可溶性 FcγRⅢ在这个模型中的确切机制不清楚。相反，过度表达 FcγRⅡa 的转基因鼠产生类风湿关节炎样侵蚀性血管翳和狼疮样肾小球肾炎。在 RA 中，激活的滑膜巨噬细胞较循环中巨噬细胞表达高水平的 FcγRⅠ（CD64），一个 IgG1 高亲和力受体，FcγRI 有效内吞结合的抗体的能力显著。一个通过抗 CD64 抗体和蓖麻毒素 A（抗 CD64-RiA）结合创建的免疫毒素与细胞表面的 FcγRI 结合后迅速被吞噬，导致培养的 RA 滑膜巨噬细胞被抗 CD64-RiA 迅速杀死。用抗 CD64-RiA 治疗 RA 外植滑膜可减少 TNF-α 和 IL-1 的产生和外植物中潜在软骨退化。在 SLE 中，靶向 FcRs 的新的治疗包括 TG19320，一个以高亲和力结合 Fc 免疫球蛋白为特点的合成分子。用 TG19320 治疗 MRL lpr/lpr 狼疮鼠模型可延长生存率和延迟蛋白尿。TG19320 可能通过抑制 IgG 与 FcRs 结合，导致免疫复合物沉积受影响和形成小的更易从肾小球系膜清除的免疫复合物，而发挥有益的效应。由于其在鼠中的耐受性好，TG19320 被考虑用于治疗人 SLE。

（五）破骨细胞分化

在 RA 中，骨破坏主要由破骨细胞的分化和激活造成。原始破骨细胞被它们的受体 RANK 和配体 RANKL 相互作用而激活。被 TNF-α 和 IL-1 诱导后，T 细胞、破骨细胞和成纤维细胞表达 RANKL。RANK/RANKL 相互作用，并与因子 M-CSF 联合下，诱导破骨细胞分化和激活。过度的破骨细胞激活导致骨侵蚀，和可能外周关节骨量减少。一个天然的捕获受体，骨保护素（OPG）与 RANKL 结合来阻止破骨细胞激活；然而，与其他抗炎调节因子一样，滑膜 OPG 水平在 RA 患者中的水平不足以控制破骨细胞分化和骨破坏。各种靶向破骨细胞的治疗，包括 OPG-Fc 和双膦酸盐，在关节炎动物模型中被显示能减少或阻止骨侵蚀，虽然显著的滑膜炎症的改善未观察到。用 OPG-Fc 治疗 TNF-α 转基因和 CIA 鼠 RA 模型和佐剂诱导的关节炎，可减少关节侵蚀的数目和大小。作为抗感染治疗的一个辅助手段，OPG 在阻止 RA 骨破坏中可能提供额外的效果。

四、总结与展望

新兴的生物靶向治疗对风湿病治疗学有积极的推动作用。然而，因为许多生物治疗靶点在正常组织或免疫内环境稳定中有着重要作用，阻断它们的活性的结果即便不是有害的，也是不可预测的，所以许多生物制剂的临床研究最终被放弃。不过需要强调的是，那些由于不符合我们现有的有效标准已经或将被放弃的药物不应被遗忘，将来它们可能在联合治疗中发挥作用。此外，靶向治疗的新方法的进步，包括反义结构、小分子抑制剂、疫苗治疗和基因治疗等可能为生物治疗提供更精致、更奇妙的方法来降低毒性和提高疗效。

第二节 治疗风湿病的新型小分子“靶向”药的问世与前景

目前生物制剂等较为成熟的靶向治疗药物已经进入RA等风湿性疾病的临床应用并取得了良好的效果。与传统药物相比，该类药物能够特异作用于信号转导途径中的各种信号分子，抑制信号转导。起效快，疗效强，安全性好等优点使之迅速得以开发利用。但因其大多数分子量较大，不可口服，只能注射治疗，而且易过敏，体内停留时间长，再加上制造工艺复杂，价格昂贵等缺点，严重限制了其广泛应用。

因此，既有准确的靶向性，又具有分子量小的特点的小分子靶向药物才是风湿病治疗的理想药物，也是目前风湿病药物治疗研究面临的课题。

本章节概述了目前风湿病治疗中正处于临床期及临床前期等研究阶段的新型小分子“靶向性”药物，并对传统小分子靶向性药物在风湿病（目前主要用于RA）治疗中的新应用做了介绍。

小分子靶向药物是指分子量小于1kDa并且具有强大的生物学效应的分子复合物。理想的小分子化药物多与细胞表面受体、细胞内信号转导蛋白及对其起调节作用的酶等有关。在药物研发阶段，大多数小分子化药物可在相对较短的时间内合成，并且因其与靶标特异性结合能力强而易于筛选等特点，显示了巨大的优势。而且，与生物制剂不同的是，小分子化药物可以口服，合成工艺成本低效率高，相对价廉，对这对患者及医疗保健系统意义重大。

一、激酶抑制剂

（一）蛋白酪氨酸激酶3（Janus Kinase，JAK3）抑制剂

CP-690，550是一种新型JAK3抑制剂，分子式为$C_{16}H_{20}N_6O$，能有效选择性抑制JAK3，抑制JAK-STAT信号通路活化，减轻免疫反应造成的组织损伤。

在一项为期6周的随机、双盲、安慰剂对照设计的Ⅱa期试验中，264名不能耐受甲氨蝶呤（MTX）或对肿瘤坏死因子（TNF）抑制剂治疗无反应的中、重度活动性RA患者，分别接受3种剂量的CP-690，550（5mg、15mg、30mg，每日2次）治疗，各药物组患者在用药第1周时关节炎症状即有改善；第6周时，药物组患者达到ACR20、ACR50、ACR70（改善程度分别为20%、50%、70%）的人数比例分别为70%～81%、33%～54%、13%～28%，而安慰剂组则仅为29%、6%、3%；此时三个药物组中各有57%、75%、76%的患者HAQ-DI分值明显降低（小于0.3个单位），而安慰剂组仅为36%；CP-690，550还可以明显改善疼痛状况。所有剂量组从给药第1周开始，SF-36v2分数即有明显改善，与安慰剂统计学差异显著。

2010年11月，辉瑞公司公布的为期6个月的Ⅲ期临床实验结果亦证实RA患者对该药物反应良好，用药期间并未出现新的安全性问题。

CP-690，550常见的不良反应为头痛和恶心，且发生率呈剂量依赖性增加。其潜在的安全隐患为肝酶升高及低密度脂蛋白升高。

目前进一步的临床试验已证实其有效性及安全性，近期上市的CP-690，550率先成为首个治疗RA的新型小分子靶向治疗药物。

（二）脾酪氨酸激酶（spleen tyrosine kinase，Syk）抑制剂

经口服给药后，R788可在体内迅速转换为R406，而R406可通过抑制Syk，阻断Syk信号转导通路，抑制RA患者滑膜细胞中TNF-α和金属蛋白酶（MMP）的产生而影响疾病的活动。

临床试验表明，两药物组（100mg，每日2次；150mg，每日1次）在用药第1周就有显著的临床效果，ACR20分别为36%、23%，而安慰剂组仅为14%；第6个月时，ACR20各为67%、57%、35%，DAS 28<2.6指数也分别达到31%、21%、7%；药物组各项指标均显著优于安慰剂组。

令人感到振奋的是，受试者中15%既往对生物制剂无反应的RA患者，应用R788也收到显著效果，C反应蛋白（CRP）、红细胞沉降率（ESR）等实验室指标水平均有下降，MRI显示滑膜炎及骨炎也有明显改善。

另一项关于R788的随机对照研究中，189名活动性RA患者用药12周后，ACR20、ACR70改善率

具有明显剂量依赖性，并显著优于安慰剂组；高剂量组患者的血清白介素（interleukin，IL）6和MMP-3水平用药第1周时便有明显下降，且效果持续于整个研究过程。

应用R788常见的不良反应为剂量依赖性腹泻和可逆性中性粒细胞减少。其他消化道副作用主要有恶心呕吐、胃肠炎。另外，需要引起注意的是，R788可引起一定程度的血压升高。

抑制Syk通道将是一个前景广阔的RA治疗靶点。而R788也极有潜力成为治疗RA的新型小分子“靶向”治疗药物。

（三）p38丝裂原活性蛋白激酶（Mitogen-activated protein kinase，MAPK）抑制剂

VX-702是一个高选择性的p38MAPK拮抗剂，通过与三磷酸腺苷（ATP）结合位点结合竞争性抑制该激酶，对αp38抑制作用强于β型14倍，对γ型及其他激酶几乎没有抑制作用。

Nemanja Damjanov等人在活动性、中重度RA患者中进行了名为VeRA study和Study 304的两次随机、双盲、安慰剂对照试验。第12周时，VeRA study中药物剂量10mg组、5mg组及安慰剂组的ACR20分别为40%、36%、28%；而在Study 304中，应用VX-702每天1次并加用MTX组、VX-702每周2次同时加用MTX组、安慰剂对照组ACR20分别为40%、44%、22%。药物组效果均优于安慰剂对照组，统计学差异显著，但与MTX协同作用不显著。

并且药物组患者血清CRP、可溶性TNF受体（sTNFR）p55、血清淀粉样蛋白A（SAA）水平早在第1周就可见明显下降，但这种效果没能维持，到第4周时，这些指标已开始回复，至12周时，基本完全回复到初始水平。

试验中患者对VX-702显示了良好的耐受性，不良反应发生率及各项实验室指标改变与安慰剂组无显著差异。仅可见剂量依赖性可逆QTcF间期增宽。

VX-702通过抑制p38MAPK通路信号转导，减少IL-6、TNF、IL-1的合成，有效改善RA患者临床症状和体征，但却不能持续降低患者体内如CRP等炎性标志物水平，后者仅在用药初期有所下降，且效果很快消失。这可能与其仅抑制α型p38有关。况且MAPK途径涉及分子众多、机制复杂，在RA患者的成纤维样滑膜细胞（FLS）中只有不超过1/3的TNF-α诱导基因为p38MAPK依赖性的，所以，仅抑制p38途径可能并达不到完全抑制TNF-α效应的结果。

VX-702目前正处于临床Ⅱ期试验中，其作为新型小分子靶向药物的临床应用价值还需进行更多的探讨。

（四）c-Jun N端激酶（JNK）抑制剂

JNK通路信号转导途径极其复杂，并与ERK、p38MAPK等信号转导途径有密切联系。SP600 125为一种选择性小分子c-JNK抑制剂，30mg/kg/d皮下给药能降低佐剂诱导关节炎（AIA）大鼠关节肿胀及关节软骨和骨破坏，这与降低AP-1（activator protein-1）活性和MMP-3含量相关。还发现可抑制IL-1刺激FLS增加MEKK2介导MAP3K磷酸化激活MKK4/7，阻断介导RA病理过程复杂的信号通路（MEKK2-MKK4/MKK7-JNK），因此c-JNK抑制剂极有希望成为有效控制RA病程进展的新型小分子靶向药物。

（五）JAK1/2抑制剂

INCB018424由Incyte公司开发，通过特异性结合JAK1/2，抑制酪氨酸激酶受体偶联的信号转导，减少致炎症细胞因子如IL-2、IL-6等含量，控制疾病进展。不但对RA有效，而且对多发性骨髓瘤、前列腺癌、银屑病等也有较好的治疗效果。该药可口服给药，生物利用度高，每天给药一次即可达有效浓度，具有较好的顺应性和耐受性，在RA治疗中开发应用前景广阔，目前正处于多中心临床试验的准备阶段。

二、其他小分子“靶向”药

（一）转录因子抑制剂

T-5224可抑制p38MAPK和c-Jun activated kinase（JNK）通路下游的分子c-Fos/AP-1而削弱p38MAPK、JNK通路作用效果。动物实验证实，T-5224可有效阻止胶原诱导性（CIA）大鼠模型的关节破坏，血管翳形成以及破骨细胞生成。因此，研究者们对此小分子药物的研发前景保持乐观。目前该药物已进入Ⅰ期临床试验。

（二）IL-12/23小分子抑制剂

STA-5326通过抑制c-Rel核易位及阻断p35和p40转录，而选择性抑制IL-12/23表达。该药物可抑制鼠炎症性肠病（IBD）模型中IFN-γ产生及结肠组织病理改变进展，提示其对Th1依赖性自身免疫性炎症性疾病有一定的治疗作用。目前已证实对中重度活动性克罗恩病（Crohn’s disease，CD）有效。目前该药在RA治疗应用方面已进入Ⅱ期临床试验，其安全性及有效性的评估结果令人期待。

（三）A3腺苷酸受体（A3AR）激动剂

A3AR为一个细胞表面受体相关小G蛋白，活动性RA患者滑膜组织及外周血单个核细胞表面可检测到高表达的A3AR。活化的A3AR可通过下调NF-κB信号转导，减少TNF-β释放引起的T细胞增殖而发挥抗炎作用。

CF101是一种口服高选择性A3AR激动剂，可通过激活A3AR减少TNF释放。临床Ⅱ期试验表明，可明显改善RA患者关节炎症状体征，1.0mg每日2次组ACR20、ACR50、ACR70分别达到55.6%、33.3%、11.5%。治疗相关性不良反应主要有轻微头痛、恶心、呕吐以及皮疹，耐受性良好。这些数据表明，A3AR可作为一种新的RA药物作用靶点。进一步相关研究已在进行中。

（四）CD80拮抗剂

CD80-CD28相互作用产生的共刺激信号为T激活过程所必需，两者相互作用在T细胞活性调节中起重要作用，并和自体免疫发病机制有关。RhuDex为一个口服CD80拮抗剂，旨在阻断CD80-CD28之间相互作用抑制免疫控制RA病情进展，现已进入Ⅱ期临床试验评估中。

（五）趋化因子受体拮抗剂

趋化因子受体CCR5为RANTES的主要天然配体，主要表达于记忆性的静止期T淋巴细胞、单核细胞、未成熟的树突状细胞等的细胞膜上，具有调控T细胞和单核/巨噬细胞系的迁移、增殖与免疫的功能。

Maraviroc为一种口服选择性CCR5受体拮抗剂，最近已被美国食品药品管理局（FDA）批准用于HIV感染的治疗。评估对RA患者的治疗效果及安全性的Ⅱ期临床试验已在进行中。

三、展望

最近几年风湿病治疗药物的研究和开发取得了飞速进展，靶向性针对细胞信号转导途径中各种成分、阻断信号转导的小分子药物更是如雨后春笋般层出不穷，国内外关于此方面的研究方兴未艾，研究前景广阔，且业已取得了可喜的进展。

但就目前的研究结果来看，一些存在的并发症要求对药物靶向性的特异及严格性进行进一步验证。值得指出的是，该类药物多会抑制自体免疫反应，慢性副作用往往需要较长时间才会出现，这就要求对该类药物进行更大规模更长时间的临床试验研究以明确其安全性。因此，此类药物从研发阶段到最终进入临床应用过程中还有很多障碍需要逾越。

另外，RA等风湿性疾病发病机制复杂，涉及多条细胞信号转导途径。而就目前进入研究领域的现有药物，其作用机制仅涉及了极少部分。这表明，还存在大量与疾病发病及病程进展密切相关的细胞（如FLS）和潜在药物作用位点，等待人们去研究。

可以肯定的是，随着对风湿性疾病机制研究的深入，以及对小分子复合物系统性筛选及与靶结构间相互作用的效能和特异性评估技术的进步，新型小分子靶向药物的发展空间将越来越大。并且，正处于研究中的小分子化合物将会从结构、作用机制等方面进一步得以完善，真正作为人们一直以来期待的小分子靶向性药物给风湿性疾病患者带来福音。

（吕良敬）

表19-1 风湿病治疗临床研制中的小分子化合物

作用靶标	作用机制	研制中药物	治疗疾病	研究阶段
Jak	抑制细胞因子信号转导	CP-690550，INCB18424	RA，银屑病，CD	临床Ⅲ期，Ⅰ期
Syk	抑制免疫受体信号转导，减少炎症细胞因子合成	R788	RA，过敏性哮喘	临床Ⅱ期
p38 MAPK	抑制炎症细胞因子合成、促进基质降解	VX-702	RA，银屑病，CD	临床Ⅱ期
c-JNK	抑制炎症细胞因子合成、促进基质降解	SP600 125	RA，UC	临床Ⅰ期
AP-1/c-Fos	减少炎症细胞因子合成	T-5224	RA	临床Ⅰ期
IL-12/23	抑制Th1依赖性免疫反应	STA-5326	RA，CD	临床Ⅱ期
A3AR	阻断免疫受体信号转导，减少炎症细胞因子合成	CF101	RA	临床Ⅱ期
CD80	抑制T细胞活化	RhuDex	RA	临床Ⅱ期
CCR5	阻止炎性细胞招募	Maraviroc	RA，HIV感染	临床Ⅱ期

CD，克罗恩病；UC，溃疡性结肠炎。

参考文献

1. Hochberg MC, Silman AJ, Smolen JS, et al. Rheumatology. 3rd ed. Amsterdam: Mosby, 2005.
2. 陈顺乐. 系统性红斑狼疮. 上海: 科学技术出版社, 2004
3. 王苏丽, 吕良敬. 小分子"靶向"药物在类风湿关节炎中的研究进展. 中华风湿病学杂志, 2012, 16(3): 206-208.
4. Stanczyk J, C Ospelt, S Gay. Is there a future for small molecule drugs in the treatment of rheumatic diseases? Curr Opin Rheumatol, 2008, 20(3): p257-262.
5. Kremer JM. The safety and efficacy of a JAK inhibitor in patients with active rheumatoid arthritis: Results of a double-blind, placebo-controlled phase IIa trial of three dosage levels of CP-690, 550 versus placebo. Arthritis Rheum, 2009, 60(7): p1895-905.
6. Weinblatt M E. An oral spleen tyrosine kinase (Syk) inhibitor for rheumatoid arthritis. N Engl J Med, 2010, 363(14): p1303-1312.
7. Sweeney SE, Firestein GS. Primer: signal transduction in rheumatic disease--a clinician's guide. Nat Clin Pract Rheumatol, 2007, 3(11): 651-660.
8. Stohl W. Therapeutic targeting of B lymphocyte stimulator (BLyS) in the rheumatic diseases. Endocr Metab Immune Disord Drug Targets, 2006, 6(4): 351-358.
9. Atzeni F, Doria A, Maurizio T, et al. What is the role of rituximab in the treatment of rheumatoid arthritis? Autoimmun Rev, 2007, 6(8): 553-558.
10. Nowell MA, Richards PJ, Horiuchi S, et al. Soluble IL-6 receptor governs IL-6 activity in experimental arthritis: blockade of arthritis severity by soluble glycoprotein 130. J Immunol, 2003, 171(6): 3202-3209.
11. Brennan F, Beech J. Update on cytokines in rheumatoid arthritis. Curr Opin Rheumatol, 2007, 19(3): 296-301.
12. Kremer JM, Westhovens R, Leon M, et al. Treatment of rheumatoid arthritis by selective inhibition of T-cell activation with fusion protein CTLA4Ig. N Engl J Med, 2003, 349(20): 1907-1915.
13. Silverman GJ, Khanna S. B cell modulation in rheumatology. Curr Opin Pharmacol, 2007, 7(4): 426-433.
14. MacKenzie NM. New therapeutics that treat rheumatoid arthritis by blocking T-cell activation. Drug Discov Today, 2006, 11(19-20): 952-956.
15. Lorton D, Lubahn C, Bellinger DL. Potential use of drugs that target neural-immune pathways in the treatment of rheumatoid arthritis and other autoimmune diseases. Curr Drug Targets Inflamm Allergy, 2003, 2(1): 1-30.
16. Ackermann C, Kavanaugh A. Tumor necrosis factor as a therapeutic target of rheumatologic disease. Expert Opin Ther Targets, 2007, 11(11): 1369-1384.

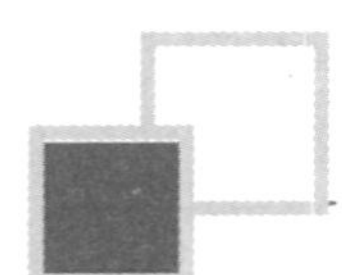

第二十章　生物样本库及标准化操作流程

一、概述

各类组学、高通量生物技术、生物信息学与医药研究的快速发展，个性化医疗与转化医学已成为国际医学健康领域的重要概念。标准化、高质量生物样本库是基础与临床研究、临床诊断技术研发、药物开发、健康（预测预防）研究与产业化，即实现转化医学、个性化医学的最重要源头与环节之一，是转化医学研究的基石，是推动生物医药产业未来发展的重要驱动力，也是当今生命科学原创性研究、生物技术与产业自主创新体系建立中至关重要的环节与保证，作为生命科学及转化医学重大基础支撑平台的生物样本库建设意义尤为突出。

生物样本库主要是指用于各种研究而非用于器官移植的标本及其他生物样本，包括组织、全血、血浆、血清、DNA、RNA 等器官组织、生物体液或经初步处理过生物样本及与这些生物样本相关的各种临床、病理、治疗与随访等资料。

基因组、功能基因组与生物芯片技术与研究的广泛、深入开展，发现许多重要的基因与蛋白等物质，人们迫切需要发现这些基因与蛋白在人体组织等生物样本中表达变化、功能及其与人类健康和疾病（尤其肿瘤）的内在关系。许多重大疾病的预测与预防、早期诊断、个性化治疗、预后评估等都可借助人体组织、血液及体液中的基因或蛋白成分来进行判断。因此，对基因、蛋白等生物大分子在疾病发病机制及其与疾病的相关性、药物靶向治疗中所起作用的研究成为了生命科学界的焦点。高质量生物样本在生物医药领域的需求越来越迫切。

二、国际现状

生物样本库建设在欧美发达国家起步较早，基础较为扎实，在样本库建设、维护和使用方面积累了良好的经验，并已形成产业化和网络化管理。美国组织生物样本库协会（AATB）于 1976 年成立，1984 年 AATB 公布了生物样本库建设的指南，并于 1986 年和 1988 年分别对加入该协会的机构和个人成员进行资格认证。AATB 制定的指南已成为后续世界各地各类组织生物样本库建设的行为准则。除了 AATB，目前国外已经有国际生物和环境样本库协会（ISBER）权威组织、美国联合人类组织网络（CHTN）、美国国家癌症中心生物资源和生物样本库办公室（OBBR）、欧洲生物样本库协会（EATB）、泛欧洲生物样本库与生物分子资源研究平台（BBMRI）等行业管理机构，并且他们也已经制定了其生物样本库的指南及最佳实践。2009 年 9 月美国国家癌症研究所（NCI）开始筹划建立美国第一个国家级肿瘤生物样本库，被 2010 年"Times"列为未来改变世界的十大规划之一，英国样本库搜集了 50 万来自 40～69 岁人口捐赠的样本，是目前世界上规模最大的人类遗传队列研究样本库，BBMRI 已经发展为来自欧洲 30 个国家超过 225 个相关组织组成的 54 个会员机构，成为欧洲最大的研究性基础设施项目之一。

目前，国际上无公认的专门针对生物样本库建设的 ISO 质量管理体系，欧美发达国家在国家层面和行业层面推进该项工作，法国医学与健康研究院（INSERM）和法国标准协会（AFNOR）结合 OECD 与 ISO 9001 建立了国家级的生物样本质量管理体系，联合发布了生物样本库国家标准（NFS96-900），目前法国有 67 家生物样本库通过了该标准的认证。2012 年美国 CAP 与 ISBER 合作，在美国本土启动生物样本库认可项目（BAP），并建立了整套的 Checklist。OBBR、ISBER 还推出一些最佳实践。UK 生物样本库通过了 ISO9001 质量管理体系的认证，卡罗林斯卡医学院样本库（KI Biobank）是全球率先通过 ISO/ICE 17025 质量管理体系认可的生物样本库之一，并采用实验室信息管理系统（LIMS）对生物样本的录用加以监控。

三、国内现状

我国样本资源极其丰富，是任何一个国家所无法比拟的，为了抢占生物样本库建设先机，抢占我国在生命科学研究与生物医药产业领域国际制高点，国内生物样本库建设比较有代表性是科技部牵头建立的"中国人类遗传资源平台"，医科院 1994 年设立的癌症组织样本库和中华民族永生细胞库，国家发改委生物芯片国家工程研究中心的肿瘤生物样本及组织芯片库，北京重大疾病临床数据和样本资源库，国家基因库以及上海、天津、广州、北京等医院的各种重大疾病（尤其肿瘤生物样本库）。虽然中国拥有世界上最丰富的生物基因资源，但由于经济发展、地域开放、人群流动等一系列因素，都可能导致遗传隔离群体和资源的逐渐散失、消亡而永久性地不复存在。此外，发展中还存在着诸多问题，如：样本采集、质量控制缺乏标准化，样本采集中的伦理、知情同意等还缺乏规范化；样本的储存、转运和备份，缺乏统一的技术标准。尤其是已经建立的生物样本库，良莠不齐；生物样本库数字化、信息化建设关键技术未获突破，全国的生物样本库建设缺乏顶层设计，未统一协调、管理，缺乏共享利用机制，造成不必要的重复和浪费；对样本科研价值的挖掘和利用参差不齐，没有专门的学术与行业机构予以监管。

鉴于上述现状，中国医药生物技术协会组织生物样本库分会，于 2009 年 11 月由卫生部、民政部批复成立，并于 2013 年进行了改选，现分会由全国 100 多家知名医院、134 名领域专家组成。近年来，分会牵头组织举办了五届中国组织生物样本库标准化建立与应用研讨会、两届上海生物样本库与转化医学论坛。2013 年分会建立了中国虚拟生物样本库，旨在利用此网站加强我国生物样本优势资源的交流、合作和共享。分会与国家 863 分子分型项目组、癌症基因组共同编写了中国生物样本库与数据库建立的指南，并牵头组织全国生物样本库领域 20 名专家制定了中国医药生物技术《生物样本库》行业标准（试行），翻译《2012 ISBER 最佳实践》并发布，为我国数百家医院提供了培训，成为中国该领域权威机构。目前，分会成立了中国生物样本库的质量检查与达标论证工作组，制定了自评表与质量达标检查细则和评分标准，并着手制定系列生物样本的国家标准以保证其样本资源的质量。

四、应用

（一）系统生物学和疾病基础与临床研究

高质量生物样本库的建立，可以充分发挥其在储存人类及其他生物各类型组织生物样本方面的系统功能，建立封闭而安全可靠的数据库，保存和跟踪患者家族史、流行病学、病理学、治疗类型和治疗结果、生存情况等所有相关信息。在系统生物学和疾病基础与临床研究中，可利用此宝贵资源开展细胞生物学、分子生物学、分子病理学、基因组学和蛋白组学等系统生物学的研究，探讨新的疾病分类、分型、诊断、个性化治疗和预后标准，开展疾病预测、早期检测、分子分型与个性化治疗、预后评估等新型的诊治策略。因此，生物样本库的建立将为疾病诊治的深入研究提供重要的信息和资料，对快速实现研究成果产业化、防治疾病起到重要的作用。

（二）新药开发

高质量的生物样本库在保证药物筛选所需要的大量组织生物样本的基础上，应用其辐射产业——组织芯片产业的高通量筛选技术，以药物与组织、细胞和分子之间的作用机制为依据，来设计筛选模型，实现了自动化、大规模的高通量药物筛选。这将大大减少新药开发瓶颈环节——新药筛选过程中所耗费的人力财力，提高药物筛选的效率，缩短新药开发的周期，为提高企业药物创新的核心竞争力、进而开发出具有自主知识产权的新特药物提供了重要的先决条件。

（三）药物基因组学

生物样本库的建设对药物基因组学的研究也起着巨大的推动作用。药物基因组学是基于药物反应的遗传多态性，遗传多态性是药物基因组学的基础。这些多态性的存在可能导致许多药物治疗中药效和不良反应的个体差异，是实现疾病分子分型诊断与实施个性化治疗的重要基础。基于生物样本库水平的药物基因组学研究从基因水平揭示这些差异的遗传特征，鉴别基因序列中的差异，在基因水平研究药效的差异，并以药物效应及安全性为目标，研究各种基因突变与药效及安全性之间的关系，并开发出一系列与耐药性检测和药物代谢酶多态性检测相关的分子分型检测产品以指导疾病个性化治疗，对临床诊断芯片产业的发展有着相当积极的推动作用。

（四）组织芯片

伴随组织库的建设，组织库相关产业——组织芯片将得到了很大的发展。组织芯片技术可将基因、基因转录、相关表达产物生物学功能（蛋白）生物学功能三个水平上进行研究，并与组织形态学相结合，精确定位组织细胞中基因与表达的蛋白，弥补基因芯片、蛋白芯片的不足，该产品主要功能：

1. 研究疾病不同发展阶段各基因与基因表达动态变化；

2. 疾病相关基因的验证；

3. 疾病的分子诊断；

4. 疾病治疗靶点的研究；

5. 疾病相关抗体和新药物的开发与筛选；

6. 疾病治疗过程的追踪和预后等。

该技术将极大地促进现代医学、基因组学和蛋白质组学研究的深入发展。基于组织芯片在后基因组计划、蛋白组计划、疾病诊断研究中独特、基因与蛋白芯片不可替代性用途，使组织芯片应用具有实际意义和广阔前景。

十二五期间，中国医学科研及转化医学自主创新发展提速，加强了在生物样本库建设方面的投入，先进的自动化设备的引进，信息管理软件的开发、共享网络平台的建设、国际交流合作的展开等，对行业来说面临着巨大的发展契机，生物样本库建设进入了快速发展期。相信伴随着生物样本相关国家标准的出台，不远的将来，珍贵的生物样本资源会对科学研究具有越来越重要的战略应用价值。

五、样本采集、处理的标准操作程序（SOP）

样本采集、处理的标准操作程序（SOP）内容包括（图 20-1）：

（1）样本的目的和适用范围；

（2）样本的采集方法、时效；

（3）样本的处理流程与分装；

（4）样本运输与接收；

（5）样本的保存条件及存储；

（6）样本出入库的规范化程序；

（7）样本标识与信息记录；

（8）样本及数据质量保证和质量控制；

（9）技术人员及质量保证人员的培训；

（10）样本库的应急预案。

（一）采集前工作流程

1. 制订采集计划 由科研项目组制订样本采集计划，或是样本库根据其职能和前瞻性的科研定位，制定出样本库的样本采集计划，包括研究目的、病种、种类、数量，捐赠者来源、采集及存储方式、计划利用等。

2. 学术委员会审核 将样本采集计划提交给学术委员会进行学术审核，对计划采集样本的价值进行评估。采集的样本应满足研究的目的，样本只有在用于研究使用时才能发挥其真正价值。

3. 伦理委员会审查 在开展一个样本采集计划前，项目组必须向伦理委员会提交项目的相关文件及样本采集计划，必须通过伦理审查。

4. 签订知情同意书

（二）样本采集

样本在采集、处理、储存、运输、取用和销毁上有着不同的目的和方法，必须遵循生物样本采集标准化流程，经过培训专业人员取材。通常要求每一病例样本（如肿瘤）尽量既要有血液样本也要有组织样本，采集后分离提取血清、血浆、全血、血细胞、DNA 和 RNA 以及新鲜组织、固定组织及石蜡切片等。

1. 样本种类 可采集并贮存各种形式的样本种类繁多，主要如下：全血及血液成分（血浆、血清、白细胞、红细胞）、组织（冷冻的和石蜡包埋的）、核酸（DNA、RNA）、尿、唾液、头发、指（趾）甲、母乳、粪便、细胞株、骨髓、各种液体（腹水，胸腔积液，胰液、滑液、羊水等）。

2. 采集病例的选择 样本采集病例的选择必须符合该研究采集计划的要求，诊断明确，病例资料包括临床诊断及病理诊断，治疗过程资料齐全。一般采集手术组织、术前、术后和各治疗阶段血液或其他体液样本等。

3. 采集前准备及要求 根据采集样本的种类

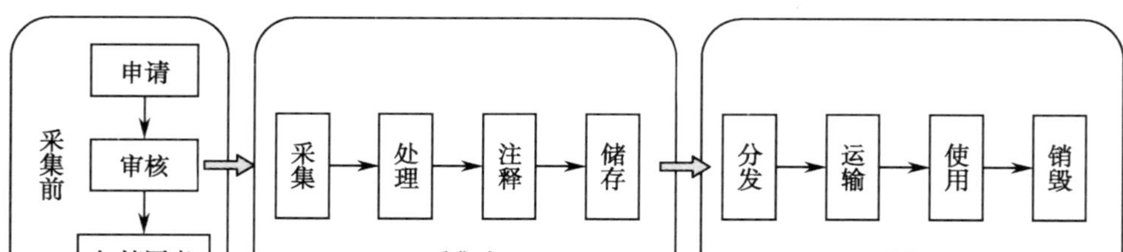

图 20-1 样本采集工作流程图

和方法，样本采集前应做好充分的准备，使采集过程正常进行，保证样本的质量。

（1）确认样本采集途径、人员配备和器材准备。

（2）采集人员要珍惜样本资源，科学进行样本采集。

（3）首先满足捐赠者在病理和临床诊断上的需求，剩余的部分才能作为样本由样本库进行处理和储存。

（4）采集样本时应严格按照不同样本的采集要求进行，以保证样本的质量，使采集的样本成为具有高价值的资源。

（5）确定样本标识编码，并在样本存储器材如冻存管上贴上适当的或含有条形码的标签。

（6）工作人员必须拥有一定资格并接受标准化流程的培训，以保证采集到高质量的样本。

（三）组织样本的采集（图 20-2）

组织样本的采集应该在病理学专业人员在场的情况下、在不影响用于临床诊断的前提下取材，确保采集的样本符合要求。所有的组织都应被认为具有传染性和生物危险性，采集和处理的过程中相关人员要做好必要的防护措施。

注意事项：

（1）采集组织样本时应该由病理学专业人员确定，在不影响用于临床诊断的前提下取材。

（2）减少组织在缺氧条件下的时间，防止细胞死亡和降解程序的启动。

（3）防止来自器材的交叉污染。

（4）尽可能采集正常组织作为对照。

（5）采集的组织应防止其脱水，在转移到不同实验室时应当保证低温条件，如使用干冰或液氮。

（6）不同组织的采集，应按照不同的标准操作程序进行。

（四）组织样本的处理与主要用途

通常情况下，为了方便研究人员对样本的选择和使用，样本库除保存采集的原始样本外，尚需对样本做进一步的提纯处理，以获得样本的衍生物，供研究者使用。这样既能控制样本的使用量，减少对样本不必要的浪费，又能保证其质量不受影响。可从快速冰冻保存的组织样本中直接提取 DNA、RNA 和蛋白质；或将 OCT 包埋组织样本用于制作冰冻组织切片；将甲醛固定石蜡包埋组织样本用于制作石蜡切片；也可取得特定细胞培养成为细胞系。

根据处理提纯的样本不同，采取不同的存储方式。如 DNA、RNA 和蛋白质样本可以放在冻存管中深低温保存，组织切片存放在切片盒中室温下保存，细胞系在液氮中保存。

1. DNA 提取　从快速冰冻保存的组织样本、OCT 包埋组织样本甲醛固定石蜡包埋组织样本或石蜡切片中均可提取 DNA 样本，过程稍有区别，但多采用酚 - 氯仿法从新鲜或冰冻组织，以及细胞等样本中提取 DNA，样本的处理按照标准操作

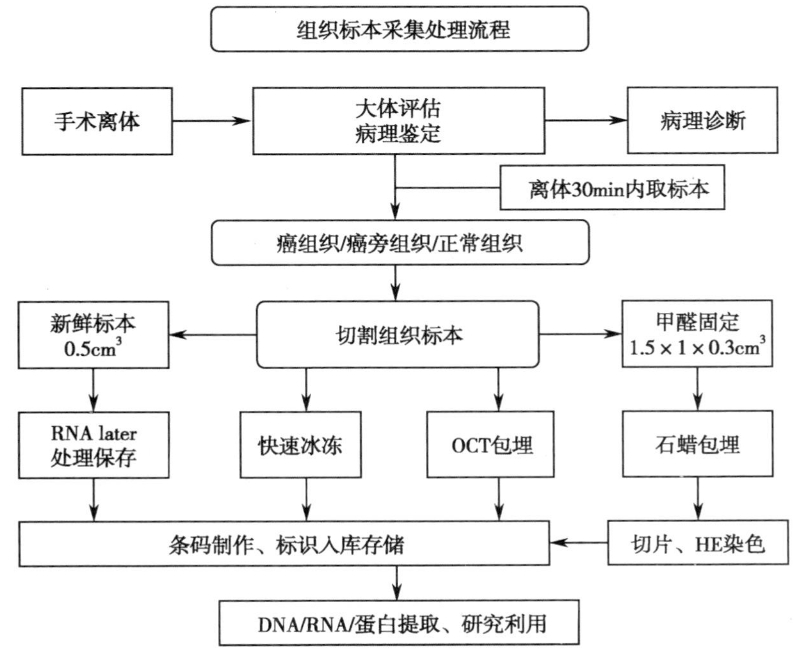

图 20-2　组织标本采集处理流程

程序进行。用紫外分光光度计法测定DNA浓度，琼脂糖凝胶电泳检测法或Agilent 2100检测DNA纯度。在DNA保存区储存DNA样本，DNA样本应保存在-80℃冰柜中，并做好标记。主要用于DNA层面的研究，如（基因组）DNA测序、全基因组关联分析（GWAS）、单核苷酸多态性（SNP）、拷贝数变异（CNV）、DNA甲基化等研究。

2. RNA的提取　RNA很容易被污染和降解。最好是从经过RNA酶抑制剂处理的组织中提取RNA，而且，要严格按照标准操作程序进行。提取所使用的所有器材和试剂应经过高温或防止RNA酶的污染。用紫外分光光度计法测定A260/A280不低于1.7～2的范围。用紫外分光光度计法测定RNA的浓度。RNA提取完后应检测提取RNA的完整性，通过变性琼脂糖电泳或Agilent 2100进行鉴定，28S（约4.8kb）和18S（约1.9kb）rRNA经EB染色后，两条电泳带的显色强度近似比为2比1。总RNA中mRNA的分离应按照标准操作程序采用纤维素亲和层析法。主要用于基因表达谱、微小RNA（microRNA）等研究。

3. 蛋白质的提取　蛋白质提取多选用新鲜的组织，如冰冻组织需要是快速冰冻且保存时间不长。根据蛋白质的溶解度、等电点、分子大小、不同pH环境中的带电性质和拥有的特异性配体，选择最合适的方法分离纯化蛋白质。使用各种方法应根据已建立的标准操作规程进行操作。主要用于Western blot、蛋白组等研究。

4. 冰冻（OCT）组织切片与石蜡组织切片　按照病理学要求在病理科完成。

5. 制备组织芯片　属于高新技术，由专业技术部门完成，如生物芯片上海国家工程研究中心等。

通过组织芯片制作机细针打孔的方法，从众多的组织蜡块（称为供体蜡块，donor）中采集到数十至上百的圆柱形小组织（组织芯，tissue core），并将其整齐排列另一空白蜡块（称为受体蜡块，recipient）中，而制成组织芯片蜡块。然后对组织芯片蜡块进行切片，再将切片转移到载玻片上制成组织芯片。

上述切片与芯片主要用于病理学研究与分子病理学研究，如免疫组织化学（IHC）、荧光原位杂交（FISH）、其他原位杂交（microRNA原位杂交）等。

（五）血液样本的采集

依据样本的采集计划，做好血液样本采集前的准备。

1. 血样类型　采集血液样本前，首先要决定是采取抗凝血样还是非抗凝的血样。

（1）血清和血凝块：指在凝血过程中，血浆中的纤维蛋白原转变为不溶的血纤维。血纤维交织成网，将很多血细胞网罗在内，形成血凝块。血液凝固后，血凝块又发生回缩，并释放出淡黄色液体，称为血清，其中已无纤维蛋白原。

（2）血浆：血浆是离开血管的全血经抗凝处理后，通过离心沉淀，所获得的不含细胞成分的液体，其中含有纤维蛋白原。

（3）白细胞：白细胞是血液中的一类细胞，人体血液及组织中的无色细胞，有细胞核。根据形态特征可分为粒细胞、淋巴细胞和单核细胞。

2. 抗凝剂　作用于血液的凝血过程，可阻止血液的凝固。常用的抗凝剂有多种，其作用机制也不同。根据研究要求选择抗凝剂，例如血小板在盛有枸橼酸钠的管子中最稳定；肝素锂抗凝的样本也比较稳定，但肝素锂有相当数量的蛋白质，这可能对一些亲和力过程有影响并干扰DNA测序；EDTA抗凝剂不适于质谱检测，并且血样稳定性较差，因此EDTA管中的血样要迅速处理，但其优点是EDTA可以抑制蛋白酶对蛋白质的降解。

3. 确定采集时间点　制订入选患者和采血的时间点。手术患者一般选择在患者术前、术后的空腹外周静脉血。非手术患者血液样本采集时间一般按照研究需要采集，如治疗前后、化疗前后、某种药物或特殊治疗前后等。

4. 患者的准备　样本采集前患者应避免剧烈运动及情绪紧张。建议取血前安静休息5分钟。

5. 设备和器材

（六）样本的处置原则

1. 短时间内可处理的样本-4℃保存；
2. 不能及时处理的样本-20℃冻存；
3. 库存样本-80℃或液氮储存。

（七）血液样本的处理（图20-3）

1. 分离血清

（1）首先将采血管进行分类排序，并进行处理编号。

（2）离心：血清管（无抗凝剂）样本采集后室温直立静置30分钟，医用低速离心机离心，在4℃条件下3000rpm离心10分钟或2000rpm离心15分钟。

（3）排列冻存管：按照每例患者需要分装的管数（每例5管）排列冻存管，在第一行冻存管管盖上做标记（处理编号），每一列为同一患者样本。

（4）将血清管从离心机取出，按照处理编号顺

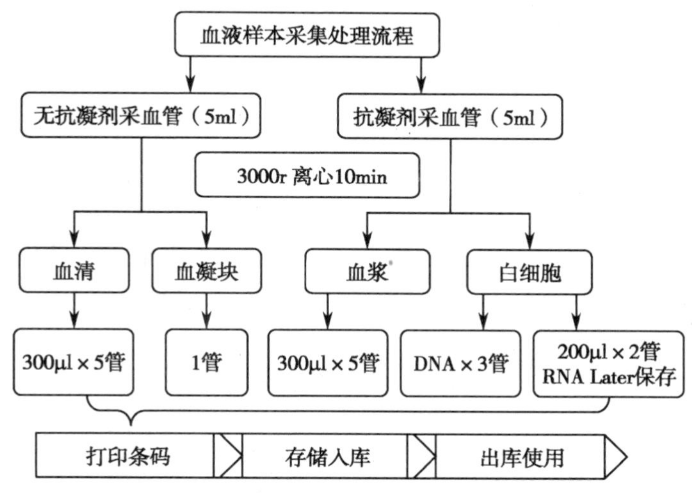

图 20-3　血液样本采集处理流程

序排放在试管架上，并与冻存管标记为一一对应关系。

（5）旋开冻存管盖，按标记顺序排列在左侧空余干净位置。

（6）调整移液器量程，按要求吸取 400μl 血清分装至冻存管中，注意不要吸入血丝或血凝块。若血清量较多，则将剩余血清全部加入最后一个冻存管中；若血清量不够分装 5 管，则应保证每管最小体积 400μl，并相应减少管数。

（7）按顺序旋紧冻存管盖，保证样本编号的一致性。

（8）贴条形码标签，准备入库。

（9）将采血管扣紧管盖，丢弃入黄色医疗垃圾袋中。

2. 分离血浆

（1）编号：处理编号的分配方式同分离血清操作步骤（1）。

（2）血浆管（含抗凝剂）样本采集后尽快低速离心机离心，参数设置为离心力（RCF）3000g，离心时间 10 分钟。

（3）排列冻存管：按照每例患者需要分装的管数（每例 5 管）排列冻存管，在第一行冻存管管盖上做标记（处理编号），每一列为同一患者样本。

（4）将血浆管从离心机取出，按照处理编号顺序排放在试管架上，并与冻存管标记为一一对应关系。此时血浆管内可以分成三层：上层为血浆，中间为白膜层，下层为红细胞。

（5）旋开冻存管盖，按标记顺序排列在左侧空余干净位置。

（6）调整移液器量程，按要求吸取 400μl 血浆分装至冻存管中，注意移液器枪头不要触碰到白膜层，已不能将白膜层及红细胞吸入冻存管中。若血浆量较多，则将剩余血浆全部加入最后一个冻存管中；若血浆量不够分装 5 管，则应保证每管最小体积 400μl，并相应减少管数。

（7）按顺序旋紧冻存管盖，保证样本编号的一致性。

（8）贴条形码标签，准备入库。

（9）采血管扣紧管盖，放在旁边，准备下一步分离白细胞的操作。

3. 分离全血白细胞

（1）取洁净无菌离心管摆放在试管架上，用马克笔进行标记处理编号。每离心管加入 10ml 红细胞裂解液。

（2）使用无菌巴斯德吸管吸取血浆管中间层（即白膜层）约 1ml 转移至离心管中，轻轻吹打混匀，水平摇床 7 分钟。

（3）1200g 离心 5 分钟。观察底部是否有细胞沉淀，弃上清液，将管口倒置在吸水纸上去掉残留液体。

（4）顺管壁加入 3ml 红细胞裂解液，轻轻冲洗，注意不要把沉淀悬浮，然后弃上清，将管口倒置在吸水纸上去掉残留液体。

（5）再次加入 10ml 红细胞裂解液，轻轻悬浮沉淀，水平摇床 5 分钟。

（6）1200g 离心 5 分钟。弃上清，将管口倒置在吸水纸上去掉残留液体。

（7）观察离心管底部白细胞沉淀大小，估算可以分装的管数。本样本库要求每例分装 3 个冻存管和 1 个 1.5ml 的 EP 管，若沉淀较小，则适当减少冻存管数。

（8）按实际情况加入一定量的预冷的无菌PBS缓冲液（按照每分装1管加入1ml PBS），巴斯德吸管吹打悬浮沉淀。

（9）摆放冻存管，每列为同一患者样本，最后一列摆放1.5ml EP管，并在每个管盖上做好标记（编号顺序同离心管一致）。

（10）打开冻存管及EP管盖，用巴斯德吸管将白细胞悬液分装至冻存管中，体积为1ml/管。

（11）将冻存管放入医用低速离心机离心3000g，离心5分钟。离心完成后弃上清，将管口倒置在吸水纸上去掉残留液体，然后用移液器顺管壁轻轻加入RNA保存液300μl/管，避免沉淀悬浮，勿振荡，4℃冰箱浸泡过夜。

（12）将EP管放入低温高速离心机，10 000g离心1分钟，弃上清，并轻轻振荡EP管底部，使白细胞打散混匀，直接进行下一步DNA提取。若暂时不提取DNA，则可放入－20℃冰箱临时保存，一月内提取DNA。

（13）次日，将沉淀有白细胞的冻存管从4℃冰箱取出，观察沉淀是否贴壁，倾倒上清液，旋紧冻存管盖，然后进行贴标签并入库保存。注意RNA保存液密度较大，若沉淀有悬浮，通过离心则不能将白细胞与RNA保存液分离，此时选择使用移液器将多余RNA保存液吸出。

4. 提取DNA　采用商品化试剂盒进行DNA的提取。

5. RNA样本PAXgene Blood RNA Tube采血注意事项

专门用于外周血分子表达谱的研究：

（1）未使用的PAXgene Blood RNA Tube采血管置于室温下保存。

（2）采集血液时，先请使用普通EDTA抗凝管采集0.5～1ml血，然后再使用PAXgene Blood RNA Tube采血管采集2～3ml血液，避免皮肤细胞等杂质污染血样。

（3）使用PAXgene Blood RNA Tube采血管时，请将采血管垂直放置，并将其置于被采血者手臂以下位置。

（4）血液采集完成后，请确保将PAXgene Blood RNA Tube采血管轻柔的上下颠倒8～10次，使管内液体混合均匀。

（5）在将采集的血液样本放入冰箱保存前，请将血液样本置于室温下孵育至少2～4小时。

（6）短期（1～3天）保存血样，请将采集的血液样本置于－20℃温度下保存。

（7）采集的血液样本在运输过程请置于2～8℃温度下保存。

（八）尿液、粪便等样本的采集程序

按照检验科要求处理。

（郜恒骏）

参 考 文 献

1. International Society for Biological and Environmental Repositories.2012 Best Practices for Repositories: Collection, Storage, Retrieval, and Distribution of Biological Materials for Research. Biopreservation and Biobanking. April, 2012, 10(2): 79-161
2. 郜恒骏. 中国医药生物技术协会《生物样本库标准》(试行). 中国医药生物技术, 2011.1
3. 郜恒骏. ISBER最佳实践2012中文版. 中国医药生物技术协会, 2012.7
4. 中华人民共和国卫生部医政司. 全国临床检验操作规程第3版, 2006-11
5. 第六届中国生物样本库标准化建设与应用研讨会汇编. 乌鲁木齐, 2013.6

第二十一章　风湿病数据库的发展与挑战

风湿病数据库最重要的特点为纳入对象数量庞大，能够反映相对真实环境下风湿病患者的特点。风湿病数据库对风湿病临床研究、筹划、设计和施行至关重要，尤其对那些难以进行随机对照试验（randomized controlled trials，RCT）或不符合伦理要求的资料更为重要。目前已有不少致力于风湿病流行病学、遗传学、种族分化、临床特征及结局测量等领域的数据库已做出了显著的贡献，并获得了广泛认可，尽管这些数据库在设计和研究内容等方面仍然存在许多亟待解决的问题，如风湿病数据库未来发展的方向问题已成为关注的焦点。此外，数据库所涉及的伦理规范及法律要求等内容，同样引起了人们的重视。本章以系统性红斑狼疮为例，重点介绍狼疮数据库的现状、临床演进历程，数据库对疾病特点提炼所起到的推动作用以及临床应用中所面临的机遇和挑战。

第一节　疾病数据库的概念

一、概念

疾病数据库最初的定义为信息的收集和汇总。Register 在韦氏英语大辞典释义中则不仅限于登记、记录信息的行为，还包括记录内容本身。E.M.Brooke 在 1974 年世界卫生组织的刊物上进一步描述了 register 在卫生信息系统中的定义：即为了既定目标，将患者个体信息进行系统、全面的收集，并以统一格式记录系列文件。数据库中所有信息均通过对具有代表性个体的观察收集而来。所以，数据库是一个对符合研究标准患者进行的相关信息收集、储存、检索、分析、发布等一系列有组织的体系。

文献中常以“队列和资料库”来替代“数据库”使用，实际上其含义并不完全等同。“队列”一词来源于古代罗马军队的编制。一个罗马军团可分为十个部分，每个部分被称为一个队列。而在临床研究中，队列的定义为：具有共同经历或暴露于相似因素，且在发疾病后即进入随访的一组定义明确的个体或患者。主要强调的是患者的经历或体验。而资料库则定义为：可用于特定目的的有序数据集成或档案集。也就是说，资料库指的是“来源于狼疮数据库患者个体所有的相关信息”。资料库更倾向于数据本身。因此，队列与资料库相比，数据库的定义更加全面，所涵盖的范围更广。在一定意义上数据库信息覆盖了前两者。

二、建立数据库的目的

数据库有多种类型，建立的目的也多不相同。根据本研究的设计，我们将其分为 3 类：管理型数据库，旨在收集患者的人口学、病史、及简单随访信息相关资料；横向研究型数据库，所有数据仅来源于对患者某个时间点的评估资料；纵向研究型数据库，数据来源于对患者的持续随访和重复监测资料。最初出现的数据库主要为管理型和横向研究型。从 20 世纪 70 年代起，人们开始获取大量有关疾病新知识的纵向研究型数据资料。

三、数据库运行的基本原理

数据库最显著的特征是获取了大量患者资料。因此，数据库能够反映患者相对真实的情况。数据库所呈现的信息对临床研究的筹划、设计及执行等均起着重要作用，这一点在非随机化队列研究、病例对照研究和横断面调查等观察性研究中体现得尤为明显。虽然多数研究者认为随机对照研究（RCTs）的效度高于观察性研究，但发表在新英格兰医学杂志上的两项研究指出，在评估治疗效果方面 RCTs 研究与观察性研究所得结果并无差异。无论孰是孰非，我们可以认为，高质量的观察性研究也同样可以得出可靠的结果。当 RCTs 不适合使用甚至坚持使用将有违伦理的情况下，基于数据库的观察性研究也能够成为有效的替代方法。例如，在研究吸烟与激素替代疗法对系统性红斑狼疮（SLE）活动度及结局影响时，若使用 RCTs 设计，就有可能陷入上述尴尬境地。来自 Toronto 狼疮资料库的数据显示：激素替代治疗与狼疮复发率无关；而吸烟可降低抗疟药对皮肤型狼疮的疗效。因此，虽然新型治疗药物疗效判定需要通过RCTs最终结果，再做定论。对已在使用的药物疗效信息，可直接通过纵向研究型数据库观察得出。现已发现，不少传统药物的新效用是通过数据库观察得出的，如抗疟药、细胞毒性药物等。有研究认为，观察性研究结果也适用于无法应用RCTs的亚种群研究。另外，在风险因素分析，实验室指标关联性，疾病预后判断，以及对医师诊疗行为对疾病结局的影响，或其他基于临床的、难以进行RCTs的医疗决策等难点，数据库的优越性即可得以显现。

基于疾病数据库的观察性研究最重要的优点在于所有数据都是在非实验环境下得出的。正如Dr.Feinstein所建议的那样，未来临床诊疗方面问题的解决，应该从"非实验环境下，对自然、人、器械及临床医师间相互作用过程中所发生的事件或观察结果进行分析"。在RCTs研究中，特定的干预措施可能与存在着人为试验环境的不确定性而干扰结果判断。如果干预措施在试验组比非试验环境组耐受性更好，提示治疗组病例所显示的疗效将高于实际情况。此外，与非随机试验相比，随机对照试验中严格筛选标准可能导致入选患者较易出现正性治疗反应，从而过高估计疗效（表21-1）。

表21-1　疾病数据库的基本原理

数据库可提供大量患者的疾病详细信息
疾病数据库所得数据，一般来自非实验环境，能更好地反映患者相对真实的情况
大多数观察性研究是基于疾病数据库
基于疾病数据库的观察性研究数据，能够解决不适合或不能由RCTs解决的特定问题
对目前所用的医疗干预措施的长期疗效和安全性观察性结果，可从纵向研究型数据库中得出
从纵向研究型数据库中所得的数据，可以在较大范围内概括患者的特点
关于风险因素分析，临床实验室指标关联性分析，和医师诊疗行为及医疗决策，对病预后的相关研究，更适合用疾病数据库进行分析研究，而非随机对照试验（RCTs）

四、使用数据库进行研究注意事项

值得强调的是，由疾病数据库得出的观测性资料并不能完全替代RCTs数据，尤其在必须对特定疾病采取积极干预的情况下。显然，临床研究方法的制定，需要根据每步设计所能提供的证据质量、数据收集时间、花费及研究成本等进行选择。此外，以数据库为基础进行所有观察性试验，同样需要严格遵守伦理原则。

五、创建疾病数据库的基本原则和步骤

高质量的观察性研究，在很大程度上依赖于合理的数据库设计。这样，数据库才可提供内容全面、质量较高的数据；使研究者更好地了解疾病的状况和相应诊治手段的疗效。在系统性红斑狼疮研究领域，这一点已从具有良好结构的数据库资料得到了证实。调查者通过对数据库研究后指出，设计合理的数据库遵从了一定的设计原则，例如对病例进行严格定义、具有特定的入选标准，必要时可设置对照病例，基线不齐时需进行差异校正，仔细进行临床观察与记录，采用合适的统计学方法进行分析等。虽然不同数据库具有不同的特点和侧重点，但须满足疾病数据库的组成部分（表21-2）。

表21-2　疾病数据库的一般组成部分

一般信息	人口学资料，社会经济状况，社会经历及职业，医疗保险情况，受教育情况，文化适应性，家族史，环境因素，吸烟史，月经，避孕情况，初级医疗保健，依从性，随访时间点
临床特征	症状，体征，实验室检查结果，影像学资料，器官组织活检，疗效（ACR）标准，药物治疗情况
结局	狼疮活动度，复发情况，损伤性，健康状态，致残情况，住院情况，对治疗的反应，严重不良反应，死亡，医师全面的评估，患者自我评估
探索性条目	遗传性因素，新生物学标志物
样本	组织，血清，尿液，脑脊液/胸水，DNA，RNA

ACR，美国风湿病学会；DNA脱氧核糖核酸；RNA核糖核酸

第二节　以系统性红斑狼疮数据库为例看风湿病数据库的发展现状

经过近几十年的努力，狼疮数据库已发展至较高水平，取得了巨大的成功，正在朝着更完善、更合理的方向发展。SLE是一种多器官、多系统受累的自身免疫性疾病，可能由基因间相互作用、激素水平及致病环境等多种因素介导的免疫紊乱引起。

近几十年来，随着研究的深入，SLE 患者的结局已得到显著改善。但 SLE 仍然可导致患者残疾甚至死亡，其 10 年生存率有约 20% 的下降。提高 SLE 患者生存率、改善患者生活质量仍然是风湿病专家努力的方向。

最近，已有部分狼疮数据库取得了相关研究成果，获得了学术界的广泛认可。研究的目标包括：识别狼疮敏感性基因，以划分疾病高风险人群；探索影响狼疮预后的相关因素以确立医疗干预的实施过程；研究狼疮在不同种族人群中的多样性；研究 SLE 流行病学特征及临床特征。

实际上，管理型数据库不仅限于对数据的监管。例如，某些基于人群数据的管理型数据库同时也可用于流行病学研究、危险因素分析和简单的预后分析。用于流行病学研究的管理型数据库应该包括经过验证的狼疮患者人群，并且需同时接受公认的测量工具，进行动态监测。例如，由美国疾病预防与控制中心赞助的 McCune 和 Lim 等人负责的 SLE 数据库即基于密歇根州和格鲁吉亚数百万居民中狼疮患者人群进行监测。但是，由于 SLE 疾病的复杂性，动态监测在操作和维护等方面具有相当大的困难，需要投入大量的资金和时间。

因此，部分风湿病学家倾向于使用现有的管理型数据库来研究 SLE 的流行病学特征，而不一定用非疾病特异性数据库。如美国风湿病协会医疗信息系统数据库（American Rheumatism Association Medical Information System database，US）、国家卫生统计中心（the National Center for Health Statistics，US）、全国住院患者样本库（Nationwide Inpatient Sample，US）、国家住院数据库（State Hospitalization Databases，US）、英国综合医疗实践研究数据库（General Practice Research Database，UK）、德国风湿病数据库（German Rheumatologic Database，Germany）、风湿科医师来访患者国家数据库（National Database of Patients Visiting Rheumatologists，Netherlands）、风湿性疾病标准诊断数据库（Standard Diagnosis Register of Rheumatic Diseases，Netherlands）、门诊及住院费用数据库（Physician Billing and Hospitalization Databases，Canada）等。这些管理型数据库研究的内容通常包括疾病的发生率、患病率、种族间差异、死亡率、医疗保健情况、疾病所致的负担，以及人口学信息和临床特征等，来划分不同 SLE 患者人群。

以上所涉及的非疾病特异性大型数据库常常包含系统性疾病相关的诊断信息，但并不可能包括 SLE 诊断所需要的全部信息。因此，该数据库的信息对诊断 SLE 来说是不充分的，故有可能低估 SLE 患者总人数。所以，更精确的入选标准使基于管理型数据库的研究敏感性不高。Bernatsky 等人通过对多中心数据的研究，对 SLE 的发病率和患病率进行了估计并且评估了病例确诊方法的敏感性和特异性。认为，根据数据库病例确诊方法估计得出的 SLE 发病率与患病率存在显著差异。在没有金标准的情况下，统计建模可为不同方法提供敏感性和特异性资料。因此，管理型数据库可能是 SLE 患者观察性研究的有用信息来源。但需要注意的是，必须保证数据来源的可靠性以及统计方法的适用性。

最近利用美国国防部血清库进行的研究证实，SLE 患者在临床诊断前即可出现自身抗体。该研究结果再次彰显了上述数据库的价值。该血清库包括约 3 千万服役军人入伍时的血清样本和相关资料，其中共发现 130 例 SLE 患者。此部分患者数据显示，抗双链 DNA 抗体出现晚于抗核抗体；但早于抗 nRNP 抗体。平均出现在确诊前 2.2 年。而抗 Sm 抗体多在诊断前较短时间内出现。提示自身免疫异常高峰是引起临床症状的缘由。该研究结果还提示，可通过多种狼疮自身抗体对 SLE 的临床特征进行预测。

目前，绝大多数狼疮数据库主要用来观察 SLE 的相关风险因素、临床特征、治疗效果、预后和结局。Toronto 狼疮资料库是由 Drs.Urowitz 和 Gladman 于 1970 年建立的狼疮患者队列，之后又进行了 38 年随访，严格根据事先拟定的方案对所有患者按规定时间进行临床和免疫学监测。该资料库自建立初期即拥有超过 1200 例患者。从该数据库得出的结论，曾对狼疮诊断和治疗产生了革命性影响。例如，1974 年纵向观察性研究，首次提出 SLE 患者的死亡率具有双峰模式。即早期死亡主要与狼疮活动及感染相关；而晚期死亡则常与动脉粥样硬化相关。经观察性研究及病例对照研究证实早期进展性动脉粥样硬化为 SLE 心血管疾病的独立风险因素。狼疮早期动脉粥样硬化现已成为狼疮研究领域关注焦点之一。

另一个纵向研究型狼疮数据库为 Dr.Michelle Petri 负责的 Hopkins 狼疮研究队列。该队列建立至今已有 20 年。每季度对 1500 例患者疾病活动度、器官损伤情况和健康状况进行评估。基于 Hopkins 狼疮数据库研究不断得出新的研究成果，如有关狼疮与妊娠、抗磷脂抗体、动脉粥样硬化及狼疮复发等，极大地丰富了狼疮的相关基础知识。此外，有相当数量的狼疮数据库（表 21-3）致力于寻求改善狼疮结局的方法。它们所研究内容范围广泛，包括一系列的风险评估以及遗传学、环境、人口学、实验室检查、预后、特异性器官累及、药物使用和生活质量等可影响疾病预后的因素。

狼疮等疾病在不同种族人群中表现的不同也可通过数据库进行研究。LUMINA 队列便以探究种族因素对狼疮预后的影响而著称。LUMINA 为 Dr.Graciela Alarcón 建立并负责的、基于美国人的多种族（拉丁裔、非洲裔美国人，白种人）早期狼疮队列。该队列主要用于评估三个族群中，遗传因素、社会人口学和行为因素等对狼疮病程和结局的影响。LUMINA 记录了超过 600 例患者的社会经济状况、人口学、临床、免疫学、免疫遗传学及心理、行为等方面的详细信息；同时收集了患者血清及 DNA 样本。这些丰富的信息是不同种族 SLE、患者转归的相关因素。然而，问题在于 LUMINA 每年仅对患者进行一次评估，这可以满足损伤性指标的测量要求，但是对疾病活动度的评估则缺乏价值。目前约有 60 篇来自 LUMINA 数据库研究结果的文章经同行评审后发表（表 21-3）。而这些文章得出的结论对美国旨在消除卫生保健差异的国策，产生了较为深远的影响。

表 21-3 来自各大洲狼疮数据库列表

	地点	负责人	主要目的	相关关参考文献（来源于 Pubmed，且为 2008 年 1 月前发表的文章）
LUMINA 队列	Alabama，USA	Alarcón GS	不同种族，结局测量	45，64-119
Hopkins 狼疮队列	Maryland，USA	Petri M	结局测量	48，52，120-158
NIAMS 狼疮数据库	Oklahoma，USA	Harley JB	遗传学	159-189
CSMC 狼疮队列	California，USA	Wallace DJ，Weisman MH	结局测量，流行病学	190-214
UCSF 队列	California，USA	Criswell LA	遗传学，结局测量	215-230
Pittsburgh 狼疮数据库	Pennsylvania，USA	Manzi S	结局测量，遗传性	49，50，231-246
北卡罗来纳大学狼疮肾炎数据库	North Carolina，USA	Dooley MA	结局测量，流行病学	247-262
SLEIGH	South Carolina，USA	Gilkeson GS	不同种族，遗传性，结局测量	159，161，247，238，252-265
Toronto 狼疮资料库	Ontario，Canada	Urowitz MB	结局测量	5，41，46，47，266-362
墨西哥城队列	Mexico City，Mexico	Alarcón-Segovia D	结局测量	363-379
伦敦大学学院医院狼疮队列	London，UK	Isenberg DA	结局测量	380-394
伯明翰狼疮队列	Birmingham，UK	Gordon C	结局测量，流行病学	395-408
仁济医院狼疮数据库	上海，中国	陈顺乐	结局测量，遗传学	409-425
圣托马斯大学狼疮数据库	Manila，Philippines	Navarra SV	结局测量	426-429
陈笃生医院 SLE 研究组	Singapore	Chng HK	结局测量	430-453
SLICC	国际性	来自 25 个中心的国际合作组	结局测量	59-63，312，361，362，454-462
欧洲狼疮队列	Europe	来自欧洲 7 个国家的合作小组	结局测量，流行病学	12，463，464
GLADEL 队列	Latin American	来自拉丁美洲 9 国家的 34 个中心	结局测量，流行病学	465-468

上述列表仅列举了具有代表性的狼疮数据库。LUMINA，Lupus in Minorities：Nature vs.nurture；NIAMS，National Institute of Arthritis and Musculoskeletal and Skin Diseases；CSMC，Cedars-Sinai Medical Center；SLEIGH，SLE in Gullah Health；UCSF，University of California，San Francisco；SLICC，Systemic Lupus Erythematosus International Collaborating Clinics；GLADEL，Grupo Latino Americano de Estudio del Lupus or Latin American Group for the Study of Lupus

已有许多狼疮队列对狼疮遗传相关因素进行了探索。为了进一步概括狼疮的遗传背景，一些狼疮数据库收集汇总了部分 SLE 家系。例如，1966 年美国国立关节肌肉骨骼及皮肤病研究所（National Institute of Arthritis and Musculoskeletal and Skin Diseases）建立了狼疮数据库和样品贮存库，对狼疮患者及其家系进行了研究。旨在识别狼疮敏感性基因。Sestak 等人负责了该工程，收集患者及家系成员的临床、人口学和实验室血液、细胞和 DNA 等信息和标本，进行基因检测。到目前为止，该数据库已发现和证实了一系列狼疮相关基因位点。

为了克服单中心狼疮数据库在 SLE 研究中固有偏倚，人们筹划建立了大规模的多中心数据库（Multi-centra datebase），包括系统性红斑狼疮国际合作诊疗中心（Systemic Lupus Erythematosus International Collaborating Clinics，SLICC）、欧洲狼疮计划（Euro-Lupus Project）、拉丁美洲狼疮研究小组（Grupo Latino Americano de Estudio del Lupus 或 Latin American Group for the Study of Lupus）（表 21-3）。值得一提的是 SLICC 组。这是一个由来自 25 个中心的风湿病专家和狼疮专家组成的国际合作小组，自 1987 年开始合作。过去致力于研究狼疮结局测量工具（如 SLICC/ACR DI 等），以便于临床研究者能够更好地测量和描述狼疮的病程和对新治疗方案的反应。当前，世界范围内的狼疮研究者已广泛应用 SLICC/ACR DI 对患者进行测量，并可对不同中心结果进行比较。最近，SLICC 研究展示了一系列关于 SLE 的风险因素以及神经精神事件及冠状动脉性疾病对 SLE 患者结局的影响。

第三节　以狼疮数据库为例看风湿病数据库的演化与面临的挑战

前瞻性纵向研究型狼疮数据库出现是狼疮研究演化历程和发展史重要组成部分。这指的不仅仅是数据库的设计，既包括回顾性分析和观察性研究，也包括更可靠的前瞻性设计；不仅代表了横向型研究向纵向型研究的转变，同时也提升了所得数据的有效性。此外，收集数据范围也扩大至人口学数据、临床数据、血清和 DNA 标本等；而用于基础研究的生物标本如果不同时具备相应的临床资料，其价值将大打折扣。而且，狼疮数据库还可通过不同的软件包，将数字化信息从文本实时传递至互联网。因此，现今狼疮数据库看起来更像是一种研究方法而不仅仅是研究工具。

除整体内容外，狼疮数据库研究的重点也发生着改变。狼疮已从急性致命性疾病转变为慢性、可治疗、可控制的状态；总体死亡率显著下降，寿命显著延长；患者多死于慢性并发症而非疾病活动性。疾病相关性或治疗相关性并发症，已成为狼疮死亡率下降和生活质量改善的阻碍因素。因此，狼疮数据库的研究重点已逐渐从器官累及转为慢性并发症，如进展性动脉粥样硬化、痴呆、骨质疏松、缺血性坏死、血栓症、侵袭性肿瘤、纤维肌痛症和疲劳等；关注焦点也逐渐从单一疾病活动度扩展至疾病相关的不可逆性。

狼疮数据库的优势在于所得信息来自于大量患者的实际情况。虽然目前多中心狼疮数据库对 SLE 研究更有价值，所得到的数据更加合理、更加接近狼疮患者的实际情况，但现存的多中心数据库却远不能作为研究的首选。对 SLICC、拉丁美洲狼疮研究组、欧洲狼疮计划等评估发现，这些多中心数据库主要由世界顶级研究中心组成，研究人员多数为具有强大研究背景的专家。因此这些数据库纳入的患者常具备某些特定的特征，如较高的社会经济地位、更高的疾病严重程度等。从而也增加了数据的复杂性和结果的偏倚。

为了进一步优化狼疮数据库的设计，有两种策略可供参考：一是建立新型合作模式，合作中心需来自不同水平的医疗保健场所，如某些特定区域的私人诊所、高校附属医院或非附属医院；二是筛查和动态监测狼疮患者和具有狼疮倾向的患者，或具有自身免疫标记的患者。通过这些策略，希望能够创建符合标准的前瞻性纵向研究型狼疮数据库，从而真实地反映狼疮的特点。但这些策略的施行需要风湿病学、统计学、流行病学专家及相关决策制定者的共同合作完成。

对于不同种族间狼疮表现不同的研究，国际间的合作尤为重要。例如，为了保证 LUMINA 队列中拉丁裔患者组的多样化，以达到与美国拉丁裔人群相匹配的目的，人们将来自波多黎各的拉丁裔患者合并入该队列中。而不同种族队列直接对比将是未来种族研究更易接受的选择。例如，陈顺乐等人进行的研究显示，白种人和汉族人群狼疮的发病率和严重程度并无显著差异。而疾病严重程度与社会经济状况、诊断治疗的时间点关联性更高。毋庸置疑，亚裔和白种人 SLE 患者间的差异必须通过国际间合作来研究。

狼疮数据库对狼疮结局测量方法与验证方面也起着至关重要的作用。疾病活动度、损伤性和健康状态测量方法已广泛用于狼疮研究中，如 SLEDAI，BILAG，SLICC，SLAQ 等。但这些工具均有各自的优势和缺陷。因此，这些工具在临床观察与临床研究之间的转换依然较为生硬。正如 Dr.Petri 所说，"它们当然是可以也应该得到改进。我们最终追求的目标是从简单的实验设计得到明确的实验结果"。然而，为了得到有效的观察结果，必须标准化评估患者和疾病活动的方法。狼疮结局评估方法不一，是长期困扰风湿病专家的问题之一，随着多中心合作和对比研究的加强，这个问题就显得更加重要了。

一个简单的标准化结局测量方法，必须能够方便地融入 SLE 患者的日常护理和临床试验中。但此种方法的研发必须在国际会议上获得批准，并通过 SLICC 等公认数据库的验证。例如，美国国立卫生研究院基金、狼疮患者组织、狼疮临床试验组织和某些企业（如国际商用机器公司）正在合作构建核心数据，致力于创建全国统一的狼疮数据库。最终目标是将世界范围内观察性狼疮数据库进行整合，成为临床和实验室研究的有效资源。

设计合理的狼疮数据库不仅是 SLE 临床试验随机样本选取的良好资源，同时也可对治疗性药物临床观察性研究进行重要补充。当然，临床试验中药物的有效性和安全性并不一定适合推广至所有患者群体，尤其不符合入组标准的患者亚群。已有研究证实临床试验与临床实践之间是存在差异的，并且临床试验的观察时间常受到严重的限制。

狼疮数据库对临床长期追踪诊疗措施所带来的影响非常有用。一种狼疮新药的获批，需要满足美国食品与药品管理局指导文件所列出的一系列要求。就此而言，狼疮数据库在提供稳健的长期疗效和安全性数据方面更具优势。它可以精确地量化观察指标，探求由药物造成的不良反应。在进行风险 - 收益对比时，上述功能在权衡和有效性更为重要。除了临床疗效和安全性，狼疮数据库也可同时用于评估一系列积极干预措施的成本 - 效益。我们通过狼疮数据库事先收集成本和效益数据，以计算使用某一特定干预后所增加的效益，以及达到该效益所花费的成本。另外，狼疮数据库还有望揭示药物新的适应证以及发现未知的疗效。

狼疮数据库促进了基础医学和临床医学之间的交流，并潜在地充当了转化医学的中介角色。处于现今发展阶段的狼疮数据库不仅仅需要收集 SLE 患者临床、实验室、药物治疗和社会经济状况的数据，同时也需要获得组织、血液、尿样、DNA、RNA 等生物学标本。随着纵向随访数据和各种标本收集的积累，相信数据库将会带来 SLE 结局相关研究和临床诊断与治疗的突破。SLE 是自身免疫性疾病中最为多样的，因此对其进行合理分类也是狼疮数据库重要的课题之一。根据免疫学和分子遗传学领域的新发现，对 SLE 进行分类同样是重要而有趣的。

尽管如此，目前仍然存在许多问题需要狼疮数据库来解决，包括预测因子、结局测量、器官受累的干预措施、慢性并发症、治疗抵抗的识别以及识别具有罕见临床表现的狼疮，观察分析自身抗体对疾病表现及严重程度的影响等。此外，需要共同关注的问题还包括规范狼疮数据库使用的伦理问题、数据共享问题、患者隐私保护问题、作者版权问题、标本库的使用问题、软件版权兼容性问题、合乎道德规范的资金来源问题等。构建一个合理的纵向研究型狼疮数据库，追求的不仅仅是患者数量，同时也要求所纳入的患者，能够代表不同的卫生保健水平。为了使观察性研究的结果更具有代表性，被观察狼疮患者应该处于接受诊疗的正常状态，收集数据的工具也应该是研究者通常所使用的。对此，表 21-4 列举了创建一个通用狼疮数据库的详细建议。

表 21-4 创建通用型数据库的建议

根据特定的研究目的，设计狼疮库所需数据的识别，并定义目标人群
大多数狼疮数据库的筛选标准要比 RCTs 研究宽泛，这将使临床研究得出泛化的结论
数据元素的选择应遵循简洁、有效的原则，并需专注于所要达到的目的
除了为数据库直接目的收集的基本数据外，还包括医疗记录系统、医疗机构数据库、行政医疗保险索赔数据、出生与死亡记录、人口普查数据以及现有的相关数据库等二级数据，也同样需要登记记录
每个患者的数据采集需要有统一和自然的方式
数据库对患者的纳入、维持及随访等相关程序应有明确的安排，并持续进行评估
严格遵循伦理及法律规定，如 IRB，数据存取，数据发表权和所有权等相关法规，以指导数据库的发展，并贯穿于整个使用过程中
狼疮数据库应包括监测、处理和报告 AEs 的路径与方法
需要在文中提供分析和解释数据的方法，以便于对结论的理解
在数据创立之初便应对校正数据偏移和预防失误的方法进行定义

RCTs，随机对照试验；IRB，机构审查委员会；AEs，不良事件

第四节　结　　语

疾病数据库已成为一门科学。经过良好构建的疾病数据库可提供患者真实且有意义的信息，以促进疾病诊治过程中最佳医疗措施的实施。对提高疾病研究质量和水平有重要作用。同时，疾病数据库可促进风湿病学家、流行病学家以及卫生系统监管者之间的交流、合作平台的建立；可以预知的是，在数据库发展的道路上也必定充满挑战。

（吕良敬）

参 考 文 献

1. Lu LJ，Wallace DJ，Navarra SV，et al. Lupus Registries：Evolution and Challenges. Semin Arthritis Rheum，2010，39（4）：224-245.
2. Urowitz MB，Gladman DD. Contributions of observational cohort studies in systemic lupus erythematosus：the University of Toronto lupus clinic experience. Rheum Dis Clin North Am，2005，31：211-221.
3. Webster's English Dictionary. http://www.m-w.com；accessed January 17，2007.

中英文名词对照索引

J

K

L

M

N

Q

R

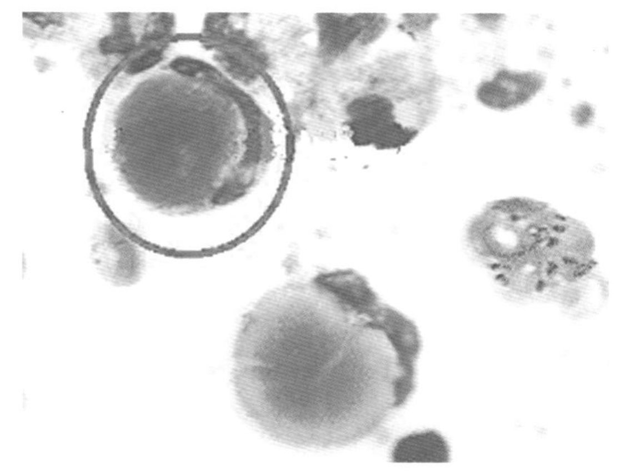

彩图 3-1　狼疮细胞

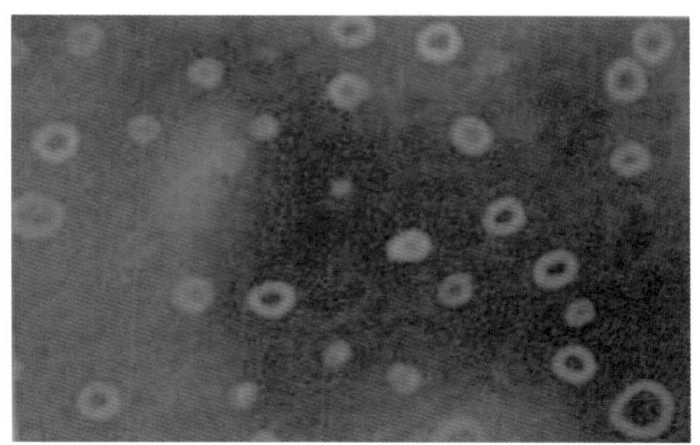

彩图 3-4　核膜型

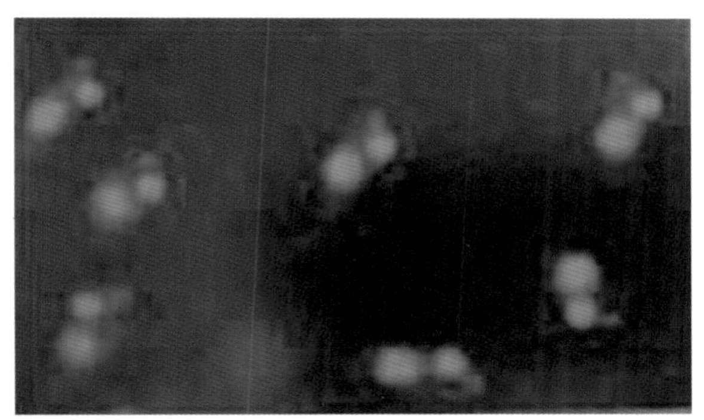

彩图 3-2　绿蝇短膜虫（核、动基体）为基质的间接免疫荧光法

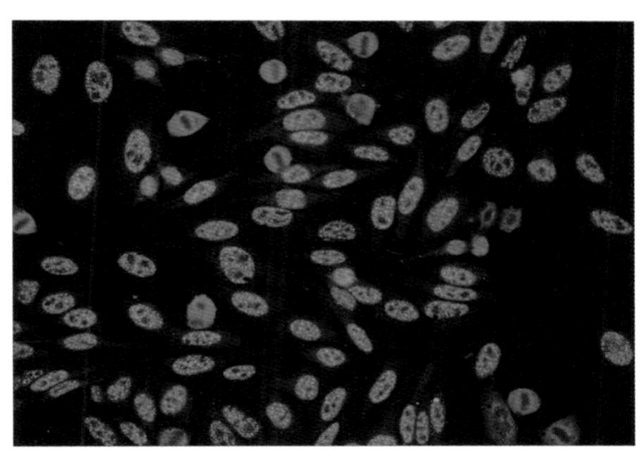

彩图 3-5　颗粒型

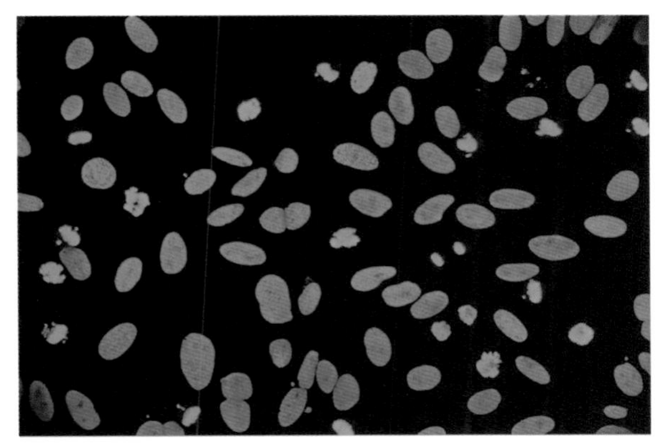

彩图 3-3　均质型

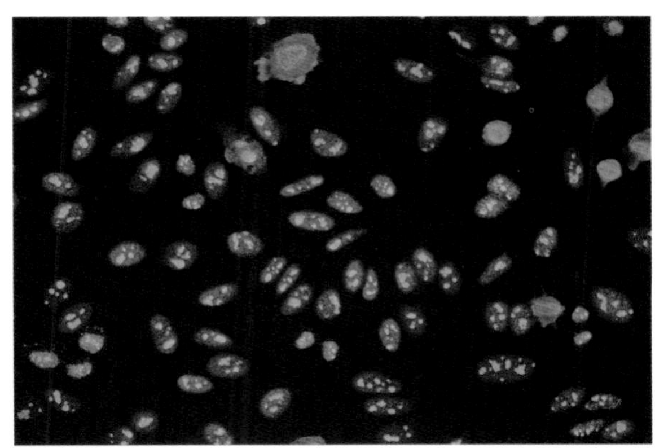

彩图 3-6　核仁型

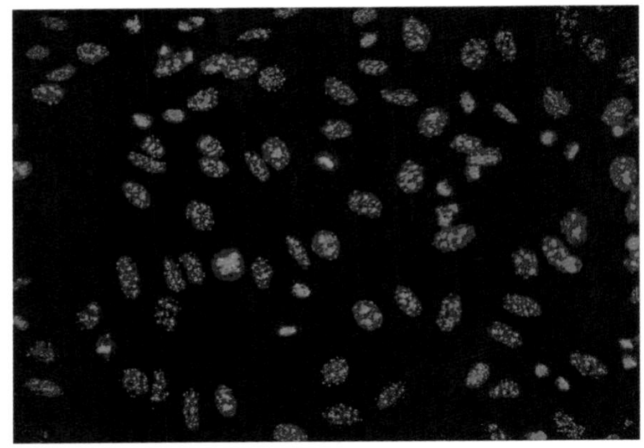

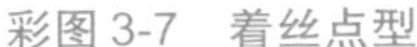

彩图 3-7　着丝点型

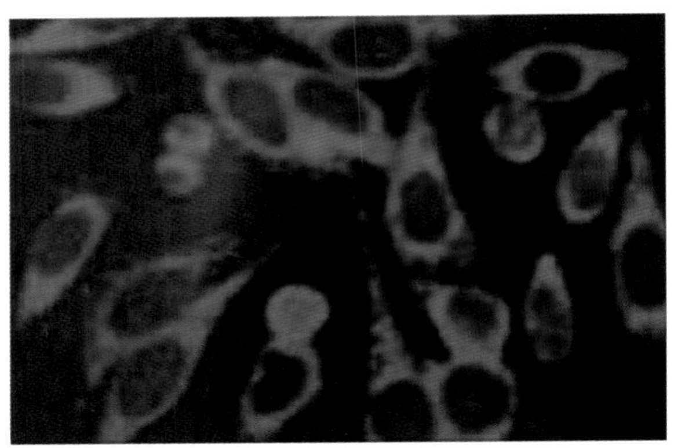

彩图 3-8　胞浆型

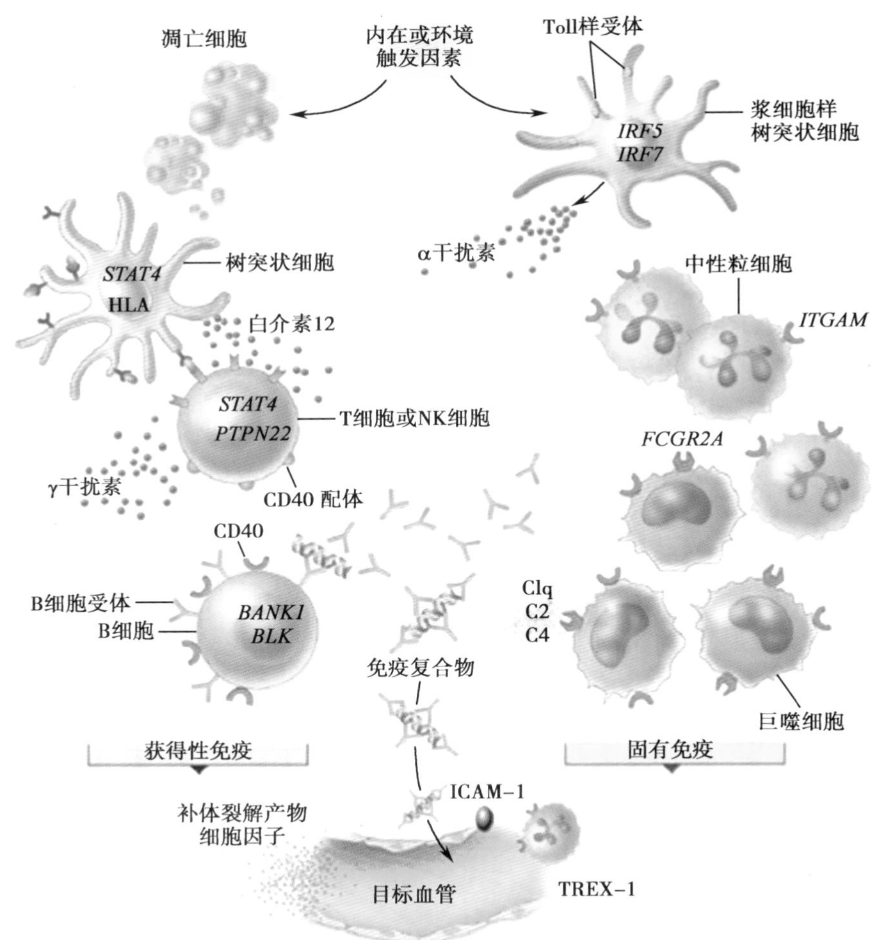

彩图 4-1　SLE 发病机制中的免疫通路异常

IRF5: interferon regulatory factor 5; IRF7: interferon regulatory factor 7; ITGAM: Integrin alpha M; STAT4: Signal Transducer and Activator of Transcription protein 4; HLA: human leukocyte antigen; PTPN22: Protein tyrosine phosphatase, non-receptor type 22; FCGR2A: Low affinity immunoglobulin gamma Fc region receptor Ⅱ-a; BANK1: B-cell scaffold protein with ankyrin repeats 1; BLK: B-cell lymphocyte kinase; ICAM-1: Intercellular Adhesion Molecule 1; TREX-1: Three prime repair exonuclease 1

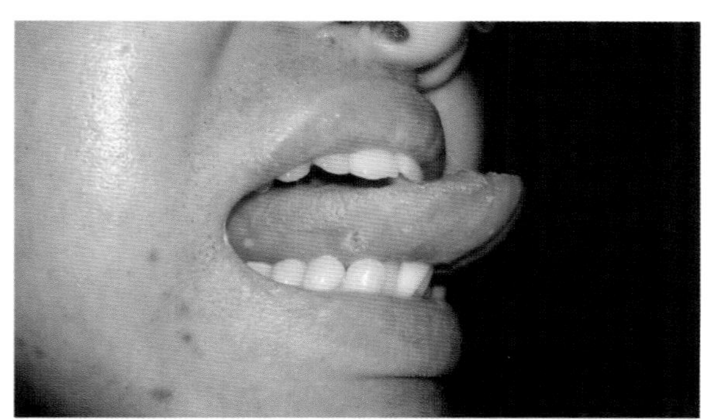

彩图 7-1　白塞病口腔溃疡

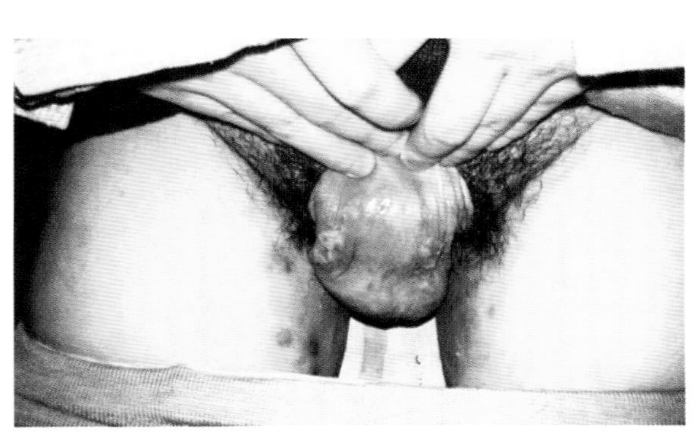

彩图 7-2　白塞病外阴溃疡

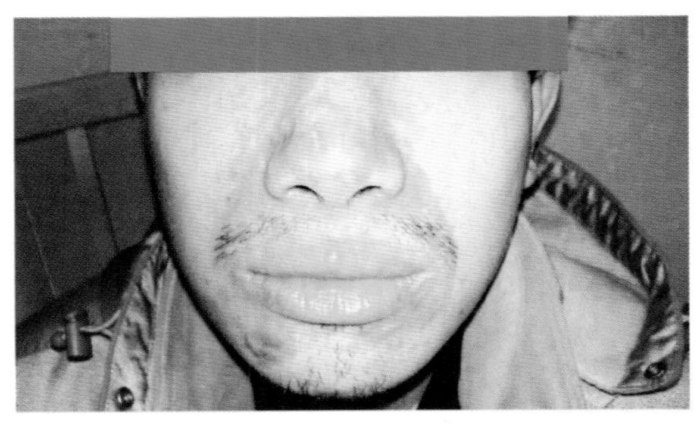

彩图 7-3　“白塞病”面容

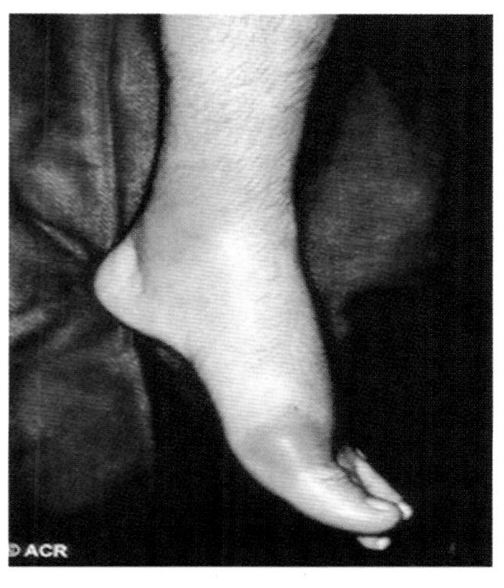

彩图 15-1　急性痛风性关节炎（ACR 图谱）

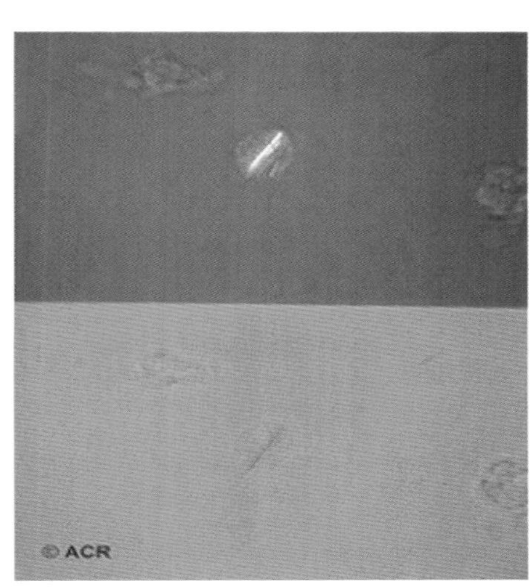

彩图 15-2　偏振光显微镜显示的尿酸盐结晶（ACR 图谱）

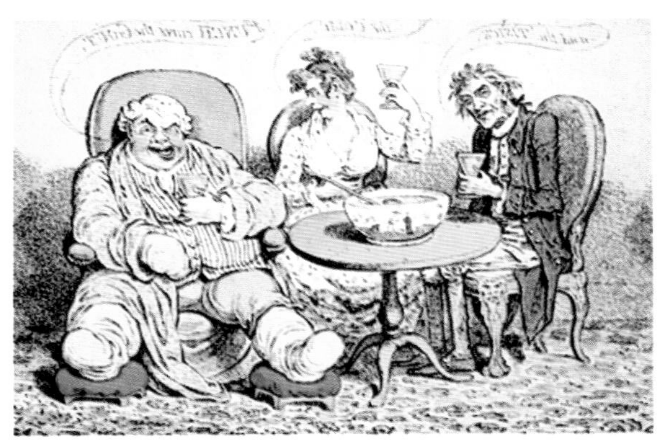

彩图 15-3　痛风与饮食方式的相关（欧洲漫画）

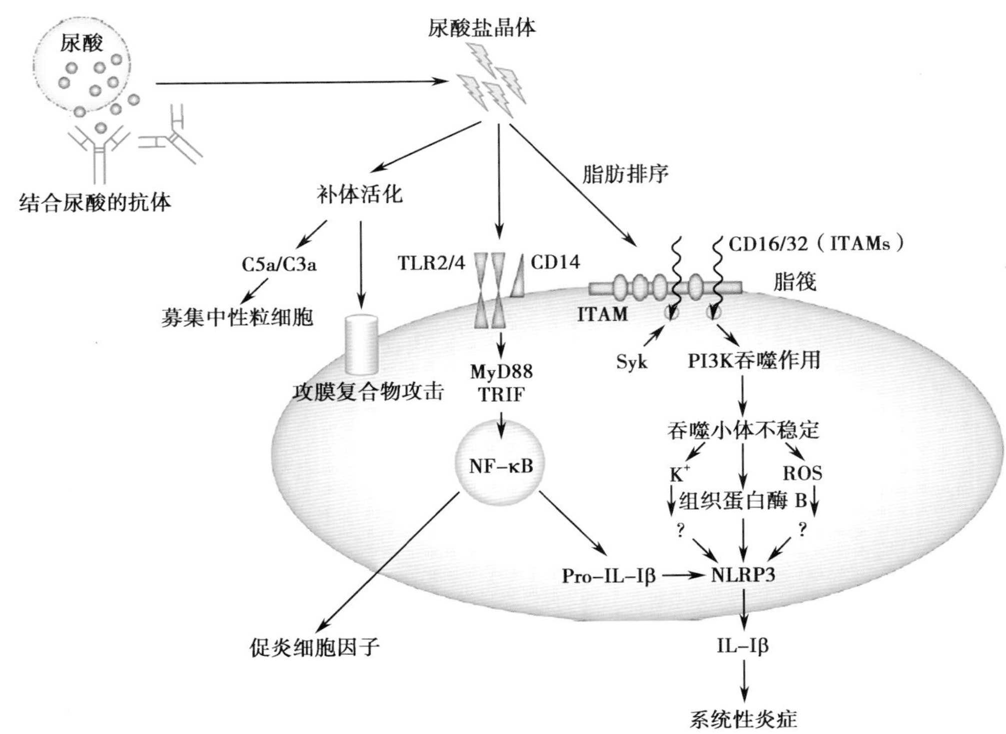

彩图 15-4 痛风发病机制的关键因子 1

TLR2/4：Toll-like receptor 2/4；ITAM：immunoreceptor tyrosine-based activation motif；MyD88：Myeloid differentiation primary response gene（88）；TRIF：TIR-domain-containing adapter-inducing interferon-β；NF-κB：nuclear factor kappa-light-chain-enhancer of activated B cells；NLRP3：NACHT，LRR and PYD domains-containing protein 3